Manual
da Residência de Medicina Intensiva

Manual
da Residência de Medicina Intensiva

**6ª edição
revisada e ampliada**

EDITORES

Andréa Remigio de Oliveira
Pedro Vitale Mendes
Marcelo Park
Rogério Zigaib
Augusto Scalabrini Neto
Livre-Docente e Coordenador Didático da
Disciplina de Emergências Clínicas da FMUSP
Irineu Tadeu Velasco
Professor Titular da Disciplina de Emergências
Clínicas da FMUSP

Copyright © Editora Manole Ltda., 2020, por meio de contrato com os editores
Logotipo: *Copyright* © Disciplina de Emergências Clínicas HCFMUSP

"A edição desta obra foi financiada com recursos da Editora Manole Ltda., um projeto de iniciativa da Fundação Faculdade de Medicina em conjunto e com a anuência da Faculdade de Medicina da Universidade de São Paulo – FMUSP."

Editor gestor: Walter Luiz Coutinho
Editora: Eliane Usui
Produção editorial: Cláudia Lahr Tetzlaff
Projeto gráfico e diagramação: Departamento de Arte da Editora Manole
Ilustrações: HiDesign Estúdio, Luargraf Serviços Gráficos, Mary Yamazaki Yorado
Capa: Hélio de Almeida

CIP-BRASIL. CATALOGAÇÃO NA PUBLICAÇÃO
SINDICATO NACIONAL DOS EDITORES DE LIVROS, RJ

M251
6. ed.

Manual da residência de medicina intensiva / editores Andréa Remigio de Oliveira ... [et al.]. - 6. ed., rev. e ampl. - Santana de Parnaíba [SP] : Manole, 2020.
752 p. ; 16 cm.

Inclui bibliografia
ISBN 9788520462782

1. Tratamento intensivo - Manuais, guias, etc. 2. Residentes (Medicina) - Manuais, guias, etc. I. Oliveira, Andréa Remigio de.

20-63882	CDD: 616.028
	CDU: 616-082

Leandra Felix da Cruz Candido - Bibliotecária - CRB-7/6135

Todos os direitos reservados.
Nenhuma parte deste livro poderá ser reproduzida,
por qualquer processo, sem a permissão expressa dos editores.
É proibida a reprodução por xerox.

1ª edição – 2010
2ª edição – 2011
3ª edição – 2012; 1ª e 2ª reimpressões – 2012
4ª edição – 2013; reimpressão – 2014
5ª edição – 2016; reimpressões – 2017, 2018 e 2019
6ª edição – 2020; reimpressão – 2022

Editora Manole Ltda.
Alameda América, 876 – Tamboré
Santana de Parnaíba
06543-315 – SP – Brasil
Tel.: (11) 4196-6000
www.manole.com.br | https://atendimento.manole.com.br

Impresso no Brasil | *Printed in Brazil*

Autores

Adriana Sayuri Hirota
Fisioterapeuta do Serviço de Fisioterapia do Instituto Central do HC-FMUSP.

Alexandre Toledo Maciel
Especialista em Medicina Intensiva pelo HC-FMUSP. Médico Diarista da UTI do Hospital São Camilo – Pompeia. Médico Plantonista da UTI do Hospital Sírio-Libanês.

Andréa Remigio
Médica Especialista em Medicina Intensiva pela AMIB. Médica Especialista em Clínica Médica pela SBCM. Diarista da UTI do Hospital A. C. Camargo.

Antonio Paulo Nassar Junior
Especialista em Medicina Intensiva pelo HC-FMUSP. Médico e Professor do programa de pós-graduação do Hospital A. C. Camargo.

Augusto Cézar Marins Gomes
Especialista em Terapia Intensiva pelo HC-FMUSP. Especialista em Insuficiência Respiratória e Ventilação Mecânica pela Disciplina de Pneumologia do InCor/HC-FMUSP.

Bruna Carla Scharanch
Especialista em Medicina Intensiva pelo HC-FMUSP. Médica da UTI da Gastroenterologia do HC-FMUSP.

Bruno Adler Maccagnan Pinheiro Besen
Especialista em Medicina Intensiva pelo HC-FMUSP. Médico Coordenador da UTI Clínica da Disciplina de Emergências Clínicas do HC-FMUSP.

Bruno Arantes Dias
Médico Colaborador do Grupo de Circulação Pulmonar do HC-FMUSP. Médico Intensivista do Hospital A. C. Camargo e do Hospital Universitário.

Bruno Cordeiro de Almeida
Especialista em Medicina Intensiva pela AMIB. Médico Plantonista da UTI do Hospital Alemão Oswaldo Cruz. Médico da UTI do Hospital A. C. Camargo.

Camila Cristina Kukita
Especialista em Medicina Intensiva pelo HC-FMUSP. Médica Diarista do Hospital A. C. Camargo.

César Biselli Ferreira
Especialista em Medicina Intensiva pelo HC-FMUSP. Médico da UTI do Hospital São Luiz Itaim/Hospital Vila Nova Star.

Cesar de Albuquerque Gallo
Especialista em Medicina Intensiva pelo HC-FMUSP. Médico da UTI Clínica da Disciplina de Emergências Clínicas do HC-FMUSP. Médico Intensivista da UTI do Hospital Sírio-Libanês.

Ciro Parioto Neto
Especialista em Medicina Intensiva pelo HC-FMUSP. Médico da UTI Adulto do Hospital A. C. Camargo e da UTI do Hospital Oswaldo Cruz.

Claudia Gennari Lacerda Jorge
Especialista em Medicina Intensiva pelo HC-FMUSP.

Daniel Joelsons
Especialista em Medicina Intensiva pelo HC-FMUSP. Médico da UTI da Disciplina de Moléstias Infecciosas do HC-FMUSP. Médico da UTI do Hospital Nove de Julho.

Daniel Neves Forte
Especialista em Medicina Intensiva pelo HC-FMUSP. Doutor em Medicina pela FMUSP. Médico Coordenador da Equipe Multiprofissional de Cuidados Paliativos e Presidente do Comitê de Bioética do Hospital Sírio-Libanês.

Daniel Vitório Veiga dos Santos
Especialista em Medicina Intensiva pelo HC-FMUSP. Médico da UTI do Hospital São Camilo – Unidade Pompeia.

Danielle Nagaoka
Especialista em Medicina Intensiva pelo HC-FMUSP. Médica da UTI do Hospital A. C. Camargo. Médica da UTI do Hospital São Luiz Itaim/Hospital Vila Nova Star.

Danilo da Silva Stamponi
Médico Residente de Medicina Intensiva pelo HC-FMUSP.

Dante Moreira Lima
Especialista em Medicina Intensiva pelo HC-FMUSP.

Dante Raglione
Especialista em Medicina Intensiva pelo HC-FMUSP. Médico da UTI do ICESP – HC-FMUSP.

Davi Ewerton Cristovão
Especialista em Medicina Intensiva pelo HC-FMUSP.

Eduardo Azevedo
Especialista em Clínica Médica pela SBCM e em Medicina Intensiva pela AMIB. Especialista em Oncologia Clínica.

Eduardo Leite Vieira Costa
Médico do Hospital Sírio-Libanês e do InCor. Doutor em Ciências pela FMUSP.

Fábio Holanda Lacerda
Especialista em Medicina Intensiva pelo HC-FMUSP. Professor Colaborador de Cuidados Paliativos para Residência de Terapia Intensiva do HC-FMUSP.

Fabio Moreira Andrade
Especialista em Medicina Intensiva pelo HC-FMUSP. Médico da UTI do Hospital São Camilo – Pompeia. Médico da UTI do Hospital Oswaldo Cruz.

Fabio P. Giannini
Especialista em Medicina Intensiva pelo HC-FMUSP.

Felipe Henning Gaia Duarte
Especialista em Endocrinologia e Metabologia – Sociedade Brasileira de Endocrinologia e Metabolismo (SBEM). Doutor em Endocrinologia pela FMUSP. Médico Titular do Hospital A. C. Camargo. Médico Colaborador do HC-FMUSP.

Fernanda Maria de Queiroz Silva
Especialista em Medicina Intensiva pelo HC-FMUSP.

Fernando Godinho Zampieri
Especialista em Medicina Intensiva pelo HC-FMUSP. Médico da UTI do Hospital São Luiz Itaim/Hospital Vila Nova Star. Doutor em Ciências Médicas pela FMUSP.

Filipe Campos Visconti
Médico Residente de Medicina Intensiva pelo HC-FMUSP.

Guilherme Kubo
Especialista em Medicina Intensiva pelo HC-FMUSP. Médico Intensivista do Hospital A. C. Camargo. Médico da UTI do Hospital São Luiz Itaim/Hospital Vila Nova Star.

Guilherme Santos Duarte Lemos
Especialista em Medicina Intensiva pelo HC-FMUSP. Médico da UTI Clínica da Disciplina de Emergências Clínicas do HC-FMUSP.

Gustavo Pascoal
Especialista em Medicina Intensiva pelo HC-FMUSP.

Ioannis Minas Liontakis
Especialista em Medicina Intensiva pelo HC-FMUSP. Médico Assistente da UTI Neurológica do Hospital Santa Catarina.

Ivana Schmidtbauer Rocha
Especialista em Medicina Intensiva pelo HC-FMUSP. Médica da UTI Adulto do Hospital Sírio-Libanês.

Jakeline Neves Giovanetti
Médica Residente de Medicina Intensiva pelo HC-FMUSP.

João Gabriel Rosa Ramos
Especialista em Terapia Intensiva pelo HC-FMUSP.

José Paulo Ladeira
Especialista em Medicina Intensiva pelo HC-FMUSP. Médico da UTI do Hospital Sírio-Libanês e do Pronto Atendimento do Hospital Israelita Albert Einstein.

Julia M. de Campos Coelho
Especialista em Medicina Intensiva pelo HC-FMUSP. Médica Diarista da UTI do Hospital A. C. Camargo.

Juliana Pitorri da Paz
Especialista em Medicina Intensiva pelo HC-FMUSP. Médica da UTI do Hospital Nove de Julho.

Leandro Utino Taniguchi
Especialista em Medicina Intensiva pelo HC-FMUSP. Médico da UTI da Clínica Médica da Disciplina de Emergências Clínicas do HC-FMUSP. Doutor em Ciências Médicas pela FMUSP. Médico de UTI do Hospital Sírio-Libanês.

Liane Brescovici Nunes
Especialista em Medicina Intensiva pelo HC-FMUSP. Médica da UTI do Hospital A. C. Camargo.

Livia Garcia Melro
Especialista em Medicina Intensiva pelo HC-FMUSP. Médica Coordenadora da UTI do Hospital Samaritano Paulista.

Lucas de Oliveira Araújo
Médico Residente de Medicina Intensiva pelo HC-FMUSP.

Lucas Lonardoni Crozatti
Especialista em Medicina Intensiva pelo HC-FMUSP. Médico da UTI do ICESP – HC-FMUSP.

Lucas Santos Zambon
Especialista em Clínica Médica pelo HC-FMUSP.

Luciano César Pontes de Azevedo
Professor Livre-Docente da Disciplina de Emergências Clínicas do HC-FMUSP. Médico da UTI da Clínica Médica da Disciplina de Emergências Clínicas do HC-FMUSP. Superintendente de Ensino do Instituto Sírio-Libanês de Ensino e Pesquisa. Presidente da Sociedade Paulista de Terapia Intensiva (SOPATI).

Luisa Tajra Carvalho
Médica Residente de Medicina Intensiva pelo HC-FMUSP.

Marcela da Silva Mendes
Especialista em Terapia Intensiva pelo HC-FMUSP. Plantonista do Hospital A. C. Camargo. Médica da UTI Adulto do Hospital São Camilo.

Marcelo Farah Dell'Aringa
Especialista em Terapia Intensiva pelo HC-FMUSP. Pesquisador da Università degli Studi del Piemonte Orientale Amedeo Avogadro.

Marcelo Park
Médico da UTI da Clínica Médica da Disciplina de Emergências Clínicas do HC-FMUSP. Doutor em Ciências Médicas pela FMUSP.

Marcelo Ticianelli de Carvalho
Especialista em Medicina Intensiva pelo HC-FMUSP. Médico da UTI da Clínica Médica da Disciplina de Emergências Clínicas do HC-FMUSP. Médico da UTI do Hospital São Luiz Itaim/Hospital Vila Nova Star.

Maria Cristina França
Especialista em Medicina Intensiva pelo HC-FMUSP. Médica da UTI do Hospital A. C. Camargo.

Marina Costa Cavallaro
Especialista em Medicina Intensiva pelo HC-FMUSP. Médica da UTI da Clínica Médica da Disciplina de Emergências Clínicas do HC-FMUSP. Médica da UTI do Hospital São Luiz Itaim/Hospital Vila Nova Star.

Matheus Liguori Feliciano da Silva
Médico Residente de Medicina Intensiva pelo HC-FMUSP.

Mauricio Staib Younes-Ibrahim
Especialista em Medicina Intensiva pelo HC-FMUSP.

Mino Cestari
Especialista em Terapia Intensiva pelo HC-FMUSP. Médico da UTI Neurológica do Hospital Santa Catarina. Médico da UTI do Hospital A. C. Camargo.

Pedro Henrique Della Libera
Médico Residente de Medicina Intensiva pelo HC-FMUSP.

Pedro Vitale Mendes
Especialista em Medicina Intensiva pelo HC-FMUSP. Médico da UTI da Clínica Médica da Disciplina de Emergências Clínicas do HC-FMUSP. Médico da UTI do Hospital São Luiz Itaim/Hospital Vila Nova Star.

Raphael Augusto Gomes de Oliveira
Especialista em Terapia Intensiva pelo HC-FMUSP.

Ricardo Cordioli
Especialista em Medicina Intensiva pelo HC-FMUSP. Médico Plantonista da UTI do Hospital Alemão Oswaldo Cruz. Médico da UTI do Hospital Israelita Albert Einstein.

Roberta Muriel Longo Roepke
Especialista em Medicina Intensiva pelo HC-FMUSP. Médica da UTI do Trauma do HC-FMUSP. Médica da UTI do Hospital A. C. Camargo.

Rodolpho Augusto de Moura Pedro
Especialista em Medicina Intensiva pelo HC-FMUSP. Médico da UTI da Gastroenterologia do HC-FMUSP.

Rogério Zigaib
Especialista em Medicina Intensiva pelo HC-FMUSP. Médico da UTI da Disciplina de Emergências Clínicas do HC-FMUSP. Médico da UTI do Hospital A. C. Camargo.

Sylas Bezerra Cappi
Especialista em Medicina Intensiva pelo HC-FMUSP. Doutor em Ciências Médicas pela FMUSP. Especialista em Nutrição Enteral e Parenteral pela SBNPE. Médico da UTI do Hospital Alemão Oswaldo Cruz.

Thiago Gomes Romano
Especialista em Medicina Intensiva pelo HC-FMUSP. Médico Especialista em Nefrologia. Doutor em Medicina Intensiva pelo Instituto de Ensino e Pesquisa do Hospital Sírio-Libanês. Coordenador Médico da UTI Oncológica do Hospital São Luiz e do Hospital Vila Nova Star.

Vinício Hernandes Perez Braion
Especialista em Medicina Intensiva pelo HC-FMUSP. Médico da UTI do Departamento de Moléstias Infecciosas do HC-FMUSP.

Vinicius Galdini Garcia
Especialista em Terapia Intensiva pelo HC-FMUSP. Médico da UTI da Gastroenterologia do HC-FMUSP. Médico da UTI Neurológica e Cardiológica do Hospital Samaritano Paulista.

Vítor Schlittler Abreu
Especialista em Terapia Intensiva pelo HC-FMUSP e em Cuidados Paliativos pelo Hospital Sírio-Libanês.

Vivian Vieira Tenório Sales
Especialista em Medicina Intensiva pelo HC-FMUSP. Médica da UTI da Disciplina de Moléstias Infecciosas do HC-FMUSP. Médica Plantonista do Hospital A. C. Camargo e do Hospital Nove de Julho.

Yuri de Albuquerque Pessoa dos Santos
Especialista em Terapia Intensiva pelo HC-FMUSP. Médico da UTI da Clínica Médica da Disciplina de Emergências Clínicas do HC-FMUSP. Médico da UTI Neurológica e Cardiológica do Hospital Samaritano Paulista.

Sumário

Prefácio xxi
Introdução à sexta edição.. xxiii

SEÇÃO I   GERAL
1   Cuidados paliativos em UTI 1
Fábio Holanda Lacerda, Vítor Schlittler Abreu, Claudia Gennari Lacerda Jorge,
Daniel Neves Forte
2   Conferência familiar e comunicação de más notícias 12
Vítor Schlittler Abreu, Fábio Holanda Lacerda, César Biselli Ferreira

SEÇÃO II   HEMODINÂMICA
3   Choque séptico... 21
Antonio Paulo Nassar Junior
4   Choque refratário.. 25
Cesar de Albuquerque Gallo
5   Monitoração hemodinâmica 28
Fernando Godinho Zampieri, Antonio Paulo Nassar Junior
6   Manejo de fluidos no doente crítico.................................... 32
Bruno Adler Maccagnan Pinheiro Besen, Roberta Muriel Longo Roepke
7   Drogas vasoativas 43
Gustavo Pascoal
8   Intoxicações exógenas agudas... 51
Rogério Zigaib, Marcela da Silva Mendes

9 Complicações da gestação e do período periparto 56
Marina Costa Cavallaro, Andréa Remigio

SEÇÃO III CARDIOLOGIA

10 Síndrome coronariana aguda 63
Danilo da Silva Stamponi, João Gabriel Rosa Ramos

11 Arritmias 72
Andréa Remigio, Antonio Paulo Nassar Junior, Bruno Cordeiro de Almeida

12 Edema agudo do pulmão 77
Eduardo Azevedo, Andréa Remigio

13 Reanimação cardiopulmonar-cerebral 82
Danilo da Silva Stamponi, José Paulo Ladeira

14 Síndromes aórticas agudas 91
Jakeline Neves Giovanetti

15 Insuficiência cardíaca na UTI 102
Livia Garcia Melro, Marcelo Park

16 Emergências hipertensivas 110
Andréa Remigio, Eduardo Azevedo

17 Marca-passo 113
Andréa Remigio

18 Endocardite infecciosa 117
Marcelo Ticianelli de Carvalho, Thiago Gomes Romano

SEÇÃO IV PNEUMOLOGIA E VENTILAÇÃO MECÂNICA

19 Crise asmática 127
Antonio Paulo Nassar Junior

20 Tromboembolismo pulmonar 132
Matheus Liguori Feliciano da Silva

21 Hemoptise e hemorragia alveolar 142
Rogério Zigaib

22 Ventilação não invasiva 148
Bruno Arantes Dias

23 Desmame da ventilação mecânica 157
Antonio Paulo Nassar Junior, Adriana Sayuri Hirota

24 Exacerbação da doença pulmonar obstrutiva crônica 160
Antonio Paulo Nassar Junior

25 Síndrome do desconforto respiratório agudo 163
Augusto Cézar Marins Gomes

26 Hipoxemia refratária 168
Cesar de Albuquerque Gallo

27 Pneumonia hospitalar 173
Mauricio Staib Younes-Ibrahim

28 Pneumonia adquirida na comunidade 181
Mauricio Staib Younes-Ibrahim

29 Modos básicos e ajustes iniciais da ventilação mecânica 190
Dante Raglione, Adriana Sayuri Hirota

30 Assincronia paciente-ventilador 201
Yuri de Albuquerque Pessoa dos Santos, Pedro Vitale Mendes

31 Suporte extracorpóreo cardiovascular e respiratório 214
Marcelo Park, Luciano César Pontes de Azevedo, Eduardo Leite Vieira Costa

SEÇÃO V NEFROLOGIA

32 Lesão renal aguda 221
Davi Ewerton Cristovão, Rogério Zigaib, Vivian Vieira Tenório Sales

33 Terapia substitutiva renal na UTI. 228
Bruno Adler Maccagnan Pinheiro Besen, Pedro Vitale Mendes

34 Distúrbios acidobásicos 237
Alexandre Toledo Maciel, Bruno Cordeiro de Almeida, Marcelo Park

35 Distúrbios do sódio 243
Luisa Tajra Carvalho

36 Distúrbios do potássio. 252
Lucas Santos Zambon

37 Nefrotóxicos – rabdomiólise e lesão renal induzida por contraste 259
Marcelo Ticianelli de Carvalho, Ricardo Cordioli

SEÇÃO VI HEMATOLOGIA

38 Transfusão de hemocomponentes e hemoderivados 264
Dante Raglione, Marcela da Silva Mendes, Juliana Pitorri da Paz

39 Trombocitopenia. 274
Ricardo Cordioli

40 Neutropenia febril 281
Ricardo Cordioli, Andréa Remigio

41 Síndrome da lise tumoral e síndrome da hiperviscosidade 286
Guilherme Santos Duarte Lemos, Ricardo Cordioli, Andréa Remigio

SEÇÃO VII   EMERGÊNCIAS ENDOCRINOLÓGICAS

42 Crises hiperglicêmicas: cetoacidose diabética e estado hiperglicêmico
hiperosmolar...292
Lucas de Oliveira Araújo, Andréa Remigio
43 Insuficiência adrenal na Terapia Intensiva 300
Maria Cristina França
44 Crise tireotóxica..304
Jakeline Neves Giovanetti, Felipe Henning Gaia Duarte, Andréa Remigio
45 Coma mixedematoso 313
Felipe Henning Gaia Duarte, Andréa Remigio

SEÇÃO VIII   SISTEMA NERVOSO

46 Monitoração cerebral..318
Fernando Godinho Zampieri, Fabio P. Giannini, Fabio Moreira Andrade
47 Meningite no adulto imunocompetente 322
Ioannis Minas Liontakis
48 Acidente vascular cerebral isquêmico 328
Luisa Tajra Carvalho, Antonio Paulo Nassar Junior
49 Acidente vascular cerebral hemorrágico 338
Antonio Paulo Nassar Junior
50 Hemorragia subaracnóidea aneurismática.....................................342
Antonio Paulo Nassar Junior, Raphael Augusto Gomes de Oliveira
51 Traumatismo cranioencefálico 347
Fabio P. Giannini, Raphael Augusto Gomes de Oliveira
52 Manejo da hipertensão intracraniana 353
Fernando Godinho Zampieri, Fabio P. Giannini, Fabio Moreira Andrade
53 Estado de mal convulsivo ou *status epilepticus*..............................356
Ioannis Minas Liontakis, Daniel Vitório Veiga dos Santos
54 *Miastenia gravis* e síndrome de Guillain-Barré 363
Bruno Cordeiro de Almeida, Camila Cristina Kukita
55 Analgesia, sedação e bloqueio neuromuscular em UTI 369
Daniel Neves Forte, Vítor Schlittler Abreu, Vinício Hernandes Perez Braion
56 *Delirium* 380
Fábio Holanda Lacerda, Vítor Schlittler Abreu, Antonio Paulo Nassar Junior

57 Morte encefálica e manejo do potencial doador..............................389
Yuri de Albuquerque Pessoa dos Santos, Bruno Adler Maccagnan Pinheiro Besen

SEÇÃO IX GASTROENTEROLOGIA
58 Nutrição – aspectos gerais 401
Julia M. de Campos Coelho, Sylas Bezerra Cappi
59 Nutrição enteral..407
Julia M. de Campos Coelho, Sylas Bezerra Cappi
60 Nutrição parenteral..415
Julia M. de Campos Coelho, Sylas Bezerra Cappi
61 Insuficiência hepática aguda 419
Vinicius Galdini Garcia, Rodolpho Augusto de Moura Pedro
62 Descompensações do hepatopata crônico 426
Rodolpho Augusto de Moura Pedro, Bruna Carla Scharanch

SEÇÃO X INFECTOLOGIA
63 Novo coronavírus, SARS-COV-2, COVID-19....................................435
Andréa Remigio, Pedro Vitale Mendes
64 Principais mecanismos de resistência antimicrobiana 447
Guilherme Kubo, Andréa Remigio
65 Infecção do trato urinário alto...451
Rogério Zigaib
66 Infecção do cateter venoso central e arterial 454
Fernanda Maria de Queiroz Silva
67 Peritonites e abscessos intra-abdominais 462
Danielle Nagaoka
68 Infecções necrotizantes de partes moles....................................470
Rogério Zigaib
69 Infecções fúngicas 474
Gustavo Pascoal
70 Paciente HIV na UTI 483
Antonio Paulo Nassar Junior
71 Febre na UTI 488
Filipe Campos Visconti, Rogério Zigaib
72 Diarreia na UTI 493
Filipe Campos Visconti, Daniel Vitório Veiga dos Santos

xviii Manual da Residência de Medicina Intensiva

73 Tétano...500
Daniel Joelsons

SEÇÃO XI EMERGÊNCIAS CIRÚRGICAS

74 Cuidados perioperatórios......................................506
Mino Cestari

75 Pancreatite aguda...511
Fernanda Maria de Queiroz Silva

76 Queimaduras...519
Fernanda Maria de Queiroz Silva

77 Hemorragia digestiva alta.....................................529
Pedro Henrique Della Libera, Fernanda Maria de Queiroz Silva

78 Hemorragia digestiva baixa...................................537
Pedro Henrique Della Libera, Fernanda Maria de Queiroz Silva

79 Síndrome compartimental abdominal......................542
Fernanda Maria de Queiroz Silva

SEÇÃO XII PROCEDIMENTOS

80 Acesso venoso profundo......................................547
Dante Moreira Lima

81 Mensuração invasiva da pressão arterial.................554
Dante Moreira Lima, Ivana Schmidtbauer Rocha

82 Traqueostomia...560
Ciro Parioto Neto, Andréa Remigio

83 Intubação...567
Andréa Remigio

84 Via aérea difícil..576
Ciro Parioto Neto

85 Drenagem torácica...589
Andréa Remigio

86 Drenagem pericárdica...596
Andréa Remigio

87 Paracentese..600
Andréa Remigio

Sumário **xix**

SEÇÃO XIII PROFILAXIAS
88 Profilaxia de doença tromboembólica venosa 603
Lucas Lonardoni Crozatti, Leandro Utino Taniguchi
89 Profilaxia de úlcera de estresse 614
Lucas Lonardoni Crozatti, Leandro Utino Taniguchi
90 Profilaxia de lesão por pressão (úlcera por pressão) 618
Lucas Lonardoni Crozatti, Leandro Utino Taniguchi

SEÇÃO XIV ULTRASSONAGRAFIA
91 Ultrassom na UTI 622
Marcelo Farah Dell'Aringa, Pedro Vitale Mendes
92 Ultrassom de vasos na UTI 628
Vinício Hernandes Perez Braion, Pedro Vitale Mendes
93 Ultrassom de tórax na UTI 637
Daniel Joelsons, Pedro Vitale Mendes
94 *Focused Assessment with Sonography in Trauma* (FAST) 645
Raphael Augusto Gomes de Oliveira, Pedro Vitale Mendes
95 Ecocardiograma na UTI 650
Liane Brescovici Nunes, Vivian Vieira Tenório Sales, Pedro Vitale Mendes
96 Doppler transcraniano na UTI 660
Raphael Augusto Gomes de Oliveira, Pedro Vitale Mendes

SEÇÃO XV ANEXOS
A1 Tabelas práticas para administração de drogas vasoativas 666
César Biselli Ferreira
A2 Tabelas práticas para administração de drogas sedativas 676
César Biselli Ferreira
A3 Fórmulas utilizadas na UTI 680
A4 Cálculo do peso ideal pela altura 682
A5 Concentrações e massas 684
A6 Diluições padrão 686
A7 Quando suspeitar de disfagia 687
A8 Critérios para alimentação via oral 688
A9 Reversão dos novos anticoagulantes 689
João Gabriel Rosa Ramos
A10 Antibióticos que não necessitam de correção da dose na IRA e na insuficiência hepática 690

A11 Ajuste da dose de antimicrobianos para função renal 692
A12 Cuidados na infusão de antibióticos. 698
A13 Medicamentos que podem exacerbar a crise miastênica 699
A14 Principais drogas contraindicadas na porfiria intermitente aguda 700
A15 Principais drogas hepatotóxicas. 701
A16 Categorias de risco para drogas na gravidez 702
A17 ARDSNET – PEEP *table*. 704
A18 Critérios diagnósticos para coagulação intravascular disseminada 705
A19 Escala de AVC do NIH. 706
A20 Esquema de heparinização 708
A21 Correção da fenitoína pela albumina 709
A22 Controle glicêmico. 710
    Antonio Paulo Nassar Junior
A23 Hipotermia induzida. 712
    Bruno Cordeiro de Almeida
A24 Hipodermóclise. 714
    Andréa Remigio

Siglas. 719
Índice remissivo 723

A Medicina é uma área do conhecimento em constante evolução. Os protocolos de segurança devem ser seguidos, porém novas pesquisas e testes clínicos podem merecer análises e revisões. Alterações em tratamentos medicamentosos ou decorrentes de procedimentos tornam-se necessárias e adequadas. Os leitores são aconselhados a conferir as informações sobre produtos fornecidas pelo fabricante de cada medicamento a ser administrado, verificando a dose recomendada, o modo e a duração da administração, bem como as contraindicações e os efeitos adversos. É responsabilidade do médico, com base na sua experiência e no conhecimento do paciente, determinar as dosagens e o melhor tratamento aplicável a cada situação. Os autores e os editores eximem-se da responsabilidade por quaisquer erros ou omissões ou por quaisquer consequências decorrentes da aplicação das informações presentes nesta obra.
Durante o processo de edição desta obra, foram empregados todos os esforços para garantir a autorização das imagens aqui reproduzidas. Caso algum autor sinta-se prejudicado, favor entrar em contato com a editora.

Prefácio

Uma nova edição deste manual já está pronta. Mais uma vez médicos (residentes ou não) contarão com ele, como um colega de plantão com quem dividir suas dúvidas e angústias, sempre disposto a dar algum palpite; ou, talvez, num momento de calmaria no plantão, consultá-lo sobre algum tópico do atendimento ao paciente crítico.

A curiosidade, a fome de informações dos médicos e a gigantesca produção de informações médicas dificultam a atualização. Tanta informação acaba acarretando a necessidade de uma síntese que transforme todas essas ideias, números e dados biológicos em um instrumento que agregue benefício ao nosso paciente – este manual tem esse objetivo.

Parabéns pela aquisição, fique tranquilo, no começo ele vai incomodar um pouco no bolso do avental, mas assim como uma carteira no bolso da calça, em pouco tempo, ele vai tomar os seus contornos e se adaptar a você e, como a sua carteira, você não vai sair para o hospital sem ele.

A partir de agora você não precisa carregar o manual no (ou apenas no) bolso. Ele vai acompanhá-lo(a) também no seu celular ou no seu *tablet*, pois a editora passou a incorporar a tecnologia necessária para que você possa usá-lo nessas ferramentas.

Conhecimentos de terapia intensiva, insuficiência respiratória, intubação orotraqueal, ventilação mecânica nunca foram tão importantes. Na luta contra o COVID-19, médicos mais do que nunca precisam se atualizar, e este manual se dispõe a ajudar de forma prática e rápida.

Bom proveito.

Prof. Dr. Luiz Monteiro da Cruz Neto
Dra. Andréa Remigio

Introdução à sexta edição

A preocupação com a formação dos residentes de Terapia Intensiva do Hospital das Clínicas da Faculdade de Medicina da Universidade de São Paulo motivou a elaboração de um manual prático, com informações básicas sobre doses, diluições, indicações, efeitos colaterais, critérios diagnósticos e tratamento das situações mais frequentes do dia a dia do intensivista. Sem o objetivo de se tornar um tratado ou esgotar qualquer um dos temas selecionados, ele deveria ser pequeno para facilitar o transporte, apresentar uma linguagem clara e objetiva, ideal para uma consulta rápida, um companheiro de plantão.

O primeiro modelo foi elaborado pelo primeiro grupo de residentes de terapia intensiva do serviço, que, em uma pasta colecionadora, arquivou artigos, bulas e tabelas para consulta no plantão. Essa primeira versão se chamava *Salva-vida do R2*, e foi responsável por redução da ansiedade e da insegurança dos primeiros plantões de muitos residentes.

Este *Manual da Residência de Medicina Intensiva* foi escrito com a ajuda dos residentes e voltado para eles, desde a seleção dos temas até a lista de anexos. Tudo teve o objetivo de facilitar decisões à beira-leito. Entretanto, sua utilidade extrapola esse universo e serve para todo médico que trabalha com pacientes graves, seja em um plantão de pronto-socorro, UTI ou enfermaria.

Lançado em 2009, encontra-se na sexta publicação. Nesta edição, além da atualização do conteúdo, compilamos as informações disponíveis sobre nosso maior desafio, o COVID-19. Considerando a guerra que estamos travando, precisamos mais do que nunca de ferramentas que nos protejam e que nos permitam ajudar os doentes.

Vencidas inúmeras dificuldades técnicas, outro importante diferencial desta edição é sua versão digital, compatível com *smartphones*, por preservar e ampliar a proposta de portabilidade que sempre foi um dos diferenciais do *Manual*.

Mais uma vez agradecemos a ajuda da disciplina de Emergências Clínicas do Departamento de Clínica Médica da FMUSP, dos residentes de UTI, dos assistentes da disciplina e de todos os leitores que contribuíram com este projeto.

Aguardamos e agradecemos antecipadamente qualquer nova sugestão para torná-lo cada vez mais prático, didático e simples. Nosso trabalho continua, e você, leitor, está convidado a participar deste processo!

Os Editores

"Aos doentes tenha por hábito duas coisas – ajudar, ou pelo menos não produzir danos."
HIPÓCRATES

SEÇÃO I GERAL

Cuidados paliativos em UTI

Fábio Holanda Lacerda
Vítor Schlittler Abreu
Claudia Gennari Lacerda Jorge
Daniel Neves Forte

INTRODUÇÃO

- Segundo a OMS, os cuidados paliativos buscam qualidade de vida para pacientes e familiares que enfrentam doenças que ameacem a continuidade da vida, por meio de prevenção e alívio de sofrimento, com a identificação precoce, avaliação e tratamento de dor e outros tipos de desconforto físico, psicológico, emocional e espiritual. Permitem a continuação de terapias modificadoras de doença, com foco em duas ações principais:

> Alívio de sintomas
> +
> Tratamento de acordo com os objetivos e valores do paciente

ABORDAGEM QUANTO AO FIM DE VIDA

- Recomenda-se iniciar essa abordagem de forma complementar à terapia curativa, tornando-se o principal foco do cuidado a partir do momento em que o cuidado convencional não tem potencial de reverter o curso da doença. O acolhimento dos familiares após a morte do paciente também faz parte dessa abordagem (Figura 1).

- Dessa forma, quatro fases do tratamento podem ser definidas no ambiente da UTI:

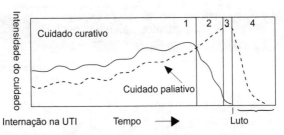

Figura 1 Cuidados paliativos integrados aos cuidados curativos.

– Fase 1: **morte pouco provável** – maior possibilidade para a recuperação do que para o desfecho morte ou para a irreversibilidade. Julga-se, de acordo com a beneficência e a autonomia, que a prioridade é o tratamento curativo/restaurativo. Os cuidados paliativos serão prestados para aliviar o desconforto da doença e do tratamento intensivo.

– Fase 2: **morte prevista para dias, semanas ou meses** – falta de respostas ou resposta insuficiente aos recursos utilizados, com crescente tendência ao desfecho morte/irreversibilidade. Estabelecido o consenso, a prioridade passa a ser a melhor qualidade de vida possível, e os cuidados que modifiquem a doença podem ser oferecidos quando julgados proporcionais.

– Fase 3: **morte prevista para horas ou dias** – identificação da irreversibilidade da doença e da morte iminente. O cuidado paliativo passa a ser exclusivo. As medidas buscam a qualidade de vida possível e o conforto do paciente e de seus familiares.

– Fase 4: **luto** – os cuidados são oferecidos aos familiares do paciente que faleceu.

- A maioria dos pacientes quer saber e participar do processo de decisão. O diálogo sobre prognóstico e valores torna o paciente mais susceptível a aceitar o tratamento proporcional a seus objetivos e valores. O compartilhamento da decisão faz com que os familiares apresentem melhores resoluções dos possíveis sentimentos, como a culpa, após o falecimento do paciente.

- A tomada de decisão compartilhada garante que os valores, os objetivos e as preferências guiem as decisões corretas para cada paciente. Isso envolve a perspectiva do médico, o qual é responsável por orientar as opções terapêuticas proporcionais ao paciente.
- A comunicação é uma habilidade a ser desenvolvida. Existem técnicas que permitem melhorar a relação com o paciente e seus familiares, resultando em desfechos positivos para ambos, e podem ser treinadas e aprendidas.
- A comunicação e a utilização de conferências entre a família e a equipe de UTI são discutidas com detalhes em capítulo específico deste livro.

CONTROLE DE SINTOMAS

- Uma avaliação sistemática é fundamental para o controle adequado dos sintomas em cuidados paliativos. Escalas como a *Behavior Pain Scale* (BPS) podem ser úteis para identificar sintomas como dor, mas não há consenso sobre qual ferramenta utilizar em ambiente de UTI.

Dor

- Detalhes sobre o manejo de dor encontram-se em capítulo específico deste livro.

Dispneia

- Dispneia é uma sensação subjetiva. As informações obtidas com uma boa anamnese são mais importantes do que a avaliação de parâmetros clínicos.
- Causas orgânicas (dor, congestão pulmonar, derrame pleural, broncoespasmo) podem ser tratadas com terapias específicas (Tabela 1), ponderando sempre a proporcionalidade das intervenções. Causas que envolvem fatores psicológicos e emocionais (ansiedade, angústia, medo) podem

ser amenizadas quando abordadas através de uma estratégia de comunicação empática.

Tabela 1 – Terapias não farmacológicas e farmacológicas para dispneia

Não farmacológicas
Comunicação empática
Balanço hídrico negativo
Oxigênio suplementar e ventilação não invasiva* (somente se houver conforto)
Ventilação do ambiente (janelas, ventiladores)
Inalação com salina 0,9%
Farmacológicas
▪ Opioides:
– 10 a 20 mg/dia de morfina (doses baixas são suficientes)
– Sugestão: 1 a 2 mg de morfina EV, reavaliar a cada 15 minutos até a melhora do sintoma
– Não há diferença entre os opioides
– Pacientes em uso de opioides podem precisar de doses maiores
▪ Benzodiazepínicos:
– Podem ser úteis para dispneia refratária (componente de ansiedade)

* Melhores resultados em DPOC, insuficiência cardíaca e doença neuromuscular.

Náusea e vômito

▪ Podem causar grande redução na qualidade de vida, desidratação e perda de peso. Identificar a causa e o mecanismo de ação dos principais antieméticos é importante para determinar o fármaco mais adequado, evitando o uso de medicações antagônicas que podem até piorar os sintomas (exemplo: metoclopramida associada a escopolamina) (Tabela 2 e Algoritmo 1).

Tabela 2 – Antieméticos

Causa (receptores envolvidos)	Exemplos	Sugestão de tratamento
Química (D2,5HT3,NK1)	Opioides
Quimioterapia
Antibióticos
Uremia
Distúrbios eletrolíticos	Haloperidol 1-5 mg 8/8 h SC/EV
Metoclopramida 10 mg 6/6 h VO/EV
Ondasentrona 4-8 mg 8/8 h VO/EV

Estase gástrica e íleo adinâmico (D2,5HT3)	Opioide Ondansentrona Anticolinérgicos Ascite Infiltração tumoral	Domperidona 10 mg 8/8 h VO Metoclopramida 10 mg 8/8 h VO/EV Bromoprida 10-20 mg 8/8 h VO/EV Eritromicina 3 mg/kg 8/8 h VO/EV
Visceral (mecanorreceptores)	Carcinomatose peritoneal Fecaloma Obstrução intestinal maligna	Clorpromazina 6,25-12 mg/dia VO/SC Dexametasona 8-16 mg/dia EV Haloperidol 0,5-1,5 mg 8/8 h EV Octreotide 200 mcg 8/8 h SC/EV**
Cortical (GABA, H1)	Hipertensão intracraniana Irritação meníngea Ansiedade Dor Memória*	Lorazepam 0,5-1 mg 6/6 h sublingual Clorpromazina 6,25-12 mg/dia VO/SC Dexametasona 4 mg 6/6 h EV
Vestibular (Ach, H1)	Opioides Movimentos	Dimenidrinato 25-50 mg 8/8 h EV

* Reação prévia a alguns acontecimentos que desencadeiam a náusea (exemplo: antes de receber quimioterapia).
** Somente em casos de refratariedade (o custo pode ultrapassar R$ 6 mil por mês).

Algoritmo 1 – Mecanismo de ação dos antieméticos

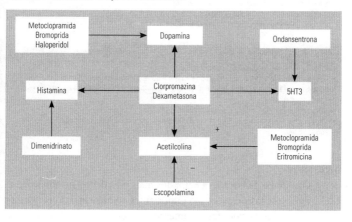

Constipação

- É geralmente multifatorial e pode levar a dor, náusea, vômito e ser motivo de hospitalização (Tabelas 3 e 4).

Tabela 3 – Causas de constipação

- Medicações (quimioterapia, opioides, anticolinérgicos, carbonato de cálcio)
- Dieta
- Imobilização
- Hipotireoidismo
- Desidratação
- Distúrbios metabólicos (uremia, hipercalcemia, hipocalemia, hiponatremia)

Tabela 4 – Tratamento da constipação

Opções de tratamento

- Laxantes/emolientes
  – Óleo mineral 30-60 mL 1-3 x/dia (contraindicado por sonda nasoenteral ou gastrostomia pelo risco de broncoaspiração)
- Osmóticos
  – Lactulona 10-50 mL 1-3 x/dia (efeito entre 6 e 48 h – pode levar a distensão abdominal)
- Estimulantes (podem causar cólicas e diarreia)
  – Bisacodil 5-30 mg à noite (efeito de 6-12 h)
  – Sene 5-10 mg à noite (efeito de 6-12 h)
  – Picossulfato 7-30 mL à noite (efeito de 6-12 h)

Sem evacuação acima de 48 h: fazer toque retal e avaliar os seguintes parâmetros
- Ampola cheia de fezes duras: supositório de glicerina - Ampola cheia de fezes amolecidas: enema além do reto com sonda retal - Suspeita de fecaloma "alto": lubrificante retal e posteriormente enema de fosfato de sódio com sonda retal - Suspeita de inércia colônica: supositório de bisacodil - Impactação fecal: associar óleo mineral oral ou enema à desimpactação; considerar sedação leve

Xerostomia

- O sintoma de boca seca é um dos mais prevalentes no ambiente da UTI. Algumas considerações são importantes no manejo da xerostomia:
    – Examinar a boca (ressecamento, infecção).

- Identificar potenciais causadores ou contribuintes (anticolinérgicos, opioides).
- Realizar higiene oral constante.
- Utilizar gaze úmida ou spray com água gelada sempre que possível/necessário.
- Considerar uso de saliva artificial.
- Utilizar umidificadores se precisar de oxigênio suplementar.
- Liberar alimentos como sorvete.

Angústia/ansiedade

- Em geral são multifatoriais, e a melhor forma de abordagem é através da comunicação empática, que é mais importante que medidas farmacológicas. Se possível, tratar causas orgânicas que estejam potencialmente envolvidas. As mais comuns são dor não controlada, dispneia, insônia e medo da morte ou de sofrer. O benzodiazepínico é a medicação de escolha para o tratamento (Tabela 5).

Tabela 5 – Benzodiazepínicos para o controle de ansiedade

Benzodiazepínico (oral)	Início de ação	Posologia	Dose máxima diária
Lorazepam	30 min a 1 hora	0,5 a 2 mg de 8/8 h	10 mg
Bromazepam	1 hora	1 a 10 mg de 8/8 h	30 mg
Diazepam	15 a 30 min	5 a 10 mg de 8/8 h	40 mg
Alprazolam	1 hora	0,25 a 0,5 mg de 8/8 h	4 mg

PROGNÓSTICO E FUNCIONALIDADE

- Prognosticar é uma importante habilidade do médico, mas perdeu significativa importância durante o século XX, com os avanços tecnológicos e científicos que expandiram a capacidade de diagnóstico e tratamento, através de uma visão do paciente como um conjunto de órgãos e sistemas, e não mais como pessoa, com sentimentos, expectativas e valores.

- A descompensação aguda que leva o paciente à UTI deve ser vista dentro de um contexto, que leva em consideração a funcionalidade e o estágio da doença crônica na tomada de decisões referentes ao tratamento que se iniciará. Por outro lado, o prognóstico não deve ser feito de forma determinística, e sim individualizado com as características e valores do paciente.
- A predição clínica, especialmente quando associada à experiência do profissional, tem boa acurácia em prognosticar, porém está mais suscetível a vieses cognitivos. Existem escores validados que, de forma complementar, auxiliam na identificação da funcionalidade prévia do paciente e no prognóstico.
- Os escores de funcionalidade mais utilizados são: KPS (*Karnofsky Performance Status*) e ECOG (*Eastern Cooperative Oncology Group – Performance Status Scale*).
- Fatores clínicos relacionados de forma independente com mortalidade em menos de 6 meses são: baixa performance, idade avançada, desnutrição, comorbidades, disfunções orgânicas e hospitalização por descompensação aguda. Estes, assim como um algoritmo publicado em 2013 pelo grupo canadense CARENET (Tabela 6), são úteis para identificar o paciente com risco de morrer durante a internação hospitalar, e provavelmente merecem discussão sobre os objetivos do cuidado e/ou limitação de suporte.

Tabela 6 – Identificando o paciente sob risco de morrer (adaptado de You JJ et al., 2013 e Salpeter SR, 2012)

Idade ≥ 55 anos e pelo menos uma das doenças crônicas seguintes:	
Doença pulmonar obstrutiva crônica (DPOC)	2 dos seguintes: $PaCO_2$ > 45 mmHg, *cor pulmonale*, episódio de insuficiência respiratória no último ano, VEF1 < 0,5 L
Insuficiência cardíaca congestiva	*New York Heart Association* classe IV e fração de ejeção do ventrículo esquerdo < 25%
Cirrose	Confirmada por estudo de imagem ou documentação de varizes esofágicas, mais 1 dos seguintes: coma hepático, CHILD classe C, CHILD classe B com sangramento gastrointestinal

Câncer	Metastático ou linfoma estádio IV, especialmente se KPS < 60 ou ECOG > 2 para tumores sólidos
Demência avançada	Inabilidade de realizar as atividades básicas de vida diárias, mutismo ou mínima comunicação verbal, acamado
OU Qualquer paciente com idade ≥ 80 anos admitido na UTI por condição clínica ou cirúrgica aguda	
OU Resposta "não" à seguinte pergunta: "Eu ficaria surpreso se este paciente morresse no próximo ano?"	

PaCO$_2$: pressão arterial parcial de CO$_2$; VEF1: volume expiratório forçado no primeiro segundo; KPS: *Karnofsky Performance Status*; ECOG: *Eastern Cooperative Oncology Group*.

ASPECTOS MÉDICO-LEGAIS

Tabela 7 – Aspectos legais sobre os cuidados paliativos no Brasil

Resolução n. 1.805 de 2006 – Conselho Federal de Medicina (CFM)	"É permitido ao médico limitar ou suspender procedimentos e tratamentos que prolonguem a vida do doente em fase terminal, de enfermidade grave e incurável, respeitada a vontade da pessoa ou de seu representante legal."
Processo n. 2007.34.00.014809-3 – 2010	Ministério Público Federal contra o CFM, na tentativa de anular a Resolução n. 1.805, julgada como improcedente.
Código de Ética Médica – 2009	"Nas situações clínicas irreversíveis e terminais, o médico evitará a realização de procedimentos diagnósticos e terapêuticos desnecessários e propiciará aos pacientes sob sua atenção todos os cuidados paliativos apropriados." "Nos casos de doença incurável e terminal, deve o médico oferecer todos os cuidados paliativos disponíveis sem empreender ações diagnósticas ou terapêuticas inúteis ou obstinadas, levando sempre em consideração a vontade expressa do paciente ou, na sua impossibilidade, a de seu representante legal."
Lei n. 10.406 – art. 15 – Código Civil de 2002	"Ninguém pode ser constrangido a submeter-se, com risco de vida, a tratamento médico ou a intervenção cirúrgica."
São Paulo, Lei Estadual n. 10241 – 1999 "Lei Mario Covas"	Garante ao paciente e à família a possibilidade de recusar tratamentos dolorosos ou extraordinários para tentar prolongar a vida, assim como escolher o local de morte.

Constituição Federal 1988 – art. 1º, inciso III	Elegeu o princípio da dignidade da pessoa humana como um dos fundamentos da República Federativa do Brasil.
Constituição Federal 1988 – art. 5º, inciso III	Estabelece que "ninguém será submetido a tortura nem a tratamento desumano ou degradante".
Código Penal de 1940	Não contempla questões sobre retirada de suporte de vida.

- De acordo com a Tabela 7, existe embasamento ético na promoção da ortotanásia e na implantação dos cuidados paliativos aos pacientes críticos.
- Os cuidados paliativos de forma alguma apoiam a eutanásia. Esta configura crime de acordo com art. 122 do Código Penal e é proibida pelo Código de Ética Médica (arts. 6º e 66).
- A filosofia paliativista repudia a distanásia ou obstinação terapêutica, e o uso de terapêutica fútil. Em contrapartida, estimula a ortotanásia ou limite de esforço terapêutico (LET) (Tabela 8). Assim, qualquer tratamento ineficiente em aliviar sintomas ou promover conforto e que não modifique o curso da doença é considerado desproporcional para o paciente. Todas as práticas visam criar condições para que o processo de morte se instaure e evolua de forma natural, sem sofrimento, respeitando a dignidade e os valores do paciente.
- *"[...] recusar-se a tratar daqueles que foram vencidos pela doença, entendendo que, diante de tais casos, a Medicina torna-se impotente"* (Hipócrates, sobre um dos papéis da Medicina).
- *"Pratique duas coisas ao lidar com as doenças; auxilie ou não prejudique o paciente"* (Hipócrates, sobre a distanásia).
- *"A renúncia a meios extraordinários ou desproporcionados não equivale ao suicídio ou à eutanásia; exprime, antes, a aceitação da condição humana diante da morte"* (João Paulo II – *Evangelium Vitae*).

Tabela 8 – Eutanásia, distanásia e ortotanásia

Eutanásia	Provocação da morte de paciente terminal ou portador de doença incurável, através de ato de terceiro, praticada por sentimento de piedade.
Distanásia	Prolongamento artificial da vida, causando somente sofrimento sem gerar benefício.
Ortotanásia	Morte como desfecho natural da vida. Procura-se garantir o bem-estar e a dignidade em seu viver e morrer.
Mistanásia	Morte por falta de assistência.

LEITURA COMPLEMENTAR

1. Moritz RD. Cuidados paliativos nas unidades de terapia intensiva. São Paulo: Atheneu; 2012.
2. Kittelson SM. Palliative care symptom management, Critical Care Nursing Clinics of North America. 2015;27(3).
3. Ekström Magnus P, Abernethy Amy P, Currow DC. The management of chronic breathlessness in patients with advanced and terminal illness. BMJ. 2015;349:g7617.
4. Collis E, Mather H. Nausea and vomiting in palliative care. BMJ. 2015;351:h6249.
5. Carvalho RT, Parsons HA. Manual de cuidados paliativos ANCP. 2. ed. Porto Alegre: ANCP; 2012.
6. Puntillo K. Palliative care in the ICU: relief of pain, dyspnea, and thirst – A report from the IPAL-ICU Advisory Board. Intensive Care Medicine. 2014;40(2):235-48.
7. Blinderman CD, Billings JA. comfort care for patients dying in the hospital. N Engl J Med. 2015;373:2549-61.
8. Allen LA, Stevenson LW, Grady KL, Goldstein NE, Matlock DD, Arnold RM, et al. Decision making in advanced heart failure: a scientific statement from the American Heart Association. Circulation. 2012;125(15):1928-52.
9. Vieira DPC. Mistanásia: um novo instituto para um problema milenar. Disponível em: http://www.faimi.edu.br/v8/RevistaJuridica/Edicao7/Mistan%C3%A1sia%20%20porfirio.pdf.
10. Cruz MLM, Oliveira RA. A licitude civil da prática da ortotanásia por médico em respeito à vontade livre do paciente. Rev Bioét (Impr.). 2013;21(3):405-11.
11. CREMESP. Manual de cuidados paliativos – CREMESP.
12. Lexicomp drug information.
13. You JJ, Fowler RA, Heyland DK, on behalf of the Canadian Researchers at the End of Life Network (CARENET). Just ask: Discussing goals of care with patients in hospital with serious illness (online). Canadian Medical Association Journal. 2013;1-8.
14. Salpeter SR, Luo EJ, Malter DS, Stuart B. Systematic review of noncancer presentations with a median survival of 6 months or less. Am J Med. 2012:125:512-e1.
15. Salpeter SR, Malter DS, Luo EJ, Lin AY, Stuart B. Systematic review of câncer presentations with a median survival of six months or less. J Palliat Med. 2012;15:175Y185.

2 Conferência familiar e comunicação de más notícias

Vítor Schlittler Abreu
Fábio Holanda Lacerda
César Biselli Ferreira

INTRODUÇÃO

- Compartilhar o diagnóstico, prognóstico e decisões com o paciente e familiares faz parte da prática atual de qualquer médico, especialmente no ambiente da UTI. Não se deve considerar o paciente como apenas expectador e os familiares como meros visitantes, assim como ocultar boas e más notícias, impedindo que possam ter expectativas proporcionais.
- A comunicação de forma empática permite transmitir as impressões médicas de forma a alinhar as expectativas da equipe de saúde, do paciente e dos familiares, reduzindo o impacto negativo sobre eles e a incidência de *burnout* no profissional de saúde.
- A realização de conferência familiar, especialmente em até 72 horas da admissão, está relacionada com menor impacto psicológico, menores índices de estresse pós-traumático e maior grau de satisfação em relação ao processo de morte por parte dos pacientes e familiares. Diminui também o tempo de internação em UTI dos pacientes que não sobrevivem, evitando, assim, intervenções fúteis.

PASSO A PASSO

- Existem algumas estratégias de comunicação que facilitam o ensino e a condução de uma conferência familiar e comunicação de más notícias.

Elas devem ser vistas como um roteiro preliminar, mas devem ser adaptadas, dependendo das circunstâncias. Mais conhecidas pelos mnemônicos, duas delas se destacam: SPIKES e VALUE. Neste capítulo, descreveremos a SPIKES por ser a mais difundida (Tabela 1).

Tabela 1 – SPIKES

S	*Setting-up* (preparação)	Preparar a reunião
P	*Perception* (percepção)	Ouvir o que o paciente e familiares têm a dizer
I	*Invitation* (convite)	Perguntar o quanto o paciente e familiares querem saber
K	*Knowledge* (conhecimento)	Comunicar a má notícia
E	*Emotion* (emoção)	Acolher
S	*Strategy and summary* (estratégia e resumo)	Negociar, programar os próximos passos e esclarecer dúvidas

Setting-up (preparação)

- Rever com os outros profissionais de saúde as metas de cuidado e os tópicos a serem discutidos, de forma que todos estejam sincronizados no momento da reunião.
    - Exemplos: gravidade e progressão da doença, falência terapêutica, limitação de suporte avançado, óbito.
- Revisar o prontuário para dominar possíveis questionamentos do paciente ou familiares e conseguir resumir de forma clara e cronológica a evolução do quadro.
- Pedir sempre ao paciente que estiver consciente e orientado o seu consentimento para a realização da conferência e priorizar as preferências dele ou, caso não seja possível, do principal cuidador, em relação a quem irá participar.
    - Pontos-chaves: avaliar se o paciente tem **autonomia** para decidir sobre seu cuidado e definir quem é o principal familiar ou cuidador responsável.

- Determinar o local e as condições adequados para a conferência:
  - Ambiente reservado e silencioso.
  - Evitar interrupções (desligar celulares e avisar o restante da equipe da UTI). Geralmente as conferências têm duração de 20 a 60 min.
  - Evitar o uso de mesa no centro, dispor as cadeiras em formato de círculo.
  - Buscar um equilíbrio entre o número de profissionais da saúde e familiares.
  - Evitar conduzir a conferência sem acompanhamento (se possível, requisitar a presença do psicólogo, enfermeiro e assistente social).
- Iniciar a conferência com a apresentação de todos os presentes, começando pela equipe de saúde (nome e cargo).
- Esclarecer o objetivo da reunião a todos.
  - Exemplo de frase: "Agradeço a presença de todos; o motivo desta reunião é conversar sobre o Sr. _____. Gostaria de alinhar nossas impressões sobre o quadro atual e expectativas quanto ao futuro."
-

Perception (percepção)

- Iniciar sempre ouvindo o entendimento do paciente e dos familiares sobre o quadro pregresso e atual. Tal estratégia é fundamental para:
  - Compreender a impressão e conhecimento prévios do paciente e dos familiares quanto ao diagnóstico e prognóstico das doenças de base e atuais.
  - Entender a funcionalidade e a percepção de qualidade de vida prévias à internação, com foco nos valores do paciente (objetivos do cuidado e desfechos que seriam inaceitáveis para ele).
  - Avaliar a postura do(s) interlocutor(es) quanto ao enfrentamento da doença, tanto do ponto de vista verbal como não verbal. Exemplos: combativo, ansioso, religioso, controlador, resignado, espiritualizado.
  - O paciente e sua família, dependendo do perfil sociocultural, geralmente esperam do médico uma postura entre os seguintes polos:

| Paternalista | <-> | Decisão compartilhada | <-> | Autonomia |

- Exemplo de frase: "Sr. _____, li seu prontuário e conversei com outros médicos, mas frequentemente os pacientes me contam informações importantes que não estão escritas. O Sr. pode me contar o que está entendendo sobre o seu caso?"

Invitation (convite)

- Este passo pode parecer desnecessário, mas o fato de questionar se ou quanto o paciente ou familiar quer(em) saber, faz com que a atenção de todos os participantes da conferência se foque na fala a seguir, mostrando preocupação com o impacto que tal informação pode causar. Esta etapa será importante quando a informação nova for uma má notícia.
- Exemplo de frase: "Algumas pessoas preferem saber todas as informações sobre o que está acontecendo. O senhor gostaria de saber mais sobre o seu caso?"

Knowledge (conhecimento)

- Neste momento as informações obtidas no passo *Perception* são fundamentais para estruturar o conteúdo e a forma com que as informações serão passadas.
- Em caso de má notícia, uma "frase de alerta" introdutória pode minimizar o choque e facilitar o processamento da informação.
  – Exemplo de frase: "Infelizmente, as notícias não são boas".
- Falar pouco, pausadamente e fracionando as informações.
- Evitar termos técnicos, jargões ou detalhes desnecessários.
- Permitir interrupções, avaliar continuamente a linguagem não verbal.
- Fazer uma pausa após cada informação, e após a má notícia.

Emotions (emoções)
- Empatia é a peça-chave. A linguagem não verbal, expressa por meio de postura corporal, expressões faciais e gestos, é importante para identificar e compreender os sentimentos presentes. Permite estar mais próximo daquilo que o paciente e os familiares estão passando e então validar os sentimentos e emoções como aceitáveis e compreensíveis.
- Prestar atenção em seu tom de voz, nos olhos dos interlocutores.
- Exemplos de ações para validar ou mostrar empatia:
  - Pausa em silêncio.
  - Encostar a mão no ombro ou no braço.
  - Puxar a cadeira para mais perto.
  - Oferecer água e lenço em caso de choro.
  - Perguntar se querem fazer uma pausa.
- Exemplos de frases:
  - "Eu gostaria muito de trazer notícias melhores."
  - "Imagino que deve estar sendo difícil para vocês."
  - Se possível, reiniciar a conversa após a fala espontânea de um dos participantes.
- Evitar expressões como "Eu entendo" ou "Eu sei o que vocês estão passando". Em vez delas, utilizar "Eu imagino".

Strategy and summary (estratégia e resumo)
- Resgatar o entendimento de todos até este momento.
- Procurar abordar algum participante que esteja mais calado.
- Determinar quais serão os próximos passos com base em:
  - Diagnóstico e prognóstico.
  - Objetivos do cuidado e opções de tratamento.
  - Limitação/retirada de suporte avançado de vida.
- Esclarecer dúvidas e resumir a conferência.
- Se necessário, programar nova conferência e orientar como os participantes poderão entrar em contato para rediscutir possíveis dúvidas.

Autonomia

- É importante se certificar de que o paciente tem consciência de seu estado e pleno juízo de valores sobre si mesmo, para que possa colaborar na tomada de decisão.
- Estudo publicado em 2010, pelo Hospital Johns Hopkins em Baltimore (EUA), propôs outro mnemônico conhecido como CURVES que, de forma resumida, consegue avaliar objetivamente se o paciente tem autonomia sobre suas decisões (CURV), e caso esteja em iminência de morte ou inconsciente, se alguém pode decidir por ele (ES) (Tabela 2).

Tabela 2 – CURVES

C	*Choose and communicate* (escolha e comunicação)	Consegue comunicar uma escolha?
U	*Understand* (compreensão)	Compreende os riscos, benefícios, alternativas e consequências de sua decisão?
R	*Reason* (razão)	Consegue justificar e explicar logicamente sua decisão?
V	*Value* (valor)	Sua decisão está de acordo com seus valores prévios?
E	*Emergency* (emergência)	Existe risco iminente de morte?
S	*Surrogate* (substituto)	Existe alguém que possa tomar a decisão pelo paciente?

Objetivos do cuidado e opções de tratamento

- As famílias participam da tomada de decisão trazendo seus valores à discussão. Eles, apesar de subjetivos, expressam a biografia, os desejos e as preferências do paciente para avaliação do benefício de uma decisão em sua qualidade de vida. Portanto, não se situam no âmbito do médico. Centram-se na avaliação do paciente sobre o seu próprio bem com relação ao tratamento proposto.
- A forma frequente de decidir sobre o cuidado é por meio da decisão compartilhada, na qual a opinião médica deve ser exposta.

Limitação/retirada de suporte avançado

- A limitação ou retirada do suporte dependem da clara compreensão do diagnóstico e prognóstico da doença e da aceitação da autonomia do paciente quanto aos objetivos e valores dele, e devem ser feitas de forma compartilhada.
- Somente se deve abordar esse tema quando houver espaço para tal (muitas vezes é preciso adiar essa abordagem, de acordo com as expectativas e a reação do paciente e familiares).
- O propósito central é o de promover a dignidade na fase final de vida com controle de sintomas e evitar a distanásia.
- Evitar oferecer procedimentos na forma de "cardápio" (hemodiálise, intubação etc.).
- Exemplo de frases:
    - "Apesar de todas as tentativas, infelizmente o Sr. _____ não vem apresentando resposta ao tratamento, e vem piorando. Nossa impressão é de que ele irá falecer nos próximos dias (ou semanas), apesar de não podermos precisar esse tempo de forma exata." (PROGNÓSTICO e INCERTEZA)
    - "Nossa preocupação é evitar que ele viva de forma que considerava inaceitável (em uma cama, dependente de ventilador – utilize os valores e objetivos do cuidado do paciente que foram apresentados pela família) e evitar sofrimento." (OBJETIVOS/VALORES DO PACIENTE)
    - "De forma a oferecer dignidade nesta fase da vida, avaliamos que a melhor opção seria focar no controle dos sintomas (dor, falta de ar etc.), e evitar procedimentos como tubos e aparelhos, que podem gerar sofrimento ou a manutenção do Sr. _____ nesta situação." (LIMITAÇÃO E FOCO NO CUIDADO DOS SINTOMAS)
- Escutar a opinião do paciente e dos familiares.
- Dependendo do perfil da família, deve-se utilizar verbos mais ou menos enfáticos:
    - Paternalistas (exceção) – "Decidimos ou optamos por..."

- Decisão compartilhada – "Pensamos que a melhor opção seria..."
- Autonomia (exceção) – "Vejo duas opções de tratamento: manter o tratamento atual ou mudar o foco do tratamento..."

REGISTRO EM PRONTUÁRIO

- Registrar sempre todas as conferências no prontuário.
- Exemplo de registro: "(Data): realizada conferência familiar com a presença dos Srs. _____. Optamos em consenso entre as equipes médicas, o paciente e a família, por não realizar novas medidas invasivas ou de suporte artificial à vida que sejam desproporcionais à melhora da qualidade de vida, em razão da doença fora de possibilidade de cura (ou refratária ao tratamento). Optamos também por priorizar medidas que promovam o conforto e o controle dos sintomas."

CONSIDERAÇÕES GERAIS E *DEBRIEFING*

- A autoavaliação após o término da conferência pode ser bastante difícil. Se possível, optar pela realização de conferências acompanhado de pessoas que possam auxiliá-lo, além de dar *feedback* quanto à sua linguagem verbal e não verbal.

FLUXOGRAMA

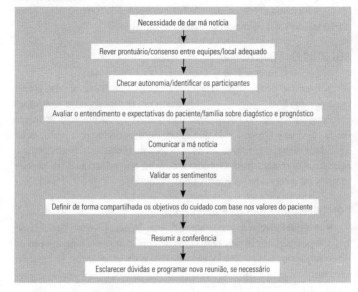

LEITURA COMPLEMENTAR
1. Lautrette A, Darmon M, Megarbane B, et al. A communication strategy and brochure for relatives of patients dying in the ICU. N Engl J Med. 2007;356:469-78.
2. Lautrette A, Ciroldi M, Ksibi H, Azoulay É. End-of-life family conferences: rooted in the evidence. Critical Care Medicine. 2006;34(11):S364-S372.
3. Powazki RD, Walsh D. The family conference in palliative medicine: a practical approach. Am J Hosp Palliat Care. 2014 Sep;31(6):678-84.
4. Curtis JR, Ciechanowski PS, Downey L, Gold J, Nielsen EL, Shannon SE, et al. Development and evaluation of an interprofessional communication intervention to improve family outcomes in the ICU. Contemp Clin Trials. 2012 Nov;33(6):1245-54.
5. Curtis JR, White DB. Practical guidance for evidence-based ICU family conferences. Chest. 2008 Oct;134(4):835-43.
6. Baile WF, Buckman R, Lenzi R, et al. SPIKES: A six-step protocol for delivering bad news – application to the patient with cancer. Oncologist. 2000;5:302-11.
7. Chow GV, Czarny MJ, Hughes MT, Carrese JA. CURVES: a mnemonic for determining medical decision-making capacity and providing emergency treatment in the acute setting. Chest. 2010;137;421-7.

SEÇÃO II HEMODINÂMICA

Choque séptico 3

Antonio Paulo Nassar Junior

INTRODUÇÃO

Um novo consenso internacional sobre critérios diagnósticos para sepse e choque séptico foi desenvolvido pela Society of Critical Care Medicine e a European Society of Intensive Care Medicine (2016).

AS NOVAS DEFINIÇÕES

- Sepse: disfunção orgânica ameaçadora à vida secundária à resposta do hospedeiro a uma infecção. Disfunção orgânica: aumento em 2 pontos no escore SOFA (Sequential Organ Failure Assessment). Esse parâmetro está associado com uma mortalidade superior a 10%.
- Sepse grave: classificação extinta (as disfunções orgânicas foram incorporadas no próprio conceito de sepse). A hiperlactatemia também deixou de ser critério de disfunção orgânica.
- Choque séptico: anormalidade circulatória e celular/metabólica secundária a sepse, grave o suficiente para aumentar significativamente a mortalidade (> 40%). Define-se como hipotensão persistente que requer o uso de vasopressores para manter PAM ≥ 65 mmHg e lactato ≥ 2 mmol/L (18 mg/dL) após adequada ressuscitação volêmica.
- Para pacientes com necessidade de diagnóstico rápido, pode-se utilizar o quick SOFA (qSOFA). qSOFA: pressão arterial sistólica ≤ 100 mmHg, alteração no nível de consciência (qualquer pontuação na escala de coma de Glasgow menor que 15) e frequência respiratória ≥ 22 ipm.

Observação

A presença de disfunção orgânica já indica gravidade associada ao quadro infeccioso, não devendo-se aguardar a segunda disfunção para fazer o diagnóstico e iniciar o tratamento.

TRATAMENTO
Tratamento da infecção

- Deve-se sempre colher 2 ou mais hemoculturas e outras culturas guiadas pelo foco (p. ex., secreção traqueal, lavado broncoalveolar e urocultura).
- Deve-se iniciar antibioticoterapia empírica, guiada pelo foco e pela flora local, por via endovenosa, ainda na 1ª hora de apresentação do paciente[2].
- Deve-se realizar precocemente a drenagem de abscessos, o debridamento de tecidos desvitalizados e a retirada de dispositivos infectados (sondas e cateteres) que possam ser a causa do quadro clínico.

Suporte hemodinâmico

- Durante as primeiras 6 h, os pacientes com sepse grave e choque séptico devem ser ressuscitados de acordo com o Algoritmo 1, tendo como alvo PAM > 65 mmHg.
- A otimização hemodinâmica guiada pela saturação venosa de O_2 não se associou a maior sobrevida quando comparada ao suporte usual em 3 grandes estudos.
- Não se deve usar coloides sintéticos, do tipo amidos, na expansão volêmica na sepse[5,6].
- Não existe vantagem em usar a vasopressina no lugar de noradrenalina como vasopressor[7].
- Não existe vantagem em usar a dopamina como vasopressor em comparação à noradrenalina. A dopamina associa-se a um maior risco de arritmias[8].

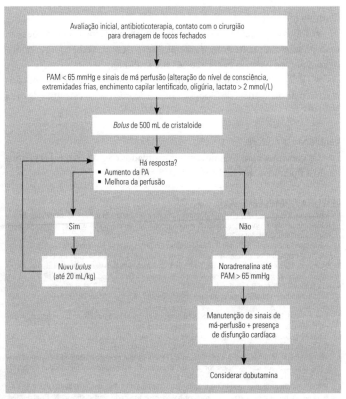

Algoritmo 1 Protocolo de ressuscitação volêmica na sepse grave/choque séptico.

Corticosteroides

- O uso de hidrocortisona 200 a 300 mg/dia em 3 a 4 doses diárias, por 7 dias, é indicado apenas em pacientes com choque séptico, com pouca resposta à expansão volêmica e ao uso de vasopressores.

Controle glicêmico

- Todos os pacientes devem receber aporte nutricional, assim que possível, preferencialmente por via enteral. Antes, devem receber aporte calórico com glicose EV para evitar cetose (400 kcal/dia).
- Deve-se tentar manter glicemias < 180 mg/dL, levando-se em conta o risco de ocorrência de hipoglicemia de acordo com a estrutura de cada unidade.

Ventilação protetora

Os pacientes com LPA devem ser ventilados com VC ≤ 6 mL/kg, limitando a Pplatô em 30 cmH$_2$O.

LEITURA COMPLEMENTAR

1. Dellinger RP, Levy MM, Carlet JM, Bion J, Parker MM, Jaeschke R, et al. Surviving Sepsis Campaign: international guidelines for management of severe sepsis and septic shock: 2008. Crit Care Med. 2008;36(1):296-327.
2. Myburgh JA, Finfer S, Bellomo R, Billot L, Cass A, Gattas D, et al. Hydroxyethyl starch or saline for fluid resuscitation in intensive care. N Engl J Med. 2012 Nov 15;367(20):1901-11.
3. Perner A, Haase N, Guttormsen AB, Tenhunen J, Klemenzson G, Aneman A, et al. Hydroxyethyl starch 130/0.42 versus Ringer's acetate in severe sepsis. N Engl J Med. 2012 Jul 12;367(2):124-34.
4. De Backer D, Biston P, Devriendt J, Madl C, Chochrad D, Aldecoa C, et al. Comparison of dopamine and norepinephrine in the treatment of shock. N Engl J Med. 2010 Mar 4;362(9):779-89.
5. Ranieri VM ,Thompson BT, Barie PS, Dhainaut JF, Douglas IS, Finfer S, et al. Drotrecogin alfa (activated) in adults with septic shock. N Engl J Med. 2012 May 31;366(22):2055-64.
6. Singer M, Deutschman CS, Seymour C, et al. The Third International Consensus Definitions for Sepsis and Septic Shock (Sepsis-3). JAMA. 2016;315(8):801-10.
7. Shankar-Hari M, Phillips GS, Levy ML, et al. Developing a new definition and assessing new clinical criteria for septic shock: for the Third International Consensus Definitions for Sepsis and Septic Shock (Sepsis-3). JAMA. 2016;315(8):775-87.
8. PROCESS Investigators, Yealy DM, Kellum JA, Huang DT, Barnato AE, Weissfeld LA, Pike F, et al. A randomized trial of protocol-based care for early septic shock. N Engl J Med. 2014;370(18):1683-93.
9. Mouncey PR, Osborn TM, Power GS, Harrison DA, Sadique MZ, Grieve RD, et al. ProMISe Trial Investigators. Trial of early, goal-directed resuscitation for septic shock. N Engl J Med. 2005;372(14):1301-11.
10. ARISE Investigators; ANZICS Clinical Trials Group, Peake SL, Delaney A, Bailey M, Bellomo R, Cameron PA, Cooper DJ, et al. Goal-directed resuscitation for patients with early septic shock. N Engl J Med. 2014;371(16):1496-506.

Choque refratário 4

Cesar de Albuquerque Gallo

INTRODUÇÃO
O termo *choque refratário* comumente é utilizado para designar choques com necessidade de altas doses de vasopressores. Adotamos doses ≥ 0,3 mcg/kg/min de noradrenalina, por mais de 2 h, pela associação com mortalidade em torno 50%. Sabemos que doses ≥ 0,5 mcg/kg/min associam-se à mortalidade entre 70 e 80%. Neste contexto, **acolhimento da família** e **comunicação de gravidade** fazem sentido.

ABORDAGEM
- **Avaliação de responsividade a volume:** análise do débito cardíaco (ECO, contorno de pulso ou CAP), prova de volume (expansão volêmica ou *leg raising*). **Evite sempre a sobrecarga hídrica**.
- ***Leg raising*:** manobra de elevação passiva dos membros inferiores; quando aumenta o volume sistólico de 12 a 15%, prediz responsividade a volume.
- **Associação de vasopressores**: entre as possibilidades, temos:
    - **Vasopressina:** age no receptor V1 (não catecolaminérgico, diferente da noradrenalina). Por isso, é mais eficaz em usuários de betabloqueadores. Pode aumentar a pós-carga e apresenta maior risco de isquemia mesentérica (0,01 a 0,04 UI/min).

– **Terlipressina:** análogo da vasopressina, pode ser usada em *bolus* e/ou infusão contínua (1 mg a cada 4 h ou 1,3 mcg/kg/min, respectivamente).

– **Adrenalina:** além de vasopressor, possui efeito inotrópico positivo, entretanto eleva o lactato, sem piorar desfecho, e piora a taquicardia (2 a 10 mcg/min).

– **Azul de metileno:** reduz a produção do óxido nítrico, que pode perpetuar choque. Pode ser usado em *bolus* e/ou infusão contínua. Seus efeitos costumam ser fugazes. Pode ocorrer pigmentação azul de pele e mucosas (*bolus* 1 mg/kg em 15 minutos; pode ser repetido ou mantida infusão contínua de 0,5 a 1 mg/kg/h).

- Avaliação da função cardíaca por meio de:

– **Monitorização de débito** (ECO, CAP, PICCo, LIDCo, Doppler esofágico).

– **Avaliação indireta de função cardíaca** (queda de SVO_2, aumento do lactato e delta pCO_2).

– **Avaliação clínica de perfusão**: palidez cutânea, *mottling score* (livedo), tempo de enchimento capilar.

- **Inotrópicos**

– **Dobutamina** é o inotrópico de escolha; em pacientes hipotensos pode-se utilizar a adrenalina. Outros inotrópicos, como levosimendan e milrinone, não são recomendados pela possibilidade de vasodilatação com meia-vida longa.

– **GIK** (glicose-insulina-potássio) possui significativo efeito inotrópico. É mais utilizado no choque cardiogênico, mas tem uso crescente nos choques distributivos, principalmente nos pacientes taquicárdicos. Utilizamos bombas de infusão distintas para cada um dos componentes, para melhor titulação: insulina 0,5-2 UI/kg/h, cloreto de potássio 19,1% (40 mL/24 h), glicose 50% 10 g (20 mL G50%/h). Atenção para o controle de potássio (6/6 h) e de glicemia capilar (1/1 h).

- **Terapia adjuvante** (não vasopressora).

– **Controle da hipertermia**: pode causar vasodilatação, aumento do consumo de oxigênio e maior necessidade de vasopressores. O controle de temperatura deve ser vigoroso, utilizando-se métodos externos, quando necessário.

– **Controle dos níveis de cálcio e fósforo**: hipocalcemia e hipofosfatemia devem ser corrigidas.

– **Controle de acidose**: solução de bicarbonato ou mesmo terapia substitutiva renal para corrigir acidose principalmente pH < 7,1, pois diminui a funcionalidade de DVA.

– **Corticoide**: dose de 50 mg de hidrocortisona 6/6 h está associada à redução da dose de vasopressores. Seu uso pode aumentar a chance de um segundo quadro séptico na internação. Seu uso em outros tipos de choque é incerto. No choque cardiogênico por SCA, aumenta o risco de complicações mecânicas.

– **Vitamina C**: atualmente com evidência de melhora de níveis pressóricos e possível redução da mortalidade. Doses de 25 mg/kg de 6/6 h ou 1.500 mg de 6/6 h. Neste contexto também existe a dúvida da associação de tiamina (B1) dose 200 mg de 12/12 h.

– **Dispositivos de assistência ventricular**: nos choques cardiogênicos, podem ser usados o balão intra-aórtico (BIA) e a membrana oxigenadora extracorpórea (ECMO-VA).

LEITURA COMPLEMENTAR
1. Landry DW, Oliver JA. The pathogenesis of vasodilatory shock. N Engl J Med. 2001;345(8):588-95.
2. Bassi E, Park M, Azevedo LCP. Therapeutic strategies for high-dose vasopressor-dependent shock. Crit Care Res Pract. 2013;2013:654708.
3. Jentzer JC, Vallabhajosyula S, Khanna AK, Chawla LS, Busse LW, Kashani KB. Management of Refractory Vasodilatory Shock. Chest. 2018;154(2):416-26.

5 Monitoração hemodinâmica

Fernando Godinho Zampieri
Antonio Paulo Nassar Junior

INTRODUÇÃO
- Coleta de dados fisiológicos para guiar métodos terapêuticos visando à prevenção de disfunções orgânicas no doente.
- Os valores da normalidade estão apresentados na Tabela 1. Não é recomendada a busca pelos valores normais como prática habitual no doente crítico.

Tabela 1 – Valores normais das variáveis medidas e calculadas do cateter de artéria pulmonar

Variável	Valor
Pressão atrial direita	0 a 8 mmHg
Pressão ventricular direita	Sistólica: 15 a 25 mmHg Diastólica: 0 a 8 mmHg
Pressão arterial pulmonar	Sistólica: 15 a 25 mmHg Diastólica: 6 a 12 mmHg
Pressão de artéria pulmonar ocluída	4 a 12 mmHg
Débito cardíaco	4 a 8 L/min
Índice cardíaco	2,5 a 4,2 L/m2
Resistência vascular pulmonar	20 a 120 dynes/sec/cm^{-5}
Resistência vascular pulmonar indexada	69 a 177 dynes/sec/cm^{-5}/m^2
Resistência vascular sistêmica	770 a 1.500 dynes/sec/cm^{-5}
Resistência vascular sistêmica indexada	1.680 a 2.580 dynes/sec/cm^{-5}/m^2

METAS TERAPÊUTICAS
Pressão arterial

Como medir
Dar preferência para medida invasiva em pacientes instáveis.

Valor alvo
65 mmHg de PAM parecem ser adequados para a maioria dos pacientes em fase aguda de insulto infeccioso. A meta deve ser individualizada para doenças do SNC, quando valores maiores devem ser mantidos. Na ICC descompensada, uma PAS ao redor de 90 mmHg é suficiente na maioria dos casos, desde que não exista sinal de má perfusão tecidual (p.ex., hiperlactatemia).

Como atingir o valor alvo
Expansão volêmica: a resposta a volume é o incremento do débito cardíaco com a infusão rápida de expansor plasmático (coloide e/ou cristaloide). Considera-se uma elevação de 15% do débito cardíaco como positiva, independentemente da variação da pressão arterial. Lembrar que resposta a volume não significa hipovolemia ou necessidade de volume.

Predizendo resposta a volume
Pressões de enchimento não são bons preditores de resposta a volume. Apenas na sepse um protocolo de reanimação provou que a expansão em fase precoce (meta PVC de 8 a 10 mmHg) estava associada com menor mortalidade.
Variação da PVC: a queda da PVC em mais de 1 mmHg na inspiração pode sugerir resposta a volume. Não validada para pacientes em VM ou dispneicos.
Variação de PP: o paciente deve estar sedado, intubado, em VM em modo controlado com VC de 8 a 10 mL/kg. Sem esforços aparentes e em ritmo sinusal. Variação > 13% durante o ciclo respiratório é um bom preditor de resposta a volume (Figura 1).
Elevação passiva de MMII: funciona como uma prova volêmica utilizando o próprio sangue do paciente represado em vasos de capacitância em MMII. A elevação deve ser de 45° por pelo menos 30 s. Variações do volume sistólico e/ou do débito cardíaco > 15% sugerem resposta a volume. Devem ser feitas utilizando método de análise de contorno de pulso (ver adiante).

Uso de vasopressores
A preferência é pela norepinefrina na maioria das situações. Dopamina, epinefrina ou vasopressina são alternativas aceitáveis.

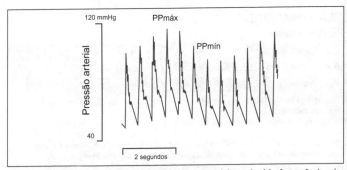

Figura 1 Variação da pressão de pulso (delta PP) durante o ciclo respiratório. A pressão de pulso é medida pela diferença entre a PAS e a PAD. O delta PP é calculado da seguinte forma: (PP máxima - PP mínima)/(PP máxima + PP mínima/2).

Débito cardíaco

Como medir

Ecocardiografia, com análise do volume sistólico pela integral da velocidade/tempo do fluxo da saída de aorta.
Métodos automatizados de análise de contorno de pulso (LidCO®, LidCO Rapid®, FloTrac®).
Termodiluição pelo cateter de artéria pulmonar.

Valor alvo

Nenhuma terapia guiada pelo débito cardíaco ou oferta tecidual de oxigênio (DO_2) provou benefício, excetuando-se durante o perioperatório, em que a manutenção de um DO_2 > 600 mL/min/m² talvez seja benéfica em pacientes de alto risco.
Não se recomenda guiar a terapêutica pelo valor isolado do débito cardíaco.

Substitutos do débito cardíaco

$SvcO_2$: representa a relação entre oferta e demanda de oxigênio corporal. Sua redução está associada com uma maior extração periférica de oxigênio e, talvez, disóxia tecidual. A reanimação da fase aguda da sepse baseada em $SvcO_2$ (até obter um valor > 65%) não se associou a maior sobrevida.
A diferença venoarterial de gás carbônico (DVAC) aumenta quanto mais lento for o fluxo de sangue pelos tecidos. Uma DVAC aumentada sugere estado hipodinâmico, mas não marca hipovolemia ou disfunção miocárdica. É incerto se a reanimação da sepse até um DVAC < 6 mmHg é benéfica.

Avaliação clínica
Pele fria e pegajosa. Análise subjetiva da área embaixo da curva da pressão arterial invasiva. Quanto menor, menor será o débito cardíaco. Pulso alternante e respiração de Cheyne-Stokes.
Ações esperadas do aumento do débito cardíaco
Elevação da $SvcO_2$. Estreitamento da DVAC. Melhora dos sinais clínicos de má perfusão.
Como aumentar o débito cardíaco
Expansão volêmica, como discutido anteriormente. Uso de inotrópicos (dobutamina, dopexamina, etc.). Uso de vasodilatadores (nitroprussiato, principalmente).

LEITURA COMPLEMENTAR

1. Pinsky MR, Payen D. Functional hemodynamic monitoring. Crit Care. 2005;9(DOI 10.1186/cc3927).
2. Lobo SM, Salgado PF, Castillo VG, Borim AA, Polachini CA, Palchetti JC, Brienzi SL, de Oliveira GG. Effects of maximizing oxygen delivery on morbidity and mortality in high-risk surgical patients. Crit Care Med. 2000;28:3396-404.
3. Lobo SM, Lobo FR, Polachini CA, Patini DS, Yamamoto AE, de Oliveira NE, et al. Prospective, randomized trial comparing fluids and dobutamine optimization of oxygen delivery in high-risk surgical patients. Crit Care. 2006;10:R72.

6 Manejo de fluidos no doente crítico

Bruno Adler Maccagnan Pinheiro Besen
Roberta Muriel Longo Roepke

INTRODUÇÃO
- Fluidos são utilizados muito frequentemente na prática clínica da terapia intensiva.
- Fluidos podem ser utilizados com diversos fins: expansão volêmica, solução de manutenção, reposição de perdas, como veículo para administração de drogas e veículo para administração de nutrientes.
- O tipo de fluido utilizado é associado a piores desfechos clínicos, especialmente quando utilizado para expansão volêmica.
- A quantidade de fluido administrada e o balanço hídrico acumulado também são deletérios a depender da fase da doença crítica.
- A tonicidade da solução de manutenção pode contribuir para as disnatremias e para o balanço hídrico acumulado.

TIPOS DE FLUIDOS
- Fluidos podem ser classificados em coloides e cristaloides.
- Entre os coloides, apenas a albumina é recomendada para uso em terapia intensiva; amidos são proscritos no ambiente da terapia intensiva.
- A albumina pode ser hiperoncótica (20-25%) ou iso-oncótica (4-5%, quando diluída em soluções cristaloides).
- Os cristaloides podem ser classificados quanto à:

– Tonicidade: hipotônicos (p.ex.: soro ao meio, soro glicosado); isotônicos (ex: Plasmalyte®); hipertônicos (p.ex.: salina a 3%). Ringer lactato e soro fisiológico são considerados isotônicos, embora o primeiro seja ligeiramente hipotônico e o segundo ligeiramente hipertônico (Tabela 1).

– Carga de cloro da solução: balanceados (Ringer lactato, Plasmalyte®); não balanceados (soro fisiológico – NaCl 0,9%; Ringer simples).

- Os cristaloides balanceados (quando comparados ao soro fisiológico) são associados à menor incidência de lesão renal aguda e possivelmente à menor mortalidade em pacientes com necessidade de expansão volêmica.

Tabela 1 – Composição dos cristaloides mais comumente utilizados na prática clínica

Solução	Na	Cl	K	HCO$_3^-$	Ca	Mg	mOsm/L
Fluido extracelular	142	103	4	27	5	3	280-310
Ringer lactato#	131	111	5	*	3	–	280
Ringer simples	147	156	4	–	4,5	–	310
Solução salina 0,9%	154	154	–	–	–	–	308
Plasmalyte®	140	98	5	**	–	3	294
Glicose 5%	–	–	–	–	–	–	253

* 28 mmol/L de lactato.
** 27 mmol/L de acetato e 23 mmol/L de gluconato.
\# O Ringer lactato pode ter composições variadas a depender do fabricante.

ESCOLHA DO FLUIDO A SER ADMINISTRADO

A) Neurocríticos

- O uso de albumina é proscrito no traumatismo cranioencefálico por associação à maior mortalidade.
- Evitar soluções hipotônicas (Ringer lactato ou soro de manutenção hipotônico).

- Embora o soro fisiológico seja recomendado habitualmente, o papel de soluções balanceadas vs. não balanceadas ainda não é bem estudado nessa população.

B) Choque
- Usar preferencialmente soluções balanceadas (Ringer lactato ou Plasmalyte®).
- Albumina iso-oncótica não demonstrou melhores desfechos nessa população.
- Albumina hiperoncótica também não demonstrou melhores desfechos clínicos em pacientes sépticos e seu uso não é recomendado em razão do alto custo da droga.

C) Hepatopatia crônica
- Para pacientes com choque, a expansão volêmica deve ser realizada tanto com soluções cristaloides como para outros pacientes chocados, ou seja, não é recomendado soro albuminado para expansão volêmica.
- Para condições clínicas específicas, o uso de albumina é recomendado conforme segue:
    – PBE: 1,5 g/kg no 1º dia e 1 g/kg no 3º dia de tratamento, com o objetivo de evitar evolução para síndrome hepatorrenal.
    – Síndrome hepatorrenal: 1 g/kg nos dois primeiros dias, seguidos de 20-40 g/dia por 5-14 dias a depender da evolução clínica.
    – Paracentese de grande volume (> 5 L): 6-8 g de albumina para cada litro de líquido ascítico drenado.

D) Nefropatias agudas e crônicas
- Deve-se evitar o uso de soro fisiológico em pacientes com lesão renal aguda.
- O uso de albumina é descrito de forma anedótica (e, portanto, não recomendado de rotina) para evitar hipotensão intradialítica em pacientes hipoalbuminêmicos e para potencializar o efeito de diuréticos de alça em pacientes hipoalbuminêmicos.

FASES DO MANEJO DE FLUIDOS

- Para fins práticos, o manejo de fluidos pode ser descrito em quatro fases distintas (ver Tabela 2), com padrões de balanço hídrico distintos (ver Figura 1).
- **Resgate:** esta fase é descrita para pacientes com choque na apresentação inicial. Ela engloba a primeira hora do atendimento ao paciente em choque.
  – Nesta fase, a expansão volêmica empírica é justificada a depender da principal hipótese diagnóstica (choque hemorrágico, choque séptico etc.). O uso precoce de noradrenalina também é recomendado para a maioria dos pacientes.
- **Otimização:** esta fase é descrita tanto para pacientes com choque após a fase de resgate como para pacientes candidatos à otimização hemodinâmica perioperatória. Ela dura em torno de 6 horas (choque) ou durante o intraoperatório ~ 6-8 horas pós-operatórias (otimização perioperatória).
  – A principal estratégia descrita nessa fase é o uso de variáveis dinâmicas de fluido-responsividade [ΔPP, VVS, desafio de volume corrente (TV_{chall}), manobra de oclusão ao final da expiração (EEO), índice de distensibilidade da VCI (VCI_d), índice de colapsabilidade da VCI (VCI_c), elevação passiva dos membros], mas o desafio hídrico também pode ser utilizado.
- **Manutenção:** esta fase é caracterizada pela melhora dos parâmetros de perfusão, mas com o paciente ainda dependente de doses moderadas a altas de vasopressores. Devem-se evitar intervenções hemodinâmicas mais agressivas e o foco é no manejo e suporte às disfunções orgânicas instaladas, evitando acúmulo de fluidos.
  – A principal estratégia descrita para esta fase é a minimização de fluidos, mas o uso cauteloso de diuréticos (se respondedores) ou ultrafiltração já pode ser considerado a fim de evitar acúmulo progressivo de fluidos com o objetivo de manter o balanço hídrico zerado.

- **Descalonamento:** esta fase é caracterizada pela melhora clínica do paciente com suspensão das drogas vasoativas e/ou doses baixas de noradrenalina com boa perfusão concomitante.
- Além de manter as estratégias descritas anteriormente (minimização de fluidos), o uso de diuréticos ou ultrafiltração é recomendado para atingir um balanço hídrico negativo, de modo a facilitar a extubação/desmame da ventilação mecânica.

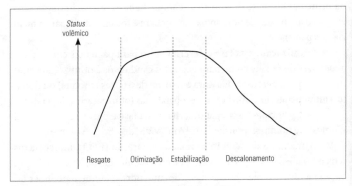

Figura 1 *Status* volêmico nas diferentes fases da doença crítica.
Adaptado de Hoste EA et al.[15]

Tabela 2 – Estratégias de uso de fluidos nas diferentes fases da doença crítica

Fase	Resgate	Otimização	Estabilização	Descalonamento
Estratégia primária	*Bolus* de fluido empírico +/- Uso precoce de noradrenalina	Fluido-responsividade Noradrenalina Inotrópicos	Minimização de fluidos Diuréticos Ultrafiltração	Espontâneo Diuréticos Ultrafiltração
Volume de fluido*	+1,5-2,5 L (*bolus*)	+0,5-1,5 L (*bolus*) +1,0-2,5 L (outras fontes)	BA de até 5 L	–0,5-1 L/dia

Meta	PAM > 55 mmHg	Otimizar perfusão tecidual	BH zerado	BH negativo
Janela terapêutica	1ª hora	Intraoperatório 6-8 h PO	Dias (em geral, de 24-72 h)	Dias a semanas (em geral, > 72 h)

* O volume de fluido apresentado é uma estimativa grosseira que pode ser altamente variável de paciente para paciente.
BH: balanço hídrico diário; BA: balanço hídrico acumulado; PAM: pressão arterial média; PO: pós-operatório.

Como fazer a minimização de fluidos?

- Suspender soro de manutenção (se prescrito) e manter aporte calórico mínimo pela via enteral (dieta trófica) ou soluções hipertônicas de glicose (glicose 50%) em acesso venoso central que forneçam 50-100 g/dia de glicose.
- Diluir medicamentos no menor volume possível (em especial antimicrobianos).
- Concentrar infusões contínuas de drogas vasoativas e sedativos.
- Realizar reposições de eletrólitos no menor volume possível (p. ex: em 50-100 mL de SF ou SG, se acesso central disponível), porém respeitando os tempos de infusão.

Uso de diuréticos no manejo de fluidos

- Nas fases de estabilização (com cautela) e de descalonamento (mais agressivamente), o uso de diuréticos é recomendado para controlar o balanço hídrico.
- A furosemida pode ser utilizada em dose alta em pacientes oligúricos para avaliar sua resposta (teste de estresse com furosemida; diurese > 200 mL em 2 h), na dose de 1-1,5 g/kg de furosemida.
- A hidroclorotiazida pode ser utilizada (50-400 mg/dia) em uma a duas doses diárias em pacientes com baixa resposta a furosemida e/ou hipernatrêmicos (pouco embasado em dados da literatura).

- A acetazolamida (500-1.500 mg/dia) em duas a três doses diárias pode ser utilizada em pacientes para corrigir a alcalose metabólica associada a diuréticos de alça.
- A espironolactona (50-100 mg/dia) em dose única diária pode ser utilizada em combinação para corrigir hipocalemia em pacientes que ainda necessitam de balanço hídrico negativo e estejam em uso de diuréticos de alça.
- Sempre que forem utilizados diuréticos, especialmente em combinação, deve-se monitorizar o desenvolvimento de distúrbios hidroeletrolíticos (hipernatremia, hipocalemia, hipomagnesemia) e acidobásicos (alcalose metabólica), com reposição agressiva de eletrólitos.

FLUIDOS DE MANUTENÇÃO
Princípios básicos
- Fluidos de manutenção são uma causa frequente de ganho iatrogênico de fluidos com consequências clínicas (congestão sistêmica e/ou pulmonar).
- Um princípio básico para o uso de fluidos de manutenção é que, se o paciente é capaz de receber alimentação pela via enteral, fluidos de manutenção nunca são recomendados, exceto se necessário para reposição de perdas. Assim, o início precoce de nutrição pela via enteral é fundamental para um adequado manejo de fluidos.
- Em pacientes cirúrgicos de alto risco nutricional, especialmente se não houver perspectiva de recuperação do trânsito gastrointestinal, fora do contexto de disfunção de múltiplos órgãos, deve-se discutir a possibilidade de iniciar nutrição parenteral precocemente em vez de se manter fluidos de manutenção por tempo prolongado.
- Em pacientes cirúrgicos de baixo risco nutricional (ou em jejum por outros motivos), fora do contexto de disfunção de múltiplos órgãos, fluidos de manutenção podem evitar cetose de jejum e distúrbios hidroeletro-

líticos e servir como ponte até a retomada de dieta via oral, em geral tolerando-se até 7 dias para tal.

- O uso de fluidos de manutenção é baseado em um racional de que há um equilíbrio entre ganhos e perdas de água e eletrólitos. Essas perdas podem ser sensíveis (perceptíveis) ou insensíveis, conforme demonstrado na Tabela 3.

Tabela 3 – Troca de água (em um adulto de ~ 70 kg)

	Via	Volume diário médio (mL)
Ganhos		
Sensíveis	Água via oral	800-1.500
	Alimentos sólidos	500-700
Insensíveis	Água de oxidação endógena	250
Perdas		
Sensíveis	Urina	800-1.500
	Fezes	0-250
	Sudorese	–
	Sondas, drenos, fístulas	Variável
Insensíveis	Pulmões e pele	600

- Embora o racional seja válido, a fisiologia do doente crítico é bastante complexa, podendo ocorrer alterações nesses cálculos, como as seguintes:
  – Maior produção de água endógena a partir de oxidação.
  – Menores perdas insensíveis pulmonares em pacientes intubados com o filtro HME.
  – Diarreia (uma perda sensível, porém de difícil quantificação).
- Nas UTIs clínicas do HC-FMUSP, não é realizado cálculo de água endógena ou de perdas insensíveis para o cálculo do balanço hídrico diário e cumulativo, pois tais inferências habitualmente são subjetivas e podem levar a cálculos incorretos.

- Perdas insensíveis e não quantificadas devem ser levadas em consideração no manejo do paciente e na tomada de decisão quanto às metas de balanço hídrico diário. Por exemplo, um paciente com 5 evacuações diarreicas por dia não quantificadas pode ter sua meta de balanço hídrico modificada em 500-1.000 mL nas 24 horas; ou um paciente persistentemente febril e sudoreico, com hipernatremia em piora, pode necessitar de aumento da oferta de água livre para compensar essa perda não quantificada mesmo que resulte em aparente balanço hídrico positivo.

Cálculo de fluidos de manutenção

Para o cálculo de fluidos de manutenção, recomendam-se os seguintes passos:
- Determinar a necessidade de água livre diária: 25 mL/kg/dia (adultos saudáveis). Como regra geral, deve-se evitar ultrapassar 2 L/dia. Em pacientes idosos, frágeis, cardiopatas, cirróticos ou com doença renal crônica, considerar até 20 mL/kg/dia.
- Determinar a necessidade de eletrólitos e glicose:
  - Sódio: 1-2 mEq/kg/dia.
  - Potássio: 1 mEq/kg/dia.
  - Glicose: 50-100 g/dia, a fim de evitar cetose.
- Subtrair do cálculo os fluidos utilizados para diluição de medicamentos.
- Incluir reposição de perdas no total de fluidos infundidos (ver Tabela 4 para adaptar a composição do fluido de acordo com o tipo de perda).
- Reavaliar diariamente o volume e a composição da solução.

Tabela 4 – Composição hidroeletrolítica de secreções gastrointestinais (mEq/L)

Tipo de secreção	Volume (mL/24 h)	Na+	K+	Cl-	HCO3-
Estômago	1.000-2.000	60-90	10-30	100-130	0
Intestino delgado	2.000-3.000	120-140	5-10	90-120	30-40
Cólon	–	60	30	40	0

| Pâncreas | 600-800 | 135-145 | 5-10 | 70-90 | 95-115 |
| Bile | 300-800 | 135-145 | 5-10 | 90-110 | 30-40 |

- Perdas patológicas são comuns em pacientes na UTI. Essas podem ser oriundas de fístulas (pancreática, entérica, biliar), estomas (ileostomia, em especial), débito de sonda nasogástrica ou de outros drenos, podendo ser volumosas e resultar em distúrbios hidroeletrolíticos. A composição da solução deve ser adaptada ao tipo de perda.
- Pacientes com lesão renal aguda oligúrica devem ter o volume de fluidos e eletrólitos reduzido para evitar acúmulo progressivo de fluidos.
- O volume e a composição do soro de manutenção devem ser reavaliados diariamente. Com base na análise de balanço hídrico, avaliação do estado acidobásico e aferição de eletrólitos (em especial sódio e potássio), devem ser realizados ajustes às prescrições.[1-13,14,15]

LEITURA COMPLEMENTAR
1. Besen BA, Gobatto AL, Melro LM, Maciel AT, Park M. Fluid and electrolyte overload in critically ill patients: An overview. World Journal of Critical Care Medicine. 2015;4(2):116-29.
2. Perner A, Haase N, Guttormsen AB, Tenhunen J, Klemenzson G, Aneman A, et al. Hydroxyethyl starch 130/0.42 versus Ringer's acetate in severe sepsis. The New England Journal of Medicine. 2012;367(2):124-34.
3. Finfer S, Bellomo R, Boyce N, French J, Myburgh J, Norton R, et al. A comparison of albumin and saline for fluid resuscitation in the intensive care unit. The New England Journal of Medicine. 2004;350(22):2247-56.
4. Myburgh JA, Finfer S, Bellomo R, Billot L, Cass A, Gattas D, et al. Hydroxyethyl starch or saline for fluid resuscitation in intensive care. The New England Journal of Medicine. 2012;367(20):1901-11.
5. Mekontso Dessap A, Roche-Campo F, Kouatchet A, Tomicic V, Beduneau G, Sonnevil-le R, et al. Natriuretic peptide-driven fluid management during ventilator weaning: a randomized controlled trial. American Journal of Respiratory and Critical Care Medicine. 2012;186(12):1256-63.
6. Brown RM, Wang L, Coston TD, Krishnan NI, Casey JD, Wanderer JP, et al. Balanced crystalloids versus saline in sepsis. a secondary analysis of the SMART Clinical Trial. American Journal of Respiratory and Critical Care Medicine. 2019;200(12):1487-95.
7. Semler MW, Self WH, Wanderer JP, Ehrenfeld JM, Wang L, Byrne DW, et al. Balanced crystalloids versus saline in critically ill adults. The New England Journal of Medicine. 2018;378(9):829-39.

8. Myles PS, Bellomo R, Corcoran T, Forbes A, Peyton P, Story D, et al. Restrictive versus liberal fluid therapy for major abdominal surgery. The New England Journal of Medicine. 2018;378(24):2263-74.
9. van IMM, Buter H, Kingma WP, Koopmans M, Navis G, Boerma EC. Hydrochlorothiazide in intensive care unit-acquired hypernatremia: A randomized controlled trial. Journal of Critical Care. 2017;38:225-30.
10. Caironi P, Tognoni G, Masson S, Fumagalli R, Pesenti A, Romero M, et al. Albumin replacement in patients with severe sepsis or septic shock. The New England Journal of Medicine. 2014;370(15):1412-21.
11. SAFE Study Investigators; Australian and New Zealand Intensive Care Society Clinical Trials Group; Australian Red Cross Blood Service; George Institute for International Health; Myburgh J; Cooper DJ, et al. Saline or albumin for fluid resuscitation in patients with traumatic brain injury. The New England Journal of Medicine. 2007;357(9):874-84.
12. Hjortrup PB, Haase N, Bundgaard H, Thomsen SL, Winding R, Pettila V, et al. Restricting volumes of resuscitation fluid in adults with septic shock after initial management: the CLASSIC randomised, parallel-group, multicentre feasibility trial. Intensive Care Medicine. 2016;42(11):1695-705.
13. National Heart, Lung, and Blood Institute Acute Respiratory Distress Syndrome (ARDS) Clinical Trials Network; Wiedemann HP; Wheeler AP; Bernard GR; Thompson BT; Hayden D, et al. Comparison of two fluid-management strategies in acute lung injury. The New England Journal of Medicine. 2006;354(24):2564-75.
14. Besen BA, Taniguchi LU. Negative fluid balance in sepsis: When and how? Shock. 2017;47(1S Suppl 1):35-40.
15. Hoste EA, Maitland K, Brudney CS, Mehta R, Vincent JL, Yates D, et al. Four phases of intravenous fluid therapy: a conceptual model. British Journal of Anaesthesia. 2014;113(5):740-7.

Drogas vasoativas 7

Gustavo Pascoal

INTRODUÇÃO
- Drogas vasoativas são fármacos que apresentam efeitos vasculares periféricos, pulmonares ou cardíacos, diretos ou indiretos e com resposta dose-dependente e efeito rápido. Normalmente, são medicações de uso endovenoso contínuo, o que permite um controle preciso e graduado dos efeitos.
- Os critérios de indicação e o modo de uso devem ser precisos e rigorosos, e a dose ideal, titulada de acordo com as respostas clínica, hemodinâmica e metabólica desejadas, com monitoração cuidadosa.

DOPAMINA

Apresentação: cloridrato de dopamina; uma ampola contém 10 mL (5 mg/mL). Pode ser diluída em solução fisiológica ou glicosada.

Sugestão de prescrição: dopamina 250 mg, diluída em SF 0,9% 200 mL, IV, em bomba de infusão contínua (1.000 mcg/mL), ou 500 mg (10 ampolas) em 150 mL de solução fisiológica ou glicosada (2.000 mcg/mL).

Doses/mecanismo de ação:
– 1 a 4 mcg/kg/min: ação em receptores dopaminérgicos gerando vasodilatação renal e mesentérica (uso não recomendado).
– 5 a 10 mcg/kg/min: ação principalmente em beta 1 aumentando frequência e contratilidade cardíacas, além da ação em receptores dopaminérgicos.
– 11 a 20 mcg/kg/min: ação principal em receptores alfa, gerando vasoconstrição, com aumento da resistência vascular sistêmica e pulmonar, além da ação beta 1 e dopaminérgica.
Doses > 20 mcg/kg/min não são recomendadas. Nesses casos, vasopressores mais potentes, como noradrenalina ou epinefrina, são preferíveis.

Principais indicações:
- Pode ser usada como agente vasopressor em pacientes em choque séptico. Nesse contexto, características como a menor potência vasopressora, o maior potencial arritmogênico e a maior ação em beta 1, quando comparada à noradrenalina, devem ser consideradas individualmente.
- Indicada como suporte inotrópico em doses acima de 3 mcg/kg/min, na insuficiência cardíaca descompensada com hipotensão ou no tratamento emergencial de bradicardias instáveis em infusão contínua, na dose de 5 a 20 mcg/kg/min. Pode ainda ser usada como vasopressor no choque cardiogênico, associada ou não à dobutamina, especialmente nos casos com hipotensão menos grave e sem taquicardia.

Cuidados/efeitos adversos: administrar em veias centrais para prevenir possibilidade de extravasamento. Sua redução deve ser gradativa para evitar hipotensão.
Os efeitos colaterais mais comuns da dopamina incluem extrassístoles, taquicardia, angina e palpitações. Mesmo em doses baixas, pode ter efeitos imunomodulatórios e atingir concentrações maiores do que as desejadas em pacientes com *clearance* diminuído.

NOREPINEFRINA

Apresentação: ampola com 4 mL (1 mg/mL). Alguns autores, inclusive o próprio fabricante, orientam diluir a droga em solução glicosada, alegando que ocorre perda do potencial vasopressor devido à oxidação gradativa. Porém, não há, até o momento, evidências que proíbam a diluição desse fármaco em solução fisiológica.

Sugestão de prescrição: noradrenalina 16 mg } IV em BIC (64 mcg/mL)
  SG 5%   234 mL   } a critério médico
Pode ser prescrita de forma mais concentrada ou diluída, dependendo da situação clínica.

Dose: 0,01 a 1,5 mcg/kg/min, porém doses bem mais elevadas podem ser necessárias.

Mecanismo de ação: age principalmente em receptores alfa arterial e venoso, gerando vasoconstrição potente, e apresenta ação menor em receptores beta 1 cardíacos levando a efeitos menos intensos na frequência e na contratilidade cardíacas. Em geral, o aumento da PAM ocorre por vasoconstrição e não é acompanhado de taquicardia.

Principais indicações: pacientes em choque séptico que apresentem hipotensão refratária a volume. Idealmente, não deve ser usada em pacientes hipovolêmicos, porém é comum seu uso como medida emergencial para garantir perfusão orgânica enquanto a volemia está sendo restaurada.
Em indivíduos com descompensação de insuficiência cardíaca, pode ser combinada a inotrópicos em situações de falência de bomba associada à hipotensão grave.

Cuidados/efeitos adversos: clorpromazina e inibidores da MAO potencializam sua ação vasopressora, e antidepressivos tricíclicos reduzem sua ação.
Ao contrário do que se pensava anteriormente, nos indivíduos em choque séptico com volemia adequada, a noradrenalina pode até melhorar a taxa de filtração glomerular.
Não há contraindicação absoluta para seu uso, porém, se possível, deve ser evitada em casos de hipovolemia, trombose vascular, hipóxia grave ou hipercapnia.

EPINEFRINA

Apresentação: ampolas com 1 mL (1 mg/mL). Pode ser diluída em solução fisiológica ou glicosada.

Sugestão de prescrição: epinefrina 6 mg ⎫ IV em BIC (60 mcg/mL)
SG 5% 100 mL ⎭ a critério médico

Doses:
– Na PCR: 1 mg em *bolus* a cada 3 a 5 min, IV, seguido de 20 mL de solução fisiológica e elevação do membro; pela cânula orotraqueal: 2,5 mg + 10 mL de AD ou SF (não há dose máxima na PCR).
– Na bradicardia sintomática, ou que gere hipotensão, refratária à atropina: 0,5 mg/dose em *bolus* ou em infusão contínua 2 a 10 mcg/min.
– Para broncodilatação: SC de 0,3 a 0,5 mg (1:1.000) a cada 20 min, no máximo 3 doses. Inalação com 1 mg em 10 mL de SF 0,9%.
– Reações de hipersensibilidade: preferencialmente IM 0,3 a 0,5 mg (1:1.000) a cada 20 min, IV, 0,1 mg (1:10.000) por 5 min.
– Infusão contínua: 1 a 4 mcg/min.

Mecanismo de ação: age em receptores alfa, acarretando vasoconstrição fugaz em beta 1 e beta 2, produzindo relaxamento da musculatura lisa nos brônquios e dos vasos, o que gera broncodilatação, vasodilatação e taquicardia. Em geral, doses mais baixas produzem vasodilatação via beta 2 e doses mais altas acarretam vasoconstrição via alfa.

Principais indicações: seu uso mais comum é na PCR.
Deve ser usada em casos de anafilaxia, preferencialmente no músculo vasto lateral da coxa. Nos casos de risco de morte iminente, pode ser aplicada IV. Em casos de edema de glote, pode ser administrada via inalatória.
Pode ser usada, ainda, como adjuvante em pacientes que apresentem choque séptico com hipotensão refratária a volume e vasopressores convencionais. Nesse caso, titular conforme resposta desejada e efeitos colaterais. Pode ser indicada também em casos de bradicardia sintomática.

Cuidados/efeitos adversos: quando IV continuamente deve ser administrada em veia central. Em indivíduos hipovolêmicos, pode reduzir ritmo de filtração glomerular, porém isso não parece ocorrer em pacientes normovolêmicos.
Os efeitos adversos mais comuns são arritmias, hipertensão, aumento do consumo miocárdico de oxigênio, ansiedade e redução do fluxo esplênico.

- Em caso de extravasamento das drogas citadas anteriormente, na maioria das vezes só é necessária a interrupção da infusão. Se preciso, pode ser usada fentolamina (5 mg diluídos em 9 mL de SF 0,9%) no local.

VASOPRESSINA

Apresentação: ampolas contendo 0,5 mL, 1 mL ou 10 mL (20 U/mL). Pode ser diluída em solução glicosada ou fisiológica.

Sugestão de prescrição: vasopressina 20 unidades } IV em BIC (0,2 U/mL)
SG 5% 100 mL } a critério médico

Dose:
– Na PCR: 40 unidades, IV ou IO, substituindo a primeira ou a segunda dose de epinefrina. Pode ser feita também pela cânula orotraqueal em dose 2,5 vezes maior, diluída em 10 mL de água destilada ou soro fisiológico.
– No choque séptico: deve ser administrada IV em veia central, na dose de 0,01 a 0,04 U/min.

Mecanismo de ação: efeito vasoconstritor direto, por ação em receptor vascular V1, podendo reduzir débito cardíaco e frequência cardíaca, principalmente em altas doses. Seu efeito vasoconstritor parece permanecer efetivo mesmo na presença de acidose grave. Aumenta AMPc gerando incremento na permeabilidade à água no túbulo renal, levando à queda do débito urinário e ao aumento da osmolaridade plasmática.

Principais indicações: pode ser usada na PCR e como adjuvante em pacientes em choque séptico, com volemia adequada e hipotensão refratária a vasopressores convencionais em altas doses. Não deve ser usada como terapia de escolha, ou seja, não substitui a noradrenalina ou a dopamina.

Cuidados/efeitos adversos: deve ser administrada em veia central, devido ao risco de necrose e gangrena quando ocorre extravasamento. Doses maiores do que as recomendadas estão associadas a isquemia miocárdica, PCR e redução importante do fluxo hepatoesplênico. Sinais precoces de intoxicação hídrica incluem sonolência, desorientação, cefaleia e, posteriormente, podem ocorrer convulsões e coma.

TERLIPRESSINA

Apresentação: ampolas de 1 mg (diluente 5 mL)

Dose:
– No choque séptico: *bolus* de 0,5 a 2 mg ou infusão contínua de 1,3 mcg/kg/h.
– Na HDA: *bolus* de 2 a 4 mg seguido de 1 a 2 mg de 4/4 h.

Mecanismo de ação: análogo da vasopressina com meia-vida de 6 h.

Principais indicações: HDA por varizes de esôfago e no choque séptico refratário.

Cuidados/efeitos adversos: contraindicada em gestantes, portadores de insuficiência coronariana, arritmias cardíacas não controladas. Deve ser administrada em acesso central pelo risco de necrose cutânea.

DOBUTAMINA

Apresentação: cloridrato de dobutamina; uma ampola contém 20 mL (12,5 mg/mL). Pode ser diluída em solução fisiológica ou glicosada.

Sugestão de prescrição: dobutamina 250 mg } IV em BIC (1.000 mcg/mL)
SF 0,9%   230 mL   a critério médico
Pode ser prescrita de outras formas, por exemplo, adicionando-se 4 ampolas em 170 mL de solução (4.000 mcg/mL). A escolha baseia-se no quadro clínico do paciente e leva em conta principalmente sua volemia.

Dose: 2,5 a 20 mcg/kg/min.

Mecanismo de ação: estimula receptores beta 1 adrenérgicos, gerando aumento na frequência e na contratilidade cardíacas, com discreto efeito em receptores beta 2 e alfa, podendo gerar hipotensão principalmente em pacientes hipovolêmicos. Reduz resistência vascular e sistêmica, e aumenta índice cardíaco.

Principais indicações:
– Em pacientes sépticos com débito cardíaco diminuído, apesar de ressuscitação volêmica adequada.
– Em pacientes com descompensação clínica de insuficiência cardíaca, pode ser usada quando há evidência de hipoperfusão periférica, com ou sem congestão pulmonar refratária a volume, vasodilatadores e diuréticos em doses otimizadas.

Cuidados/efeitos adversos:
– Administrar em veia calibrosa e sempre associar vasopressores se houver hipotensão concomitante. Pode gerar taquicardia, hipotensão, extrassístole e angina, principalmente se usada em doses maiores do que as recomendadas.
– É ineficaz ou potencialmente danosa em estenose aórtica, fibrilação atrial, hipovolemia, IAM e associada a betabloqueadores não seletivos. Sintomas de overdose incluem fadiga, nervosismo, taquicardia, hipertensão e arritmias.

LEVOSIMENDANA

Apresentação: solução intravenosa, frasco-ampola de 5 ou 10 mL (2,5 mg/mL). Segundo orientações do fabricante, deve ser diluída em solução glicosada.

Sugestão de prescrição: levosimendana 25 mg } IV em BIC (100 mcg/mL)
SG 5%   250 mL   a critério médico
Para preparar solução de 25 mcg/mL, basta substituir os 25 mg por 12,5 mg.
Dose de ataque: 12 a 24 mcg/kg em 10 min.
Manutenção: 0,05 a 0,2 mcg/kg/min.
Deve ser infundida por 24 h e seus efeitos podem ser notados por até 9 dias. Alguns autores não preconizam dose de ataque.

Mecanismo de ação: age aumentando a sensibilidade das proteínas contráteis cardíacas ao cálcio, gerando efeitos inotrópicos independentes dos receptores beta ou AMP-cíclico, sem prejuízo ao relaxamento ventricular. Além disso, abre canais de potássio sensíveis ao ATP na musculatura lisa vascular, induzindo vasodilatação arterial sistêmica e coronária, bem como aumento da capacitância venosa. Promove importante redução na pressão de oclusão da artéria pulmonar (POAP).

Principais indicações: indicada em pacientes sintomáticos com ICC de baixo débito; secundária à disfunção sistólica; sem hipotensão grave. Até o momento é indicada na falha e/ou refratariedade a medidas convencionais para tratamento da descompensação aguda da insuficiência cardíaca. É importante notar que nos estudos mais relevantes, pacientes com choque cardiogênico foram excluídos. O benefício com maior comprovação ocorre nos pacientes com baixo débito cardíaco pós-infarto agudo do miocárdio, sem choque.

Cuidados/efeitos adversos: os efeitos colaterais mais comuns incluem cefaleia e hipotensão e, em geral, ocorrem durante a infusão, ou nos 3 primeiros dias. É contraindicada em pacientes com *clearance* de creatinina < 30 mL/min, disfunção hepática grave, hipotensão grave e histórico de *torsade de pointes*.

MILRINONA

Apresentação: lactato de milrinona; frasco-ampola com 20 mL (1 mg/mL). Pode ser diluída em solução fisiológica ou glicosada e deve ser protegida da luz.

Sugestão de prescrição: milrinona 20 mg ⎫ IV em BIC (100 mcg/mL)
SF 0,9% 180 mL ⎭ a critério médico
Para se obter solução de 200 mcg/mL, basta substituir o diluente para 80 mL.
Dose de ataque: 50 mcg/kg em 10 min.
Manutenção: 0,375 a 0,750 mcg/kg/min.
Corrigir dose conforme função renal:
– *Clearance* de creatinina de 5 mL/min: 0,2 mcg/kg/min.
– *Clearance* de creatinina de 30 mL/min: 0,33 mcg/kg/min.
– *Clearance* de creatinina de 50 mL/min: 0,43 mcg/kg/min.

Mecanismo de ação: inibe a fosfodiesterase III, enzima responsável por catalisar o AMPc. Com isso, gera aumento do cálcio ionizado intracelular levando ao aumento da contratilidade, além de potente dilatação arterial e venosa pelo aumento do AMPc periférico. Tem pouca ação cronotrópica e pode potencializar efeitos dos agonistas beta-adrenérgicos. Promove também queda da resistência vascular pulmonar.

Principais indicações: indicada quando há evidência de hipoperfusão periférica com ou sem congestão pulmonar refratária a vasodilatadores e diuréticos em doses otimizadas e PAM preservada. Pode substituir dobutamina na ausência de resposta ou uso concomitante de betabloqueadores.

Cuidados/efeitos adversos: os efeitos colaterais mais comuns são arritmias ventriculares. Quadros graves com repercussão hemodinâmica são raros e, em geral, ocorrem em pacientes com cardiopatia prévia. Evitar o uso em casos de valvopatia pulmonar, valvopatia aórtica grave ou qualquer situação de obstrução de saída de VE. Assegurar controle prévio de frequência em fibrilação atrial e *flutter*. Não recomendada para pacientes com infarto agudo do miocárdio. Sempre ajustar dose de acordo com função renal e lembrar da meia-vida de 130 min.

NITROGLICERINA

Apresentação: solução injetável; ampolas de 5 ou 10 mL (5 mg/mL). Pode ser diluída em solução fisiológica ou glicosada. Deve ser preparada em recipientes de vidro.

Sugestão de prescrição: nitroglicerina 50 mg } IV em BIC (200 mcg/mL)
SF 0,9% 240 mL } a critério médico
Pode ser prescrita de outras formas de acordo com quadro clínico. Adicionando-se 100 mg (2 ampolas de 10 mL), em 230 mL de SF 0,9% (400 mcg/mL). Essa é a concentração máxima que pode ser prescrita.

Dose: 5 mcg/min, com aumentos de 5 mcg/min a cada 3 a 5 min até 20 mcg/min. Se não houver resposta, aumentos de 10 mcg/min até dose máxima de 200 mcg/min são preconizados.

Mecanismo de ação: age aumentando o óxido nítrico que ativa GMP cíclico e, consequentemente, gera perda da capacidade contrátil da musculatura lisa. Promove vasodilatação arterial e principalmente venosa, reduzindo pré e pós-carga. Exerce, ainda, efeito vasodilatador nas coronárias.

Principais indicações: em pacientes com congestão pulmonar associada à falência cardíaca, deve ser usada nas maiores doses toleradas, associadas a baixas doses de diuréticos. A vasodilatação deve ser a máxima possível, inclusive permitindo-se PAS em torno de 90 mmHg, com PAM de 70 a 75 mmHg.
Em pacientes com síndrome coronariana aguda, deve ser usada nos casos em que há hipertensão, congestão ou dor.

Cuidados/efeitos adversos: tolerâncias hemodinâmica e antianginosa podem surgir em 24 a 48 h de administração contínua e podem ser evitadas garantindo-se intervalo livre de administração de 10 a 12 h/dia. É recomendada redução gradual da droga.
Efeitos colaterais mais comuns incluem cefaleia, hipotensão e taquicardia. Não deve ser usada junto com inibidores da fosfodiesterase 5, como sildenafila, tadalafila ou vardenafila.
A metemoglobinemia é uma complicação rara e, na maioria das vezes, é associada a concentrações sanguíneas bastante elevadas de nitroglicerina. Deve ser suspeitada em pacientes com sinais de hipóxia tecidual, apesar de débito cardíaco e PaO_2 arterial adequados, com sangue "achocolatado". O diagnóstico é firmado com a dosagem de metemoglobina e o tratamento é realizado com azul de metileno 1 a 2 mg/kg, IV.

NITROPRUSSIATO DE SÓDIO

Apresentação: ampola de 2 mL (25 mg/mL). O fabricante sugere diluir em solução glicosada, porém não há evidência suficiente para proibir a diluição em solução fisiológica. Deve ser protegido da luz, caso contrário, pode ser convertido em cianeto e tornar a solução azulada.

Sugestão de prescrição: nitroprussiato de sódio 50 mg ⎫ IV em BIC (200 mcg/mL)
SG 5% 248 mL ⎭ a critério médico
Pode ser prescrito de forma mais concentrada adicionando-se 100 mg em 246 mL de solução (400 mcg/mL).

Dose: 0,5 a 5 mcg/kg/min. Em geral, a dose é aumentada 0,5 mcg/kg/min, sendo titulada de acordo com efeitos hemodinâmicos e efeitos colaterais como cefaleia ou náuseas.
Dose usual: 3 mcg/kg/min; dose máxima: 10 mcg/kg/min.

Mecanismo de ação: vasodilatação periférica por ação direta em musculatura arteriolar e venosa; reduz resistência periférica. Aumenta débito cardíaco por reduzir pós-carga, facilitando ejeção sanguínea. Tem mecanismo de ação parecido com o da nitroglicerina.

Principais indicações: o nitroprussiato de sódio é considerado a droga de escolha para a maioria das emergências hipertensivas devido ao seu rápido início de ação e sua curta meia-vida. O possível fenômeno de roubo coronariano não contraindica de forma absoluta seu uso, mas, nessas circunstâncias, deve ser usado com cautela.

Cuidados/efeitos adversos: pode ocorrer hipotensão excessiva, cefaleia, palpitações, desorientação e náuseas. Não deve ser usado em casos de coarctação de aorta, *shunt* arteriovenoso e ICC de alto débito.
O uso de doses altas por tempo prolongado (72 h), principalmente em pacientes com disfunção renal, aumenta o risco de toxicidade por cianeto ou tiocianato, produtos derivados do metabolismo da droga. O cianeto em excesso pode levar à acidose metabólica com hiperlactatemia, além de $SvcO_2$ elevada, convulsões e coma. Nitrato de sódio 300 g, IV, ou tiossulfato de sódio 12,5 g, IV, podem ser usados no tratamento. Trata-se de uma situação bastante rara.
Os níveis de tiocianato devem ser monitorados em pacientes que apresentem disfunção renal e/ou que façam uso da medicação por mais de 72 h, principalmente se doses > 4 mcg/kg/min. A insuficiência renal requer uso das menores doses possíveis. O tratamento é realizado com diálise e hidroxicobalamina.

LEITURA COMPLEMENTAR
1. Dellinger RP, Carlet JM, Masur H, et al. Surviving Sepsis Campaign guidelines for management of severe sepsis and septic shock. Intensive Care Med. 2004;30(4):536-55.
2. Rivers E, Nguyen B, Havstad S, et al. Early goal direct therapy in the treatment severe sepsis and septic shock. N Eng J Med. 2001;345:1368-77.
3. Martin C, Vivian X, Leone M, et al. Effect of norepinephrine on the outcome of septic shock. Crit Care Med. 2000;28:2758-65.
4. Jacques A, Marc L, Franck G, et al. Renal effects of orepinephrine in septic and non septic patients. Chest. 2004;126:534-9.
5. Guideline on the diagnosis and treatment of acute heart failure ESICM/ESC. Eur Heart J. 2005; 26(4):384-416.

Intoxicações exógenas agudas 8

Rogério Zigaib
Marcela da Silva Mendes

INTRODUÇÃO

- Intoxicação exógena é uma ocorrência comum, por vezes subdiagnosticada. A maioria dos casos ocorre intencionalmente (tentativas de suicídio) por via oral. Outras vias de intoxicação exógena são:
  - Ingestão oral acidental de substâncias tóxicas.

  Exposição acidental a substâncias tóxicas (dermatológicas, oculares, mucosas, etc.).
  - Inalantes tóxicos.

APRESENTAÇÃO CLÍNICA E ETIOLOGIA

A história e o exame clínico são extremamente importantes para a avaliação inicial e a abordagem terapêutica da intoxicação exógena aguda.

Abordagem terapêutica

- ABCD primário: estabilização inicial do paciente e realização de manobras de ressuscitação caso necessário*.
- Vias aéreas pérvias: IOT, se necessário.
- Ventilação eficaz: fornecer oxigênio, VM, de acordo com a necessidade.
- Circulação: atenção para frequência cardíaca, pressão arterial e perfusão periférica. Quando necessário, utilizar marca-passo ou drogas vasoativas para manter hemodinâmica estável.
- Exame neurológico: avaliar nível de consciência, sinais autonômicos, pupilas e reflexo fotomotor, presença de sinais localizatórios e convulsões.
- Diagnóstico diferencial e história clínica sucinta e dirigida para patologia.
- Tentar diagnosticar síndromes tóxicas.

*Dentre as causas de PCR, a intoxicação exógena é uma das de melhor prognóstico (sobrevida de 26%).

HISTÓRIA E EXAME FÍSICO

Devem ser direcionados, tentando identificar o agente de intoxicação, o tempo desde a intoxicação, os sintomas iniciais e os antecedentes mórbidos. O exame físico busca encontrar sinais e sintomas que se encaixem no quadro em uma das grandes síndromes tóxicas.

Síndromes tóxicas e manifestações clínicas	Agentes prováveis

- Síndrome anticolinérgica
  – Midríase, tremor, agitação, confusão mental e ansiedade.
  – Retenção urinária e redução de ruídos intestinais.
  – Pele seca, quente e avermelhada. Pupila grande, pouco reagente à luz.
  – Pode haver: convulsões, hipertermia e insuficiência respiratória.
	- Tricíclicos
	- Anti-histamínicos
	- Antiparkinsonianos
	- Antiespasmódicos
	- Fenotiazinas

- Síndrome colinérgica
  – Bradicardia, hipersalivação, broncorreia, lacrimejamento, miose, diarreia, vômitos, sudorese intensa, fasciculações musculares.
  – Pode haver: PCR, convulsões, coma e insuficiência respiratória.
	- Carbamatos
	- Organofosforados
	- Fisiostigmina
	- Pilocarpina

- Síndrome adrenérgica
  – Ansiedade, sudorese, taquicardia, hipertensão e midríase.
  – Arritmias, dor precordial (IAM), emergência hipertensiva e AVC.
  – Pode haver: hipertermia, rabdomiólise, convulsões e PCR.
	- Cocaína/anfetaminas
	- Ergotamina
	- IMAO
	- Hormônios tireoidianos

- Síndrome de hipoatividade
  – Bradipneia, rebaixamento do nível de consciência, coma, aspiração, insuficiência respiratória, hipercapnia, morte.
  – Miose: intoxicação por opiáceos.
  – Sem miose: outras causas.
	- Opioides
	- Benzodiazepínicos
	- Álcool
	- Anticonvulsivantes
	- Outros sedativos

- Síndrome simpatolítica/bradicárdica
  – Bradicardia, hipotensão.
  – Vômitos.
  – Rebaixamento do nível de consciência (alfa e betabloqueadores).
  – Taquicardia e hipotensão (vasodilatadores).
	- Alfa e betabloqueadores
	- Inibidores dos canais de cálcio
	- Amiodarona/digital
	- Carbamato
	- Organofosforado

- Síndrome dissociativa
  – Taquicardia, tremores, hipertensão, midríase e hipertermia.
  – Euforia, alucinações.
  – Desidratação (muitas vezes grave); pode haver hiponatremia.
	- LSD
	- Êxtase
	- Mescalina
	- Fenciclidina

- Síndrome convulsiva – Convulsão (várias intoxicações podem cursar com convulsões).	- Isoniazida - Lítio

- Acidose metabólica grave
  – Taquipneia, dispneia, respiração acidótica.
  – Gasometria com acidose.
  – Solicitar sempre: lactato arterial, eletrólitos (calcular *anion gap*), UI, pesquisa de tóxicos em sangue e urina.
	- AAS
	- Ácido valproico
	- Metformina
	- Metanol/etilenoglicol
	- Acetona/cianeto
	- Monóxido de carbono
	- Formaldeído

- Inalantes (síndrome asfixiante)
  – Dispneia, taquipneia, cefaleia, confusão, náuseas e vômitos.
  – Fundo de olho: papiledema e ingurgitamento venoso.
  – Pode haver: edema cerebral, coma, depressão respiratória, hipotensão, arritmias e edema pulmonar.
	- Cianeto
	- Inalantes
	- Gases
	- Vapores
	- Monóxido de carbono

Medidas iniciais

A. Lavagem gástrica: útil quando se suspeita de intoxicação por via oral. Deve ser feita apenas quando o tempo decorrido entre a intoxicação e o procedimento for < 1 h; após esse período, o procedimento praticamente não tem eficácia.
Como fazer: passar sonda gástrica de grosso calibre; com o paciente em decúbito lateral esquerdo, infundir 100 a 250 mL de soro fisiológico e deixar retornar o conteúdo gástrico, até que retorne apenas o soro.

B. Carvão ativado: produto que tem a propriedade de adsorver várias substâncias, prevenindo sua absorção sistêmica. Deve ser administrado para pacientes com tempo entre a intoxicação e o procedimento de 2 h, salvo aqueles com intoxicação por substâncias com metabolismo êntero-hepático (nestes há benefício de doses sequenciais de carvão ativado, de 4/4 h).
Como fazer: dose de 1 g/kg, deve-se diluir o carvão em água destilada, SF ou manitol (8 mL para cada 1 g de carvão) e infundir lentamente por sonda gástrica.

C. Métodos dialíticos: algumas substâncias podem ser removidas por diálise (hemoperfusão ou hemodiálise). Esse procedimento está indicado em intoxicações graves por substâncias que podem ser removidas pelo método (Quadro 1).

D. Tratamento específico (Quadro 2).

Quadro 1 – Métodos dialíticos

Hemodiálise	Hemoperfusão
Barbitúricos	Ácido valproico
Bromo	Barbitúricos
Etanol	Carbamazepina
Etilenoglicol	Cloranfenicol
Hidrato de cloral	Disopiramida
Lítio	Fenitoína
Metais pesados	Meprobamato
Metanol	Paraquat
Procainamida	Procainamida
Salicilatos	Teofilina
Teofilina	

Quadro 2 – Tratamento específico (antagonistas)

- Acetaminofeno: N-acetil-cisteína (dose de ataque: 140 mg/kg; e manutenção: 70 mg/kg, 4/4 h, 17 doses).
- Anticoagulantes: vitamina K e plasma fresco congelado (controle com TP e TTPA).
- Anticolinérgicos: fisostigmina (1 a 2 mg, EV, por 2 a 5 min; pode-se repetir a dose; evitar no coma e em convulsões).
- Antidepressivos tricíclicos: bicarbonato 8,4% 150 mL + SG 5% 850 mL; iniciar com 200 a 300 mL/h EV (manter pH sérico > 7,5 com controle gasométrico constante).
- Benzodiazepínicos: flumazenil (fazer apenas teste terapêutico – 0,5 mg em *bolus* –, infusão contínua deve ser desencorajada; contraindicado com uso de tricíclicos concomitante devido ao risco de convulsão).
- Betabloqueadores: glucagon (dose de ataque: 5 mg; de manutenção: 1 a 5 mg EV/h – monitorar glicemia; usar insulina, se necessário).
- Bloqueadores dos canais de cálcio: gluconato de cálcio e glucagon (cálcio – gluconato ou cloreto, em casos refratários pode-se associar glucagon nas mesmas doses que para betabloqueadores).
- Carbamato e organofosforado: atropina e pralidoxima (atropina para controle de sintomas colinérgicos – usar, como parâmetro, broncorreia e pralidoxima 1 a 2 g em 250 mL de SF em 30 min).
- Digoxina: anticorpo antidigoxina (40 mg de anticorpo neutralizam 0,6 mg de digoxina, intoxicação aguda 200 a 600 mg de anticorpo; crônica 40 a 160 mg de anticorpo).
- Isoniazida: piridoxina – B6 (5 mg em 5 min, repetir após 30 min).
- Metais pesados: EDTA e deferoxamina (ferro).
- Metanol e etilenoglicol: álcool etílico o fomopizole.
- Monóxido de carbono: oxigênio a 100%.
- Opioides: naloxona (1 a 4 mg, podem ser necessárias doses a cada 20 a 60 min).

LEITURA COMPLEMENTAR
1. Olson KR. Poisoning and Drug Overdose. 7th ed. McGraw Hill; 2017.
2. Hoffman, Robert S, et. al. Goldfrank's Toxicologic Emergencies, 10th ed. McGraw Hill; 2015.

9 Complicações da gestação e do período periparto

Marina Costa Cavallaro
Andréa Remigio

PRÉ-ECLÂMPSIA OU DOENÇA HIPERTENSIVA ESPECÍFICA DA GESTAÇÃO
Definições

Tabela 1

Pré-eclâmpsia	Hipertensão após a 20ª semana gestacional + proteinúria ou disfunção de órgão-alvo ou restrição de crescimento fetal ▪ PAS ≥ 140 mmHg ou PAD ≥ 90 mmHg*
Pré-eclâmpsia grave	Hipertensão grave + proteinúria ou disfunção de órgão-alvo
Pré-eclâmpsia superajuntada	Em paciente com HAS prévia
Eclâmpsia	Ocorrência de crise convulsiva tônico-clônica generalizada na ausência de outra etiologia

* Duas medidas com intervalo de 4-6 h em paciente previamente normotensa.

- Complicação em 3 a 8% das gestações, tem impacto em morbimortalidade materna, fetal e neonatal, sendo a principal causa de morte materna no Brasil. Pode ocorrer da 20ª semana de gestação até o período pós-parto, principalmente nas primeiras 48 h.
- Por sua vez, a eclâmpsia ocorre em 2 a 3% dos casos de pré-eclâmpsia grave, e em 0,6% dos casos de pré-eclâmpsia sem sinais de gravidade.

- Sua fisiopatologia explica-se por placentação anormal e remodelamento inapropriado nas artérias espiraladas do útero, levando à isquemia placentária e consequente liberação de fatores antiangiogênicos, que provocam lesão endotelial e comprometimento sistêmico.

Manifestações clínicas*

Tabela 2

Sistema nervoso central	Cefaleia Alterações visuais Papiledema Hiper-reflexia Rebaixamento do nível de consciência AVC Crises convulsivas/coma (eclâmpsia)
Sistema cardiovascular	Hipertensão: PAS ≥ 140 mmHg ou PAD ≥ 90 mmHg Hipertensão grave: PAS ≥ 160 mmHg Crise hipertensiva: PAS ≥ 180 mmHg ou PAD ≥ 110 mmHg Edema agudo pulmonar
Sistema gastrointestinal	Dor epigástrica ou no quadrante superior direito Náuseas e vômitos Elevação de transaminases ≥ 2 vezes o limite superior da normalidade
Sistema hematológico	Hemólise microangiopática Plaquetopenia < 100.000/mm^3 CIVD
Sistema renal	Proteinúria ≥ 300 mg/24 h ou relação proteína/creatinina urinárias > 0,3 ou proteinúria de fita ≥ 2+ Insuficiência renal (creatinina ≥ 1,1 mg/dL ou 2 vezes o basal)
Feto e circulação uteroplacentária	Restrição de crescimento fetal Alteração de fluxo sanguíneo das artérias umbilicais

* Na ausência de outra etiologia.

Tratamento

A retirada da placenta é o único tratamento curativo, devendo-se avaliar, em conjunto com o obstetra, o risco materno-fetal para definir melhor momento para a resolução da gestação.

Fazem parte do tratamento de suporte e prevenção de complicações:
- Controle pressórico para reduzir complicações cardiovasculares.
- Restrição de fluidos para evitar edema agudo pulmonar.
- Sulfato de magnésio para profilaxia e tratamento de convulsões.

Tabela 3 – Emergências hipertensivas

Iniciar tratamento se PA ≥ 160 × 110 mmHg*	Sugestão de redução de PA em 20-30% nas primeiras 2 horas ▪ Hidralazina EV 5-10 mg EV a cada 20-30 min, até dose máxima de 20 mg ▪ Nitroprussiato de sódio EV 0,5 a 10 mcg/kg/min ▪ Nitroglicerina 5 a 100 mcg/min em edema agudo pulmonar
Urgências hipertensivas	
Iniciar tratamento se PA ≥ 160 × 110 mmHg*	Sugestão de redução de PA em 20-30% nas primeiras 24 h, preferencialmente com medicações VO

* Não há consenso quanto a limiar pressórico para iniciar o tratamento anti-hipertensivo, devendo-se individualizar o tratamento e considerar limiares mais baixos em casos de lesão grave de órgão-alvo.

Tabela 4 – Opções de anti-hipertensivos orais*

Medicação	Dose	Comentário
Hidralazina	50-300 mg/dia divididos de 2 a 4 doses	Taquicardia reflexa Cefaleia Síndrome lúpus-*like* Plaquetopenia neonatal
Metildopa	250 mg a 3 g/dia divididos em 2 a 4 doses	Edema periférico Xerostomia Anti-hipertensivo fraco Sedativo em altas doses
Clonidina	0,1 a 0,6 mg/dia (dose máxima 2,4 mg/dia) divididos em 2 a 3 doses	Risco de hipertensão rebote se suspensão abrupta Efeito sedativo em altas doses

Nifedipino XR	30 a 120 mg/dia	Hipotensão potencializada por uso concomitante com sulfato de magnésio
Levomepromazina	3 mg (3 gotas) VO de até 8/8 h	Tem efeito sedativo leve e anti-hipertensivo fraco
Diuréticos	Tiazídicos Furosemida	Utilizados em casos de congestão

* Não utilizar IECA, BRA e inibidores diretos de renina até o parto: associados a malformação renal fetal.

Tabela 5 – Profilaxia e tratamento da eclâmpsia

Sulfato de magnésio*	Eficaz na profilaxia e no tratamento de crises convulsivas ■ Dose de ataque de 4-6 g em 20 minutos (pode-se repetir segundo ataque de 2-4 g, se necessário) ■ Manutenção de 1-2 g/h por 12 a 24 horas Monitorizar ■ FR, reflexo patelar e diurese ■ Suspender se ausência de reflexo patelar, FR < 20 ipm, diurese < 100 mL em 4 h ■ Antídoto: gluconato de cálcio 1 g EV
Outros anticonvulsivantes	Indicados se persistência** de crises após magnésio ■ Diazepam ■ Fenitoína ■ Sedativos (propofol/midazolam/tiopental)

* Se creatinina > 1,5 mg/dL ou oligúria, reduzir ou omitir dose de manutenção e seriar Mg 6/6 h (Mg sérico desejável de 4,8 a 8,4 mg/dL). Não utilizar magnésio em gestantes com *miastenia gravis*.
** Nos casos de crises recorrentes, sempre considerar excluir lesão estrutural do SNC como diagnóstico diferencial.

Tabela 6 – Síndrome HELLP (hemólise, elevação de enzimas hepáticas e plaquetopenia)

Definição	Anemia hemolítica microangiopática 80% dos casos associados a pré-eclâmpsia grave/eclâmpsia
Sintomas	Náusea, vômitos, dor epigástrica/quadrante superior direito, mal-estar
Complicações	CIVD Hematoma hepático/rotura hepática espontânea Ascite IRA

	Tennessee	Mississipi
Classificações	Plaquetas < 100.000 TGO > 70 DHL > 600	1. Plaquetas < 50.000 TGO ou TGP ≥ 70 DHL ≥ 600
		2. Plaquetas 50.000 a 100.000 TGO ou TGP ≥ 70 DHL ≥ 600
		3. Plaquetas 100.000 a 150.000 TGO ou TGP ≥ 40 DHL ≥ 600
Tratamento	Resolução da gestação é o único tratamento Transfusão de plaquetas ▪ Se < 20.000 ▪ Se 50.000 antes da cesárea ▪ Se ≥ 50.000 e sangramento ativo	

ESTEATOSE HEPÁTICA AGUDA DA GESTAÇÃO

Doença rara (5/100.000 gestações), que ocorre no terceiro trimestre da gestação, mais comum em gestações gemelares (risco 14 vezes maior). Ainda não é certo se trata-se de um espectro da pré-eclâmpsia/síndrome HELLP. Sua fisiopatologia baseia-se em mutações nas vias de oxidação de ácidos graxos intramitocondriais, levando a esteatose hepática, insuficiência hepática aguda e DMOS.

Tabela 7 – Critérios diagnósticos (6 ou mais)

Dor abdominal	Hipoglicemia	Elevação de amônia
Vômitos	Ácido úrico elevado	Insuficiência renal aguda
Polidipsia/poliúria	Leucocitose	Coagulopatia
Encefalopatia	Esteatose ou ascite no USG	Esteatose microvesicular na biópsia hepática
Elevação de bilirrubinas	Elevação de transaminases	

O tratamento é a resolução da gestação. Além das medidas de suporte às disfunções orgânicas, deve-se ofertar dieta rica em carboidratos e evitar jejum e medicações que interferem nas vias de oxidação de ácidos graxos (AINEs, valproato, tetraciclina). A decisão quanto a transplante hepático deve ser individualizada.

HEMORRAGIA

As síndromes hemorrágicas podem complicar qualquer gestação e muitas causas não apresentam fator de risco identificável. Podem ser classificadas em:
- Anteparto.
- Pós-parto: primárias (24 h) e secundárias (1 dia a 6 semanas).

Embora existam muitas definições, hemorragia pós-parto primária pode ser definida como sangramento cumulativo > 1.000 mL ou sangramento associado a sinais e sintomas de hipovolemia nas primeiras 24 h pós-parto.

Em pacientes com taquicardia crescente e/ou hipotensão desproporcionais ao sangramento vaginal, considerar como diferenciais sangramentos intraperitoneais ou retroperitoneais.

Tabela 8 – Causas de hemorragia pós parto – 4Ts

Tone: atonia uterina (80% dos casos)*	Trauma (parto)
Tissue (retenção ou anormalidades placentárias – placenta prévia, acretismo)	Thrombin (coagulopatias hereditárias ou adquiridas)

* Fatores de risco: multípara, macrossomia, trabalho de parto prolongado, coriamnionite.

Tratamento

O tratamento das hemorragias pós-parto baseia-se em:
- Diagnóstico etiológico e tratamento obstétrico direcionado.
    - Tamponamento uterino: compressão uterina bimanual/balão intrauterino/*packing*/suturas hemostáticas.
        - Embolização de artérias uterinas ou de artérias hipogástricas.
        - Histerectomia.
        - Reparo de lacerações genitais.

- Medidas de suporte.
  - Suporte transfusional.
    - Atenção para correção de hipotermia, acidose e hipocalcemia.
    - Fibrinogênio < 200 mg/dL é preditor de hemorragia pós-parto grave, sendo associado a múltiplas transfusões, necessidade de embolização/histerectomia e mortalidade.
  - Suporte hemodinâmico.
  - Medicações uterotônicas.
    - Ocitocina: 5 a 40 UI/h EV em bomba de infusão contínua, titulando conforme contratilidade uterina. Efeitos adversos: hipotensão, taquicardia, *flushing* e hiponatremia.
    - Misoprostol: 400 a 600 mcg VO/sublingual. Efeitos adversos: febre e tremores de 30 minutos a 2 horas após a administração.
  - Ácido tranexâmico: administração precoce (nas primeiras 3 h): 1 g EV em 10 minutos + 1 g EV adicional se necessário após 30 minutos, se persistência do sangramento.

LEITURA COMPLEMENTAR

1. Mol BWJ, et al. Pre-eclampsia. Lancet. 2016 Mar 5;387(10022):999-1011.
2. Altman D, et al. Do women with pre-eclampsia, and their babies, benefit from magnesium sulphate? The Magpie Trial: a randomised placebo-controlled trial. The Lancet. 2002;359(9321):1877-1890.
3. Duley L, Gülmezoglu AM, Henderson-Smart DJ. Magnesium sulphate and other anticonvulsants for women with pre-eclampsia. Cochrane Database of Systematic Reviews. 2010 Nov 10;(11):CD000025.
4. Bhattacharjee N, Saha SP, Ganguly RP, Patra KK, Dhali B, Das N, et al. A randomised comparative study between low-dose intravenous magnesium sulphate and standard intramuscular regimen for treatment of eclampsia. Journal of Obstetrics and Gynaecology. 2011;31(4):298-303.
5. Lockhart E. Postpartum hemorrhage: a continuing challenge. Hematology. 2015(1):132-137.
6. Shakur H, Elbourne D, Gülmezoglu M, Alfirevic Z, Ronsmans C, Allen E, et al. The WOMAN Trial (World Maternal Antifibrinolytic Trial): tranexamic acid for the treatment of postpartum haemorrhage: an international randomised, double blind placebo controlled trial. Trials. 2010;11(1).
7. Sentilhes L, et al. Postpartum hemorrhage: guidelines for clinical practice from the French College of Gynaecologists and Obstetricians (CNGOF). European Journal of Obstetrics & Gynecology and Reproductive Biology. 2016;198:12-21.

SEÇÃO III CARDIOLOGIA

Síndrome coronariana aguda 10

Danilo da Silva Stamponi
João Gabriel Rosa Ramos

INTRODUÇÃO

A 4ª Definição Universal de Infarto estabeleceu os seguintes conceitos:
- Lesão miocárdica: elevação de troponina cardíaca (cTn) com pelo menos um valor acima do limite superior de referência.
- Infarto agudo do miocárdio (IAM): elevação de troponina + 1 das seguintes condições:
  - Sintomas de isquemia miocárdica.
  - Novas alterações isquêmicas no eletrocardiograma (ECG) (alterações de segmento ST ou BRE).
  - Desenvolvimento de ondas Q patológicas.
  - Evidência de imagem de nova perda de miocárdio viável.
  - Identificação de um trombo coronário por angiografia ou autópsia.

Classificação dos tipos de IAM:
- Tipo 1: IAM causado por doença arterial coronariana aterotrombótica (DAC) e geralmente precipitada pela ruptura da placa aterosclerótica, levando a redução do fluxo de sangue coronariano e necrose miocárdica.
- Tipo 2: desequilíbrio entre o suprimento e demanda de oxigênio para o miocárdio, não relacionado à ruptura de placas ateroscleróticas.

- Tipo 3: morte cardíaca em pacientes com sintomas sugestivos de isquemia miocárdica e novas alterações isquêmicas do ECG, porém antes dos valores da cTn tornam-se disponíveis ou anormais.
- Tipo 4: relacionado à intervenção coronária percutânea (ICP) (Tipo 4a) ou a trombose de *stent* (Tipo 4b).
- Tipo 5: relacionado à cirurgia de revascularização do miocárdio.

Além disso, baseado nos achados do ECG, o paciente com síndrome coronariana aguda (SCA) ainda pode ser classificado em:
- SCA com supra-ST (SCACSST): nova elevação do segmento ST (≥ 1 mm) em duas derivações contíguas. Nas derivações V2-V3, aplicam-se os seguintes pontos de corte: ≥ 2 mm em homens ≥ 40 anos; ≥ 2,5 mm em homens < 40 anos ou ≥ 1,5 mm em mulheres independentemente da idade.
- SCA sem supra-ST (SCASSST): ECG não apresenta as características descritas acima. ECG pode ser normal ou apresentar nova depressão do segmento ST horizontal ou descendente ≥ 0,5 mm em duas derivações contíguas e/ou inversão da onda T > 1 mm em duas derivações contíguas. A SCASSST divide-se em IAM sem supra-ST (caso haja lesão miocárdica) ou angina instável (caso não haja elevação de cTn).

DIAGNÓSTICO
- Apresentação clínica: dor torácica tipicamente anginosa (Tabela 1) e com duração > 20 minutos.

Tabela 1 – Características da dor tipicamente anginosa

Tipo	Irradiação	Sintomas associados	Outros
Aperto	Membros superiores	Náusea	Piora com esforço
Peso	Mandíbula	Vômito	Melhora com repouso ou com nitratos
Opressão	Pescoço	Dispneia	
		Diaforese	

- Eletrocardiograma (ECG): supra ou infra desnivelamento do segmento ST, alterações de onda T e aparecimento de novas ondas Q.
- Marcadores de necrose miocárdica: usar preferencialmente a troponina ultrassensível (melhor sensibilidade e especificidade em relação a outros marcadores).

CLASSIFICAÇÃO DE RISCO

Existem várias ferramentas de estratificação de risco dos pacientes com SCASSST (risco de evoluir para SCACSST e/ou para morte por causa cardiovascular). As mais utilizadas são TIMI Score (www.timi.org) e o Grace Risk Score (www.outcomes.org/grace). Tal estratificação é importante na hora de definir a melhor estratégia de tratamento e de estratificação do paciente (angiografia percutânea precoce ou estratificação não invasiva).

Algumas características utilizadas na estratificação desses pacientes são enumeradas resumidamente na Tabela 2.

Tabela 2

Muito alto risco	Alto risco	Risco intermediário
Instabilidade hemodinâmica	Elevação de troponina	Diabetes mellitus
Instabilidade elétrica (arritmias malignas, alterações dinâmicas de ST recorrentes)	Alteração dinâmica do segmento ST	Insuficiência renal crônica (TFG < 60 mL/min/1,73 m^2)
Angina refratária	Escore GRACE > 140	Revascularização prévia (percutânea ou cirúrgica)

Tabela 3 – Classificação clínica do IAM – Killip-Kimball

Classe I	Ausência de estertores pulmonares ou B3
Classe II	Estertores < 50% dos campos pulmonares, podendo ou não ter B3
Classe III	Estertores > 50% (edema pulmonar)
Classe IV	Choque cardiogênico

Tratamento da síndrome coronariana aguda sem supra-ST

Medidas gerais

- Repouso no leito, monitorização cardíaca, oxigênio suplementar se SatO$_2$ < 94%, alívio da dor e/ou ansiedade.
- Ecocardiograma para avaliação da função ventricular esquerda deve ser solicitado para todo paciente com diagnóstico de síndrome coronariana aguda de alto risco.

Terapia anti-isquêmica

Nitratos: são recomendados para aliviar a angina.

- Tratamento endovenoso é recomendado para pacientes com angina recorrente e/ou sinais de insuficiência cardíaca, desde que PAS > 90 mmHg e FC > 50 e < 100 bpm.
- Não devem ser administrados a pacientes que fizeram uso de inibidores da fosfodiesterase (Viagra®, Cialis® ou Levitra®), ou com forte suspeita de infarto de VD.
- Doses: dinitrato de isossorbida (Isordil®) 5 mg SL até 2 doses para alívio da dor.
- Nitroglicerina venosa (Tridil®) 5 a 10 mcg/min, titulando a cada 5 a 10 minutos até alívio de sintomas e controle pressórico.

Betabloqueadores: inibem o efeito miocárdico das catecolaminas circulantes e diminuem o consumo miocárdico.

- São recomendados especialmente em pacientes que já faziam uso prévio desses medicamentos ou em pacientes com disfunção de ventrículo esquerdo.
- Não devem ser administrados em pacientes com sinais de insuficiência cardíaca, risco aumentado para choque cardiogênico (idade > 70 anos, FC > 110 bpm e pressão arterial sistólica < 120 mmHg) ou outras contraindicações ao seu uso (PR > 0,24 s, BAV de 2 ou 3 graus, apresentação Killip > II, asma e uso de cocaína).

- Doses: atenolol (50 a 200 mg VO) ou metoprolol (50 a 200 mg VO ou 5 a 15 mg EV) dentro das primeiras 24 horas com objetivo de FC 55 a 60 bpm.

Terapia antiplaquetária

- Aspirina®: deve ser administrada imediatamente para todos os pacientes sem contraindicação. Dose: ataque de 150 a 300 mg VO, manutenção de 100 mg VO ao dia.

Inibidores do receptor plaquetário do ADP (P2Y$_{12}$): deve-se escolher uma das opções abaixo e administrar em conjunto com aspirina a todos os pacientes sem contraindicações. O mais disponível é o clopidogrel.

- Clopidogrel: recomendado para todos os pacientes com risco intermediário a alto. Dose: 300 mg VO ataque e 75 mg VO ao dia. Uma dose de ataque de 600 mg é recomendada para pacientes em estratégia de tratamento invasivo precoce.
- Ticagrelor: recomendado para todos os pacientes com risco intermediário a alto, independentemente de tratamento invasivo ou não invasivo. Dose: 180 mg VO ataque e 90 mg VO 12/12 h.
- Prasugrel: recomendado para pacientes com anatomia coronariana conhecida que serão submetidos a terapia percutânea. Dose: 60 mg VO ataque e 10 mg VO ao dia.

Inibidores da GP IIb/IIIa: podem ser usados como terceiro antiagregante plaquetário em pacientes submetidos à ICP de alto risco (trombos e complicações trombóticas).

- Os representantes dessa classe são: Abciximabe®, Tirofibana® e Eptifibatide®.
- A Tirofibana® deve ser iniciada na dose de 0,4 mcg/kg/min durante 30 minutos, reduzindo para 0,1 mcg/kg/min por 48-96 horas.

Anticoagulantes

Anticoagulação é recomendada para todos os pacientes, adicionalmente à terapia antiplaquetária, devendo ser mantida até terapia invasiva, ou por 8 dias ou até a alta hospitalar (se manejo conservador).
- Fondaparinux: dose: 2,5 mg SC ao dia.
- Enoxaparina: dose: 1 mg/kg 12/12 h. Para pacientes > 75 anos, a dose é reduzida para 0,75 mg/kg 12/12 h.
- Heparina não fracionada: dose: 60 UI/kg em *bolus* + 12 UI/kg/h, seguindo alvo do TTPa. Sua principal recomendação é no paciente dialítico ou com ClCr < 15 mL/min.
- Não é recomendada a troca entre as heparinas durante o tratamento.

Outras medidas clínicas

Estatinas: devem ser utilizadas de forma precoce e intensiva (atorvastatina: 10 a 80 mg, pravastatina: 10 a 40 mg ou sinvastatina: 10 a 80 mg).

Inibidores da ECA: devem ser utilizados em todos os pacientes dentro das primeiras 24 horas de IAM (após estabilização inicial), especialmente se sinais de disfunção ventricular esquerda, ecocardiograma com FE < 40%, paciente HAS e DM; na ausência de contraindicações.

Estratégia invasiva precoce:
- Consiste na realização de cateterismo cardíaco (angiografia e revascularização) preferencialmente dentro de 24 horas da apresentação.
- É recomendada para pacientes de muito alto ou alto risco.
- Angiografia de urgência (em 2 horas) deve ser avaliada em pacientes de muito alto risco.

Estratégia conservadora:
- Pacientes estáveis e de baixo risco podem ser investigados de forma não invasiva por teste ergométrico, ecocardiograma de estresse ou cintilografia miocárdica. Caso haja evidência de isquemia, deve ser realizado cateterismo.

Tratamento da síndrome coronariana aguda com supra-ST

O foco do tratamento deve ser a reperfusão do vaso ocluído.

Se o paciente estiver em um serviço com hemodinâmica disponível, a angioplastia primária deverá ser a estratégia preferencial no tratamento dos pacientes com IAM com supra-ST, desde que possa ser realizada em até 90 minutos (tempo porta-balão).

Se a transferência do paciente for atrasar seu tratamento em mais de 120 minutos, a fibrinólise deverá ser considerada, preferencialmente com o início da administração do fibrinolítico (tempo porta-agulha) em até 30 minutos.

Medidas clínicas

Medidas gerais semelhantes às da SCA sem supra-ST.

AAS deve ser administrado imediatamente. Dose de ataque: 150 a 300 mg VO, manutenção de 100 mg VO ao dia.

Inibidores de P2Y12 devem ser administrados o mais precocemente possível, ou no momento da angioplastia primária.

- Clopidogrel: 300 mg (600 mg no caso de angioplastia primária) VO ataque, manutenção de 75 mg/dia. Pacientes com idade > 75 anos, que não serão submetidos a angioplastia primária, não devem receber dose de ataque.
- Prasugrel: 60 mg VO ataque, manutenção de 10 mg/dia.
- Ticagrelol: 180 mg VO ataque, manutenção de 90 mg 12/12 h.

É possível a administração de inibidores da GP IIb/IIIa no momento da angioplastia primária ou mesmo antes em pacientes que serão submetidos a angioplastia primária.

Anticoagulação é recomendada para todos os pacientes.

- Heparina não fracionada: 60 UI/kg em *bolus* + 12 UI/hg/h para atingir nível de TTPa terapêutico, por 48 h ou até revascularização.
- Enoxaparina: recomendada especialmente na ausência de angioplastia primária. Dose: 30 mg EV em *bolus*, 1 mg/kg 12/12 h, por 8 dias ou até

revascularização. Em pacientes com idade > 75 anos, não deve ser realizado *bolus* e a dose de manutenção é reduzida para 0,75 mg/kg 12/12 h.
- Fondaparinux não é recomendado como terapia anticoagulante única em caso de angioplastia primária.

Fibrinólise farmacológica

Indicações:
- Pacientes com início dos sintomas há menos de 12 horas.
- Supradesnivelamento ST (critérios descritos acima) ou BRE novo ou presumidamente novo.
- Se o tempo previsto entre a identificação do paciente e a ICP for maior do que 120 minutos.

Contraindicações absolutas:
- AVCh prévio ou AVCi de origem desconhecida em qualquer tempo.
- Lesão estrutural no SNC (malformação arteriovenosa, neoplasia primária ou metastática etc.).
- AVCi nos últimos 6 meses.
- Sangramento gastrointestinal no último mês.
- Sangramento interno ativo (exceto menstruação).
- Suspeita de dissecção de aorta.
- Trauma/cirurgia maior/TCE nas últimas 4 semanas.
- Punção em sítios não compressíveis nas últimas 24 horas (p. ex., punção lombar, biópsia hepática etc.).

Trombolíticos disponíveis:
- Estreptoquinase: 1,5 milhão de UI, EV em 30 a 60 min.
- Alteplase: *bolus* de 15 mg seguido de infusão de 0,75 mg/kg em 30 min (até 50 mg) e, em seguida, 0,5 mg/kg em 60 min (até 35 mg). Dose máxima de 100 mg.
- Reteplase: 10 U infundida em 2 min. Repetir após 30 minutos.

- Tenecteplase: dose única, em *bolus*, de acordo com o peso: 30 mg para pesos menores que 60 kg; 35 mg para 60 a 69 kg; 40 mg para 70 a 79 kg; 45 mg para 80 a 89 kg; 50 mg para pesos > 90 kg.

Critérios de sucesso da trombólise devem estar presentes até 60-90 min após o término da infusão do fibrinolítico: diminuição do supra-ST > 50%, arritmias de reperfusão (ritmo idioventricular acelerado, extrassístoles ventriculares) e alívio dos sintomas. Os pacientes que não apresentarem sucesso na reperfusão farmacológica deverão ser submetidos, se possível, à angioplastia de resgate.

LEITURA COMPLEMENTAR

1. Thygesen K, Alpert JS, Jaffe AS, Chaitman BR, Bax JJ, Morrow DA, et al.; Writing Group on the Joint ESC/ACC/AHA/WHF. Task Force for the Universal Definition of Myocardial Infarction. Fourth universal definition of myocardial infarction. Eur Heart J. 2019 Jan 14;40(3):237-269.
2. Piegas LS, et al. V Diretriz da Sociedade Brasileira de Cardiologia sobre Tratamento do Infarto Agudo do Miocárdio com Supradesnível do Segmento ST. Arq. Bras. Cardiol. São Paulo. 2015;105(2):1:1-121.
3. Nicolau JC, et al. Diretrizes da Sociedade Brasileira de Cardiologia sobre Angina Instável e Infarto Agudo do Miocárdio sem Supradesnível do Segmento ST (II Edição, 2007) – Atualização 2013/2014. Arq. Bras. Cardiol. São Paulo. 2014;102(3)1:1-75.
4. Lorga Filho AM, et al. Diretrizes brasileiras de antiagregantes plaquetários e anticoagulantes em cardiologia. Arq. Bras. Cardiol. São Paulo.2013;101(3)3:1-95.
5. Ibanez B, James S, Agewall S, et al. 2017 ESC Guidelines for the management of acute myocardial infarction in patients presenting with ST-segment elevation: The Task Force for the management of acute myocardial infarction in patients presenting with ST-segment elevation of the European Society of Cardiology (ESC). Eur Heart J. 2018 Jan 7;39(2):119-177.
6. Roffi M, Patrono C, Collet JP, et al. 2015 ESC Guidelines for the management of acute coronary syndromes in patients presenting without persistent ST-segment elevation: Task Force for the Management of Acute Coronary Syndromes in Patients Presenting without Persistent ST-Segment Elevation of the European Society of Cardiology (ESC). Eur Heart J. 2016 Jan 14;37(3):267-315.
7. O'Gara PT, Kushner FG, Ascheim DD, et al. 2013 ACCF/AHA guideline for the management of ST-elevation myocardial infarction: a report of the American College of Cardiology Foundation/American Heart Association Task Force on Practice Guidelines. Circulation. 2013 Jan 29;127(4):e362-425.
8. Amsterdam EA, Wenger NK, Brindis RG, et al. 2014 AHA/ACC guideline for the management of patients with non-ST-elevation acute coronary syndromes: executive summary: a report of the American College of Cardiology/American Heart Association Task Force on Practice Guidelines. Circulation. 2014 Dec 23;130(25):2354-94.

11 Arritmias

Andréa Remigio
Antonio Paulo Nassar Junior
Bruno Cordeiro de Almeida

INTRODUÇÃO
- As arritmias são alterações do ritmo cardíaco que podem ter repercussão e riscos diferentes, conforme a idade do indivíduo, o grau de acometimento cardíaco e a situação em que ocorre.

ABORDAGEM EMERGENCIAL DE UMA ARRITMIA

1. Constatação e caracterização da arritmia:
- História clínica objetiva, tanto quanto possível.
- Exame físico dirigido.
- Pronta obtenção do eletrocardiograma convencional.
- Instalação de monitorização eletrocardiográfica contínua.

2. Avaliação paralela da possível etiologia e do mecanismo da arritmia.

3. Caracterização do estado hemodinâmico:
- Estável – paciente sem evidência de comprometimento hemodinâmico apesar da frequência cardíaca elevada. Esses pacientes devem ser monitorados continuamente pelo potencial para rápida deterioração clínica.
- Instável – paciente com evidência de comprometimento hemodinâmico, mas que mantém pulso. A cardioversão sincronizada é o tratamento de escolha para essa situação. Sinais de irritabilidade: deterioração do estado de consciência, PAS < 90 mmHg, precordialgia, falência cardíaca.
- Pacientes em parada cardiorrespiratória devem ser tratados de acordo com os algoritmos-padrão (ver capítulo sobre PCR).

11 Arritmias **73**

4. Decisão sobre o tratamento da arritmia, especificamente:
- Resolutividade: imediata, em horas, em dias, profilaxia.
- Tipo de tratamento:
- Administração de drogas – EV, IM, VO.
- Conversão elétrica – cardioversão, desfibrilação.
- Instalação de marca-passo artificial – temporário, permanente.
- Estimulação elétrica programada invasiva.

FLUXOGRAMA DE TAQUICARDIA SUPRAVENTRICULAR

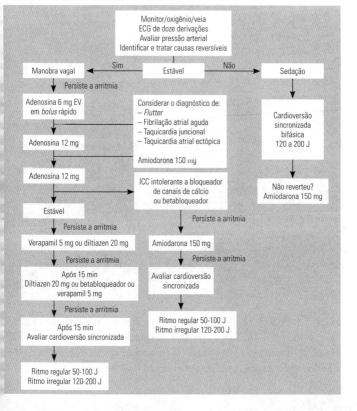

FLUXOGRAMA DE TAQUICARDIA VENTRICULAR COM PULSO

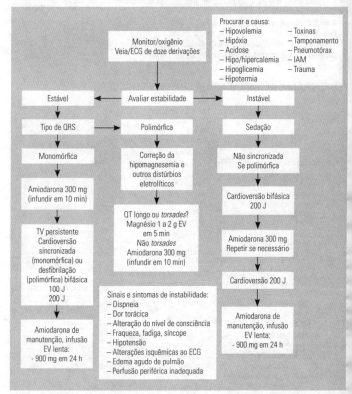

- Em pacientes estáveis que mantêm a arritmia por mais de 48 h, deve-se priorizar o controle da frequência (bloqueadores dos canais de cálcio, betabloqueadores e digitálicos – principalmente nas disfunções do VE) e anticoagulação oral, com manutenção do INR entre 2 e 3.

- Quando a amiodarona for necessária, deve-se manter após a dose de ataque uma infusão contínua de 900 mg/24 h.
- Procainamida para pacientes estáveis com taquicardia de complexo largo. Dose de ataque 20-50 mg/min até melhora da arritmia ou dose de 17 mg/kg. Manutenção de 1 a 4 mg/min.

FLUXOGRAMA DA ABORDAGEM DAS BRADIARRITMIAS

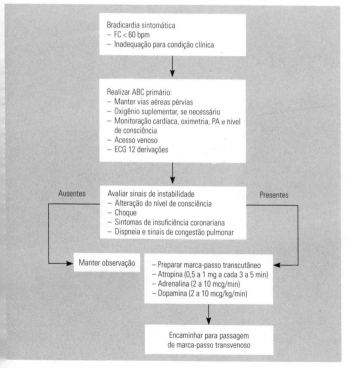

LEITURA COMPLEMENTAR
1. 2015 International consensus on cardiopulmonary resuscitation and emergency cardiovascular care science with treatment recommendations. Circulation. 2015;13(18)(suppl 2).
2. Management of symptomatic bradycardia and tachycardia. Circulation. 2005;112:IV-67-IV-77.
3. Sociedade Brasileira de Cirurgia Cardiovascular. Diretrizes para avaliação e tratamento de pacientes com arritmias cardíacas. Arq Bras Cardiol. 2002;79(suppl V):7-50.

Edema agudo do pulmão 12

Eduardo Azevedo
Andréa Remigio

INTRODUÇÃO
- EAP cardiogênico é a segunda maior causa de insuficiência respiratória.
- É o *status* clínico em que, secundariamente a uma disfunção cardíaca, ocorre um acúmulo de líquido pobre em proteína no espaço extracelular alveolar, traduzindo-se em desconforto respiratório abrupto e sinais de hiperativação simpática.

APRESENTAÇÃO CLÍNICA

Desconforto respiratório	Início agudo, de forte intensidade e com utilização da musculatura acessória. Tosse com expectoração rósea é comum.
Ausculta pulmonar	Estertoração crepitante difusa por colapso dos alvéolos e bronquíolos terminais. Murmúrio vesicular rude, sibilos e roncos também podem ser ouvidos.
Sinais de liberação adrenérgica	Taquicardia, hipertensão, sudorese fria, palidez cutânea, ansiedade e agitação psicomotora.

ETIOLOGIA

Embora a isquemia miocárdica severa seja uma etiologia comum de EAP, isquemias menores (alterações eletrocardiográficas sutis e elevação discreta de marcadores séricos de injúria miocárdica) também podem desencadeá-la. É clara a importância da disfunção diastólica, principalmente nos casos atribuídos a elevações pressóricas e ao mau funcionamento valvar.

Os casos crônicos frequentemente são resultado de condições que encurtam o período diastólico, como FA de alta resposta, TV e febre.

A má aderência terapêutica nas cardiopatias crônicas e a sobrecarga volumétrica por hidratação agressiva ou redução na eliminação de fluidos também são etiologias comuns.

Classificação etiológica do EAP

1. Causas hemodinâmicas
Insuficiência ventricular esquerda
Obstrução da valva mitral (estenose mitral, mixoma de átrio esquerdo, trombose de átrio esquerdo)
Arritmias cardíacas
Hipervolemia
2. Permeabilidade vascular pulmonar alterada
Endotoxemia
Infecção (viral, bacteriana) pulmonar
Afogamento
Aspiração pulmonar
Anafilaxia
SDRA
3. Pressão oncótica plasmática diminuída
4. Excesso de pressão intrapleural negativa
Reexpansão de pneumotórax
5. Miscelânea
Edema pulmonar neurogênico após traumatismo craniano
Edema pulmonar de altitude
Embolia pulmonar

EXAMES COMPLEMENTARES

RX de tórax	Infiltrado algodonoso centralizado, poupando a periferia dos campos pulmonares, o que classicamente se denomina aspecto em "asa de borboleta", cefalização de trama vascular e transudato de linfáticos interlobulares, formando as linhas B de Kerley.
ECG	Ajuda na descoberta de doenças de base ou processos desencadeantes agudos, como isquemia coronariana vigente, sobrecarga ventricular, bradi ou taquiarritmias.
Ecocardiograma	Presta-se à quantificação dos processos de base, como aferição de função contrátil, estimativa da qualidade do processo diastólico, presença de anomalias congênitas e visualização de gradientes valvares.
Laboratório	As enzimas cardíacas devem ser solicitadas sempre; a gasometria pode ajudar na decisão de IOT; o hemograma, os exames de função renal, o peptídeo natriurético cerebral tipo B (BNP), o dímero D e os eletrólitos ajudam no diagnóstico diferencial.

- Até que se prove o contrário, todo EAP é isquêmico.

ABORDAGEM TERAPÊUTICA

Suporte ventilatório não invasivo

Oxigenoterapia: consiste em medida inicial e transitória, até que se disponha de material para VNI.

VNI: a manutenção de pressão positiva nas vias aéreas se transmite a todo o tórax, gerando redução na pré e na pós-carga, consequentemente facilitando um melhor desempenho cardíaco e uma melhor complacência pulmonar. Sua utilização reduz a morbidade em comparação com o uso isolado de O_2 inalatório, mas não há diferença entre CPAP e BIPAP.

Suporte ventilatório invasivo

A IOT sempre é de indicação clínica; contudo, intolerância à VNI, parâmetros gasométricos (como retenção acentuada de CO_2), necessidade de cardioversão elétrica auxiliam na decisão médica.

Suporte farmacológico

Vasodilatadores: o nitroprussiato e a nitroglicerina exercem efeitos dilatatórios sobre os vasos de resistência arterial e de capacitância venosa, reduzindo o fluxo sanguíneo pulmonar e as pressões venosas. O nitroprussiato é o mais potente. A terapia é iniciada com nitrato oral, mais comumente isossorbida 5 mg SL 5/5 min, em um máximo de 3 doses, até que sejam providenciadas as infusões IV contínuas. A velocidade de infusão é guiada de acordo com os objetivos hemodinâmicos. Para nitroglicerina EV, a dose inicial é de 5 a 10 mcg/min, aumentando a cada 3 a 5 min até 200 mcg/min. O nitroprussiato deve ser iniciado a 5 mcg/min com elevações a cada 3 a 5 min até 400 mcg/min. A dose deve ser titulada para manter PAS > 90 mmHg ou PAM > 65 mmHg.

> Morfina: antagoniza os efeitos vasoconstritores periféricos do sistema nervoso autônomo; a vasodilatação resultante leva a um declínio nas pressões arteriais e venosas pulmonares, ocasionando melhora sintomática e redução da ansiedade. É administrada em doses intermitentes de 2 a 4 mg até que a dispneia seja aliviada e a diaforese desapareça. A depressão respiratória deve ser monitorada, revertendo-se com antagonistas dos narcóticos.
>
> Diuréticos de alça: aumentam o débito urinário, mas seu benefício pode ser percebido antes da concretização da diurese, devido ao seu efeito vasodilatador. A furosemida é o agente mais comumente empregado. A dose é determinada pela exposição prévia do paciente a uma terapia diurética, geralmente 2,5 vezes a dose oral em *bolus*, repetindo em 1 a 2 h até melhora clínica e mantida 2 a 4 vezes ao dia, de acordo com a clínica do paciente. Pode ser administrada, após 1ª dose em *bolus*, infusão contínua na dose de 10 a 40 mg/h; em casos refratários, pode-se aumentar para 80-160 mg/h.
>
> Dobutamina: somente deve ser utilizada nos casos de refratariedade às medidas descritas anteriormente.

DIAGNÓSTICOS DIFERENCIAIS

Asma, DPOC, pneumonia, TEP e SDRA são os diagnósticos diferenciais mais comuns.

CONSIDERAÇÕES ESPECIAIS

- Intoxicação por tiocianeto em paciente com uso prolongado ou em altas doses de nitroprussiato: miose, hiper-reflexia, sudorese, acidose metabólica, zumbido e hiperoxia.
- Na suspeita de intoxicação por tiocianeto deve ser administrada hidroxicobalamina EV (vitamina B12), 5 mg, em 15 min. Se uma segunda dose for necessária, infundir de 15 min a 2 h. Dose máxima: 10 mg.
- É contraindicado o uso de nitratos com inibidores da fosfodiesterase (sildenafil – Viagra®) pelo risco de hipotensão severa e síncope.

FLUXOGRAMA DA ABORDAGEM TERAPÊUTICA DO EAP CARDIOGÊNICO

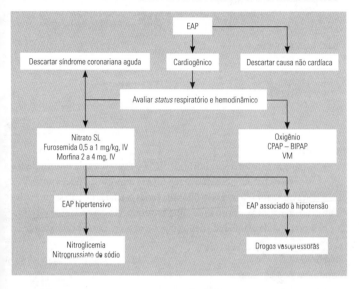

LEITURA COMPLEMENTAR
1. Reynolds HR, Hochman JS. Cardiogenic shock: current concepts and improving outcomes. Circulation. 2008;117(5):686-97.
2. Tavares M, Rezlan E, Vostroknoutova I, Khouadja H, Mebazaa A. New pharmacologic therapies for acute heart failure. Crit Care Med. 2008;36(1)Suppl:S112-S120.
3. Knobel E. Condutas em terapia intensiva cardiológica. São Paulo: Atheneu; 2008. p. 127-36.

13 Reanimação cardiopulmonar-cerebral

Danilo da Silva Stamponi
José Paulo Ladeira

INTRODUÇÃO
- A parada cardiorrespiratória (PCR) é o evento final comum de todos os processos patológicos que determinam a morte do paciente.
- Para que ocorra a reversão da PCR, várias medidas devem ser tomadas de forma sistematizada, priorizando aquelas de impacto para reversão do evento e manutenção da viabilidade neurológica e hemodinâmica do paciente.

DIAGNÓSTICO
Manifestações clínicas
- Aquelas da causa primária da PCR.
- Paciente arresponsivo, em apneia (ou *gasping*) e sem pulso carotídeo palpável.

Exames subsidiários
- Importantes no auxílio para identificação das causas da PCR, principalmente quando realizados previamente ao evento.
- Gasometria arterial/venosa: identificação de acidose metabólica grave e/ou hipoxemia importante (gasometria arterial ou saturação periférica).
- ECG: sinais de isquemia miocárdica aguda, tamponamento cardíaco, distúrbios eletrolíticos, tromboembolismo pulmonar.
- Eletrólitos: identificação de hipo/hipercalemia, hipomagnesemia.

- Glicemia: deve ser tratada se > 180 mg/dL no período pós-PCR e deve-se evitar hipoglicemia.
- Ureia e creatinina: avaliação de disfunção renal que justifique distúrbio eletrolítico grave.
- Raio X de tórax: sinais indiretos de tamponamento cardíaco, tromboembolismo pulmonar, pneumotórax hipertensivo.
- Ecocardiograma: avaliação de derrame pericárdico, discinesia segmentar sugestiva de isquemia miocárdica, disfunção aguda de ventrículo direito.

TRATAMENTO
Suporte básico de vida

As diretrizes 2015, a partir de então atualizadas continuamente, mantiveram a sequência C-A-B.

1) Avaliar o nível de consciência (responsividade) e outros sinais de ausência de circulação (apneia/*gasping*, ausência de movimentos espontâneos).

2) Chamar por ajuda, pedindo o desfibrilador.

3) Checar o pulso carotídeo por 5 a 10 segundos (apenas para profissionais da saúde). Na dúvida da presença de pulso central, assume-se a PCR e inicia-se a reanimação cardiopulmonar (RCP).

4) Iniciar RCP (C-A-B).

– Compressões torácicas contínuas, rápidas e fortes, causando depressão de 5 cm do tórax e frequência de 100 a 120/min.

– Permitir o retorno do tórax à posição de repouso após cada compressão.

– O uso de superfície rígida sob o dorso do paciente é mandatório.

– Minimizar ao máximo as interrupções das compressões torácicas.

– Socorristas leigos podem manter apenas as compressões torácicas, caso não se julguem aptos a manipular a via aérea. Já o socorrista treinado deve manter 30 compressões torácicas intercaladas com 2 ventilações assistidas (com duração de 1 s, volume corrente suficiente para elevar o tórax e sem hiperventilação).

FLUXOGRAMA DO SUPORTE BÁSICO DE VIDA

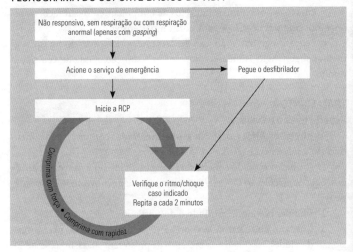

5) Realizar a desfibrilação elétrica o mais rápido possível, se indicada.
   - Colocar o desfibrilador assim que o aparelho estiver disponível.
   - Se indicada, a desfibrilação deve ser aplicada o mais precocemente possível.
   - Seguir as orientações do desfibrilador e aplicar o choque na energia máxima do aparelho disponível (360 J monofásico ou 150 a 200 J bifásico – preferência ao bifásico), se indicado.
   - Imediatamente após o choque, retoma-se a RCP por 2 min (ou 5 ciclos de 30 compressões torácicas e 2 ventilações assistidas) até a próxima reavaliação do desfibrilador automático.

– Se indicado, aplicar novo choque, seguido de mais 2 min de RCP, e assim sucessivamente até que ocorra mudança do ritmo. Se o novo ritmo encontrado não for FV/TV, o pulso central deve ser novamente avaliado. Caso não haja pulso, é necessário continuar reanimando o paciente por mais ciclos de 2 minutos de RCP, sempre avaliando a indicação de novo choque nesses intervalos.

Suporte avançado de vida

A identificação do ritmo cardíaco é feita por meio das pás do monitor cardíaco no suporte avançado. A PCR pode ser dividida em duas modalidades a partir do ritmo identificado: ritmos que merecem o choque imediato (FV ou TV sem pulso) ou ritmos que não devem receber choque (atividade elétrica sem pulso [AESP] ou assistolia).

PCR em fibrilação ventricular/taquicardia ventricular sem pulso

- O tratamento primordial é o choque imediato na energia máxima do desfibrilador.
- Imediatamente após o choque, devem ser aplicados mais 2 min de RCP.
- Após esse período, avalia-se novamente o ritmo, aplicando-se o choque ou não, e assim sucessivamente.
- Após o primeiro choque, deve-se instalar um acesso venoso calibroso (preferencialmente antecubital) ou acesso intraósseo e uma monitoração cardíaca contínua. Pode-se também estabelecer uma via aérea definitiva (tubo traqueal ou dispositivos supraglóticos), caso o paciente ainda não esteja intubado.
- Após a realização da intubação, a utilização de capnógrafo é indicada para confirmar o correto posicionamento da cânula traqueal, para possibilitar a aferição da qualidade da RCP ($ETCO_2$ > 10 mmHg) e para auxiliar no diagnóstico do retorno da circulação espontânea.

- Assim que houver uma via aérea avançada, as compressões torácicas poderão ser contínuas, a uma frequência > 100/min e não mais alternadas com ventilações (10 ventilações/min).
- No intervalo entre os choques, podem ser administradas drogas para potencialização da reversão do evento:
  - Epinefrina: 1 mg a cada 3 a 5 min, IV ou IO. É a primeira droga a ser administrada em todos os casos de PCR.
  - Amiodarona: 300 mg, IV; pode ser repetida mais uma dose de 150 mg.
  - Lidocaína: 1 a 1,5 mg/kg, IV. Pode-se realizar doses subsequentes de 0,5 a 0,75 mg/kg, respeitando a dose máxima de 3 mg/kg.
  - Amiodarona ou lidocaína podem ser consideradas para FV/TVSP não responsiva a desfibrilação. Essas drogas podem ser particularmente úteis para pacientes com parada cardíaca presenciada, para quem o tempo de administração da droga pode ser menor.
  - Sulfato de magnésio: o uso rotineiro de magnésio para parada cardíaca não é recomendado em pacientes adultos, embora o magnésio possa ser considerado para *Torsades de Pointes* (ou seja, TV polimórfica associada a intervalo QT longo) na dose de 1 a 2 g, EV, em 5 a 10 min.
- Após a reversão da arritmia e da PCR, uma dose de manutenção do último antiarrítmico utilizado pode ser administrada por 24 h (Tabela 1).

Tabela 1 – Antiarrítmicos usados na FV/TV sem pulso após reversão

Droga	Dose de manutenção
Amiodarona	900 mg/24 h
Sulfato de magnésio	1 a 2 g/hora

Em relação à lidocaína, não há evidências suficientes para apoiar ou refutar seu uso rotineiro imediatamente após RCE (no intervalo de 1 hora).

PCR em ritmo não passível de choque: atividade elétrica sem pulso e assistolia

- O tratamento da AESP e da assistolia nunca deve ser realizado através do choque.
- Na PCR em assistolia, deve-se proceder ao protocolo da linha reta para confirmação da assistolia:
  - Checar a conexão dos cabos e eletrodos.
  - Checar a ausência de atividade elétrica em duas derivações contíguas.
  - Aumentar o ganho do monitor cardíaco.
- A droga utilizada é a epinefrina: 1 mg, IV ou IO, a cada 3 a 5 min.
- Atropina ou vasopressina: não são mais recomendadas no tratamento da PCR.
- Não se deve utilizar marca-passo transcutâneo na PCR em assistolia.
- Deve-se procurar as causas de AESP/assistolia e aplicar o tratamento adequado para sua reversão (Tabela 2).

Tabela 2 – Causas e seu tratamento na atividade elétrica sem pulso/assistolia (6H/5T)

Causa	Tratamento
Hipovolemia	Volume
Hipóxia	Oxigênio (intubação orotraqueal)
Hipo/hipercalemia	Cloreto de potássio – 40 mEq/h Bicarbonato de sódio – 1 mEq/kg
H+ (acidose metabólica/respiratória)	Bicarbonato de sódio – 1 mEq/kg Ventilação pulmonar
Hipotermia	Reaquecimento
Tamponamento cardíaco	Punção pericárdica
Tromboembolismo pulmonar	Reversão da PCR / considerar trombólise
Trombose de coronária	Reversão da PCR / considerar trombólise
Pneumotórax hipertensivo	Drenagem de tórax
Tóxicos (drogas) • Opioides • Antidepressivos tricíclicos • Betabloqueadores • Bloqueadores de canais de cálcio	Antagonistas • Naloxone • Bicarbonato de sódio • Glucagon • Cálcio iônico

Cuidados após a reanimação

- Reavaliar periodicamente todas as medidas aplicadas do paciente (via aérea, ventilação, condição hemodinâmica), principalmente se houver o menor sinal de deterioração clínica.
- Após a reversão da PCR, o paciente pode ser colocado em VM com saturação de O_2 mantida entre 94 e 96%.
- Avaliar o funcionamento correto do acesso venoso disponível e a checagem dos dados vitais de PA através de um monitor de PA não invasiva, da FC e do ritmo de base.
- Manter o controle direcionado da temperatura (32 a 36°C) durante pelo menos 24 h para potencializar a recuperação neurológica e reduzir mortalidade.
- Evitar hipertermia, hiperóxia e hiperventilação a todo custo.
- Prever, tratar e prevenir a disfunção múltiplas de órgãos. Se convulsões, o uso de anticonvulsivantes é recomendado.
- Identificar e tratar SCAs e outras causas reversíveis.
- O controle glicêmico no período pós-ressuscitação é indicado. A hiperglicemia deve ser tratada se > 180 mg/dL, evitando-se a hipoglicemia.
- Manter PAS > 90 mmHg ou PAM > 65 mmHg.
- Deve-se esperar ao menos 72 horas para traçar melhor o prognóstico dos pacientes após PCR, com exames clínico, laboratoriais (biomarcadores) e de imagem (potencial evocado, Doppler transcraniano, TC etc.), em virtude da interferência da hipotermia sobre esses índices prognósticos.

PRINCIPAIS MUDANÇAS NO ACLS 2015

- Vasopressina: foi definitivamente retirada do protocolo do ACLS, pois não oferece vantagem em relação à adrenalina, nem mesmo em associação.
- Adrenalina precocemente: tão logo a droga esteja disponível em pacientes com ritmo não chocável, deve ser administrada.
- Ventilação durante RCP: foi simplificada, recomendando-se 10 ventilações por minuto, ou seja, 1 ventilação a cada 6 segundos.

13 Reanimação cardiopulmonar-cerebral

FLUXOGRAMA DO SUPORTE AVANÇADO DE VIDA EM ADULTOS

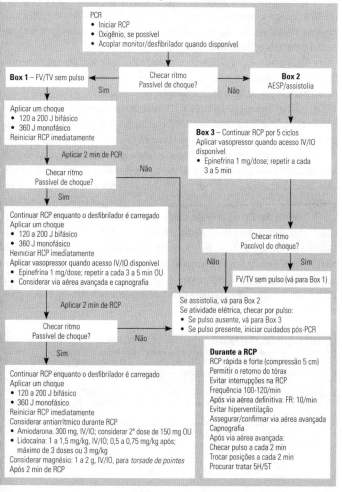

- Capnografia: em pacientes com via aérea avançada, um $ETCO_2$ de até 10 mmHg na capnografia após 20 minutos de ressuscitação indica baixíssima probabilidade de sucesso, podendo ser levado em consideração para a determinação do fim dos esforços.
- RCP com CEC: pode ser recomendado o uso de CEC em pacientes que não responderam à RCP e que possam apresentar algum benefício, como pacientes que aguardam transplante cardíaco.
- Antiarrítmicos pós-PCR FV/TV: não há evidências suficientes para apoiar ou refutar o uso rotineiro de betabloqueador ou lidocaína imediatamente após RCE (no intervalo de 1 hora).
- Corticoide: com baixa evidência, foi descrito benefício no primeiro ciclo da RCP com uso de uma dose de metilprednisolona 40 mg, seguindo com hidrocortisona 300 mg/dia por 7 dias após retorno de circulação espontânea.
- Depois da última grande atualização das diretrizes em RCP, publicadas em 2015, a *American Heart Association* (AHA) anunciou que não mais irá atualizar tais diretrizes no antigo formato periódico (p. ex., a cada 5 anos), mas sim de forma contínua, sempre que uma nova evidência estiver disponível. Esse novo formato de atualização das recomendações de RCP pode ser acessado no site: https://eccguidelines.heart.org/index.php/circulation/cpr-ecc-guidelines.

LEITURA COMPLEMENTAR
1. 2015 International Consensus on Cardiopulmonary Resuscitation and Emergency Cardiovascular Care Science With Treatment Recommendations. Circulation. 2015;132(18)(suppl 2).
2. 2015 American Heart Association Guidelines update for cardiovascular resuscitation and emergency cardiovascular care. Circulation. 2015;132:18(suppl 7).
3. 2017 International Consensus on Cardiopulmonary Resuscitation and Emergency Cardiovascular Care Science With Treatment Recommendations Summary. Circulation. 2017 Dec 5;136(23):e424-e440.
4. 2018 International Consensus on Cardiopulmonary Resuscitation and Emergency Cardiovascular Care Science With Treatment Recommendations Summary. Circulation. 2018 Dec 4;138(23):e714-e730.

Síndromes aórticas agudas 14

Jakeline Neves Giovanetti

INTRODUÇÃO

- Dissecção aórtica é a separação das camadas que constituem a parede da aorta, gerando um falso lúmen. A dissecção tem origem em uma fenda na camada íntima e, então, propaga-se, em geral, na direção do fluxo sanguíneo. É uma patologia rara, porém, muito grave.
- Possui 5 variantes, conforme mostra a Figura 1.
- São classificadas em:
  a. Agudas (até 2 semanas de evolução) ou
  b. Crônicas (> 2 semanas de evolução).

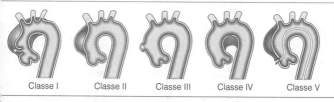

Figura 1 I – Dissecção clássica com separação da íntima/média e dois lúmens; há um *flap* entre as luzes verdadeira e falsa e um coágulo no interior da falsa. II – Hematoma intramural com separação da íntima/média, mas não há ruptura luminal ou *flap* na imagem. III – Ruptura intimal limitada sem hematoma e protuberância excêntrica no local da fissura (dissecção limitada). IV – Úlcera aterosclerótica penetrando até a adventícia com hematoma circundante que geralmente é subadventicial. V – Dissecção iatrogênica ou traumática (p. ex., em razão de cateterismo cardíaco).

- Neste capítulo abordaremos principalmente as dissecções agudas da aorta (DAA), que são mais sintomáticas e raramente são de achado incidental.
- Pode-se dissecar tanto acima como abaixo do ponto inicial de lesão da íntima e envolver valva aórtica, coronárias e ramos da aorta torácica e abdominal.
- São fatores de risco: HAS; aterosclerose; idade > 60 anos; cirurgia cardíaca ou de aorta prévia; aneurisma de aorta conhecido; doença do tecido conjuntivo (síndrome de Marfan, Ehlers-Danlos, Loeys-Dietz); síndrome de Turner; valva aórtica bicúspide; uso de cocaína e anfetaminas; vasculite de grandes vasos (Takayasu, artrite reumatoide, aortite sifilítica).
- Os homens são mais acometidos, com pico etário entre 50 e 70 anos.
- Podem ser classificadas conforme sua etiologia (esporádica, genética, traumática) e de acordo com a localização e extensão do envolvimento da aorta. As duas escalas de classificação mais utilizadas são a de Stanford e a de De Bakey (Figura 2).

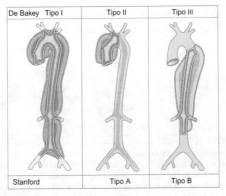

Figura 2 Classificação das dissecções de aorta.

CLASSIFICAÇÃO DAS DISSECÇÕES

Stanford

- Tipo A: todas as dissecções que envolvem a aorta ascendente.
- Tipo B: todas as dissecções que não envolvem a aorta ascendente.

De Bakey

- Tipo I: a dissecção origina-se na aorta ascendente, propagando-se para a porção descendente.
- Tipo II: a dissecção confina-se à aorta ascendente.
- Tipo III: a dissecção é exclusiva da porção descendente.

- A letalidade aumenta 1% a cada hora e acentua-se conforme a falta de diagnóstico firmado.
- A morte geralmente acontece por hipoperfusão orgânica, insuficiência aórtica aguda ou ruptura aórtica e choque hemorrágico.

APRESENTAÇÃO CLÍNICA E ETIOLOGIA

- Dor é o sintoma mais comum. Caracteriza-se por início súbito, forte intensidade, na região torácica e/ou abdominal, é persistente e muitas vezes descrita em caráter lancinante, acompanhando o trajeto de dissecção (dor retroesternal que irradia para o dorso é a mais característica).
- Pode acontecer discrepância entre os pulsos periféricos, além de discrepância da PA sistólica com divergência de 20 mmHg entre os membros superiores. A presença de pulso assimétrico é o sinal mais específico de DAA, presente em cerca de 40% dos pacientes.
- Insuficiência aórtica aguda é a segunda causa de morte, geralmente se manifestando por insuficiência cardíaca aguda e choque, PA divergente e sopro diastólico em borda esternal direita.
- A disfunção orgânica por hipoperfusão é a principal causa de morte. Sinais secundários à isquemia de órgãos específicos:

– Déficit neurológico focal simulando acidente vascular encefálico por comprometimento da circulação carotídea ou vertebrobasilar.

– Síndrome coronariana aguda, marcada por supradesnivelamento do segmento ST e hipocinesia ventricular focal é vista em 10% das situações e é decorrente de envolvimento coronariano, importante diagnóstico diferencial com infarto agudo do miocárdio por doença aterosclerótica.

– Insuficiência renal aguda e/ou hipertensão por envolvimento das artérias renais.

– Dor e distensão abdominal e acidose metabólica por isquemia mesentérica.

– Oclusão arterial aguda de membros inferiores, causando dor intensa, cianose e diminuição de pulsos, por lesão das ilíacas comuns.

Achados clínicos	Artéria ou estrutura envolvida
Insuficiência aórtica ou insuficiência cardíaca	Valva aórtica
Infarto agudo do miocárdio	Coronárias (frequentemente a direita)
Tamponamento cardíaco	Pericárdio
Hemotórax	Tórax
Síndrome de Horner (ptose, miose e anidrose do lado acometido)	Gânglio simpático cervical superior
Síndrome encefálica aguda ou síncope	Braquiocefálica, carótida comum, artéria subclávia esquerda
Diminuição de pulsos, diferença de PA e dor em membros superiores	Artéria subclávia
Paraplegia	Artérias intercostais (ramos finais das artérias espinhal e vertebral)
Dor lombar ou em flancos; insuficiência renal aguda	Artéria renal
Dor abdominal; isquemia mesentérica	Tronco celíaco ou artérias mesentéricas
Diminuição de pulsos, dor e fraqueza em membros inferiores	Artéria ilíaca comum

DIAGNÓSTICO

- O diagnóstico, via de regra, é realizado pelo quadro clínico e corroborado com exames de imagem.
- D-dímero: menor que 500 ng/mL, pode ser um método de *screening* para identificar doentes que não apresentam dissecção aórtica, porém ainda necessita de mais estudos para sua validação.
- Existe um escore para detecção de risco de dissecção de aorta (ADD-RS), baseia-se na presença de 3 fatores de risco, onde para cada 1 presente, soma-se 1 ponto, totalizando 3:

Condições	Pontos
Condição de alto risco: síndrome de Marfan, história familiar de doença aórtica, doença valvar aórtica conhecida, aneurisma de aorta torácica conhecido ou manipulação aórtica prévia, incluindo cirurgia cardíaca.	1 ponto
Dor torácica, dorsal ou abdominal descrita como abrupta, muito intensa, com sensação de estar rasgando o peito.	1 ponto
Exame físico com os seguintes achados: má perfusão, diferença de pulsos ou de pressão sistólica, déficit neurológico focal, sopro diastólico aórtico e hipotensão ou choque.	1 ponto
Total	3 pontos

- Estudo multicêntrico ADvISED utilizou a combinação do escore ADD-RS mais D-dímero como ferramenta diagnóstica de síndrome aórtica aguda. Nos casos em que ADD-RS era 0 ou 1 e o D-dímero < 500 ng/mL, o valor preditivo negativo foi muito alto, possibilitando neste grupo de pacientes a não realização de exames de imagem. Nos casos com ADD-RS acima de 1, o D-dímero não foi discriminatório.

EXAMES DE IMAGEM

- Radiografia de tórax: em 50% das vezes revela alargamento de mediastino ou alterações na configuração da parede aórtica. Também pode revelar derrame pleural e pericárdico. Apresenta baixa sensibilidade e especificidade; mesmo quando são encontradas alterações, podem ser falsos-positivos, assim outros exames têm maior destaque.

- Angiografia, tomografia helicoidal, ressonância magnética e ecocardiografia transesofágica (ETE) apresentam os melhores resultados. A escolha do exame, mais do que o resultado em si, dá-se pela rapidez e disponibilidade com que o exame pode ser obtido e possibilidade clínica do paciente em realizá-lo.
- O ecocardiograma transtorácico (ETT) *point of care* é uma ferramenta útil para avaliar as complicações da síndrome aórtica aguda, como por exemplo detectar áreas de hipocinesia miocárdica, insuficiência valvar aórtica, derrame pericárdico e tamponamento cardíaco. Operadores experientes podem detectar o *flap* da dissecção durante o exame. O USG de tórax também pode mostrar sinais de congestão pulmonar ou derrame pleural (hemotórax).
- O ETE é usado cada vez mais em razão das altas sensibilidade (98%) e especificidade (99%), da rapidez de realização e por ser um exame relativamente pouco invasivo. No entanto, é um exame operador-dependente e é limitado à aorta torácica e a porção superior da aorta abdominal.
- A RM é o método de eleição para acompanhamento; contudo, é dispendiosa e de difícil realização, além de necessitar que o paciente esteja estável. A grande vantagem da RM, assim como do ETE, seria a visualização de um *flap* ondulante da íntima dentro do lúmen aórtico, diferenciando o verdadeiro lúmen do falso lúmen.

ABORDAGEM TERAPÊUTICA
Tratamento clínico

- Cuidados para o paciente crítico:

    – Baixo limiar para entubação orotraqueal e ventilação mecânica; considerar no caso de instabilidade hemodinâmica.

    – Monitorização da pressão de forma invasiva; se houver diferença na medida de pressão arterial, inserir cateter no membro com maior PA.

- Para controle da dor, recomendamos o uso de opioides, mas analgésicos simples podem ser utilizados. É recomendável evitar o uso de anti-inflamatórios.
- Controle da frequência cardíaca (FC): é fundamental o controle da FC para reduzir as forças de cisalhamento; na maior parte dos casos é feito com betabloqueadores. Caso betabloqueadores sejam contraindicados, a opção é o uso de bloqueadores do canal de cálcio. O objetivo é atingir FC < 60 bpm.
- Controle da pressão arterial (PA) com anti-hipertensivos venosos: nitratos, principalmente.

  – A combinação de um vasodilatador a um betabloqueador é a terapia clínica padrão, sendo que os betabloqueadores devem ser iniciados primeiro, para evitar taquicardia reflexa pelos vasodilatadores. Alvo: PAS mínima tolerada, considerando o *status* neurológico e débito urinário, preferencialmente PAS entre 100-120 mmHg.
- Não usar inotrópicos, pois estes aumentam o cisalhamento.
- Cuidado com a sobrecarga hídrica ao administrar volume, pelo risco de complicações cardiovasculares.
- Pacientes com dissecção aórtica distal não complicada podem ser tratados clinicamente; a taxa de sobrevida é de cerca de 75%, a mesma do tratamento cirúrgico. Vale lembrar que os pacientes com dissecções distais são geralmente idosos e com problemas médicos associados, o que eleva muito o risco de complicações pós-operatórias.

Tratamento cirúrgico

- Está indicado em todos aqueles com dissecções proximais, exceção feita aos pacientes com doenças severas que contraindiquem o procedimento de forma urgente. Acidente vascular encefálico, por exemplo, contraindica cirurgia porque a anticoagulação e a reperfusão carregam risco elevado de transformar o evento isquêmico em hemorrágico.

- As indicações para cirurgia urgente em pacientes com dissecções distais são a rápida expansão do processo dissecante, a ruptura iminente, a dor persistente ou incontrolável, a perda importante de fluxo a um órgão ou membro. A mortalidade operatória vai de 5 a 10%, mas se aproxima de 70% em caso de complicações.
- O tratamento por via percutânea com implante de *stent* é uma medida paliativa para os pacientes com dissecção distal que se encontram sintomáticos apesar da terapêutica clínica. Nas dissecções proximais, pode-se utilizar um *stent* fenestrado até estabilização clínica em pacientes instáveis demais para o procedimento cirúrgico clássico.

Considerações relativas ao tratamento

Cirúrgico
- Tratamento de escolha na dissecção/hematoma/úlcera tipo A.
- Tratamento das dissecções tipo B complicadas por:
  - Extensão retrógrada da dissecção para aorta ascendente.
  - Ruptura ou ruptura iminente.
  - Progressão com comprometimento de órgãos vitais.
  - Hipertensão ou dor não controladas.
  - Úlcera aórtica pelo alto risco de ruptura.

Clínico
- Tratamento de escolha para as dissecções tipo B não complicadas.
- Dissecção não complicada de arco.
- Dissecções tipo B instáveis.
- Síndrome de má perfusão.
- Dissecção tipo B estável.

DIAGNÓSTICOS DIFERENCIAIS
- Síndrome coronariana aguda.
- Embolia pulmonar.

- Pneumotórax espontâneo.
- Insuficiência aórtica aguda.
- Ruptura esofágica.
- Mediastinite.

CUIDADOS PÓS-OPERATÓRIOS

- Manter compressor mecânico para profilaxia de tromboembolismo venoso até liberação do uso da profilaxia medicamentosa pela equipe cirúrgica.
- Nas correções do tipo A: avaliar presença de déficits neurológicos motores ou sensitivos sugestivos de comprometimento medular (comprometimento do suprimento sanguíneo das artérias medulares pela prótese).
- Nas correções do tipo B: jejum e observação rigorosa dos ruídos hidroaéreos, dor e distensão abdominal pelo risco de isquemia mesentérica. Verificar rotineiramente também fluxo urinário e pulsos distais dos membros inferiores.
- Vigilância de sangramento: Hb/Ht a cada 8 horas.
- Caso a técnica utilizada tenha sido a percutânea, manter o membro onde foi mantido o introdutor imóvel por 6 horas após o procedimento. Após remoção do introdutor, pressionar o local vigorosamente até estancar o sangramento, mantendo curativo compressivo. Avaliar periodicamente o membro e o local da punção na busca de hematomas, sopros sugestivos de pseudoaneurismas e diminuição de pulsos.

FLUXOGRAMA DE ATENDIMENTO AO PACIENTE COM SUSPEITA DE SÍNDROME AÓRTICA AGUDA

Suspeita clínica

- Dor torácica ou abdominal súbita intensa e lancinante, que irradia para o dorso associada a sintomas gerais como palidez, diaforese, mal-estar.
- Presença de fatores de risco: síndrome genética, doença aórtica conhecida, hipertensão, cirurgia cardíaca prévia, idosos.
- Exame físico com assimetria de pulsos e PAS, sopro diastólico em borda esternal direita, sinais de insuficiência cardíaca, PA elevada, déficit neurológico focal.

Exames complementares

- ECG, RX de tórax no leito, ETT *point of care*, laboratório geral (hemograma, função renal e eletrólitos, coagulograma, marcadores de necrose miocárdica).
- Calcular o ADD-RS: se baixo risco, dosar D-dímero.

Conduta

- Se ADD-RS 0-1 e D-dímero < 500 ng/mL: procurar por diagnósticos diferenciais e não realizar exame de imagem.
- Se ADD-RS >1:
  - Hemodinamicamente estável: encaminhar à angiotomografia de aorta total (até ilíacas e femorais).
  - Hemodinamicamente instável: solicitar ETE.
- Controle de dor: morfina 2 mg IV a cada 5 minutos até controle da dor ou se Sat < 95% ou sedação. Manutenção: 2-4 mg IV 4/4 h.
- Controle da PA e FC: iniciar com betabloqueador IV até FC < 60 bpm para evitar taquicardia reflexa causada pelos vasodilatadores.
  - Esmolol 250-500 mcg/kg em 1 minuto seguido por manutenção de 25-50 mcg/kg/h (máximo 300 mcg/kg/h). Pode ser usado mesmo se paciente portador de ICC ou asma.
  - Metoprolol 5 mg IV a cada 5 minutos sob demanda.
- Se PAS < 120 mmHg: manter.
- Se PA >120 mmHg: nitroprussiato de sódio 0,25-0,5 mcg/kg/min (máximo 10 mcg/kg/min).

LEITURA COMPLEMENTAR

1. Clough RE, Nienaber CA. Management of acute aortic syndrome. Nat Rev Cardiol. 2015 Fev;12(2):103-14.
2. Manning WJ, Black JH. Overview of acute aortic dissection and other acute aortic syndromes. In: Up To Date. Disponível em: https://www.uptodate.com/contents/overview-of-acute-aortic-dissection-and-other-acute-aortic- syndromes?search=aortic%20dissection&source=search_result&selectedTitle=3~150&usage_type=default&display_rank=3.
3. Erbel R, Alfonso F, Boileau C, et al. Diagnosis and management of aortic dissection. Eur Heart J. 2001;22:1642.
4. Mokashi SA, Snensson LG. Guidelines for the management of patients with thoracic aortic disease in 2017. Gen Thorac Cardiovasc Surg. 2019 Jan;67(1):59-65.

15 Insuficiência cardíaca na UTI

Livia Garcia Melro
Marcelo Park

INTRODUÇÃO
- A insuficiência cardíaca congestiva (ICC) é definida como disfunção cardíaca com incapacidade em ejetar um volume sistólico adequado para suprir demandas metabólicas, ou o coração é capaz de manter um volume sistólico adequado, mas às custas de elevadas pressões de enchimento.

INSUFICIÊNCIA CARDÍACA CRÔNICA
Epidemiologia
- A prevalência da ICC é de cerca de 1-2% da população geral, chegando a ≥ 10% da população acima de 70 anos de idade.
- Do ponto de vista etiológico, em torno de 30% dos pacientes com ICC não têm etiologia bem definida, sendo que aproximadamente 30% têm ICC secundária à doença isquêmica do coração e 30%, ICC associada à doença hipertensiva.
- Em geral, 80% dos pacientes têm o primeiro diagnóstico feito durante alguma internação, e 68%, já em classe funcional IV.

Manifestações clínicas
- Seu diagnóstico é clínico. A insuficiência cardíaca é uma síndrome caracterizada por sintomas de congestão sistêmica (dispneia, fadiga, edema de membros inferiores) que pode estar acompanhada de sinais (estase

jugular, estertores crepitantes pulmonares) ocasionados por uma alteração estrutural ou funcional do coração, resultando em baixo débito cardíaco e/ou elevadas pressões de enchimento ao repouso ou esforço. Sendo assim, a definição de ICC envolve a presença de sintomas, porém o reconhecimento da disfunção cardíaca assintomática é importante, uma vez que além do valor prognóstico, o tratamento precoce pode resultar em redução da mortalidade desses pacientes.

- O diagnóstico de ICC deve ser feito baseado na história clínica, exame físico compatível e corroborado pela ecocardiografia (Figura 1).

- Os pacientes podem ser classificados como úmidos ou secos em termos de congestão, e frios ou quentes em termos de perfusão. A classificação é importante para determinar a melhor terapia para o episódio de descompensação (Figura 2). Para classificá-lo em termos de perfusão, o exame físico é essencial: devemos acessar tempo de enchimento capilar, presença de livedo, nível de consciência e ritmo de diurese, assim como PA sistólica abaixo de 90 mmHg. Presença de acidose metabólica e hiperlactatemia são exames complementares que podem ajudar na identificação dos pacientes com perfusão ruim. Para classificá-lo em termos de congestão, sinais clínicos como estertores crepitantes, estase jugular e edema de membros inferiores em geral são suficientes. A radiografia de tórax pode auxiliar no diagnóstico, assim como o ultrassom pulmonar, identificando perda de aeração gravidade-dependente e presença de derrame pleural.

Monitorização

- Pacientes com lactato normal, consciência preservada, PAS > 90 mmHg e sem acidose metabólica podem ser monitorados não invasivamente.

- Nos demais pacientes, é recomendada a monitoração com cateter venoso central e cateter para monitorização de pressão arterial invasiva. A ecocardiografia à beira leito pode ser útil na monitorização não invasiva da função ventricular, do débito cardíaco e das pressões de enchimento,

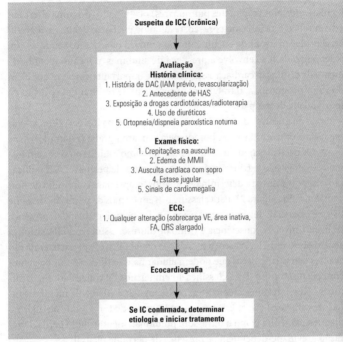

Figura 1 Diagnóstico da insuficiência cardíaca.

aliados ao ultrassom pulmonar. Porém, medidas isoladas de débito cardíaco não devem ser interpretadas sem informações quanto à perfusão periférica e ao desbalanço de oferta e consumo de oxigênio. Medidas de PVC elevadas são indicativas de desacoplamento entre retorno venoso e função cardíaca, e podem auxiliar no processo de descongestão sistêmica. PVC baixas podem indicar necessidade de terapia com fluidos, porém devem ser interpretadas de forma cautelosa, uma vez que pacientes com disfun-

15 Insuficiência cardíaca na UTI

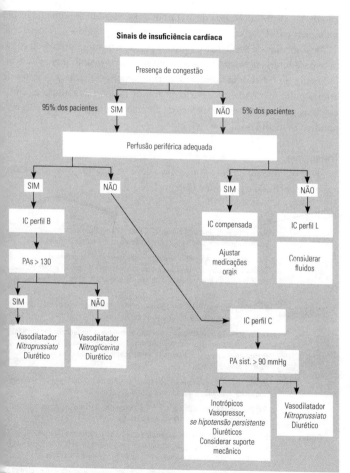

Figura 2 Manejo clínico da insuficiência cardíaca.

ção de VE com função boa de VD podem apresentar-se com congestão pulmonar e PVC baixa, e neste cenário, terapia com fluidos será deletéria.

- A medida de $SvcO_2$ não é validada para uso na monitoração ou como base para intervenções no paciente com ICC, mas quanto menor seu valor, maior a probabilidade da existência de hiperlactatemia. O cateter de artéria pulmonar não é necessário na grande maioria das situações clínicas, mas pode ajudar em situações de choque cardiogênico que não respondem às medidas iniciais.

Tratamento

- O tratamento da descompensação deve ser baseado nos sinais e sintomas de perfusão e congestão (Figura 2).

Tabela 1

Volume	Pacientes sem sinais de congestão, PVC < 15 mmHg e com má perfusão poderão se beneficiar da administração de volume (cristaloides).
Vasodilatadores	Pacientes com PAS > 85 a 90 mmHg podem receber vasodilatadores. O foco inicial de manutenção da pressão arterial é de até 90 mmHg de PAS ou 60 mmHg de PAM, tituláveis de acordo com o paciente e o momento da doença.
	EV: nitroglicerina 5 a 1.000 mcg/min, nitroprussiato com dose inicial de 0,1 mcg/kg/min ou vasodilatador oral ou sublingual.
	Oral: captopril, hidralazina com nitrato e anlodipina podem ser introduzidos como terapia primária ou como transição pós-uso de vasodilatadores EV. O captopril, em especial, permite um escalonamento de doses a cada 2 h de 6,25 mg até 25 mg.
Inotrópicos	Devem ser utilizados apenas se houver critério de má perfusão persistente após a vasodilatação e a administração adequada de volume.
	A dobutamina (2,5 a 20 mcg/kg/min) é a droga de escolha; sua combinação com milrinone é necessária em casos raros.
	Em pacientes com betabloqueadores, utiliza-se o milrinone (ataque facultativo de 50 mcg/kg em 10 min e infusão contínua de 0,375 a 0,750 mcg/kg/min), lembrando que o efeito máximo pode ser bem retardado.
	O levosimendam pode ser utilizado, mas sempre tendo em mente a relação custo/eficácia. Congestão refratária não é indicação absoluta do uso de inotrópicos.

Diuréticos	Devem ser utilizados sempre que houver sinais de congestão e com a perfusão adequada. Não há vantagens do uso contínuo sobre o uso em *bolus*. Altas doses podem ser utilizadas (até 200 mg de furosemida a cada 6 h) e/ou associação com tiazídicos (hidroclorotiazida 50 a 200 mg por via oral) e espironolactona (25 a 100 mg VO). Piora da função renal é esperada e nem sempre está associada a piores desfechos, em especial nos doentes em que há melhora da congestão sistêmica e controle da hipertensão arterial.
Betabloqueadores	Betabloqueadores, como o carvedilol, que estejam sendo utilizados de base devem ser suspensos com hipotensão, congestão ou má perfusão refratária ao tratamento inicial (horas de tratamento). Caso contrário, devem ser mantidos, sendo que, inicialmente, sua dose pode ser momentaneamente reduzida a critério.
Antiarrítmicos	A alta resposta ventricular devido a fibrilação/*flutter* atrial pode ser controlada com digitálicos (se não houver disfunção renal ou uso de catecolaminas), amiodarona (droga de escolha no choque).
Profilaxias	Profilaxia de TVP e de sangramento gastrointestinal (se em VM por mais de 48 h ou discrasia de coagulação) deve ser aplicada.
Oxigênio	Deve ser utilizado se $PaO_2 < 60$ mmHg (critério preferencial) ou $SpO_2 < 90\%$.
VNI	Deve ser utilizada no desconforto respiratório ou hipoxemia.
Suporte circulatório mecânico	Deve ser lembrado em paciente com má perfusão ou congestão refratárias ao tratamento já proposto e com perspectiva de tratamento, como transplante, revascularização ou correção de qualquer alteração anatômica. Vale lembrar que a letalidade da doença é alta.

INSUFICIÊNCIA CARDÍACA AGUDA

- O diagnóstico de IC aguda é desafiador, já que seus sintomas são semelhantes a outras patologias comuns na emergência, como DPOC exacerbada ou pneumonia. A necessidade de hospitalização por IC aguda está associada a mal prognóstico, uma vez que 30% dos pacientes morrem ou necessitam de re-hospitalização em 90 dias.

- A disfunção de VE é o principal achado da IC aguda, porém outras doenças que acometem o sistema cardiovascular podem contribuir para os episódios de descompensação e podem evoluir para choque cardiogênico (Tabela 2).

Tabela 2 – Fatores de descompensação da IC aguda

Dissecção de aorta
Doenças pericárdicas
Doenças valvares agudas
Taqui e bradiarritmias
Síndrome coronariana aguda
Miocardiopatias não isquêmicas (induzidas por droga, Takotsubo)
Complicações mecânicas do IAM
Miocardites
Tromboembolismo pulmonar

- O manejo clínico da IC aguda é semelhante ao da IC crônica (Figura 2), além das intervenções específicas necessárias no manejo emergencial de algumas etiologias (Tabela 3).

Tabela 3 – Manejo emergencial de etiologias específicas da IC aguda

Fator precipitante	Manejo
Síndrome coronariana aguda	Pacientes com elevação de segmento ST ou pacientes que se apresentam com dor torácica, elevação de troponina e alteração segmentar nova no eco devem ser investigados com cineangiocoronariografia.
Crise hipertensiva	Redução da pressão arterial sistêmica em 25% nas primeiras horas com vasodilatador EV.
Arritmias cardíacas	Distúrbios de ritmo que levem a instabilidade devem ser corrigidos com cardioversão elétrica, antiarrítmicos e marca-passo provisório.
Causas mecânicas	Presentes como complicações mecânicas do IAM, trauma torácico ou pós-procedimentos. Disfunção valvar aguda secundária a endocardite, dissecção de aorta ou trombose de próteses são geralmente de tratamento cirúrgico.
Tromboembolismo pulmonar	TEP de alto risco, levando a instabilidade hemodinâmica, deve ser avaliado para elegibilidade de tratamento trombolítico sistêmico, e quando este for contraindicado, trombectomia mecânica ou cirúrgica será discutida.

Suporte mecânico

- O suporte mecânico deve ser considerado para os casos de choque cardiogênico refratário ao manejo clínico inicial, ou seja, pacientes que se mantêm com IC < 2,2 e sinais de hipoperfusão tecidual a despeito de suporte inotrópico. O tipo de suporte deve ser escolhido de acordo com a necessidade de cada paciente, disponibilidade e expertise da equipe local.

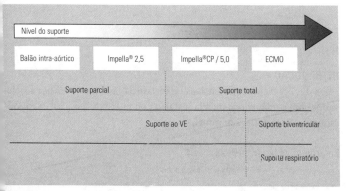

Figura 3

LEITURA COMPLEMENTAR

1. Ponikowski P, et al. 2016 ESC Guidelines for the diagnosis and treatment of acute and chronic heart failure. The Task Force for the diagnosis and treatment of acute and chronic heart failure of the European Society of Cardiology (ESC). European Heart Journal. 2016;37;2129-2200.
2. McMurray JJV. Systolic Heart Failure. N Engl J Med. 2010;362:228-38.
3. Peacock WF, et al. Considerations for initial therapy in the treatment of acute heart failure. Critical Care. 2015;19:399.
4. Testani JM, et al. Impact of changes in blood pressure during the treatment of acute decompensated heart failure on renal and clinical outcomes, European Journal of Heart Failure. 2011;13:877-884.
5. Felker GM, et al. Diuretic Strategies in Patients with Acute Decompensated Heart Failure. N Engl J Med. 2011;364:797-805.
6. van Diepen S, et al. Contemporary Management of Cardiogenic Shock. A Scientific Statement from the American Heart Association. Circulation. 2017;136:e232-e268.

16 Emergências hipertensivas

Andréa Remigio
Eduardo Azevedo

INTRODUÇÃO
- Emergências hipertensivas estão associadas a níveis tensionais elevados com evidência de injúria instalada ou iminente a órgãos-alvo. Geralmente, PA ≥ 180 x 120 mmHg.

Emergências hipertensivas
- Hipertensão acelerada maligna com papiledema
- Encefalopatia hipertensiva
- Acidente vascular encefálico
- HSA
- Dissecção aguda de aorta
- Infarto agudo do miocárdio
- Hipertensão renovascular
- Feocromocitoma
- Eclâmpsia

APRESENTAÇÃO CLÍNICA E ETIOLOGIA
Além da elevada pressão arterial, pode-se encontrar:
- Hemorragias de exsudatos retinianos e/ou papiledema.

- Nefroesclerose maligna, com lesão renal aguda, hematúria e proteinúria.
- Sintomas neurológicos (cefaleia, náusea, vômitos, sintomas neurológicos focais, rebaixamento do nível de consciência, convulsões).
- Dor torácica.

Outras manifestações variam de acordo com a existência de patologias sobrepostas.

EXAMES COMPLEMENTARES

A avaliação laboratorial deve incluir hemograma com pesquisa de esquizócitos, bioquímica, marcadores de necrose miocárdica, eletrocardiograma e análise do sedimento urinário. Outros exames devem ser solicitados de acordo com o quadro clínico, como a tomografia de crânio nos doentes com déficits neurológicos agudos ou confusão mental.

ABORDAGEM TERAPÊUTICA

Na estratégia terapêutica, tão importante quanto o valor absoluto da PA são a velocidade de sua instalação e o quadro clínico associado.

Inicialmente, deve-se manter o doente em repouso, controlar fatores interferentes como dor, estabelecer um acesso venoso, monitorar ritmo cardíaco e PA. Após isso, é fundamental classificar a situação como emergência hipertensiva, urgência hipertensiva ou pseudocrise.

Os pacientes em emergência hipertensiva são melhor manejados com drogas tituláveis parenterais e dispondo-se de PAi. De uma forma geral, procura-se reduzir a PA em 20 a 25% num período de 1 a 2 h. Após isso, o tratamento é bem menos agressivo, visando à preservação dos mecanismos autorregulatórios de fluxo. As situações que exigem uma maior rapidez são a DAA, a isquemia coronariana ativa, a insuficiência cardíaca e a doença encefalovascular.

Medicações intravenosas para tratamento das emergências hipertensivas		
Droga e mecanismo de ação	Indicações, vantagens e dose	Desvantagens e cuidados
Nitroprussiato de sódio	Início de ação imediato, potente anti-hipertensivo, meia-vida de 1 a 2 min, dose de 0,25 a 10 µg/kg/min	Risco de intoxicação pelo tiocianato
Nitroglicerina	Indicada classicamente nos casos de insuficiência coronariana aguda e hipertensão em pós-operatório cardíaco, dose de 5 a 200 µg/min	Contraindicada nos pacientes com glaucoma de ângulo fechado
Hidralazina	Indicação primária nos casos de gravidez e eclâmpsia, início de ação entre 10 e 20 min, duração de 2 a 4 h	Taquicardia reflexa e possibilidade de exacerbar a angina

Formas de administração descritas no anexo "Diluições Padrão".

Pacientes com urgência hipertensiva cursam com elevados níveis tensionais, mas sem evidência de injúria aguda a órgãos-alvo. Por isso, admitem um controle pressórico mais gradual, em um período de 24 a 48 h, com anti-hipertensivos orais, visando impedir a progressão para casos graves e de maior risco.

LEITURA COMPLEMENTAR
1. Marik PE. Hypertensive crises: challenges and management. Chest. 2007;131(6):1949-62.
2. Vidaeff AC, Carroll MA, Ramin SM. Acute hypertensive emergencies in pregnancy. Crit Care Med. 2005;33(10 Suppl):S307-S312.
3. Varon J, et al. The diagnosis and management of hypertensive crises. Chest. 2000;118(1): 214-27.

Marca-passo   17

Andréa Remigio

INTRODUÇÃO
- A estimulação cardíaca artificial promove a despolarização/repolarização das células musculares cardíacas.
- As principais indicações são:
  - Bradicardias sintomáticas.
  - "*Overdrive supression*" em taquiarritmias.
  - Profilático em pós-operatório de cirurgias cardíacas.

TÉCNICA DE INTRODUÇÃO DO MARCA-PASSO PROVISÓRIO TRANSVENOSO
- Eletrocardiograma basal.
- O introdutor locado.
- Na falta de um radioscópio, o cabo eletrodo pode ser posicionado com o auxílio de um eletrocardiógrafo analógico ou monitor cardíaco.
- O conector correspondente ao polo distal do cabo eletrodo (o negativo ou cátodo, geralmente) é ligado com auxílio de um cabo jacaré-jacaré ao polo explorador do eletrocardiógrafo ou monitor cardíaco.
- Em seguida, deve-se proceder aos testes dos limiares de sensibilidade, comando e ajuste de frequência cardíaca no gerador do marca-passo.

– **Limiar de sensibilidade**: indica a menor amplitude de estímulo elétrico que o marca-passo consegue detectar. A sensibilidade aumenta com o inverso da amplitude (em milivolts). Isto é, menores valores de sensibilidade fazem com que o marca-passso capte mais, ou seja, a sensibilidade é maior. O teste de sensibilidade é feito diminuindo-se progressivamente a sensibilidade do gerador até que o aparelho capte as despolarizações intrínsecas do paciente e passe a estimular de maneira competitiva. Recomenda-se o ajuste de sensibilidade igual ao dobro do valor encontrado (ou metade do valor numérico), algo em torno de 1,5 mV.

– **Limiar de comando**: é a menor quantidade de energia capaz de despolarizar o miocárdio. Esse valor é obtido estimulando-se o coração com uma frequência acima da de escape e diminuindo-se progressivamente a amplitude da espícula do marca-passo até que se observe perda de comando de aproximadamente 0,5 mA. Recomenda-se uma amplitude de 2 a 3 vezes esse valor para garantir uma margem de segurança adequada.

– Altos limiares de sensibilidade e/ou comando podem ser resultado da impactação do cabo eletrodo em um local inapropriado.

– Recomendam-se testes diários dos limiares de sensibilidade e comando em todos os pacientes portadores de marca-passo provisório.

– A **frequência de estimulação** deve ser de 60 a 100 ou 10 acima da frequência basal.

- A introdução paulatina do cabo eletrodo produzirá ondas P e complexos QRS conforme descrito nas Figuras 1 e 2 (supondo-se um paciente em BAVT).
- A posição estará adequada (quando o eletrodo entra em contato com endocárdio) ao observar-se uma elevação significativa do segmento ST (corrente de lesão).
- Após fixação do cateter e curativo local, devem ser realizados Rx de tórax e ECG de controle.

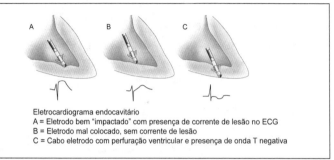

Eletrocardiograma endocavitário
A = Eletrodo bem "impactado" com presença de corrente de lesão no ECG
B = Eletrodo mal colocado, sem corrente de lesão
C = Cabo eletrodo com perfuração ventricular e presença de onda T negativa

Figura 1 Morfologia do ECG de acordo com a posição da ponte do marca-passo.

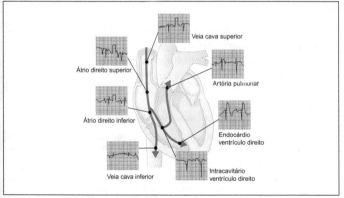

Figura 2 Traçado do ECG durante a passagem do marca-passo.

Localização	Onda P	QRS	Corrente de lesão
Veia cava superior	Negativa semelhante à AVF	Semelhante à AVR	Ausente
Veia cava inferior	Positiva e pequena	Semelhante à AVF ou D3	Ausente
Átrio direito alto	Negativa e grande	Semelhante à AVR	Ausente
Átrio direito médio	Isodifásica e grande	Semelhante à AVR	Ausente
Átrio direito baixo	Positiva e grande	Semelhante à V1	Ausente
Ventrículo direito via de entrada	Positiva e pequena	Muito grande e semelhante à V1	Presente quando impactado
Ventrículo direito ponta	Positiva e pequena	Muito grande e semelhante à V3	Presente quando impactado
Ventrículo direito via de saída	Positiva, pequena e semelhante à AVL	Polifásica	Presente quando impactado

COMPLICAÇÕES
- Complicações relacionadas à punção venosa (semelhantes ao CVC).
- Estimulação diafragmática.
- Perfuração miocárdica e hemopericárdio.
- Deslocamento e fratura do cateter.

LEITURA COMPLEMENTAR
1. Gauch PRA, Andrade JCS. Técnica de implante de marca-passo endocárdico. Rebrampa. 1989;2.2:65-76.
2. Penteado JOP. Marca-passo cardíaco. In: Manual de cardiologia, diagnóstico e tratamento. 2005. Biblioteca virtual. Sociedade Brasileira de Cardiologia. Disponível em: http://educacao.cardiol.br/manualc/default.asp
3. Sosa EA, Paola AAV, Martinelli M, Costa R, et al. Diretrizes e recomendações do Departamento de Arritmia e Eletrofisiologia Clínica (DAEC) e Departamento de Estimulação Cardíaca Artificial (DECA) da Sociedade Brasileira de Cardiologia (SBC). 2002.

Endocardite infecciosa 18

Marcelo Ticianelli de Carvalho
Thiago Gomes Romano

DEFINIÇÃO
- Processo infeccioso da superfície endotelial do coração, envolvendo principalmente as válvulas cardíacas, mas podendo também acometer outras regiões.
- Aumento da incidência à custa de casos relacionados a cuidados de saúde.

FATORES DE RISCO

Tabela 1

• Sexo masculino	• Idade > 60 anos
• Prótese valvar	• Endocardite infecciosa prévia
• Uso de drogas endovenosas	• Hemodiálise
• Cateter intravascular	• Dispositivos cardiovasculares
• Infecção cutânea	
• Doença cardíaca estrutural, valvopatias ou cardiopatias congênitas	• Má higiene oral ou patologia dentária

DIAGNÓSTICO
- É dado pelos critérios modificados da Duke University (Quadro 1) e baseia-se em achados clínicos, microbiológicos e ecocardiográficos.

Apresentação clínica
- Sinais e sintomas inespecíficos podem retardar o diagnóstico.
- Manifesta-se de forma aguda (indiferente de outras causas de sepse) ou subaguda.
- Febre, novo sopro cardíaco, calafrios, perda de peso, inapetência, fadiga, esplenomegalia, hematúria e até instabilidade hemodinâmica podem estar presentes.
- Manchas de Janeway, nódulos de Osler e manchas de Roth são mais frequentes na forma subaguda (< 5% dos casos).

Microbiologia
- A identificação do microrganismo é obtida > 80% quando três pares de HMC são coletados. *Staphylococcus* e *Streptococcus* são responsáveis pela maioria dos casos, seguida por *Enterococcus*.
- O grupo HACEK (*Haemophilus, Aggregatibacter actinomycetemcomitans, Cardiobacterium hominis, Eikenella corrodens, Kingella kingae*) de bactérias Gram-negativas tem crescimento lentificado e junto com uso prévio de ATB são responsáveis pelos casos de EI com HMC negativa (sorologia e PCR podem auxiliar no diagnóstico).

Imagem
- Ecocardiograma é realizado no diagnóstico e na suspeita de complicações (abscesso, fístula, perfuração de folhetos valvar, regurgitação e deiscência de prótese valvar).
- Ecocardiograma transesofágico tem melhor sensibilidade na presença de prótese valvar e dispositivos intracardíacos. É realizado nos casos de ecocardiograma transtorácico normal e de suspeita clínica elevada de endocardite infecciosa.
- TC: caracterização das lesões embólicas e abscessos perivalvares.

- RM: maior sensibilidade na detecção de lesões isquêmicas em SNC (presentes em > 80% dos casos em pacientes neurologicamente assintomáticos).
- PET-CT: detecção de lesões embólicas e focos infecciosos extracardíacos.

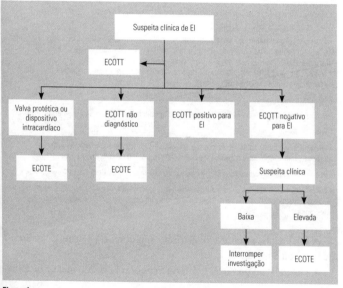

Figura 1

Em caso de ECOTE inicialmente negativo para EI, mas alta suspeita clínica, repetir dentro de 5-7 dias (ECOTT e/ou ECOTE).
*Considerar ecocardiograma em todo paciente com bacteremia por *S. aureus* para descartar EI.
EI: endocardite infecciosa; ECOTE: ecocardiograma transesofágico; ECOTT: ecocardiograma transtorácico.

Quadro 1 – Critérios de Duke modificados

Critérios maiores

1) Hemocultura positiva:
- Microrganismo compatível com o diagnóstico (*S. aureus*, *Enterococcus* comunitário, *Streptococcus viridans*, *Streptococcus bovis*, grupo HACEK) na ausência de outro foco. Presença em 2 culturas separadas na ausência de foco primário; ou
- Microrganismo consistente com o diagnóstico em culturas persistentemente positivas, isolado em 2 amostras sanguíneas colhidas com intervalo de 12 h entre elas ou todas de 3 ou a maioria de 4 amostras, separadas com intervalo de pelo menos 1 h entre a primeira e a última; ou
- Hemocultura única positiva para *Coxiella brunnetti* ou títulos de IgG > 1:800.

2) Evidência de envolvimento endocárdico:
- Ecocardiograma positivo: massa cardíaca oscilante em valva, estruturas de suporte, trajeto de jato regurgitante ou em material implantado (na ausência de explicação anatômica alternativa), ou abscesso ou nova deiscência de prótese.
- Nova regurgitação valvar (o aumento ou a modificação de sopro preexistente não caracterizam nova regurgitação valvar).

Critérios menores

- Predisposição: condição cardíaca prévia predisponente ou usuário de droga endovenosa.
- Febre: ≥ 38°C.
- Fenômeno vascular: embolia de grande artéria, infarto pulmonar séptico, aneurisma micótico, hemorragia intracraniana, hemorragia conjuntival e lesão de Janeway.
- Fenômeno imune: glomerulonefrite, nódulo de Osler, mancha de Roth e fator reumatoide.
- Evidência microbiológica: hemocultura positiva, porém sem preencher critérios maiores, ou evidência sorológica de infecção ativa com microrganismo compatível com endocardite infecciosa.

- Diagnóstico definitivo: 2 critérios maiores ou 1 critério maior e 3 menores, ou 5 menores.
- Diagnóstico possível: 1 critério maior ou 1 critério menor ou 3 menores.
- Diagnóstico rejeitado: resolução dos sintomas dentro de 4 dias de antibioticoterapia, outro diagnóstico alternativo, sem evidência de endocardite no intraoperatório/autópsia com 4 dias de antibioticoterapia e ausência de critérios de diagnóstico possível.

COMPLICAÇÕES

São comuns, principalmente pelo *S. aureus*.

- Hemodinâmicas: insuficiência aórtica, mitral e insuficiência cardíaca aguda.
- Sépticas: abscesso perivalvar, infecção metastática e de dispositivos intravasculares.
- Embólicas: SNC, baço e rins são os órgãos mais acometidos.
- Neurológicas: AVC isquêmico e hemorrágico, AIT, encefalopatia, meningite e abscessos.
- Outras: aneurismas micóticos, glomerulonefrites e distúrbios de condução.

TRATAMENTO CLÍNICO

- Tratamento empírico é iniciado quando a suspeita clínica é alta e o paciente encontra-se em estado grave, antes do resultado da HMC.
- Deve-se obter hemoculturas previamente a introdução de ATB.
- Cobrir empiricamente *Staphylococcus*, *Streptococcus* e *Enterococcus* (considerar exposição prévia a ATB, valva nativa ou protética e quando foi realizada a cirurgia, infecção comunitária, nosocomial ou associada aos cuidados de saúde).
- Início precoce e adequado reduz incidência de eventos embólicos (maior nas primeiras 2 semanas).
- Se cultura de valva positiva, considerar o início de ATB o dia da cirurgia, senão a duração do tratamento é calculada a partir do primeiro dia de ATB adequado.
- Antiagregação plaquetária e anticoagulação sistêmica não são recomendadas na EI. Pacientes em anticoagulação oral prévia, recomenda-se trocar por HNF ou HBPM principalmente em EI por *S. aureus*.
- *Streptococcus viridans* e *bovis* (penicilina sensível): esquema padrão em valva nativa sem complicações e função renal normal.

Tabela 2

Valva	Antibiótico	Dose	Duração
Nativa	Penicilina G ou Amoxicilina ou Ceftriaxona	12-18.000.000 UI/dia IV ou IM 4-6 doses 100-200 mg/kg/dia IV ou IM 4-6 doses 2 g/dia IV ou IM 1-2 doses	2 semanas
	+ Gentamicina	+ 3 mg/kg/dia IV ou IM 1 dose	

- *Streptococcus viridans* e *bovis* (penicilina sensível): esquema preferível em > 65 anos, disfunção renal ou disfunção vestibulococlear. Em caso de valva protética, estender para 6 semanas de tratamento.

Tabela 3

Valva	Antibiótico	Dose	Duração
Nativa	Penicilina G ou Amoxicilina ou Ceftriaxona	12-18.000.000 UI/dia IV ou IM 4-6 doses 100-200 mg/kg/dia IV ou IM 4-6 doses 2 g/dia IV ou IM 1-2 doses	4 semanas

- *Streptococcus viridans* e *bovis* (alérgicos/intolerantes a betalactâmicos). Em caso de valva protética, estender tratamento para 6 semanas.

Tabela 4

Valva	Antibiótico	Dose	Duração
Nativa	Vancomicina	30 mg/kg/dia IV 2 doses	4 semanas

- *Streptococcus viridans* e *bovis* (penicilina resistente MIC 0,250-2 mg/L) Em caso de valva protética, estender tratamento para 6 semanas.

Tabela 5

Valva	Antibiótico	Dose	Duração
Nativa	Penicilina G ou Amoxicilina ou Ceftriaxona	24.000.000 UI/dia IV ou IM 4-6 doses 200 mg/kg/dia IV ou IM 4-6 doses 2 g/dia IV ou IM 1-2 doses	4 semanas
	+ Gentamicina	+ 3 mg/kg/dia IV ou IM 1 dose	2 semanas

- *Streptococcus viridans* e *bovis* (penicilina resistente MIC 0,250-2 mg/L com intolerância a betalactâmico). Em caso de valva protética, estender tratamento para 6 semanas.

Tabela 6

Valva	Antibiótico	Dose	Duração
Nativa	Vancomicina + Gentamicina*	30 mg/kg/dia IV 2 doses 3 mg/kg/dia IV ou IM 1 dose	4 semanas

*Deve ser utilizada apenas por 2 semanas.

- *S. aureus* (MSSA).

Tabela 7

Valva	Antibiótico	Dose	Duração
Nativa	Oxacilina*	12 g/dia IV em 4-6 doses	4-6 semanas
Protética	Oxacilina* + Rifampicina + Gentamicina**	12 g/dia IV em 4-6 doses 900-1.200 mg/dia IV ou VO em 2-3 doses 3 mg/kg/dia IV ou IM 1 dose	≥ 6 semanas

Obs.: Iniciar rifampicina após 3-5 dias de vancomicina.
*Alérgicos à penicilina (reações não anafilactoides): cefazolina 6 g IV dia em 3 doses.
**Gentamicina deve ser utilizada por 2 semanas.

- *S. aureus* (MRSA).

Tabela 8

Valva	Antibiótico	Dose	Duração
Nativa	Vancomicina	30-60 mg/kg/dia IV em 2-3 doses	4-6 semanas
	Alternativa: Daptomicina	10 mg/kg/dia IV 1 dose	
Protética	Vancomicina + Rifampicina + Gentamicina*	30-60 mg/kg/dia IV em 2-3 doses 900-1.200 mg/dia IV ou VO em 2-3 doses 3 mg/kg/dia IV ou IM 1-2 dose	≥ 6 semanas

Obs.: Iniciar rifampicina após 3-5 dias de vancomicina.
*Gentamicina deve ser utilizada por 2 semanas.

- *Enterococcus* spp. (sensível a penicilina e aminoglicosídeo).

Tabela 9

Valva	Antibiótico	Dose	Duração
Nativa e protética(1)	Ampicilina + Gentamicina	200 mg/kg/dia IV em 4-6 doses 3 mg/kg/dia IV ou IV 1 dose	4-6 semanas

(1) Quando valva protética, o tempo recomendado de tratamento é 6 semanas.

- *Enterococcus* spp. (resistente a aminoglicosídeo* e penicilina**).

Tabela 10

Valva	Antibiótico	Dose	Duração
Nativa e protética(1)	Ampicilina + Ceftriaxona* ou Vancomicina + Gentamicina**	200 mg/kg/dia IV em 4-6 doses 4 g/dia IV ou IM em 2 doses ou 30 mg/kg/dia IV 2 doses 3 mg/kg/dia IV ou IV 1 dose	4-6 semanas

Obs.: Gentamicina deve ser utilizada apenas por 2-6 semanas.
Esquema com ceftriaxona não tem cobertura para *E. faecium*.
(1) Quando valva protética, o tempo recomendado de tratamento é 6 semanas.
*Resistência a aminoglicosídeos.
**Resistência à penicilina.

- Grupo HACEK.

Tabela 11

Valva	Antibiótico	Dose	Duração
Nativa ou protética*	Ceftriaxona ou Ampicilina + Gentamicina ou Ciprofloxacino	2 g/dia IV ou IM 1-2 doses ou 12 g/dia IV em 4-6 doses + 3 mg/kg/dia em 1-2 doses 400 mg/dose 2-3x/dia ou 750 mg 12/12 h VO	4 semanas

*Tratamento recomendado por 6 semanas.

TRATAMENTO CIRÚRGICO

- As principais indicações são sinais e sintomas de insuficiência cardíaca, infecção não controlada e prevenção de eventos embólicos.
- Em caso de embolias assintomáticas e eventos isquêmicos transitórios, não retardar abordagem cirúrgica se indicada.
- No AVC isquêmico sem coma ou transformação hemorrágica, não postergar abordagem cirúrgica se indicada.
- No AVC hemorrágico, realizar abordagem cirúrgica após 4 semanas.

Tabela 12

Indicação cirúrgica	Tempo ideal
Insuficiência aguda e grave aórtica ou mitral em valva nativa ou protética, obstrução ou fístula causando edema pulmonar refratário ou choque cardiogênico.	Emergência
Insuficiência aórtica ou mitral em valva nativa ou protética grave ou obstrução causando sintomas de IC, ou sinais ecocardiográficos de má tolerância hemodinâmica.	Urgência
Infecção localmente não controlada – abscesso, falso aneurisma, fístula, vegetação em crescimento.	Urgência
Infecção causada por agentes multirresistentes ou fungos.	Urgência/eletiva
Hemoculturas persistentemente positivas apesar de antibioticoterapia adequada e controle adequado de focos infecciosos a distância.	Urgência

Staphylococcus ou bactérias Gram-negativas não HACEK em valva protética.	Urgência/eletiva
Vegetação > 10 mm persistente em valva aórtica ou mitral nativa ou protética e pelo menos um evento embólico apesar de antibioticoterapia adequada.	Urgência
Vegetação > 10 mm em valva nativa aórtica ou mitral associada a estenose ou insuficiência grave e baixo risco cirúrgico.	Urgência
Vegetação isolada > 30 mm em valva nativa ou protética aórtica ou mitral.	Urgência
Vegetação isolada > 15 mm em valva nativa ou protética aórtica ou mitral sem outra indicação cirúrgica.	Urgência

Emergência: < 24 h; urgência: 1 a 7 dias; eletiva: 1 a 2 semanas de antibioticoterapia.

LEITURA COMPLEMENTAR

1. Cahill TJ, Baddour LM, Habib G, Hoen B, Salaun E, Pettersson GB, Schäfers HJ, Prendergast BD. Challenges in infective endocarditis. J Am Coll Cardiol. 2017;69:325-344.
2. Iung B, Xavier D. Infective endocarditis: innovations in the management of an old disease. Nature Reviews Cardiology. 2019;1-13. 10.1038/s41569-019-0215-0.
3. Habib G, Lancellotti P, Antunes MJ, et al. ESC Scientific Document Group. 2015 ESC guidelines for the management of infective endocarditis: the Task Force for the Management of Infective Endocarditis of the European Society of Cardiology (ESC). Endorsed by: European Association for Cardio-Thoracic Surgery (EACTS), the European Association of Nuclear Medicine (EANM). Eur Heart J. 2015;36:3075-128.
4. Wang A, Gaca JG, Chu VH. Management considerations in infective endocarditis: A review. JAMA. 2018;320(1):72-83.
5. Hoen B, Duval X. Infective Endocarditis. N Engl J Med. 2013;368:1425-1433April 11, 2013DOI: 10.1056/NEJMcp1206782.

SEÇÃO IV PNEUMOLOGIA E VENTILAÇÃO MECÂNICA

Crise asmática 19

Antonio Paulo Nassar Junior

INTRODUÇÃO

- Exacerbações da asma são comuns e caracterizadas por dispneia, tosse e sibilância.
- Cinco a 10% dos pacientes que se apresentam no PS com uma crise asmática não melhoram com o tratamento inicial e necessitam de internação em UTI.

DIAGNÓSTICO

História	Início e gravidade dos sintomas, evolução da crise (piora progressiva ou súbita dos sintomas) e hospitalizações prévias
Exame físico	FR, uso de musculatura acessória, FC, pulso paradoxal e sibilância
Função pulmonar	Medidas de PFE e VEF1
Gasometria arterial	Solicitar se SaO$_2$ < 90%
RX tórax	Solicitar se houver suspeita de pneumotórax, pneumonia ou se o paciente não melhorar após 6 a 12 h

CLASSIFICAÇÃO DE GRAVIDADE DA CRISE

Sintomas	Leve	Moderada	Grave	Iminência de parada respiratória
Dispneia	Aos esforços	Ao falar	Ao repouso	Ao repouso
Capacidade de falar	Sentenças	Frases	Palavras	Incapaz de falar
Frequência respiratória	Aumentada	Aumentada	> 30/min	> 30/min
Musculatura acessória	Não usa	Usa	Usa	Respiração paradoxal
Sibilos	Expiratórios moderados	Expiratórios difusos	Inspiratórios e expiratórios difusos	Ausentes
Frequência cardíaca	< 100	100 a 120	> 120	Bradicardia
Pulso paradoxal (mmHg)	< 10	10 a 25	> 25	Ausente
Estado mental	Normal ou agitado	Agitado	Agitado	Confuso ou sonolento
VEF1 (% do predito)	> 80%	50 a 80%	< 50%	< 50%
PaO$_2$ (mmHg)	Normal	> 60	< 60	< 60
PaCO$_2$ (mmHg)	< 45	< 45	> 45	> 45

ADMISSÃO NA UTI
- Crises graves.
- Pouca resposta à terapia inicial.
- Deterioração clínica durante observação no PS.
- Insuficiência respiratória aguda.

TRATAMENTO

Oxigênio	Para manter $SaO_2 > 92\%$.
Beta-2-agonistas	Salbutamol ou fenoterol 2,5 mg (10 gotas) a cada 20 min ou 4 *puffs* a cada 10 min (400 mcg).
Anticolinérgicos	Brometo de ipratrópio 5 mg (40 gotas).
Corticosteroides	Hidrocortisona: dose inicial de 200 a 300 mg e, depois, manter 100 a 200 mg, EV, 6/6h. Metilprednisolona: 40 mg, EV, 6/6h. Prednisona: 40 a 60 mg, VO, por dia.
Sulfato de magnésio (se não houver melhora com o tratamento na 1ª hora)	1 a 2 g, EV, em 20 a 30 min (20 mL de sulfato de magnésio a 10% + 200 mL de soro fisiológico).
VNI	Pode-se iniciar o teste com CPAP (5 cmH$_2$O) ou BIPAP (IPAP de 10 cmH$_2$O e EPAP de 5 cmH$_2$O), observando-se, de perto, se há melhora dos sintomas, e ajustando os parâmetros visando ao conforto do paciente e à melhora da troca gasosa.
VM convencional	• Usar uma cânula traqueal de maior calibre (≥ 8, se possível) por causar menor resistência nas vias aéreas e por permitir a remoção de *plugs* mucosos. • Deve-se manter o paciente sedado, evitando qualquer esforço inspiratório. Podem-se associar bloqueadores neuromusculares, em *bolus*, se necessário. Recomenda-se atracúrio 0,4 a 0,5 mg/kg ou succinilcolina 1 a 2 mg/kg, se não houver contraindicações. • Modo: PCV ou VCV, de acordo com a experiência e a observação da resposta do paciente. • VC: 6 mL/kg. • FR: 8 a 12 ipm. • PEEP: 5 cmH$_2$O. • Alto fluxo inspiratório: 60 a 80 L/min, no modo VCV. • Curva de fluxo descendente, no modo VCV. • Tempo expiratório prolongado: manter relação I:E < 1:2. • Manter Pplatô < 30 cmH$_2$O.

Principais problemas durante a VM

Auto-PEEP

- Causado pelo aprisionamento de ar secundário ao aumento da resistência expiratória, pode levar à instabilidade hemodinâmica.
- Sua medida pode ser feita ao se ocluir a válvula expiratória ao final da expiração, desde que o paciente não tenha esforço inspiratório. Na maioria dos ventiladores, há uma tecla para a pausa expiratória. A pressão que aparecer após alguns segundos em que esta tecla estiver apertada é a auto-PEEP.
- Deve-se aumentar o tempo expiratório por meio de aumento do fluxo ou redução do tempo inspiratório, manter VC e FR baixos, manter PEEP < auto-PEEP para facilitar o disparo do ventilador.

Hipercapnia

- $PaCO_2$ de 40 a 90 mmHg é aceitável, embora valores maiores possam ser tolerados, procura-se manter o pH > 7,2.

Uso de broncodilatadores inalatórios durante a VM

- A indicação do uso e a eficácia desses agentes em pacientes sob VM não estão bem estabelecidas.
- Vários fatores interferem no aporte da droga às vias aéreas inferiores: tamanho da partícula, densidade do gás inalado, posição do nebulizador, ou aerosímetro no circuito do ventilador, e parâmetros ventilatórios.
- O uso de nebulizadores ou aerosímetros dosimetrados parece ter eficácia semelhante, mas os primeiros são mais difíceis de se administrar corretamente e apresentam maior risco de infecção; no entanto, são mais baratos.
- Para garantir um melhor aporte da droga, usam-se doses maiores (dobradas, geralmente) de fenoterol na solução a ser inalada.
- A resposta terapêutica pode ser avaliada pela diminuição da resistência.

Orientações para otimizar a terapêutica inalatória

Aerosímetro dosimetrado	Nebulizador
■ Manter VC > 500 mL em modo assistido. ■ Manter um tempo inspiratório de 0,3 s. ■ Sincronizar com a inspiração do paciente. ■ Agitar a bombinha vigorosamente. ■ Usar um espaçador na linha inspiratória. ■ Aplicar o *puff* no início da inspiração. ■ Pausa inspiratória de 3 a 5 s. ■ Repetir os passos após 30 s, por 4 vezes.	■ Manter VC > 500 mL em modo assistido. ■ Se possível, baixar o fluxo inspiratório para menos de 60 L/min (menos turbulência). ■ Associar 5 mL de SF à dose da droga. ■ Manter o nebulizador na linha inspiratória, 30 cm distante do "Y". ■ Manter fluxo de 6 a 8 L/min pelo nebulizador. ■ Se possível, nebulizar somente durante a inspiração. ■ Agitar o nebulizador levemente durante a nebulização. ■ Desconectar o nebulizador do circuito quando terminar a medicação.

DESMAME

- Iniciar quando resistência < 20 cmH$_2$O x L/s e o quadro clínico melhorar.
- Retirar, então, a sedação e a curarização.
- Passar para modo pressão de suporte e reduzir parâmetros progressivamente (ver capítulo "Desmame da ventilação mecânica").

LEITURA COMPLEMENTAR

Brandão Neto RA, Martins HS. Asma brônquica no departamento de emergência. In: Martins HS, Scalabrini Neto A, Velasco IT. Emergências clínicas baseadas em evidências. São Paulo: Atheneu; 2005. p. 129-41.

Rodrigo GJ, Rodrigo C, Hall JB. Acute asthma in adults: a review. Chest. 2004;125:1081-102.

Oddo M, Feihl F, Schaller MD, Perret C. Management of mechanical ventilation in acute severe asthma: practical aspects. Intensive Care Med. 2006;32:501-10.

Stather DR, Stewart TE. Clinical review: mechanical ventilation in severe asthma. Crit Care. 2005;9:581-7.

Duarte AG. Inhaled bronchodilator administration during mechanical ventilation. Respir Care. 2004; 49:623-34.

20 Tromboembolismo pulmonar

Matheus Liguori Feliciano da Silva

INTRODUÇÃO

- O TEV (tromboembolismo venoso) é caracterizado pelo surgimento de eventos trombóticos abrangendo o tromboembolismo pulmonar e a trombose venosa profunda.
- Ocupa o terceiro lugar entre as doenças cardiovasculares mais frequentes.
- O tromboembolismo pulmonar (TEP) é uma das principais causas de mortalidade, morbidade e hospitalização em centros de emergência, com uma incidência estimada entre 39-115/100.00 habitantes e por vezes tem seu diagnóstico subestimado. Dados europeus demonstram uma taxa de 59% de mortes relacionadas ao TEP, das quais o diagnóstico foi confirmado apenas em dados de necropsias.
- Os fatores de risco associados são: idade, cirurgia recente, trauma, fraturas, imobilismo, uso de contraceptivos, terapia de reposição hormonal, câncer, trombofilias, entre outros.
- A fonte mais comum de êmbolos são os membros inferiores. Trombose venosa profunda de membros superiores (veia braquial, axilar, subclávia) pode embolizar em uma proporção menor dos casos. Tromboses proximais oferecem mais risco de embolia.

APRESENTAÇÃO CLÍNICA E FISIOPATOLOGIA

- A apresentação clínica varia conforme a repercussão hemodinâmica da obstrução e pode se apresentar com uma variedade de sintomas (Tabela 1), devendo ser levantada hipótese frente a um quadro de dor torácica, em geral ventilatório-dependente, associado a dispneia e/ou síncope e/ou hipotensão e/ou hemoptise.

- A fisiopatologia se inicia com uma obstrução abrupta da artéria pulmonar e/ou de seus ramos tributários, acarretando danos à circulação pulmonar e à troca gasosa. Ocorre aumento da pressão na artéria pulmonar com consequente transmissão às câmaras direitas, que tendem a distender suas fibras, liberando mediadores neuro-humorais e acarretando apoptose de miócitos cardíacos. Como consequência, ocorre disfunção ventricular com dilatação das câmaras direitas e abaulamento do septo interventricular, afetando o enchimento ventricular esquerdo, com possível evolução para hipotensão e choque. Além disso, ocorre um aumento do espaço morto secundário a áreas pulmonares bem ventiladas, porém mal perfundidas, gerando hipoxemia e hipercapnia.

Tabela 1 – Sintomas

Sinais	EP confirmada (n = 1.880)	EP não confirmada (n = 528)
Dispneia	50%	51%
Dor torácica pleurítica	39%	28%
Tosse	23%	23%
Dor torácica subesternal	15%	17%
Febre	10%	10%
Hemoptise	8%	4%
Síncope	6%	6%
Dor unilateral nos membros inferiores	6%	5%
Sinais de TVP (inchaço unilateral dos membros	24%	18%

DIAGNÓSTICO

- Em um paciente com suspeita de TEP se faz necessário o uso de escores diagnósticos para estratificar o risco e prosseguir com a investigação diagnóstica correta; dentre eles, um dos mais conhecidos é o escore de Wells (Tabela 2). Outros escores, como o escore de Geneva, também podem ser utilizados.

Tabela 2 – Estratificação de risco para TEP de Wells

Variáveis	Pontuação
Fatores de risco	
Sinais e sintomas de TVP	3,0
Outro diagnóstico menos provável do que TEP	3,0
FC > 100 bpm	1,5
Imobilização ou cirurgia no último mês	1,5
TVP ou TEP prévios	1,5
Hemoptise	1,0
Câncer	1,0
Probabilidade clínica	
Baixa	< 2,0
Intermediária	2,0 a 6,0
Alta	> 6,0

- Caso o paciente seja classificado como de risco baixo/intermediário deve-se prosseguir investigação com solicitação do D-dímero. Caso apresente alto risco, um exame complementar deve ser solicitado, de preferência a angiotomografia de tórax.
- Mais recentemente validado para centros em que a prevalência de TEP é baixa (< 20%), podemos fazer uso do escore de PERC, que consiste em 8 critérios, que se forem ausentes/negativos têm a capacidade de afastar o diagnóstico com valor preditivo negativo estimado em 99% (Tabela 3).

Tabela 3 – Critérios PERC

1 Idade > 50 anos
2 FC > 100 bpm
3 Oximetria < 95%
4 Edema assimétrico de MMII
5 Hemoptise
6 Cirurgia ou trauma recente
7 TVP ou TEP prévio
8 Uso de estrogênio

EXAMES COMPLEMENTARES

- D-dímero: deve ser solicitado em pacientes de risco baixo e intermediário. Caso negativo, praticamente afasta o diagnóstico de embolia pulmonar. Há possibilidade de ajuste do valor de corte pela idade a partir dos 50 anos: D-dímero corrigido = idade x 10 mg/L.
- ECG: importante para diagnóstico diferencial com IAM e pericardiopatias, entre outros. A alteração mais comum consiste em taquicardia sinusal. Em alguns casos pode-se evidenciar o padrão de S1Q3T3 (onda S profunda em D1, onda Q presente em D3 e inversão de T em D3), que demonstra disfunção ventricular direita. Outras alterações, como fibrilação atrial, onda p *pulmonale*, inversão de onda T de V1-V4 e bloqueio de ramo direito novo também fazem parte das alterações possíveis.
- Gasometria arterial: em decorrência do aumento do espaço morto, podemos evidenciar hipercapnia e posterior hipoxemia, sendo alterações pouco específicas para confirmação diagnóstica.
- RX de tórax: exame de rotina para investigação de síndromes dispneicas. Útil para diagnósticos diferenciais, como pneumonia ou insuficiência cardíaca. Pode apresentar alterações típicas como oligoemia regional (sinal de Westmark), corcovas de Hampton (área de infarto pulmonar) ou ainda o sinal de Palla com abaulamento na região da artéria pulmonar.

- Troponina/BNP: exames que devem ser solicitados em caso de suspeita de embolia, porém não são obrigatórios para o diagnóstico. Usados como ferramentas para avaliação da gravidade e do prognóstico, demonstrando o grau de disfunção ventricular associado ao evento.
- Ecocardiograma: pode demonstrar disfunção ventricular direita com aumento de câmaras e abaulamento do septo interventricular. Contudo não deve ser usado para confirmar ou excluir o diagnóstico, visto que estas alterações não são exclusivas desta entidade.
- Cintilografia V/Q: exame com baixa disponibilidade reservado para casos específicos, como história de reação alérgica a contraste, dentre outras contraindicações à ângio-TC. Em geral, se faz o *mismatch* com áreas bem ventiladas, porém mal perfundidas, sendo o laudo dividido em normal, de alta probabilidade e inconclusivo.
- No caso de alterações pulmonares prévias como DPOC ou fibrose pulmonar, o exame pode não ser conclusivo, o que pode ocorrer em até 30 40% dos casos.
- USG Doppler de membros inferiores: exame útil em razão do baixo índice de complicações e possibilidade de realização à beira-leito. Em geral, 70% dos casos de embolia apresentam sua origem em território fêmoro-poplíteo e, caso positivo, permite o início de tratamento anticoagulante sem a necessidade de outros exames complementares (uma vez que, na ausência de instabilidade hemodinâmica, o tratamento da embolia pulmonar e trombose venosa profunda é o mesmo).
- TC helicoidal de tórax: apresenta alta sensibilidade (83%) e especificidade (96%) para o diagnóstico de TEP, e caso disponível, auxilia na visualização direta do trombo, além de auxiliar no diagnóstico diferencial. Cuidados devem ser tomados pela necessidade do uso de contraste para sua realização.
- Arteriografia: permanece até os dias de hoje como exame padrão-ouro, porém em decorrência de sua baixa disponibilidade e risco de com-

plicações com mortalidade relacionada ao procedimento de 0,5%, seu uso fica restrito para casos individualizados.

- Segue o fluxograma sugerido para diagnóstico de TEP (Figura 1).

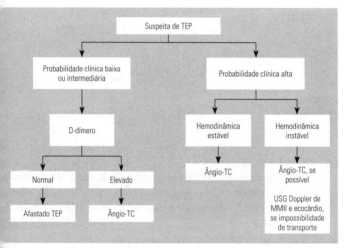

Figura 1 Fluxograma sugerido para diagnóstico.

ABORDAGEM TERAPÊUTICA

- Após a confirmação do diagnóstico, se faz necessária a estratificação de risco de mortalidade em 30 dias para auxílio na decisão do local de tratamento mais adequado (domicílio, enfermaria ou unidade de terapia intensiva). Neste contexto, sugere-se utilizar a avaliação hemodinâmica, em associação ao escore de PESI simplificado (Tabela 4) e exames de disfunção miocárdica para definição terapêutica (Figura 2).

Tabela 4 – Escore de PESI simplificado

Parâmetro	Pontos
Idade > 80 anos	1
Neoplasia	1
Cardiopatia crônica	1
Pneumopatia crônica	1
FC ≥ 110 bpm	1
PAS < 100 mmHg	1
SpO_2 < 90%	1
Escore	Risco de morte com 30 dias
0 pontos	1,0%
≥ 1 ponto	10,9%

Considerações no tratamento

- Inicialmente o paciente deve ser encaminhado à sala de emergência com monitorização de sinais vitais e avaliação de equipe treinada; oximetria, aferição de pressão arterial, além de acesso venoso devem ser prontamente viabilizados.
- A avaliação hemodinâmica deve ser o passo inicial no tratamento caso o paciente apresente sinais de instabilidade.
- O uso de cristaloides deve ser criterioso. Em casos de choque com dilatação das câmaras direitas, um aumento da pré-carga à custa de volume pode agravar ainda mais a dilatação ventricular direita, culminando com uma piora clínica.
- Frente ao diagnóstico de embolia pulmonar, a pedra angular no tratamento permanece sendo o uso de anticoagulantes, dentre eles heparina não fracionada ou a de baixo peso molecular (Tabela 5).
- O uso de novos anticoagulantes vem tomando destaque nos últimos anos e, caso disponível, deve ser adotado logo no início do tratamento em pacientes estáveis (salvo contraindicações).

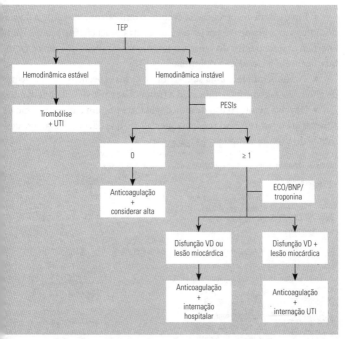

Figura 2 Fluxograma de tratamento sugerido.

- Trombolíticos são reservados para casos com instabilidade hemodinâmica. Evidências apontam para o uso destes até o 14º dia do evento, porém os melhores resultados se apresentam nas primeiras 48 horas do uso (recomendação – uso de alteplase 100 mg EV em 2 h).
- Em casos de pacientes com disfunção ventricular direita sem hipotensão, o uso de trombolíticos diminuiu a evolução para choque, porém à custa de aumento de sangramento e não deve ser realizado de rotina.

- Em casos de recorrência de eventos trombóticos em vigência do uso de anticoagulantes ou em pacientes com contraindicações ao seu uso, uma alternativa seria o filtro de veia cava inferior que impede que novos trombos alcancem a circulação pulmonar.
- Tromboembolectomia se restringe a casos específicos em pacientes de alto risco e com contraindicação a trombólise e uso de anticoagulantes.
- Deve-se manter o uso de anticoagulantes por um tempo mínimo de 3 meses até o retorno com médico especialista, que deverá avaliar a necessidade do uso por tempo prolongado.

Tabela 5 – Medicamentos anticoagulantes e suas respectivas doses

Medicamento	Dose	Alvo	Cuidados
HNF (intravenosa)	25.000 UI diluídos em 245 mL de SF 0,9 % (100 UI/mL) Iniciar 15 UI/kg (máx 1.000 UI/h)	TTPA 1,5-2,5 X Limite superior da normalidade	TTPA 6-6 h
Heparina de baixo peso molecular (subcutânea)	1,5 mg/kg/dia 1,0 mg/kg 12/12 h	–	Clcr < 30 mL/min (relativa)
Fondaparinux (subcutânea)	< 50 kg: 5 mg/dia 50-100 kg: 7,5 mg/dia > 100 kg: 10 mg/dia	–	Clcr < 30 mL/min (relativa)
Warfarina (oral)	Sugestão: 5 mg/dia	INR 2-3	Interação medicamentosa Instabilidade hemodinâmica
Dabigatran (oral)	150 mg 12/12 h Uso concomitante de heparina até o 5º dia	–	Clcr < 30 mL/min
Rivaroxaban (oral)	15 mg/dia por 3 semanas Após: 20 mg/dia	–	Clcr < 30 mL/min

DIAGNÓSTICOS DIFERENCIAIS

- A lista de diagnósticos diferenciais é extensa em grande parte em decorrência da apresentação clínica inespecífica da embolia pulmonar, porém faz parte da rotina do emergencista ou médico hospitalista a investigação de quadros suspeitos de dispneia, dor torácica ou insuficiência respiratória. Entre os diferenciais mais comuns temos IAM, pneumonias, insuficiência cardíaca descompensada, pneumotórax e quadros obstrutivos como asma ou DPOC descompensados.

LEITURA COMPLEMENTAR

1. Rali PM, Criner GJ. Submassive pulmonary embolism. American Journal of Respiratory and Critical Care Medicine. 2018;198:5,588-98.
2. Konstantinides S, Geibel A, Heusel G, et al. Management strategies and prognosis of pulmonary embolism-3 trial I. Heparin plus alteplase compared with heparin alone in patients with submassive pulmonary embolism. N Engl J Med. 2002;347:1143-50.
3. Konstantinides SV, Torbicki A, Agnelli G, et al. ESC guidelines on the diagnosis and management of acute pulmonary embolism. Eur Heart J. 2014;35:3033-69 3069a-3069k.
4. Meyer G, Vicaut E, Danays T, et al. Fibrinolysis for patients with intermediate-risk pulmonary embolism. N Engl J Med. 2014;370:1402-11.
5. Boey E, Teo SG, Poh KK. Electrocardiographic findings in pulmonary embolism. Singapore Med J. 2015;56:533-7.
6. Raskob GE, Angchaisuksiri P, Blanco AN, et al. Thrombosis: a major contributor to global disease burden. Arterioscler Thromb Vasc Biol. 2014;34:2363-71.
7. Konstantinides SV, Meyer G, Becattini C, et al. ESC guidelines on the diagnosis and management of acute pulmonary embolism. European Heart Journal. 2019;00:1-61.

21 Hemoptise e hemorragia alveolar

Rogério Zigaib

HEMOPTISE
Introdução
- Hemoptise é a expectoração de sangue proveniente de estruturas localizadas abaixo das pregas vocais (traqueia, brônquios e pulmões).

Apresentação clínica e etiologia
Manifesta-se tipicamente como sangramento de trato respiratório associado, em geral, à tosse. Deve-se diferenciar do sangramento de origem nas vias aéreas superiores (epistaxe) e no trato gastrointestinal (hematêmese), mas nem sempre é fácil essa distinção.

Em geral, a hemoptise é classificada em duas categorias:
- Não maciça: sangramento < 600 mL em 24 h.
- Maciça: sangramento > 600 mL em 24 h.

Causas
A hemoptise é o resultado do rompimento de vasos sanguíneos para o interior das vias aéreas, e é mais perigosa quando envolve as artérias pulmonares e, principalmente, as brônquicas, por serem vasos de alta pressão

Principais causas de hemoptise

- Neoplasias
- Tb pulmonar (inclusive como sequela de Tb prévia)
- Bronquiectasias
- Fibrose cística
- Doenças inflamatórias pulmonares
- Fístulas arteriobrônquicas (aneurisma de aorta, pós-traqueostomia)
- Malformações vasculares pulmonares
- Infecções e abscessos pulmonares
- Vasculites
- Doenças cardíacas e vasculares (estenose mitral, TEP, endocardite, etc.)
- Desordens hematológicas (anticoagulação, CIVD, trombocitopenia, etc.)
- Lesão de vias aéreas por corpo estranho ou procedimento médico
- Idiopática

É importante a identificação da doença de base para o tratamento adequado. A história deve ser concisa e direcionada para as causas citadas anteriormente.

Exames complementares

- RX de tórax: faz parte da avaliação inicial e deve ser realizada em todos os casos. Pode ser normal em até 30% dos casos, porém ajuda no diagnóstico etiológico e na identificação do pulmão com sangramento.
- Avaliação laboratorial inicial da hemoptise:
  - Hemograma completo: pode sugerir infecção, desordem hematológica, perda crônica de sangue, plaquetopenia, etc.
  - Coagulograma: pode sugerir uso de medicações anticoagulantes, distúrbios da coagulação, etc.
  - Eletrólitos, ureia e creatinina: podem indicar acometimento renal comum nas vasculites, etc. UI: pode revelar hematúria, associada à doença sistêmica.
  - Gasometria em ar ambiente (se possível): mensura o grau de hipóxia e distúrbio metabólico produzido pelo sangramento.
  - Tipo sanguíneo e reação cruzada: pela possível necessidade de transfusão sanguínea.
  - Broncoscopia: é importante para diagnóstico e tratamento da hemoptise na urgência. Quando realizada precocemente (no sangramento ativo ou nas primeiras 12 a 24 h), aumenta a chance de encontrar o local exato e estancar a hemorragia. Ela deve ser realizada em praticamente todos os pacientes, principalmente naqueles com RX de tórax normal, pela possibilidade de tumor endobrônquico. Pode ser útil na manipulação das vias aéreas e na intubação endotraqueal em pacientes com hemoptise maciça.

- ECG: pode mostrar indícios de cardiopatia.
- TC: deve ser realizada apenas nos pacientes estáveis (tanto em nível hemodinâmico como em ventilatório), é útil na identificação de sítios de sangramento e sua causa etiológica: bronquiectasias, abscesso pulmonar, massas pulmonares (neoplasias, aspergilomas), sequelas de tuberculose, pneumonias, malformações vasculares, etc.
- Arteriografia – terapia endovascular: procedimento extremamente útil para diagnóstico e tratamento da hemoptise a curto e médio prazo. Geralmente a hemoptise maciça se origina das artérias brônquicas (cerca de 90%), o que permite localizar o ponto exato de sangramento e, na maioria das vezes, realizar a embolização terapêutica. A embolização falha em 5 a 10% dos casos.

Abordagem terapêutica inicial

- Garantir permeabilidade das vias aéreas (IOT se necessário)*.
- Ventilação adequada; caso necessário, deve-se ventilar cada pulmão independentemente com tubo endotraqueal de duplo-lúmen (Broncocath®).
- Controle hemodinâmico: acesso venoso central, infusão de cristaloides e, caso necessário, hemocomponentes e drogas vasoativas.
- Obtenção de exames laboratoriais, RX de tórax e ECG.
- Broncoscopia: para cauterização do sítio de sangramento, locação da cânula endotraqueal e, quando necessário, entubação seletiva.
- Paciente estável: realizar TC de tórax.
- Falha terapêutica com broncoscopia:
  – Arteriografia e terapia endovascular.
  – Acionar a equipe cirúrgica.
- Falha na terapia endovascular: cirurgia de urgência.

* Nos casos de hemoptise com hipoxemia severa e desconforto respiratório, são indicados IOT e VM.
O ventilador deve ser ajustado para modo controlado, com níveis de PEEP suficientes para coibir exteriorização de sangramento pela cânula orotraqueal (em geral, altos valores) e garantir níveis adequados de oxigenação, sendo sugeridos $PaO_2 > 70$ mmHg e $SaO_2 > 92\%$.

Lembrar-se de manter, sempre que possível, a Pplatô < 30 cmH$_2$O, visando prevenir lesão pulmonar associada à VM; quando isso não for possível, a sugestão é manter o paciente bem sedado.

Fluxograma de condutas no paciente com hemoptise

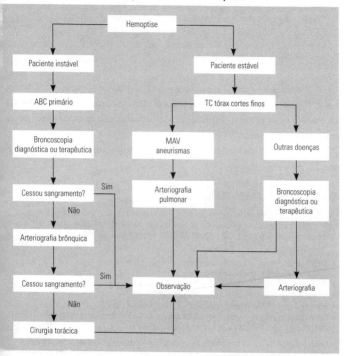

HEMORRAGIA ALVEOLAR
Introdução

- Hemorragia alveolar designa os sangramentos originários da microvasculatura pulmonar (arteríolas, capilares e vênulas), muitas vezes decorrentes de lesão envolvendo a membrana alvéolo-capilar.

ETIOLOGIA

- Autoimune: Goodpasture, púrpura de Henoch-Schönlein, doenças do colágeno, vasculites (Wegener, Behçet, poliangeíte microscópica), etc.
- Não autoimune: medicamentosa (amiodarone, crack, cocaína, anticoagulantes, nitrofurantoína, propiltiouracil, inibidor IIB/IIIA, ácido retinoico, hidantal), causada por inalantes tóxicos, idiopática, infecciosa, etc.

- Manifesta-se com sintomas e sinais respiratórios agudos: dispneia, tosse, hipoxemia, dor torácica, febre, palidez cutânea, anemia e hemoptise. Podem estar presentes sintomas relacionados à doença de base (doenças autoimunes, infecção, etc.).
- A presença de hemoptise não é obrigatória, mas ocorre frequentemente.

EXAMES COMPLEMENTARES

RX de tórax: apresenta achados inespecíficos, infiltrado alvéolo-intersticial está presente na maioria dos pacientes, em geral, bilateral, mas pode se apresentar de maneira unilateral ou, até mesmo, lobar. A presença de derrame pleural é pouco frequente.

Exames laboratoriais:
- FAN, complemento (de acordo com a história clínica).
- ANCA (de acordo com a história clínica).
- Anticorpo antimembrana basal (de acordo com a história clínica).
- Crioglobulinas (de acordo com a história clínica).
- Sorologia para HIV/leptospirose (de acordo com a história clínica).
- Sorologia para herpes e antigenemia para CMV e criptococo (imunodeprimidos).
- Antigenemia para CMV (de acordo com a história clínica).

- LBA: o aspecto do lavado (progressivamente mais hemorrágico) pode sugerir hemorragia alveolar, e a medida da difusão de monóxido de carbono pode ser altamente indicativa do diagnóstico. Pode ser útil na identificação etiológica da hemorragia, por meio da pesquisa de hemossiderina em macrófagos de culturas, de pesquisas de vírus e fungos, além de PCR para certos agentes.
- TC de tórax: caracterização do infiltrado pulmonar e da árvore vascular.
- Biópsia: de acordo com a história clínica e os achados de exames clínicos e laboratoriais, pode ser necessária a realização de biópsias de pele, rim ou pulmão para o estabelecimento de diagnóstico definitivo.

- Abordagem terapêutica semelhante à da hemoptise, com ênfase na pesquisa etiológica e tratamento específico de acordo com a causa da hemorragia alveolar (pulso de metilprednisolona – 1 g por 5 dias –, ciclosporina ou azatioprina, plasmaférese).

LEITURA COMPLEMENTAR

1. Specks U. Diffuse alveolar hemorrhage syndromes. Curr Opin Rheumatol. 2001;13:12-7.
2. Rodriguez W, Hanania N, Guy E, Guntupalli J. Pulmonary-renal syndromes in the intensive care unit. Crit Care Clin. 2002;18:855-79.
3. Collard HR, Schwarz MI. Diffuse alveolar hemorrhage. Clin Chest Med. 2004;25(3):583-92.
4. Jean-Baptiste, E. Clinical assessment and management of massive hemoptysis. Crit Care Med. 2000;28(5):1642-7.
5. Flower CDR, Jackson JE. The role of radiology in the investigation and management of patients with hemoptysis. Clin Radiol. 1996;51:391-400.
6. Lee EW, Grant JD, Loh CT, Kee ST. Bronchial and pulmonary arterial and venous interventions. Semin Respir Crit Care Med. 2008;29(4):395-404.
7. Corder R. Hemoptysis. Emerg Med Clin North Am. 2003;21(2):421-35.

22 Ventilação não invasiva

Bruno Arantes Dias

INTRODUÇÃO

- A VNI consiste na administração de suporte ventilatório mecânico assistido, sem a necessidade de colocação de via aérea artificial (p. ex., cânula orotraqueal).
- As teóricas vantagens da VNI incluem eliminação das possíveis complicações associadas com a intubação endotraqueal, diminuição de infecções relacionadas à aplicação do suporte ventilatório, promoção de maior conforto ao paciente, preservação dos mecanismos de defesa das vias aéreas, possibilidade de manutenção da fala e da deglutição, além de promoção de maior flexibilidade na instituição e remoção da VM.

SELEÇÃO DOS PACIENTES

- A seleção adequada de pacientes é fundamental para o sucesso da VNI, já que sua administração precoce aumenta, em muito, as chances de sucesso. Contudo, o suporte não invasivo nunca deve atrasar a administração de VM invasiva nos pacientes com indicação direta para a mesma ou com falência inicial à VNI.

Consenso da *American Association for Respiratory Care* endossa o uso da VNI se 2 ou mais dos seguintes critérios estiverem presentes:

- Sinais e sintomas de desconforto respiratório agudo:
  - Dispneia moderada a grave
  - FR $\geq$ 25
  - Uso de musculatura acessória ou respiração paradoxal
  - Assincronia toracoabdominal

- Anormalidade nas trocas gasosas:
  - pH < 7,35 com pCO_2 > 45 mmHg
  - Relação PO_2/FiO_2 < 300

Contraindicações ao suporte não invasivo

- Parada respiratória franca ou iminente
- Instabilidade cardiovascular (choque, arritmias graves, síndrome isquêmica aguda não controlada)
- Inabilidade de proteção à via aérea (mecanismos de tosse e deglutição comprometidos)
- Excesso de secreções e HDA
- Agitação psicomotora grave e paciente não colaborativo
- Trauma, queimadura ou cirurgia facial
- Alterações anatômicas interferindo com a adequada fixação da máscara
- PO de cirurgias esofágicas
- PO de cirurgias gástricas (contraindicação relativa)
- Encefalopatia grave com diminuição do nível de consciência (GCS < 10). Exceção a essa contraindicação é a insuficiência respiratória com hipercapnia, na qual deve ser avaliada a resposta da VNI nos primeiros 20 a 30 min quanto à melhora do nível de consciência

PRINCIPAIS INDICAÇÕES PARA VENTILAÇÃO NÃO INVASIVA

As principais patologias com evidência de benefício para VNI na IRpA são:

Exacerbação aguda da DPOC (insuficiência respiratória crônica agudizada)

- Grupo de pacientes com maior evidência de benefício para uso da VNI.
  O modo de ventilação em dois níveis de pressão, administrando suporte ventilatório ativo durante a inspiração (BIPAP®, PSV®, Bilevel®), é o mais indicado. A EPAP é importante para contrabalancear os efeitos deletérios do auto-PEEP, assim como na VM invasiva.

- Retenção de CO_2 é marcador independente de sucesso da VNI. O objetivo é a redução da $PaCO_2$, por meio da minimização do trabalho imposto aos músculos ventilatórios e do aumento da ventilação alveolar, estabilizando o pH arterial, até que o fator desencadeante da exacerbação tenha sido controlado.

- As principais variáveis para indicação no DPOC são: dispneia moderada a grave; pH < 7,35 com pCO_2 > 45; e FR > 25.

- A taxa de falência da VNI nesses pacientes é inversamente proporcional ao pH inicial, sendo de 10% com pH 7,35 e chegando a cerca de 55% com pH 7,20. Dessa forma, pacientes com pH < 7,25 devem ser monitorados de perto e considerados para ventilação invasiva.

Edema pulmonar cardiogênico

- Os objetivos de VNI nestes pacientes são melhorar a oxigenação arterial, reduzir o trabalho respiratório e aumentar o débito cardíaco.
  Os resultados de estudos fisiológicos e de ensaios clínicos dão suporte à aplicação da máscara de CPAP, de forma contínua, a pacientes com edema pulmonar cardiogênico, principalmente aqueles que apresentam hipercapnia.

- A melhora nos parâmetros hemodinâmicos e respiratórios (principalmente a complacência) é rápida, mantendo o paciente em condição clínica mais estável, até que a causa básica que propiciou o edema pulmonar tenha sido controlada ou revertida, reduzindo a necessidade de IOT.

- Estudos sugerem que a VNI é mais eficaz nos pacientes com edema agudo de pulmão associado à hipercapnia em relação aos normocápnicos.

- Ambos, CPAP e BIPAP, mostraram-se eficazes nesse grupo de pacientes. A tendência inicialmente encontrada de IAM no uso do BIPAP não se comprovou em estudos maiores mais recentes.

- Os níveis iniciais de CPAP devem ser colocados em torno de 10 cmH_2O.

Imunossuprimidos

- A diminuição da necessidade de intubação e da incidência de infecção hospitalar é particularmente relevante nesse grupo de pacientes, tendo sido comprovados os benefícios em pacientes com aids, com transplantes de órgãos sólidos e neutropênicos.

- Diminuição do tempo de internação em UTI, diminuição da necessidade de intubação, complicações graves, mortalidade hospitalar e na UTI.

Insuficiência respiratória hipoxêmica

- A VNI pode ser tentada, mas deve-se reavaliar precocemente seu sucesso a fim de não atrasar IOT se necessária.
- Nos pacientes com SDRA*, seu uso é desaconselhado e o atraso do suporte ventilatório invasivo pode aumentar a mortalidade.
- O modo de utilização ideal ainda não foi determinado, mas existe tendência de superioridade da PSV + PEEP *versus* CPAP isolado.

Pós-extubação

- Na prevenção de insuficiência respiratória pós-extubação em pacientes de risco (> 65 anos, APACHE II > 12, intubação por insuficiência cardíaca, hipercápnicos, pacientes com mais de 1 falha em teste de ventilação espontânea prévio) existe evidência favorável, com diminuição de insuficiência respiratória, diminuição de reintubação e redução do risco de morte na UTI se iniciada precocemente. O benefício parece ser mais pronunciado aos pacientes hipercápnicos.
- No tratamento da insuficiência respiratória pós-extubação estabelecida, a VNI se mostrou ineficaz e deletéria com aumento da mortalidade e sem diferença na taxa de reintubação. Portanto, a VNI não deve ser utilizada nesse contexto, devendo o paciente ser novamente intubado, sem atraso.

Asma grave

- Poucos estudos investigaram o uso de VNI na exacerbação grave de asma. A aplicação de um teste de VNI nesse contexto parece ser razoável, reavaliando precocemente seu sucesso ou falha.

* SDRA moderada e grave.

PREDITORES DE SUCESSO DA VENTILAÇÃO NÃO INVASIVA E CRITÉRIOS DE FALÊNCIA

- A avaliação rigorosa do paciente é fundamental nos primeiros 60 min de administração da VNI, para identificação dos pacientes com falência do método e indicação de conversão para suporte invasivo.

São preditores de sucesso da ventilação não invasiva

- Pacientes mais jovens.
- APACHE II baixo.
- Melhora do nível de consciência e paciente colaborativo.
- Boa sincronia paciente-ventilador.

- Pouco vazamento de ar pela máscara e dentição intacta.
- Melhora da troca gasosa, FR e FC dentro das primeiras 2 h.
- Acidemia moderada (pH entre 7,35 e 7,20) associada a hipercapnia.
- Hipercapnia moderada (pCO$_2$ entre 45 e 92 mmHg).

- A piora ou persistência das anormalidades nas condições clínicas e/ou nas trocas gasosas, assim como o surgimento de qualquer dos critérios listados como contraindicação para o uso da VNI ou a intolerância do paciente ao método, são suficientes para se considerar falência do suporte ventilatório não invasivo.

MODOS VENTILATÓRIOS MAIS UTILIZADOS

Pressão positiva contínua de vias aéreas
- Aplicação de nível de pressão contínuo na via aérea, por meio do qual o paciente desenvolve seu VC. Sem suporte na inspiração.
- Principal utilização no EAP, sem retenção de CO$_2$.
- Pode ser administrada por um gerador de fluxo de parede.

Modos ventilatórios com pressão controlada
- Ventilação com PSV:
  – Ocorre em 2 níveis de pressão. Mantém-se um nível positivo expiratório basal (EPAP) e, a cada disparo espontâneo do paciente, é administrado suporte inspiratório até nível pressórico máximo (IPAP). A diferença entre IPAP e EPAP é igual ao valor do suporte dado, também chamado Bilevel.
- BIPAP®:
  – Este termo é utilizado erroneamente para descrever o modo PSV + EPAP (*bilevel*). O termo BIPAP® se refere a tipo específico de *bilevel* produzido pela *Respironics Corporation*.
  – Pode ser descrito como tipo de ventilação controlada à pressão com ventilações espontâneas irrestritas a qualquer momento do ciclo ven-

tilatório. Em outras palavras, funciona como um CPAP com mudança do nível pressórico ciclado a tempo.

PROTOCOLO DE INICIAÇÃO SUGERIDO

1. Excluir presença de contraindicações ao uso de VNI.
2. Avaliação do ambiente adequado para administrar VNI: enfermaria x UTI.
3. Posicionamento adequado do paciente (cabeceira a pelo menos 30°).
4. Monitorização com oximetria de pulso, FC, PA e FR.
5. Seleção da interface mais adequada (nasal, oronasal, facial ou capacete) e modo ventilatório desejado.
6. Orientação ao paciente quanto à terapia, objetivos, duração e possível desconforto associado.
7. Definição dos parâmetros ventilatórios com baixas pressões iniciais:
   - CPAP: 5-10 cmH_2O.
   - PSV: iniciar com EPAP 3-5 cmH_2O e IPAP 8-10 cmH_2O.
   - Aumento do IPAP até VC de 8 mL/kg, em associação com alívio da dispneia, conforto do paciente e melhora dos parâmetros avaliados.
   - Ajuste do EPAP conforme necessidade individual do paciente e patologia (habitualmente entre 5-10 cmH_2O).
   - Ajuste da FiO_2 para $SatO_2$ > 90%.
   - Ajuste do fluxo de acordo com conforto do paciente.
8. Aplicar interface ao paciente sem prender as amarras inicialmente.
9. Fixar amarras com a menor tensão necessária para evitar escape aéreo, reduzindo o risco de lesão facial.
10. Acoplar umidificador, se necessário.
11. Não restringir mecanicamente o paciente durante a terapia.
12. Monitorização periódica dos sinais vitais, conforto e nível de consciência.
13. Gasometria arterial inicial em 1-2 horas e, posteriormente, conforme necessidade.

- Existem dispositivos de gel coloide para proteção das áreas de contato da máscara para pacientes com necessidade de uso prolongado.
- Especial atenção para insuflação gástrica: pacientes com necessidade de uso por períodos prolongados de VNI contínuos deverão perma-

necer em jejum. Em raros casos, passar SNG se distensão importante, mas seu uso rotineiro não é indicado.

CATETER NASAL DE ALTO FLUXO (CNAF)

- Consiste na aplicação de altos fluxos de oxigênio umidificado e em temperatura próxima à corporal, via cânula nasal apropriada.
- O sistema é composto por um cateter nasal específico para terapia, circuito flexível, fio de aquecimento do ar (com probe de temperatura), sistema de umidificação ativa (com reservatório de água) e misturador de gases para controle da FiO_2 (Blender).
- A presença de umidificação e aquecimento reduz o desconforto e ressecamento da mucosa nasal com a terapia, sendo considerado mais confortável que máscara de oxigênio de alto fluxo e VNI pela maior parte dos pacientes.

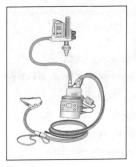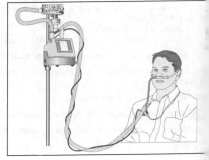

Figura 1

Racional fisiológico no uso do cateter nasal de alto fluxo

- Oferta de oxigênio em alto fluxo (até 60 L/min) e em concentração que pode atingir 100%, sem maior desconforto ao paciente.
- A não obstrução da cavidade oral permite ingesta oral e comunicação durante a terapia, que pode se estender por tempo indeterminado (diferentemente da VNI).
- A manutenção de altos fluxos permite a remoção do CO_2 das vias aéreas e, consequentemente, reduz o espaço morto anatômico.
- Permite a manutenção de baixos níveis de pressão positiva ao final da expiração (0,5-1 cmH_2O para cada 10 L/min de incremento no fluxo), auxiliando no recrutamento alveolar.

Indicações do uso do cateter nasal de alto fluxo

- É importante ressaltar que a evidência no uso dessa terapia é recente e alguns resultados ainda são conflitantes. Assim, da mesma maneira que no uso da VNI, o uso do CNAF deve ser feito em centros com conhecimento da técnica. Em hipótese alguma, uma indicação de IOT imediata deve ser adiada com o uso do CNAF. Além disso, após início da terapia, é necessária a reavaliação frequente para detecção precoce de falha.

Insuficiência respiratória hipoxêmica

Em um ensaio clínico randomizado, o uso de CNAF mostrou uma redução não significativa na necessidade de IOT em comparação com oxigenoterapia e VNI. Em desfechos secundários desse estudo, houve redução de mortalidade na UTI e em 90 dias com o uso do cateter.

Pós-extubação

Em pacientes clínico-cirúrgicos de baixo risco, que permaneceram sob IOT por período superior a 12 h, o uso do CNAF imediatamente pós-extubação reduziu a necessidade de reintubação em 72 h. Lembrando que os pacientes de alto risco são candidatos à VNI convencional.

Prevenção de hipoxemia durante IOT

O uso do CNAF durante o procedimento de intubação pode reduzir a queda de saturação e facilitar a aquisição da via aérea. Apesar do racional fisiológico para este uso, os estudos disponíveis possuem resultados conflitantes e não permitem uma conclusão até o momento.

LEITURA COMPLEMENTAR

1. McClelland M. Noninvasive positive pressure ventilation in acute respiratory failure. Disponível em: http://www.uptodate.com 2009; version 17.3.
2. Ram FS, Picot J, Lightowler J, et al. Non-invasive positive pressure ventilation for treatment of respiratory failure due to exacerbations of chronic obstructive pulmonary disease. Cochrane Database Syst Rev. 2004:CD004104.
3. Nava S, Navalesi P, Conti G. Time of non-invasive ventilation. Intensive Care Med. 2006;32:361-70.
4. Masip J, Roque M, Sanchez B, et al. Noninvasive ventilation in acute cardiogenic pulmonary edema: systematic review and meta-analysis. JAMA. 2005;294:3124-30.
5. Ferrer M, Valencia M, Nicolas JM, et al. Early noninvasive ventilation averts extubation failure in patients at risk: a randomized trial. Am J Respir Crit Care Med. 2006;173:164-70.
6. Nava S, Gregoretti C, Fanfulla F, et al. Noninvasive ventilation to prevent respiratory failure after extubation in high-risk patients. Crit Care Med. 2005;33:2465-70.
7. Esteban A, Frutos-Vivar F, Ferguson ND, et al. Noninvasive positive-pressure ventilation for respiratory failure after extubation. N Engl J Med. 2004;350:2452-60.
8. Frat JP, Thille AW, Mercat A, et al. High-flow oxygen through nasal cannula in acute hypoxemic respiratory failure. N Engl J Med. 2015 Jun 4;372(23):2185-96.
9. Hernández G, Vaquero C, González P et al. Effect of postextubation high-flow nasal cannula v. conventional oxygen therapy on reintubation in low-risk patients: a randomized clinical trial. JAMA. 2016 Mar 15. doi: 10.1001/jama.2016.2711. [Epub ahead of print]
10. Nishimura M. High-flow nasal cannula oxygen therapy in adults: physiological benefits, indication, clinical benefits, and adverse effects. Respir Care. 2016 Apr;61(4):529-4.

Desmame da ventilação mecânica 23

Antonio Paulo Nassar Junior
Adriana Sayuri Hirota

INTRODUÇÃO

- O desmame da VM é o período que se segue entre a intubação orotraqueal e a retirada do suporte ventilatório.
- Durante esse período, buscam-se e corrigem-se as causas que levaram à intubação (fatores cardiovasculares, respiratórios e neurológicos).

RECOMENDAÇÕES

- Avaliar a extubação quando os seguintes fatores estiverem presentes:
  - Reversão da causa que levou o paciente à VM.
  - Estabilidade hemodinâmica (sem drogas vasoativas ou dobutamina em dose < 5 mcg/kg/min).
  - Glasgow > 8.
  - Oxigenação adequada (relação PaO_2/FiO_2 > 150 com PEEP < 8 cmH_2O e FiO_2 < 0,4)
- O desmame pode ser feito com TRE em tubo T ou PSV com PS 6 a 8 cmH_2O e PEEP 3 a 5 cmH_2O, não havendo diferença nos resultados clínicos.
- Sempre que o paciente preencher os critérios anteriores, diariamente, deve-se realizar o TRE, que deve durar de 30 a 120 min. Os seguintes sinais devem ser constantemente mensurados para avaliar a tolerância do paciente ao TRE (não é necessária a presença de todos os itens, devendo ser avaliados caso a caso):
  - FR < 35 ipm.
  - SaO_2 > 90%.
  - FC < 140 bpm.
  - PAS entre 90 e 180 mmHg.
  - Índice de Tobin < 100 (FR/VC em litros).
  - Ausência de agitação, sudorese ou alteração do nível de consciência.

- Em pacientes que preenchem os critérios, proceder à extubação. Caso contrário, reconectar o paciente ao ventilador, permitir descanso da musculatura e tentar novo teste em 24 h. Nesse período, o paciente deve ser mantido em modo pressão de suporte, com o objetivo de manter VC ao redor de 8 mL/kg e FR < 35 ipm.
- No modo pressão de suporte, o paciente pode ser extubado quando preencher os critérios anteriores com PS de 6 a 8 cmH$_2$O e PEEP de 3 a 5 cmH$_2$O.
- Antes da extubação, deve-se avaliar a permeabilidade das vias aéreas, em pacientes de alto risco de edema de glote (IOT > 2 dias, IOT traumática, aspiração, tubos > 8 em homens e > 7 em mulheres), observando-se se há diferença entre o volume inspirado e expirado após desinsuflar-se o *cuff*. Apesar de pouco específico, o teste é sensível e, caso não haja vazamento, recomenda-se o uso de corticosteroide (metilprednisolona 20 mg, 12 h antes da extubação e a cada 4 h até a extubação).
- É importante que se avaliem a eficácia da tosse e a quantidade de secreção (necessidade de aspiração traqueal em intervalos < 2 h associa-se a maior falência de extubação).
- Em pacientes de alto risco (ICC, tosse ineficaz, grande quantidade de secreção, mais de uma comorbidade, falha em extubação anterior, estridor e, principalmente, hipercapnia), o uso de VNI preventiva logo após a extubação reduz o risco de IRA pós-extubação, mantendo-se por no mínimo 8 h, nas primeiras 48 h.
- No entanto, caso o paciente desenvolva IRA após a extubação (até 48 h), deve ser prontamente intubado, pois o uso de VNI nessa situação associa-se à maior mortalidade.
- O papel da traqueostomia não está claro. De forma geral, recomenda-se traqueostomia precoce (por via aberta ou percutânea) em pacientes com expectativa de VM prolongada (p. ex., neurológicos).

FLUXOGRAMA DE DESMAME DE VM

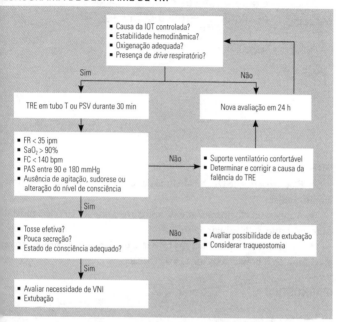

LEITURA COMPLEMENTAR

Nava S, Gregoretti C, Fanfulla F, Squadrone E, Grassi M, Carlucci A, et al. Noninvasive ventilation to prevent respiratory failure after extubation in high-risk patients. Crit Care Med. 2005;33(11):2465-70.

Esteban A, Frutos-Vivar F, Ferguson ND, Arabi Y, Apezteguia C, Gonzalez M et al. Noninvasive positive-pressure ventilation for respiratory failure after extubation. N Engl J Med. 2004;350(24):2452-60.

Griffiths J, Barber VS, Morgan L, Young JD. Systematic review and meta-analysis of studies of the timing of tracheostomy in adult patients undergoing artificial ventilation. BMJ. 2005;330(7502):1243.

Boles JM, Bion J, Connors A, Herridge M, Marsh B, Melot C, et al. Weaning from mechanical ventilation. Eur Respir J. 2007;29(5):1033-56.

24 Exacerbação da doença pulmonar obstrutiva crônica

Antonio Paulo Nassar Junior

INTRODUÇÃO
- Exacerbações de DPOC são uma das causas mais comuns de admissão hospitalar.
- A mortalidade hospitalar é de aproximadamente 10%, e a mortalidade em 1 ano pode atingir 45%.
- Dos pacientes que sobrevivem, cerca de 15% não retornam ao seu nível funcional prévio após uma exacerbação.

DIAGNÓSTICO

Quadro clínico	- Piora da dispneia - Aumento do volume da expectoração - Purulência do escarro
RX tórax	- Permite identificar quadros infecciosos precipitantes e diagnósticos diferenciais
Gasometria arterial	- Solicitar sempre que SaO_2 < 90% - Avaliar retenção de CO_2

INDICAÇÕES DE INTERNAÇÃO NA UTI
- Rebaixamento do nível de consciência.
- Dispneia refratária às medidas iniciais.
- Hipoxemia grave e persistente (PaO_2 < 50 mmHg).

- Hipercapnia grave e persistente (PaCO$_2$ > 60 mmHg).
- Acidose respiratória grave (pH < 7,25).

TRATAMENTO

Oxigenioterapia	- Manter SaO$_2$ entre 90 e 92%. - Baixos fluxos: 1 a 3 L/min, pois fluxos mais altos podem levar à hipercapnia.
Broncodilatadores	- O uso combinado de beta-2 agonistas e anticolinérgicos tem um efeito melhor do que o uso isolado de cada um deles. - Doses: fenoterol + ipratrópio, 10 e 40 gotas, respectivamente, a cada 20 min na 1ª hora e, após, aumentar o intervalo para 1/1 h até melhora.
Corticosteroides	- Usar em todos os casos de exacerbação, pois melhoram o fluxo aéreo, a troca gasosa, e reduzem os sintomas e a taxa de falência ao tratamento. - Esquema de corticoterapias: – Metilprednisolona 125 mg, EV, 6/6 h, por 3 dias e, após, prednisona 60 mg, VO, 1 x/dia, com redução de 20 mg da dose a cada 4 dias, até completar 14 dias. – Doses menores também parecem efetivas (metilprednisolona 40 a 60 mg, EV, 6/6 h, por 3 dias e, após, prednisona 40 a 60 mg/dia até completar 14 dias).
Antibióticos	- Indicados se o escarro for purulento ou as exacerbações forem graves. - Cobertura para os agentes mais frequentes: cefalosporina de 3ª geração (ceftriaxone 1 g, EV, 12/12 h) + macrolídeo (claritromicina 500 mg, EV, 12/12 h) ou quinolona respiratória (levofloxacina 500 mg, EV, 1 x/dia).
VNI	- Indicada se a dispneia for refratária às medidas iniciais e mais um dos seguintes itens: – Uso de musculatura acessória e movimento abdominal paradoxal. – Acidose e hipercapnia presentes. – Taquipneia (FR > 25 ipm). - Contraindicações e ajustes iniciais, consultar capítulo "Ventilação não invasiva". - Associa-se a menor mortalidade, menor número de intubações traqueais e menor tempo de internação.

Ventilação invasiva	- Indicada na falha ou contraindicação ao uso da VNI.
	- Objetivos:
	  – Ajustar pH e não $PaCO_2$.
	  – Manter $PaCO_2$ entre 45 e 65 mmHg.
	  – Manter repouso muscular por 24 a 48 h.
	- Parâmetros ventilatórios:
	  – VC < 8 mL/kg.
	  – Fluxos descendentes e altos (> 50 L/min).
	  – FR < 12 ipm.
	  – Relação I:E baixa.
	- PEEP inicial: 3 a 10 cmH_2O (85% do auto-PEEP).
	- Desmame:
	  – Iniciar precocemente após repouso muscular, estabilidade hemodinâmica e correção eletrolítica, quando então devem ser extubados e colocados na VNI.
	  – Modo: pressão de suporte (5 a 8 cmH_2O), visando manter volume corrente > 350 mL e FR < 24 ipm.
	  – PEEP 3 a 5 cmH_2O.
	  – FiO_2 < 40%.
	  – Pode-se fazer o teste em tubo T como alternativa.

LEITURA COMPLEMENTAR

1. Brandão Neto RA, Martins HS. Exacerbação da doença pulmonar obstrutiva crônica. In: Martins HS, Scalabrini Neto A, Velasco IT. Emergências clínicas baseadas em evidências. São Paulo: Atheneu; 2005. p. 143-52.
2. Calverley PMA. Chronic obstructive pulmonary disease. In: Fink MP, Abraham E, Vincent J, Kochanek PM. Textbook of critical care. 5th ed. Philadelphia: Elsevier Saunders; 2005. p. 599-608.
3. Stoller JK. Acute exacerbations of chronic obstructive pulmonary disease. N Engl J Med. 200 346:988-94.
4. Snow V, Lascher S, Mottur-Pilson C. Evidence base for management of exacerbations of chronic obstructive pulmonary disease. Ann Intern Med. 2001;134:595-9.
5. Niewoehner DE, Erbland ML, Deupree RH, et al. Effect of systemic glucocorticoids on exacerbations of chronic obstructive pulmonary disease. N Engl J Med. 1999;340:1941-7.
6. Lightowler JV, Wedzicha JA, Elliott MW, Ram FS. Non-invasive positive pressure ventilation treat respiratory failure resulting from exacerbations of chronic obstructive pulmonary diseas Cochrane systematic review and meta-analysis. BMJ. 2003;326:1857.
7. Global initiative for chronic obstructive lung disease (GOLD) guidelines. Disponível em: ww goldcopd.org. Executive Summary 2004.

Síndrome do desconforto respiratório agudo 25

Augusto Cézar Marins Gomes

INTRODUÇÃO

- Síndrome do desconforto respiratório agudo (SDRA) é uma lesão inflamatória aguda do pulmão, associada a aumento da permeabilidade capilar pulmonar e redução do tecido pulmonar aerado.
- No Brasil, 31% dos pacientes sob ventilação mecânica têm diagnóstico de SDRA e a mortalidade hospitalar desses pacientes chega a 52%.
- A etiologia da SDRA é diversa e deve ser buscada para o manejo adequado do paciente. As principais causas estão listadas no Quadro 1.

Quadro 1 – Etiologia

Sepse	Pancreatite	Trauma	TRALI
Reação a drogas: • Pneumonia eosinofílica • Inalação de cocaína e heroína • Pneumonite por amiodarona/ nitrofurantoína	Pós-procedimentos broncoscópicos ou cirúrgicos pulmonares	Infecções respiratórias difusas: • Tuberculose • CMV • Clamídia e micoplasma • Pneumocistose • Leptospirose	Embolia gordurosa
Afogamento/grande queimado	Agentes inalatórios tóxicos	Aspiração	Pós-operatório de grandes cirurgias

DIAGNÓSTICO

- A atual definição de SDRA foi proposta em 2012 (definição de Berlim), conforme a Tabela 1.

Tabela 1 – SDRA

Tempo de instalação	Dentro de 1 semana de insulto ou instalação/piora dos sintomas respiratórios de causa bem identificada		
Imagem	Opacidades bilaterais não explicadas por derrame, atelectasia ou nódulos		
Origem do edema	Não explicado por insuficiência cardíaca ou sobrecarga hídrica. Necessita de parâmetros objetivos (ecocardiograma) na ausência de fator de risco evidente (pneumonia, pancreatite, trauma, sepse)		
	Leve	Moderada	Grave
Oxigenação	$200 < PaO_2/FiO_2 \leq 300$ com PEEP/CPAP ≥ 5 cmH$_2$O	$100 < PaO_2/FiO_2 \leq 200$ com PEEP ≥ 5 cmH$_2$O	$PaO_2/FiO_2 \leq 100$ com PEEP ≥ 5 cmH$_2$O

TRATAMENTO

As prioridades do tratamento são:

- Identificar e tratar a etiologia. Realizar busca ativa e diagnóstico precoce de SDRA em pacientes sob ventilação mecânica ou pacientes com enfermidades de alto risco de evolução para SDRA.
- Oferecer suporte ventilatório mecânico que não gere piora da agressão e inflamação pulmonar (VILI) – estratégia de ventilação pulmonar protetora.
- Estratégia restritiva/conservadora no manejo de fluidos e nutrição.
- Instituir terapias adjuvantes (p. ex., prona, bloqueio neuromuscular, ECMO) quando apresentam indicação e o risco-benefício estiver avaliado para o paciente.

1. Volume corrente (Vt): deve ser mantido em 4-6 mL/kg do peso preditor para altura*
Primeiro parâmetro a ser ajustado na VM em pacientes com SDRA.
2. Para controlar o possível aumento de PCO_2, um aumento de FR deve ser iniciado.
Lembrando que a FR média de pacientes com SDRA é em torno de 30 irpm. A hipercapnia deve ser corrigida de modo a evitar pH menor que 7,15-7,2.
3. Evitar excesso de espaço morto (remover trocadores de umidade e calor, prolongadores de circuito de ventilação mecânica). Nestes pacientes a umidificação deve ser preferencialmente com sistema aquecido ativo.
4. Realizar manobra de pausa inspiratória de até 1-2 s para identificar a pressão de platô, que deve ser mantida abaixo de 30 cmH_2O. Idealmente realizar a manobra de pausa inspiratória em modo VCV. Reavaliações periódicas são necessárias.
5. Se possível, em associação aos critérios acima, manter pressão de distensão (*driving pressure*) abaixo de 15 cmH_2O. (*Driving pressure* = pressão platô – PEEP)

Não há diferença clínica no uso de VCV ou PCV.
Desmame deve ser iniciado quando a FIO_2 for menor que 40%, sem uso de bloqueador neuromuscular e se as condições clínicas estão otimizadas. Modos espontâneos devem ser encorajados.

*O peso ideal pode ser calculado pelas seguintes fórmulas:
Homens: 50 + 0,91 (cm de altura – 152,4). Mulheres: 45,5 + 0,91 (cm de altura – 152,4).

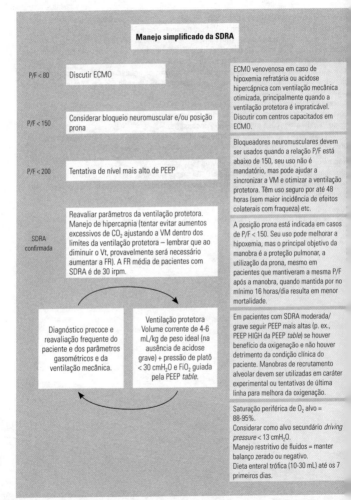

Figura 1 Manejo simplificado da síndrome do desconforto respiratório agudo (SDRA).

LEITURA COMPLEMENTAR

Ranieri VM, Rubenfeld GD, Thompson BT, et al; ARDS Definition Task Force. Acute respiratory distress syndrome: the Berlin Definition.JAMA. 2012;307(23):2526-2533.

Azevedo LC, Park M, Salluh JI, Rea-Neto A, Souza-Dantas VC, Varaschin P, et al.; ERICC (Epidemiology of Respiratory Insufficiency in Critical Care) investigators. Clinical outcomes of patients requiring ventilatory support in Brazilian intensive care units: a multicenter, prospective, cohort study. Crit Care. 2013;17(2):R63.

Guérin C, Reignier J, Richard J-C, et al. Prone positioning in severe acute respiratory distress syndrome. N Engl J Med 2013; 368:2159-68.

Papazian L, Forel J-M, Gacouin A, et al. Neuromuscular blockers in early acute respiratory distress syndrome. N Engl J Med 2010;363:1107-16.

The Acute Respiratory Distress Syndrome Network. Ventilation with lower tidal volumes as compared with traditional tidal volumes for acute lung injury and the acute respiratory distress syndrome. N Engl J Med. 2000;342:1301-8.

Fan E, Del Sorbo L, Goligher EC, et al; American Thoracic Society, European Society of Intensive Care Medicine, and Society of Critical Care Medicine. An official American Thoracic Society/European Society of Intensive Care Medicine/Society of Critical Care Medicine clinical practice guideline: mechanical ventilation in adult patients with acute respiratory distress syndrome. Am J Respir Crit Care Med. 2017;195(9):1253-1263.

Brochard L, Slutsky A, Pesenti A. Mechanical ventilation to minimize progression of lung injury in acute respiratory failure. Am J Respir Crit Care Med. 2017;195(4):438-442.

Calfee CS, Delucchi K, Parsons PE, Thompson BT, Ware LB, Matthay MA; NHLBI ARDS Network. Subphenotypes in acute respiratory distress syndrome: latent class analysis of data from two randomised controlled trials. Lancet Respir Med. 2014;2(8):611-620.

Grissom CK, Hirshberg EL, Dickerson JB, Brown SM, Lanspa MJ, Liu KD, et al.; National Heart Lung and Blood Institute Acute Respiratory Distress Syndrome Clinical Trials Network. Fluid management with a simplified conservative protocol for the acute respiratory distress syndrome*. Crit Care Med. 2015;43(2):288-95.

National Heart, Lung, and Blood Institute Acute Respiratory Distress Syndrome (ARDS) Clinical Trials Network, Rice TW, Wheeler AP, Thompson BT, Steingrub J, Hite RD, Moss M, et al. Initial trophic vs full enteral feeding in patients with acute lung injury: the EDEN randomized trial. JAMA. 2012;307(8):795-803.

Famous KR, Delucchi K, Ware LB, et al; ARDS Network. Acute respiratory distress syndrome subphenotypes respond differently to randomized fluid management strategy. Am J Respir Crit Care Med. 2017;195(3):331-338.

Papazian L, Aubron C, Brochard L, Chiche JD, Combes A, Dreyfuss D, et al. Formal guidelines: management of acute respiratory distress syndrome. Ann Intensive Care. 2019;9(1):69.

26 Hipoxemia refratária

Cesar de Albuquerque Gallo

- Não existe consenso sobre a definição de hipoxemia refratária. Consideramos $PaO_2 < 60$, FiO_2 80-100%, PEEP > 10 cmH_2O por mais de 1 h
- Existem causas reversíveis, que devem ser sempre descartadas:
    - Secreção brônquica ("rolhas"): secreções podem obstruir a via aérea causando efeito *shunt*, mesmo sem colapso, ou seja, sem alteração radiográfica.
    - Pneumotórax e derrame pleural: podem causar tanto colapso de via aérea por pressão exercida dentro da caixa torácica, quanto alterar a dinâmica diafragmática.
    - Instabilidade hemodinâmica: quadros hipodinâmicos levam a maior extração periférica de oxigênio, associada à perda de eficiência do sistema respiratório.
    - Uso de vasodilatador sistêmico: a vasodilatação em pacientes hipoxêmicos, sobretudo naqueles com *shunt*, pode agravar o quadro ao bloquear a vasoconstrição pulmonar. Considerar risco/benefício do vasodilatador sistêmico.
    - *Shunt* cardíaco: forame oval patente é uma condição clínica relativamente comum. Em vigência de hipoxemia grave, a resposta pulmonar de vasoconstrição pode alterar o regime pressórico das câmeras cardíacas

favorecendo a passagem de sangue do lado direito para o esquerdo, aumentando o *shunt* verdadeiro.

MANEJO

- Ventilação protetora: essa estratégia ventilatória visa a reduzir a injúria pulmonar da ventilação mecânica (VM). Consiste na ventilação com volumes correntes baixos (< 6 mL/kg) e pressão de platô menor que 30 cmH$_2$O. Pode ocorrer hipercapnia permissiva, em que se tolera PCO$_2$ altos desde que o pH não seja menor que 7,2. Deve-se ajustar a PEEP de acordo com PEEP *table* (ARDSNET) ou titulando PEEP conforme a melhor complacência encontrada.

- Balanço hídrico (BH): desde o estudo FACTT, reconhece-se o benefício do balanço hídrico negativo (exceto na fase inicial de reanimação do choque). Nesse estudo, pacientes com restrição de volume evoluíram com menor tempo de ventilação mecânica e dias de UTI, sem piora da lesão renal. BH positivo acumulado está relacionado com pior desfecho, principalmente em pacientes com ARDS.

- Bloqueador neuromuscular (BNM): existem estudos que mostram benefício do uso de BNM em pacientes com hipoxemia refratária. Porém estudo maior recentemente não confirmou benefício. Esse benefício se deve à diminuição de assincronias com ventilador e à redução do consumo. Não sugerimos mais BNM de rotina; sendo ainda uma opção para os casos com assincronia clínica. Sugestão de uso: cisatracúrio com *bolus* 0,15 mg/kg seguido de 1 a 2 mcg/kg/min.

- Corticosteroides: o uso de corticoide tenta diminuir a fibrose causada pelo processo inflamatório da ARDS. Seu uso na fase tardia não apresenta benefício (> 14 dias). Na fase inicial ainda apresenta papel incerto, podendo-se usar metilprednisolona 1 mg/kg/dia. Lembrando que corticoterapia está mais associada à neuromiopatia do doente crítico (principalmente em associação com BNM).

- Posição prona: tem benefício em pacientes com ARDS e hipoxemia grave ($PaO_2:FiO_2 < 150$ mmHg, $FiO_2 \geq 0,6$ e PEEP ≥ 5 cmH_2O). Deve ser precoce, a 12 a 24 h do diagnóstico, e por períodos prolongados (> 16 h por dia). É possível encontrar um vídeo da técnica de como pronar um doente no *site* do *New England Medical Journal* (http://www.nejm.org/doi/full/10.1056/NEJMoa1214103#t=articleResults).

- Óxido nítrico inalatório (NO): seu uso promove vasodilatação nas áreas mais ventiladas, diminuindo assim o efeito *shunt*. Os pacientes apresentam melhora na oxigenação nos primeiros dias, sem alterar a mortalidade. Pode ter efeito rebote (piora após suspensão) ou causar meta-hemoglobinemia. A dose é de 5 a 20 ppm (a maioria dos estudos usa 10 ppm). Não deve ser utilizado de rotina; pode ser considerado em pacientes intratáveis ou portadores de hipertensão pulmonar.

- Manobra de recrutamento alveolar (MRA): pelo aumento temporário da pressão em via aérea, visa a recrutar (abrir) áreas colapsadas (Figura 1). Existe pouca evidência de benefício no prognóstico do paciente com ARDS. Estudo recente mostra aumento de mortalidade, porém pode ajudar a reverter hipoxemias graves.

- ECMO: dispositivo de oxigenação extracorpórea que pode ser usado em pacientes com hipoxemia refratária como terapia de suporte, até outras medidas terapêuticas surtirem efeito (ver capítulo específico).

26 Hipoxemia refratária **171**

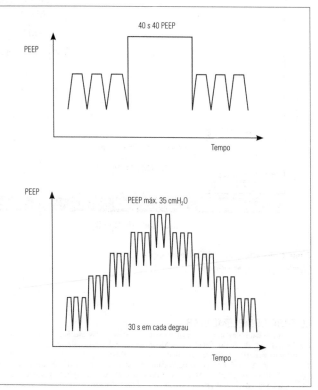

Figura 1 Manobras de recrutamento alveolar.

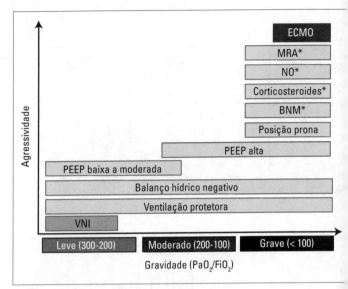

Figura 2 Tratamento da ARDS (adaptado de Ranieri VM).
* Não deve ser usado rotineiramente.

LEITURA COMPLEMENTAR
1. Villar J. What is new in refractory hypoxemia. Intensive Care Medicine. 2013; 39:1207-10.
2. Ranieri VM. The Berlin definition of ARDS: an expanded rationale, justification, and supplementary material. Intensive Care Med. 2012; 38:1573-82.
3. Cavalcante AB et al. Effect of Lung Recruitment and Titrated Positive End-Expiratory Pressure (PEEP) vs Low PEEP on Mortality in Patients With Acute Respiratory Distress Syndrome: A Randomized Clinical Trial. JAMA.2017;318(14):1335-1345.
4. Narendra DK et al. Update in Management of Severe Hypoxemic Respiratory Failure. CHEST 2017; 152(4):867-879.

Pneumonia hospitalar 27

Mauricio Staib Younes-Ibrahim

INTRODUÇÃO

- Pneumonia hospitalar ou nosocomial é aquela que ocorre após 48 h de internação. É a segunda infecção hospitalar mais comum e está associada a maior tempo de internação e maior custo.

ETIOLOGIA

- Os micro-organismos mais comumente envolvidos são bacilos Gram-negativos (*Pseudomonas aeruginosa*, *Klebsiella pneumoniae*, *Enterobacter* sp, *Acinetobacter* sp, *Escherichia coli*) e cocos Gram-positivos (*Staphylococcus aureus*, *Streptococcus* sp). Infecções virais (rinovírus, influenza, parainfluenza) são causas frequentes, porém pouco reconhecidas de pneumonia nosocomial.

- A invasão do trato respiratório inferior ocorre por aspiração (origem mais comum – macro ou microaspirações) e, menos frequentemente, por inalação de aerossóis contaminados ou por via hematogênica (de outro foco infeccioso).

Quadro 1 – Pacientes de risco para pneumonia hospitalar por patógenos específicos

- *S. aureus*: pacientes portadores de DM ou insuficiência renal (em especial quando presente cateter de hemodiálise), pacientes comatosos, vítimas de TCE, que fazem uso prolongado de corticosteroides e longa permanência em VM.
- *P. aeruginosa*: pacientes com doença estrutural broncopulmonar (bronquiectasias), uso prévio de antibiótico e corticosteroide em altas doses e longa permanência em VM.
- Fungos: diabéticos, imunossuprimidos, neutropênicos, em uso de nutrição parenteral, antibióticos e altas doses de corticosteroides.

- Medidas de prevenção devem ser sempre lembradas, principalmente a mais efetiva delas, que é a manutenção do decúbito elevado (30 a 45°).

DIAGNÓSTICO E CRITÉRIOS DE GRAVIDADE

- O diagnóstico de pneumonia nosocomial é baseado no surgimento de um infiltrado pulmonar associado a evidências de que o infiltrado tem origem infecciosa, como febre, escarro purulento, leucocitose e piora d oxigenação.
- Deve-se coletar culturas o mais precoce possível e preferencialmente antes do início do tratamento antibiótico.
  - Hemocultura periférica (2 amostras): sensibilidade de 30 a 50%
  - Culturas quantitativas de secreção de via aérea inferior devem se solicitadas em casos graves, em pacientes sem melhora clínica, em falha terapêuticas e/ou pacientes que necessitarem de IOT.
  - O aspirado traqueal (coletado em pacientes intubados) apresenta boa sensibilidade. É mais utilizado na prática clínica por ter melhor custo-benefício, quando comparado a métodos invasivos.
- A tomografia de tórax pode ser utilizada em casos em que não h melhora clínica e/ou suspeita de infecções fúngicas, complicações com empiemas, abscessos, cavitações, pneumotórax, derrame pleural loculad ou espessamento pleural.
- Raramente é necessária a biópsia pulmonar (a céu aberto ou por ví deotoracoscopia).

Quadro 2 – Critérios diagnósticos de pneumonia hospitalar

- Associação de dados clínicos e laboratoriais:
  - Febre/hipotermia
  - Leucocitose/leucopenia
  - Aparecimento ou piora da secreção pulmonar (purulenta)
  - Sinais de insuficiência respiratória
  - Sinais radiológicos: novo ou piora do infiltrado alveolar e/ou do broncograma aéreo ou piora de infiltrado preexistente

Quadro 3 – Avaliação de culturas de secreções traqueobrônquicas

Tipo de coleta de secreção	Ponto de corte para positividade
Aspirado traqueal	> 10^5 UFC/mL
Lavado broncoalveolar	> 10^4 UFC/mL
Escovado protegido	> 10^3 UFC/mL

Quadro 4 – Critérios de gravidade no diagnóstico e na evolução da pneumonia hospitalar

No diagnóstico (pelo menos dois dos seguintes critérios)

- FR > 30 rpm
- Necessidade de FiO_2 > 35% para manter SaO_2 > 90%
- Envolvimento multilobar
- Hipotensão arterial (PAS < 90 mmHg)

Durante a evolução (ao menos um dos critérios)

- Necessidade de suporte ventilatório (invasivo ou não)
- Progressão do infiltrado em mais de 50% com deterioração clínica
- Necessidade do uso de drogas vasopressoras
- Evolução ou piora de IRA (com necessidade de diálise ou não)

TRATAMENTO

- O tratamento ATB deve ser inicialmente EV e empírico, direcionado para os micro-organismos mais comuns, avaliando inclusive o perfil de sensibilidade do setor do hospital onde o paciente está internado.
- O tempo de tratamento recomendado é de 7 dias, podendo em algumas situações ser menor ou maior de acordo com a evolução do quadro.

- Prolongar o tempo de tratamento antimicrobiano não reduz a recorrência e aumenta a incidência de infecções por micro-organismos multirresistentes.
- Sempre realizar o descalonamento dos antibióticos de acordo com as culturas colhidas.
- Cobertura para anaeróbios em pneumonias aspirativas pode ser considerada em pacientes com doença periodontal importante, abscesso ou pneumonia necrotizante.

PNEUMONIA ASSOCIADA À VENTILAÇÃO MECÂNICA

- Pneumonia associada à ventilação mecânica (PAV) é aquela que se desenvolve após 48 horas de intubação traqueal e VM.
- Está associada ao aumento da permanência hospitalar e morbimortalidade.

Diagnóstico

- Os parâmetros utilizados para diagnóstico devem associar dados clínicos e radiológicos (Quadro 5) a dados de culturas (hemocultura e culturas semiquantitativas de secreções traqueais).

Quadro 5 – Critérios diagnósticos para PAV

■ Infiltrado pulmonar novo ou piora do infiltrado prévio +
■ 2 sinais: – Febre (> 38°C) ou hipotermia – Leucocitose (> 12.000/mm³) ou leucopenia (< 4.000/mm³) – Piora da relação PaO$_2$/FiO$_2$ – Secreção traqueal purulenta

- Deve ser coletado material do trato respiratório inferior para cultura. Não há evidência de menor mortalidade, tempo de ventilação mecânica ou tempo de internação no CTI associado à coleta invasiva (lavado broncoalveolar) ou não invasiva (aspirado traqueal). A coleta não invasiva pode ser realizada mais rapidamente e depende de menos recursos, embora a coleta invasiva possa resultar em menor tempo de uso de antibiótico.

- As amostras devem ser colhidas antes do início ou da mudança de ATB, mas a coleta não deve retardar o início da medicação. Os principais diagnósticos diferenciais são descritos no Quadro 6.

Quadro 6 – Principais diagnósticos diferenciais de PAV

- Pneumonia aspirativa
- Atelectasia
- Embolia pulmonar
- ARDS
- Hemorragia alveolar
- Contusão pulmonar
- Infiltrado tumoral
- Pneumonite por radioterapia
- Pneumonite por drogas ou hipersensibilidade
- Pneumonia em organização criptogênica

Quadro 7 – Fatores de risco para PAV

- Decúbito < 30°	- Presença de SNG
- Uso de protetores gástricos	- ARDS
- Aspiração traqueal	- Uso excessivo de sedativos e bloqueadores musculares
- Baixa pressão do *cuff* de tubos traqueais (< 20 cmH$_2$O)	- Uso prévio de antibióticos
- História prévia de DPOC	- Sexo masculino
- Idade > 60 anos	- Comorbidades graves
- Má higiene oral	

Agentes etiológicos

- Os principais micro-organismos variam de acordo com o tipo de paciente (principalmente devido à presença de comorbidades e causa de internação), uso prévio de antibiótico, flora hospitalar e tempo de VM invasiva.
- Os principais fatores de risco para agentes multirresistentes em pneumonias nosocomiais estão descritos no Quadro 8.

Quadro 8 – Fatores de risco para agentes multirresistentes

- Uso de ATB intravenoso nos últimos 90 dias
- Choque séptico no momento do diagnóstico
- SDRA
- Hospitalização por mais de 5 dias
- Terapia de substituição renal por insuficiência renal aguda

Quadro 9 – Principais agentes etiológicos de PAV

Pseudomonas aeruginosas, Acinetobacter baumanii, Kleibisiella pneumoniae (com betalactamase de espectro expandido ou ESBL), *Serratia marcesceens* (ESBL) e *Staphylococcus aureus* resistentes à oxacilina (MRSA); podem ser também polimicrobianos.

Tratamento

- O uso do antibiótico adequado inicial é um dos principais fatores relacionados à redução de mortalidade nestes pacientes.
- O paciente deve ser reavaliado após 72 h do início do tratamento e a antibioticoterapia deve ser escalonada de acordo com o patógeno identificado. A duração recomendada para o tratamento é de 7 dias.

Quadro 10 – Esquema antimicrobiano inicial

Paciente sem fator de risco para agentes multirresistentes	Ceftriaxone 2 g/dia ou Ampicilina-sulbactam 3 g 6/6 h ou Levofloxacin 750 mg ou moxifloxacin 400 mg/dia Ertapenem 1 g/dia
Paciente com fator de risco para agente multirresistente (considerar a flora hospitalar)	Piperacilina-tazobactam 4,5 g 6/6 h Cefepime 2 g 8/8 h Ceftazidima 2 g 8/8 h

ANTIBIOTICOTERAPIA INALATÓRIA

- Em casos de PAV e traqueobronquites por micro-organismos multirresistentes, as opções terapêuticas tornam-se limitadas e a associação de ATB inalatória (como a vancomicina, a polimixina e os aminoglicosídeos) possibilitaria uma maior penetração pulmonar e menores efeitos colaterais sistêmicos.
- Pode ser utilizada em pacientes em VM (intubados ou traqueostomizados) por 7 dias, e com nebulizador ultrassônico ou convencional.
- Realizam-se aspiração traqueal e nebulização com broncodilatador 20 min antes da administração da ATB inalatória (p. ex., bromidrato de fenoterol 5 a 10 gotas associado a brometo de ipratrópio 20 a 30 gotas diluídas em 5 mL de soro fisiológico).
- Fluxo do nebulizador de 8 L/min durante a administração da ATB (15 a 20 min).
- Antibióticos inalatórios mais utilizados:
    – Colistina. 150 mg de colistina base diluídos em 5 mL de soro fisiológico e administrar via nebulizador 2xd.
    – Amicacina 400 mg diluídos em 5 mL de soro fisiológico e administrar via nebulizador 2xd.
    – Gentamicina 80 mg diluídos em 5 mL de soro fisiológico e administrar via nebulizador 2-3xd.
    – Vancomicina 120 mg diluídos em 5 mL de soro fisiológico e administrar via nebulizador 3xd.

LEITURA COMPLEMENTAR

1. Levin ASS, Dias MBS, Oliveira MS (coords.). Guia de utilização de anti-infecciosos e recomendações para a prevenção de infecções hospitalares 2009-2011. 4ª ed. São Paulo: FMUSP; 2009.
2. Diretrizes brasileiras para tratamento de pneumonias adquiridas no hospital e das associadas à ventilação mecânica – 2007. J Bras Pneumol. 2007;33(Supl 1):S1-S30.
3. Shorr AF, et al. Prediction of infection due to antibiotic-resistant bacteria by selected risk factors for health care-associated pneumonia. Arch Intern Med. 2008;168(20):2205-10.
4. Masterton RG, et al. Guidelines for the management of hospital-acquired pneumonia in the UK: report of the Working Party on Hospital-Acquired Pneumonia of the British Society for Antimicrobial Chemotherapy. J Antimicrob Chem. 2008;62:5-32.
5. Rello J. Importance of appropriate initial antibiotic therapy and de-escalation in the treatment of nosocomial pneumonia. Eur Respir Rev. 2007;16:33-9.
6. Grupo e Subcomissões de Controle de Infecção Hospitalar – HCFMUSP. Guia de utilização de anti-infecciosos e recomendações para a prevenção de infecções hospitalares. 6. ed. São Paulo; 2015-2017.
7. Nguile-Makao M et al. Attributable mortality of ventilator-associated pneumonia: respective impact of main characteristics at ICU admission and VAP onset using conditional logistic regression and multi-state models. Intensive Care Med. 2010;36:781-9.
8. Tejerina E et al. Accuracy of clinical definitions of ventilator-associated pneumonia: Comparison with autopsy findings. Journal of Critical Care. 2010;25:62-8.
9. Bouadma L et al. A multifaceted program to prevent ventilator-associated pneumonia: Impact on compliance with preventive measures. Crit Care Med. 2010;38:789-96.
10. Palmer LB. Aerosolized antibiotics in critically ill ventilated patients. Curr Opin Crit Care. 2009 Oct;15(5):413-8.
11. Luyt CE. Pharmacokinetics and lung delivery of PDDS-aerosolized amikacin (NKTR-061) in intubated and mechanically ventilated patients with nosocomial pneumonia. Critical Care. 2009;13:R200.
12. Kalil AC, Metersky ML, Klompas M, et al. Management of adults with hospital-acquired and ventilator-associated pneumonia: 2016 Clinical practice guidelines by the infectious diseases society of America and the American Thoracic Society. Clin Infect Dis 2016.

Pneumonia adquirida na comunidade

28

Mauricio Staib Younes-Ibrahim

INTRODUÇÃO
- A PAC é um processo infeccioso agudo pulmonar que acomete pacientes fora do ambiente hospitalar ou pacientes hospitalizados com manifestação em até 48 h da internação hospitalar.

DIAGNÓSTICO
- O diagnóstico é realizado por meio de dois ou mais sintomas clínicos (tosse produtiva de início recente; febre ou hipotermia; calafrios; dor torácica; taquicardia e/ou taquidispneia) associados a infiltrado pulmonar de início recente e/ou alterações do exame pulmonar.
- O diagnóstico exige evidência radiológica de infecção, sendo indicado RX de tórax em duas incidências (posteroanterior e perfil), que pode revelar consolidação, infiltrado ou cavitação.
- A tomografia computadorizada não é indicada rotineiramente, mas pode ser útil quando:
    – Houver suspeita de neoplasia, abscesso, infecções fúngicas ou corpo estranho.
    – Existir imagem atípica, como derrame loculado, cavitação, cistos e pneumotórax.
    – Houver suspeita de complicações (cavitações, abscessos, derrame pleural com debris ou espessamento pleural).
    – Houver falência terapêutica.

- São diagnósticos diferenciais: tromboembolismo pulmonar; ICC; vasculite; atelectasia; corpo estranho; neoplasia; tuberculose; e traqueobronquite, entre outros.

ETIOLOGIA

- Os agentes etiológicos variam de acordo com a população e são identificados em 40 a 60% dos casos, mas o *Streptococcus pneumoniae* ainda é o principal micro-organismo.
- Outras bactérias causadoras de PAC são: *H. influenzae*, *M. pneumoniae*, *C. pneumoniae*, *Legionella* spp, *S. aureus* e bacilos Gram-negativos.
- Deve-se atentar para a possibilidade de infecção por *M. tuberculosis*, sobretudo em pacientes imunodeprimidos ou com história epidemiológica compatível.
- Vírus respiratórios podem ser detectados em até um terço dos casos de PAC em adultos, sendo o vírus influenza o mais comum.
- Hemoculturas, cultura de escarro, de secreção traqueal, de lavado broncoalveolar ou de derrame pleural, além de sorologias e pesquisas de antígenos específicos (p. ex., micro-organismos atípicos e pneumococo) (Quadro 1) não têm impacto na morbimortalidade, mas podem ser realizadas em pacientes graves ou com suspeita de agentes específicos.

Quadro 1 – Fatores de risco para infecções específicas

Características	Micro-organismos
Alcoolismo, higiene oral precária, patologias com risco de aspiração.	Anaeróbios e BGN.
DPOC, idosos, portadores de doença crônica e tabagismo.	*H. influenzae*, *S. pneumoniae* e *M. catarrhalis*.
Bronquiectasia, uso crônico de corticosteroides e uso recente de antibióticos.	*P. aeruginosa*.
Hospitalização recente.	BGN, *S. aureus*, *Legionella* sp.
Idosos, portadores de doenças crônicas, moradores de casa de repouso, asilos ou *home care*.	*S. pneumoniae*, BGN (em especial *P. aeruginosa*), enterobactérias, *H. influenzae* e *S. aureus*.
Exposição a ambientes úmidos com água parada.	*Legionella* sp.

Quadro 2 – Variáveis do índice de gravidade *Patient Outcomes Research Team* (PORT) para PAC

Dados demográficos	
▪ Idade	+ (anos) pontos
▪ Sexo feminino	- 10 pontos
▪ Moradores de casa de repouso ou asilo, *home care*	+ 10 pontos
Exame físico	
▪ Alteração de nível de consciência	+ 20 pontos
▪ Frequência respiratória > 30 irpm	+ 20 pontos
▪ Pressão arterial sistólica < 90 mmHg	+ 20 pontos
▪ Temperatura < 35°C ou ≥ 40°C	+ 15 pontos
▪ Frequência cardíaca ≥ 125 bpm	+ 10 pontos
Comorbidades	
▪ Doença renal crônica	+ 10 pontos
▪ Insuficiência cardíaca congestiva	+ 10 pontos
▪ Doença cerebrovascular	+ 10 pontos
▪ Hepatopatia	+ 20 pontos
▪ Neoplasia em atividade	+ 30 pontos
Anormalidades laboratoriais importantes	
▪ pH < 7,35	+ 30 pontos
▪ Ureia > 65 mg/dL	+ 20 pontos
▪ Glicose > 250 mg/dL	+ 10 pontos
▪ Na < 130 mg/dL	+ 20 pontos
▪ Hb < 9 g/dL	+ 10 pontos
▪ PaO$_2$ < 60 mmHg ou SpO$_2$ < 90%	+ 10 pontos
Derrame pleural	+ 10 pontos

Quadro 3 – Classificação em grupos de risco segundo PORT, mortalidade e tratamento

Pontos	Grupo de risco	Risco	Tratamento	Mortalidade
Idade < 50 anos, sem comorbidades ou sinais de alerta	I	Baixo	Ambulatorial	0,1%
Até 70	II	Baixo	Ambulatorial	0,6%
71 a 90	III	Baixo	Internação breve (24 a 48 h)	0,9%
91 a 130	IV	Moderado	Internação comum	9,3%
> 130	V	Alto	Internação em UTI	27%

Sinais de gravidade

- Hipoxemia (SaO_2 < 90% ou PaO_2 < 60 mmHg em ar ambiente)
- Instabilidade hemodinâmica (pressão arterial sistólica < 90 mmHg)
- Taquicardia importante (FC ≥ 125 bpm)
- Taquipneia importante (FR ≥ 30 rpm)
- Comprometimento neurológico (confusão mental ou rebaixamento do nível de consciência)
- Doença multilobar
- Temperatura axilar < 35°C ou ≥ 40°C

Contraindicações absolutas para tratamento ambulatorial

- Pacientes que apresentem sinais de gravidade
- Comorbidades descompensadas
- Incapacidade de ingestão oral
- Estado geral precário
- Falha terapêutica com antibiótico oral
- Más condições sociais do paciente e de seus familiares
- Doenças psiquiátricas

TRATAMENTO

- A antibioticoterapia empírica deve ser iniciada o mais precocemente possível, idealmente em até 4 horas para pacientes com indicação de internação hospitalar e em até 1 hora para pacientes com sepse.
- As decisões quanto ao tipo de antibiótico, ao tempo de tratamento, a indicação de internação hospitalar e UTI são realizadas de acordo com o score de gravidade de PAC (Quadro 4).

Quadro 4 – Escore de gravidade e classificação da Sociedade Americana de Tórax e possíveis antibióticos

Grupo	Características	Micro-organismos	Antibiótico
I e II	Pacientes sem indicação de internação, sem comorbidade ou fatores modificadores (idade > 65 anos, asilos, etilismo, imunodepressão, desnutrição e uso de corticosteroide ou antibiótico).	Streptococcus pneumoniae. Mycoplasma pneumoniae. Chlamydia pneumoniae. Haemophylus influenzae. Vírus respiratórios. Outros: Legionella sp, S. aureus, Mycobacterium tuberculosis. Fungos e BGN.	Macrolídeos (azitromicina 500 mg 1 x/dia ou claritromicina 500 mg 12/12 h) ou amoxicilina (500 mg 8/8 h ou 875 mg 12/12 h) ou doxicilina (100 mg 12/12 h). Se uso prévio de antibiótico nos últimos 3 meses, recomenda-se quinolona respiratória ou amoxicilina e clavulanato.
II	Pacientes sem indicação de internação, mas com doença associada (ICC, DM, IRC, hepatopatia e DPOC) e/ou fatores de risco ou sinais de alerta e alguns com risco de Gram-negativos (idade > 65 anos, asilos, etilismo, imunodepressão, desnutrição e uso de corticosteroide ou antibiótico).	Streptococcus pneumoniae. Haemophylus influenzae. Vírus respiratórios. BGN. Staphylococcus aureus. Outros: Legionella sp, Moraxella catarralis, Mycobacterium tuberculosis.	Macrolídeos (azitromicina 500 mg 1 x/dia ou claritromicina 500 mg 12/12 h) ou amoxicilina-clavulanato (500 mg 8/8 h ou 875 mg 12/12 h) ou quinolona respiratória isolada (como levofloxacina 500 mg 1 x/dia) ou ceftriaxone (1 g 12/12 h) associado a macrolídeo.

IV	Pacientes geralmente mais idosos com comorbidades, com instabilidade hemodinâmica ou fatores de risco para Gram-negativos, com indicação de internação hospitalar.	*Streptococcus pneumoniae.* *Haemophylus influenzae.* BGN. *Legionella* sp. *Staphylococcus aureus.* *Chlamydia pneumoniae.* Vírus respiratórios. Outros: *Mycobacterium tuberculosis,* fungos, *Moraxella catarralis.*	Ceftriaxone 1 g 12/12 h + macrolídeos (azitromicina 500 mg 1 x/dia ou claritromicina 500 mg 12/12 h) ou quinolona respiratória isolada (como levofloxacina 500 mg 1 x/dia).
V	Pacientes idosos com várias comorbidades, instabilidade hemodinâmica, fatores de risco para Gram-negativos e indicação de internação em UTI.	*Streptococcus pneumoniae.* *Legionella* sp. BGN. *Mycoplasma pneumoniae.* *Chlamydia pneumoniae.* *Haemophylus influenzae.* *Staphylococcus aureus.* Vírus respiratórios. Outros: *Mycobacterium tuberculosis,* fungos.	Ceftriaxone 1 g 12/12 h + macrolídeos (azitromicina 500 mg 1 x/dia ou claritromicina 500 mg 12/12 h) ou quinolona respiratória isolada (levofloxacina 500 mg 1 x/dia) e, se houver fator de risco para *Pseudomonas*, cefepime (2 g 12/12 h) ou piperacilina--tazobactam (4 g/500 mg 8/8 h) ou quinolona respiratória (como levofloxacina 500 mg 1 x/dia).

- Se houver suspeita de infecção viral em pacientes com indicação de internação hospitalar é recomendado tratamento com oseltamivir 75 mg VO 12/12 h, independentemente do tempo do início dos sintomas. O tempo de tratamento é de 5 dias, podendo ser estendido em pacientes com quadros graves que continuem sintomáticos ou que mantenham *swab* positivo. Pacientes com suspeita de infecção por vírus respiratório devem permanecer em isolamento para gotículas e de contato.
- A falha terapêutica é considerada quando ocorre deterioração do estado clínico em 24 horas ou quando não há melhora nas primeiras 72 horas. Deve ser avaliada como medicação ou diagnóstico incorreto: micro-organismos não cobertos (bactérias multirresistentes, vírus, micobactérias e fungos) ou complicações (empiema, abscesso, pneumonia necrotizante, dentre outras).

- O tempo de tratamento antibiótico deve ser de 7 dias no tratamento ambulatorial e internado.
- A resolução radiológica ocorre em média após 30 dias; sendo assim, não está indicada a radiografia de controle pós-tratamento.
- Os critérios de alta hospitalar são:
  - Nível de consciência adequado.
  - Estabilidade respiratória e hemodinâmica por mais de 24 h.
  - Ausência de sinais de toxemia.
  - Afebril há mais de 24 h.
  - Melhora de parâmetros laboratoriais.
  - Capacidade de tomar antibióticos orais e manter adequada hidratação e nutrição.

FLUXOGRAMA PARA DIAGNÓSTICO E TRATAMENTO DE PAC

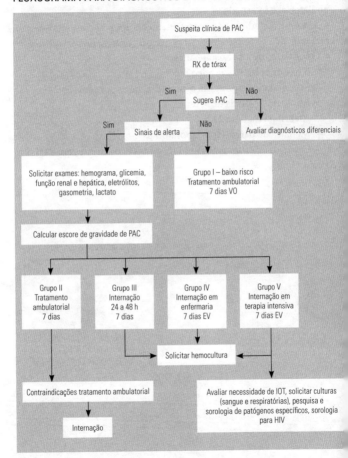

LEITURA COMPLEMENTAR

Oliveira AR, Goulart AC, Gomes JCP. Protocolo de abordagem e tratamento empírico de pneumonia adquirida na comunidade. Diretrizes Assistenciais do Hospital Sírio-Libanês; 2004.

Levin ASS, Dias MBS, Oliveira MS (coords.). Guia de utilização de anti-infecciosos e recomendações para a prevenção de infecções hospitalares 2015-2017. 6ª ed. São Paulo: FMUSP; 2015.

Restrepo MI, Mortensen EM, Velez JA, et al. A comparative study of community-acquired pneumonia patients admitted to the Ward and the ICU. Chest. 2008;133:610-7.

Santana ANC, Martins H, Carvalho CRR. Pneumonia adquirida na comunidade. In: Pronto-Socorro – Medicina de emergência. Barueri: Manole; 2013. p. 787-92.

Martin-Loeches I, et al. Combination antibiotic therapy with macrolides improves survival in intubated patients with community-acquired pneumonia. Intensive Care Med. 2010; 36:612-20.

Ewig S, Welte T, Chastre J, Torres A. Rethinking the concepts of community-acquired and health-care-associated pneumonia. Lancet Infect Dis. 2010;10:279-87.

Waterer GW. Are macrolides now obligatory in severe community-acquired pneumonia? Intensive Care Med. 2010;36:562-4.

Restrepo MI et al. Late admission to the icu in patients with community-acquired pneumonia is associated with higher mortality. Chest. 2010;137(3):552-7.

Kalil AC, Metersky ML, Klompas M, et al. Management of adults with hospital-acquired and ventilator-associated pneumonia: 2016 Clinical practice guidelines by the infectious diseases Society of America and the American Thoracic Society. Clin Infect Dis 2016.

29 Modos básicos e ajustes iniciais da ventilação mecânica

Dante Raglione
Adriana Sayuri Hirota

MODOS BÁSICOS DE VENTILAÇÃO MECÂNICA
Introdução
- Objetivos da VM: propiciar melhora das trocas gasosas com ajus[te] da hipoxemia e da hipercapnia, aliviar o trabalho da musculatura respir[a]tória, reverter ou evitar a fadiga e diminuir o desconforto respiratório.
- A VM pode ser invasiva ou não invasiva dependendo do disposit[i]vo de interface entre o ventilador e o paciente (p. ex., máscara ou tubo tr[a]queal).

CICLO VENTILATÓRIO (DIVIDIDO EM QUATRO FASES – FIGURA 1)
- Fase 1 – Fase inspiratória: o ventilador insufla os pulmões vence[n]do as propriedades resistivas e elásticas do sistema respiratório. Pode s[er] limitada a pressão, a volume ou a fluxo.
- Fase 2 – Ciclagem: mudança da fase inspiratória para a fase expir[a]tória. Pode ocorrer por:
    - Pressão: quando se atinge um valor pré-fixado, o ventilador cic[la] independentemente do tempo decorrido ou do volume corrente libera[do] para atingir essa pressão.
    - Volume: o ventilador cicla quando um volume corrente pré-fix[a]do for liberado (p. ex., modo volume controlado).

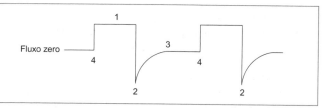

Figura 1 Curva de fluxo de modo volume controlado no tempo.

– Fluxo: o ventilador cicla a partir do momento em que o fluxo inspiratório cai abaixo de níveis pré-fixados, geralmente quando o fluxo cair abaixo de 25%, independentemente do tempo decorrido ou do volume corrente liberado (p. ex., pressão de suporte).

– Tempo: a ciclagem ocorre após um determinado tempo (p. ex., modo pressão controlada).

- Fase 3 – Fase expiratória: após a abertura da válvula expiratória, o ventilador deve permitir o esvaziamento dos pulmões de forma passiva (ZEEP, sem pressão expiratória) ou contra uma pressão expiratória constante (PEEP).

- Fase 4 – Disparo: mudança da fase expiratória para a inspiratória. A válvula expiratória é fechada e a inspiratória, aberta.

Pode ocorrer por:
- Tempo: o ventilador dispara após um tempo estipulado, definido pelo ajuste na frequência respiratória.
- Pressão: ocorre o disparo quando um nível de pressão estipulado é detectado pelo ventilador (representa a queda de pressão no interior do circuito em decorrência do esforço inspiratório do paciente), definido pela sensibilidade.
- Fluxo: o ventilador dispara quando detecta um fluxo determinado pela sensibilidade.

Ventilação controlada

- Todos os ciclos são disparados e ciclados pelo ventilador. De acordo com a variável limitante, o modo pode ser:

Tabela 1 – Modos de ventilação controlada

Volume controlado	Pressão controlada
Disparo por tempo (ajuste da FR)	Disparo por tempo (ajuste da FR)
Ciclagem após determinado volume liberado	Ciclagem depende do tempo inspiratório ou da relação I:E
Fixam-se a FR, o VC e o fluxo inspiratório	Fixam-se a FR, a pressão inspiratória e o tempo inspiratório ou a relação I:E
Pressão inspiratória depende do fluxo inspiratório, do volume corrente e da mecânica respiratória (determinada pela complacência e pela resistência)	Volume corrente depende da pressão inspiratória, da mecânica respiratória (determinada pela complacência e pela resistência) e do tempo inspiratório

Ventilação assistida-controlada

- O ventilador permite um mecanismo misto de disparo, combinando um mecanismo de tempo com um mecanismo de pressão ou fluxo, gerado pelo esforço inspiratório do paciente. O disparo a tempo permanece como mecanismo de segurança que é ativado quando o paciente não d para o aparelho.

- No modo volume controlado, mantêm-se constantes o volume corrente e o fluxo. No modo pressão controlada, o tempo inspiratório é mantido constante.

- É de se notar que a ventilação mecânica exclusivamente controlada ocorre em situações especiais, em que o doente não promove disparo ventilador em nenhum ciclo. Exemplos são doentes sob efeito total de bloqueador neuromuscular ou em morte encefálica.

Ventilação espontânea contínua

- Todos os ciclos são disparados e ciclados pelo paciente. Na maioria dos modos, a variável de controle é a pressão. Nesse modo de ventilação, pode-se ou não oferecer suporte inspiratório (Tabela 2).

Tabela 2 – Modos de ventilação espontânea

Pressão de suporte	CPAP
Disparo a pressão ou a fluxo, motivado pelo esforço do paciente	O paciente respira no circuito pressurizado do aparelho, de forma que uma pressão constante é mantida durante todo o ciclo ventilatório
Mantém-se uma pressão constante e predeterminada durante a inspiração até que o fluxo caia a partir de um nível predefinido (geralmente 25% do pico), quando ocorre a ciclagem	Disparo a pressão ou fluxo, pelo esforço exclusivo do paciente – não há pressão de suporte
FR, tempo inspiratório e VT controlados pelo paciente	Ventilação não assistida pelo ventilador
VT depende do esforço inspiratório, da pressão de suporte e da mecânica respiratória	VT depende do esforço inspiratório do paciente e da mecânica respiratória

CURVAS DE FLUXO, PRESSÃO E VOLUME

Curvas de fluxo

- O fluxo geralmente é medido pelo ventilador por meio de sensores posicionados no circuito em Y. A forma da onda de fluxo pode ser modificada conforme o modo ventilatório. No modo volume controlado, a forma de onda mais utilizada é a onda quadrada para o cálculo da mecânica respiratória, mas a onda descendente é mais próxima da ventilação fisiológica.

Curvas de pressão

- A pressão é medida diretamente pelo ventilador por meio de um transdutor no circuito em Y, próximo ao tubo endotraqueal, ou pode ser aferida.

- Na inspiração, à medida que o fluxo de ar entra no sistema respiratório, a pressão se eleva porque o fluxo precisa vencer dois componentes do sistema: resistivo (representado pelo tubo traqueal e pela via aérea) elástico (representado pelo parênquima pulmonar e pela caixa torácica).
- No modo volume controlado, ao se aplicar um volume corrente fixo determinado com onda quadrada e pausa inspiratória, obtém-se uma curva semelhante à da Figura 2.

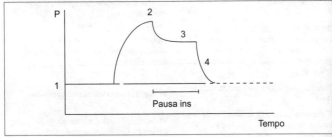

Figura 2 Curva pressão-tempo.

Em que:
1 = PEEP (cmH_2O)
2 = Ppico (cmH_2O)
3 = Pplatô (cmH_2O)
4 = Início da fase expiratória

$$\text{Resistência} = \frac{(\text{Ppico} - \text{Pplatô})}{\text{Fluxo (L/s)}}$$

Atenção à necessidade de muitas vezes converter a unidade de fluxo de L/min (dada pelo ventilador) para L/s, dividindo-se por 60.

$$\text{Complacência} = \frac{\text{Volume corrente (Vt, em mL)}}{(\text{Pplatô} - \text{PEEP})}$$

Tabela 3 – Parâmetros que podem ser ajustados ou monitorizados na ventilação mecânica (VM)

Parâmetro	Descrição
Pressão de pico (Ppico)	Pressão máxima das vias aéreas atingida durante a inspiração
Pressão de platô (Pplatô)	Pressão registrada durante pausa inspiratória na ausência de esforço do paciente. Representa a pressão alveolar
Pressão positiva de final de expiração (PEEP)	Pressão mantida pelo ventilador ao final da expiração
Volume corrente (Vt) ou volume inspiratório	Volume de gás mobilizado durante um ciclo inspiratório
Volume expiratório	Volume total de gás obtido durante uma expiração. Quando não há escape ou aprisionamento aéreo, é igual ao volume inspiratório
Volume-minuto	Produto da frequência respiratória e do volume corrente. Representa todo o volume de gás mobilizado durante 1 minuto
Tempo inspiratório	Tempo total da fase inspiratória. Pode ser ajustado diretamente ou pela relação I:E. Em modos com ciclo a volume, é resultado do ajuste de volume inspiratório e de fluxo inspiratório
Tempo expiratório	Tempo total da fase expiratória. Nos modos espontâneos, pode ser bastante variável. Nos modos mandatórios é a diferença do tempo total de cada ciclo, definido pela frequência respiratória e pelo tempo inspiratório
Relação I:E	Razão entre o tempo inspiratório e o tempo expiratório
Frequência respiratória (FR)	Quantidade de ciclos ventilatórios realizados em 1 minuto
Complacência	É a capacidade de distensão pulmonar. É dada pela variação de volume gerada por determinada pressão
Resistência	É a medida que representa as forças que dificultam a entrada e a saída de ar dos pulmões. É dependente do diâmetro da via aérea, assim como de propriedades do gás
Constante de tempo	Produto da complacência pela resistência. Representa o tempo necessário para expiração de 63% de todo o volume expiratório
Fração inspiratória de O_2 (FiO_2)	Porcentagem de O_2 no gás inspirado pelo paciente

Curvas de volume

- O gráfico do volume representa o volume inspirado (porção ascendente da curva) e o volume expirado (porção descendente). Os volumes devem ser iguais, a menos que estejam ocorrendo vazamento, desconexão do circuito ou aprisionamento aéreo. Para alguns ventiladores, existe uma tolerância para a diferença entre os volumes inspirado ou expirado, podendo ocorrer por margem de erro na sua leitura.

AJUSTES INICIAIS DA VENTILAÇÃO MECÂNICA

- Entre as condições para a indicação da VM destacam-se:
  - Gasométricas: PaO_2 < 60 mmHg mesmo após oferta de oxigênio (O_2) por máscara; $PaCO_2$ > 55 mmHg (exceto em pacientes com história prévia de retenção de CO_2), sobretudo quando determina acidose respiratória (pH < 7,3).
  - Clínicas: rebaixamento do estado de consciência, falência cardiorrespiratória e aumento do trabalho respiratório.

Os ajustes no ventilador dependem das condições clínicas do paciente e do motivo da indicação da VM.

Pacientes em pós-operatório ou com condições neurológicas (intubação e VM instituídas para proteção de via aérea ou para procedimento e não por condição pulmonar)

- VCV, PCV ou PSV.
- ΔP ou VC: 6 a 8 mL/kg de peso ideal.
- FR: 12 a 16 respirações por minuto.
- PEEP: 5 a 6 cmH_2O.
- FiO_2: o mínimo para SpO_2 > 90%, evitando-se a hiperóxia.
- Ti: 1 s (ou V': 45 a 60 L/min em caso de volume controlado).
- Sensibilidade: 1,0 cmH_2O ou 2,0 L/min.
- Observações:

– O motivo da VM nesses pacientes não foi respiratório, daí o ajuste do ventilador em parâmetros mínimos. Assim, para extubar esses pacientes não é necessário realizar testes de respiração espontânea ou desmame (salvo os pacientes que já estavam previamente em VM).
– Se o paciente estiver sedado sem interagir com o ventilador ou no contexto de anestesia geral, ajustar o modo em assisto-controlado (PCV ou VCV). Se o paciente estiver disparando o ventilador, ajustar em modos espontâneos (PSV) e observar acoplamento. É de se notar que, em algumas situações clínicas, como doenças neuromusculares graves, pode não haver outras opções além dos modos mandatórios, já que o paciente pode não apresentar força muscular ou *drive* para disparar os ciclos. Comparando PCV ou VCV, não há superioridade de um método em relação ao outro.

Tabela 4 – Cálculo de peso ideal – método de Devine

Homens	Mulheres
Peso ideal (kg) = 50 + 0,91 × [altura (em cm) – 152,4]	Peso ideal (kg) = 45,5 + 0,91 × [altura (em cm) – 152,4]

Pacientes obstrutivos (asma e DPOC)
- VCV ou PCV.
- ΔP ou VC: visando a 5 a 8 mL/kg de peso ideal desde que não haja acidose respiratória significativa (pH < 7,2).
- FR: 9 a 12 respirações/min (quando disponível, observar na curva de fluxo pelo tempo o término da expiração).
- PEEP: 5 cmH$_2$O (ou 80% da auto-PEEP).
- FiO$_2$: o mínimo para SpO$_2$ > 90%, evitando-se a hiperóxia (para doentes hipoxêmicos crônicos, em especial na DPOC, tolerar SpO$_2$ entre 85 e 92%).
- Ti: 0,9 s (ou V': 60 L/min em caso de volume controlado) ou relação I:E > 2 (mais na asma).
- Sensibilidade: 1,0 cmH$_2$O ou 2,0 L/min.

- Observações:
    - A auto-PEEP pode ocorrer quando se inicia uma nova inspiraçã antes do término do fluxo expiratório do ciclo anterior. Uma das forma de verificar a sua ocorrência é pela avaliação da curva fluxo *vs.* tempo quan do o fluxo não zera ao final da expiração. Para determinar seu valor, deve -se, com o paciente sedado, zerar a PEEP e realizar uma pausa expiratóri de 2 a 4 s. O valor registrado no ventilador é o valor da auto-PEEP.
    - Deve-se evitar Pplatô > 30 cmH_2O e pressão de pico > 45 cmH_2O desde que tais metas não promovam acidose respiratória grave para c doentes (pH < 7,2).

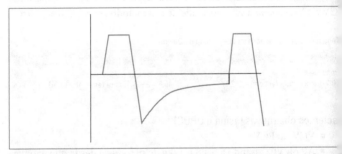

Figura 3 Curva de fluxo (ordenadas) x tempo (abscissas) – auto-PEEP detectada pelo fluxo pe sistente presente ao final da expiração.

Pacientes em LPA/ARDS

- VCV ou PCV.
- ΔP ou VC ≤ 6 mL/kg de peso ideal desde que não haja acidose re piratória ameaçadora à vida.
- FR: 12 a 16 respirações/min (podendo chegar até 35 para manter p > 7,3).
- PEEP e FiO_2 para SpO_2 > 90% ou PaO_2 entre 60 e 80 mmHg (v ARDSNET PEEP-*table* nos anexos), devendo-se evitar a hiperóxia.

- Ti: 1 s (ou V': 45 a 60 L/min em caso de volume controlado) ou relação I:E próxima a 2.
- Sensibilidade: 1,0 cmH$_2$O ou 2,0 L/min.
- Observações:
    – Deve-se evitar Pplatô > 30 cmH$_2$O e ΔP > 15 cmH$_2$O desde que tais ajustes não promovam acidose respiratória importante, ameaçadora à vida.
    – Para doentes muito assincrônicos com o ventilador e que não respeitam os parâmetros de ventilação protetora, a utilização de métodos espontâneos ou mesmo assisto-controlados num primeiro momento pode ser inviável, sendo necessário assumir controle total dos ciclos lançando mão do uso de bloqueadores neuromusculares.
    – A ventilação estabelecida como protetora na ARDS tem evidência especialmente nas primeiras 48 horas no manejo do doente. Para doentes em uma fase mais avançada da ARDS ou com fibrose pulmonar, não existe atualmente diretriz que direcione ajustes ventilatórios nesses pacientes, devendo-se, sempre que possível, direcioná-los para uma PaO$_2$ e uma PaCO$_2$ dentro dos valores da normalidade. Isso em geral é feito pelo aumento da FR em detrimento do VC, com tempos inspiratórios curtos, dada a baixa complacência pulmonar.

Alarmes e manejo inicial

- Os alarmes do ventilador também devem ser ajustados de forma individualizada, considerando o quadro clínico, incluindo o *back-up* de apneia, limites de FR e das pressões.
- Quando a resistência da via aérea é elevada, por exemplo, podemos admitir uma pressão de pico mais alta. Nesses casos, esse alarme deve ser regulado de forma a evitar o corte precoce de fornecimento de gás na fase inspiratória do ciclo. Caso não seja esse o caso, recomenda-se ajustar o alarme de pressão de pico em 40 cmH$_2$O.
- Logo que iniciada a ventilação mecânica, as curvas de volume, de fluxo e de pressão devem ser observadas a fim de constatar se os valores

obtidos estão dentro do previsto. A saturação por meio da oximetria d pulso (SpO_2) também deve ser observada.

- Após 30 minutos de ventilação mecânica instaurada, é indicada coleta de gasometria arterial para reajuste dos parâmetros, conforme ne cessário.
- Caso seja possível (ausência de esforço do doente), cálculos referen tes à mecânica respiratória, como de complacência e de resistência, devem ser realizados por métodos como pausa inspiratória (determinação de Ppla tô) e expiratória (auto-PEEP).
- Repercussões hemodinâmicas da ventição e suas complicações (pneu motórax) devem ser observadas.
- Logo que possível, devem ser iniciados os modos assistidos ou a mesmo espontâneos de ventilação, visando a menor disfunção diafragmá tica e com isso menor tempo de ventilação mecânica.

LEITURA COMPLEMENTAR
1. III Consenso Brasileiro de Ventilação Mecânica. J Bras Pneumol. 2007;33(Supl 2):S92-S105.
2. Barbas C, Isola A, Farias A. Diretrizes Brasileiras de Ventilação Mecânica. Associação de Me dicina Intensiva Brasileira e Sociedade Brasileira de Pneumologia e Tisiologia. 2013; 1-140.
3. Carvalho CRR, Barbas CSV, Schetting GPP, Amato MBP. III Curso de atualização em ventil ção mecânica – UTI respiratória – HC-FMUSP.
4. Carvalho, CRR. Ventilação mecânica. Vol. II – Avançado. São Paulo: Atheneu; 2000.
5. Cairo JM. Basic terms and concepts of mechanical ventilation. Pilbeam's mechanical ventila tion: physiological and clinical applications. Philadelphia: Elsevier Mosby; 2012.
6. Tobin MJ. Principles and practice of mechanical ventilation. New York: McGraw Hill Profes sional; 2013.
7. Amato MBP, Barbas CSV, Medeiros DM, Magaldi RB, Schettino GPP, Lorenzi-Filho G, et al Effect of a protective ventilation strategy on mortality in the acute respiratory distress synd me. NEJM. 1998; 338:347-54.
8. Acute Respiratory Distress Syndrome Network, Brower RG, Matthay MA, Morris A, Schoenfeld D, Thompson BT, Wheeler A. Ventilation with lower tidal volumes as compared with traditional tidal volumes for acute lung injury and the acute respiratory distress syndrome. NEJM. 2000 May 4;342(18):1301-8.
9. Brower RG, Lanken PN, MacIntyre N, Matthay MA, Morris A, Ancukiewicz M, et al. High versus lower positive end expiratory pressures in patients with the acute respiratory distress syndrome. NEJM. 2004;351:327-36.
10. Fernandez-Perez ER, Yilmaz M, Jenad H, et al. Ventilator settings and outcome of respirato failure in chronic interstitial lung disease. Chest. 2008;133:1113-9.

Assincronia paciente-ventilador 30

Yuri de Albuquerque Pessoa dos Santos
Pedro Vitale Mendes

INTRODUÇÃO
- O objetivo da ventilação mecânica é melhorar as trocas gasosas e reduzir o trabalho respiratório do paciente. A interação entre o paciente e o ventilador pode facilitar ou ofuscar estes objetivos.

DEFINIÇÃO
- Assincronia é definida por um desacoplamento entre tempo do ciclo respiratório do ventilador e o tempo do ciclo respiratório neural do paciente.
- Sua prevenção consiste na interação apropriada entre o disparo do ventilador com o esforço inspiratório do paciente; ajuste apropriado da demanda ventilatória do paciente com as ofertas de fluxo e volume corrente do respirador; e o término da inspiração do paciente coincidir com a ciclagem no respirador.

EPIDEMIOLOGIA
- Comum. Ocorre em 20-30% dos pacientes em ventilação mecânica.
- Mais frequente em VCV em razão de o fluxo inspiratório ser fixo.
- Pode ocorrer por condições associadas ao paciente, ventilador ou ambos.

Condições associadas ao paciente:
- Dor.
- Acidose.
- Sedação residual.
- Mudanças mecânicas respiratórias.
- Hipercapnia: DPOC/alta demanda metabólica.

Complicações da assincronia paciente-ventilador:
- Aumenta o trabalho respiratório do paciente.
- Aumenta a lesão pulmonar induzida pela ventilação mecânica (VILI).
- Aumenta o uso inapropriado de sedação.
- Desconforto do paciente.
- Aumenta o tempo em ventilação mecânica e tempo de internação hospitalar/UTI.

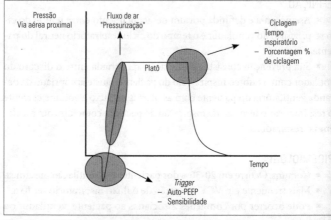

Figura 1 Ciclo respiratório na ventilação mecânica.

Classificação das assincronias de acordo com a fase do ciclo respiratório:
- Disparo (*trigger*).
- Ciclagem.
- Fluxo.

DISPARO INEFICAZ
- Assincronia mais comum.
- Ocorre quando o esforço do paciente em iniciar o ciclo respiratório não é reconhecido pela ventilação mecânica.

Etiologia
- Auto-PEEP.
- Fadiga da musculatura respiratória e/ou sedação e bloqueio neuromuscular excessivo.
- Ajuste de sensibilidade inadequado.
- Pressão de suporte elevada.

Diagnóstico
- Clínico: esforço inspiratório do paciente (contração diafragmática/uso de musculatura acessória) sem início de ciclo respiratório pelo ventilador.
- Curva de fluxo e pressão (Figura 2).

Tratamento
- Alterar *trigger* de sensibilidade para fluxo (mais sensível).
- Tratar auto-PEEP.
  - Tratar obstrução.
  - Prolongar tempo expiratório (reduzir FR e Vt, aumentar fluxo inspiratório).
  - Aplicar PEEP extrínseca de 60-80% da auto-PEEP.
- Considerar reduzir suporte (PS) para melhorar hiperinsuflação.

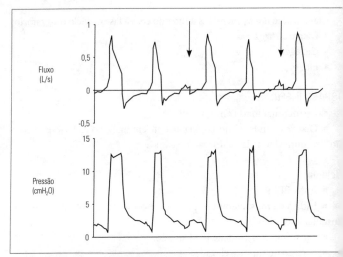

Figura 2 Disparo ineficaz. Setas representam esforços ineficazes em iniciar o ciclo respiratório

AUTODISPARO (AUTO-*TRIGGER*)

- Ocorre quando o ciclo respiratório é iniciado pelo respirador se ter ocorrido esforço do paciente.

Etiologia
- Líquido/condensado no circuito.
- Batimentos cardíacos.
- Vazamentos no circuito.
- Sensibilidade elevada de disparo (*trigger*).

Diagnóstico
- Clínico:
  - Início do ciclo respiratório sem contração diafragmática.

– Hiperventilação em paciente com sedação profunda ou bloqueio neuromuscular.
– Curva de *trigger* corresponde a QRS no cardioscópio ou curva do oxímetro.
– Condensado/vazamento está presente.
- Curvas de fluxo e pressão: ciclos com volumes correntes variados com irregularidade da linha de base (Figura 3).

Tratamento
- Retirar líquido do circuito.
- Avaliar vazamentos.

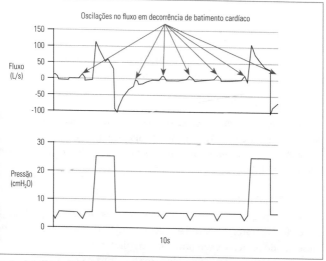

Figura 3 Autodisparo. Setas demonstram oscilações secundárias aos batimentos cardíacos que são erroneamente interpretados pelo respirador como esforços ventilatórios.

- Afastar o circuito do tórax do paciente.
- Diminuir sensibilidade/alterar *trigger* de sensibilidade para pressão.

DUPLO DISPARO
- Ocorre quando o tempo inspiratório neural do paciente é menor que o tempo inspiratório na ventilação mecânica.
- Elevado risco de volutrauma e barotrauma (*breath stacking*).

Etiologia
- Complacência estática reduzida (p. ex., síndrome do desconforto respiratório agudo).
- Doença pulmonar obstrutiva crônica.
- Aumento da demanda inspiratória do paciente (acidose, febre, hipercapnia).

Diagnóstico
- Clínico: dois ciclos respiratórios seguidos sem intervalo.
- Curvas de fluxo e pressão (Figura 4).

Tratamento
- Aumentar tempo inspiratório (VCV: reduzir fluxo; PSV: diminuir % de ciclagem e em PCV: aumentar tempo inspiratório).
- Aumentar volume corrente ou suporte (PS) desde que não provoque auto-PEEP.

TRIGGER REVERSO
- Ocorre quando a insuflação pulmonar (distensão diafragmática) por um ciclo respiratório controlado pelo ventilador resulta em um esforço muscular do paciente e um novo ciclo respiratório.
- Comum: 1/3 dos duplos disparos são disparos reversos.

30 Assincronia paciente-ventilador **207**

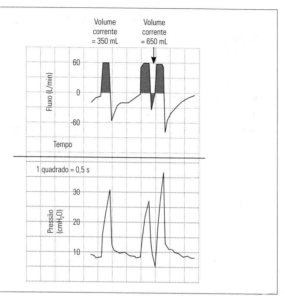

Figura 4 Duplo disparo. Seta demonstra duplo disparo (*breath stacking*) na curva de fluxo, resultando em hiperdistensão alveolar.

Etiologia

- Indefinida.
- Associado a sedação profunda e morte encefálica em alguns casos.

Diagnóstico

- Curva de fluxo e pressão: desafio diagnóstico por curva ser similar ao duplo disparo. Diagnóstico de certeza com a medida da pressão esofa-

giana para avaliação indireta da pressão pleural e musculatura diafragmá tica (Figura 5).
- Suspeitar em paciente com duplo disparo e sedação profunda.

Tratamento
- Reduzir e/ou suspender a sedação.
- Se injúria pulmonar for uma preocupação (SDRA precoce), avalia a possibilidade de associar bloqueio neuromuscular a sedação.

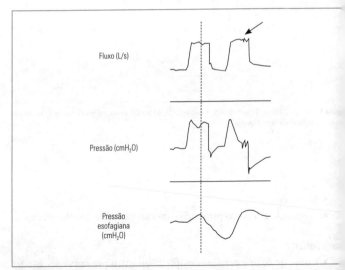

Figura 5 Disparo (*trigger*) reverso. Linha tracejada corresponde ao início do esforço inspiratório durante o ciclo controlado indicado pela deflexão positiva na pressão esofagiana (Pes), que resta em um ciclo respiratório assistido (deflexão negativa na Pes).

CICLAGEM TARDIA

- Ocorre quando tempo inspiratório do respirador é maior que o tempo inspiratório neural do paciente.

Etiologia

- VCV: fluxo inspiratório baixo e/ou pausa inspiratória prolongada.
- PCV: Tinsp respirador > Tinsp paciente.
- PSV: % de ciclagem reduzida em pacientes com elevada complacência como na DPOC.

Diagnóstico

- Curva de pressão e fluxo (Figura 6).

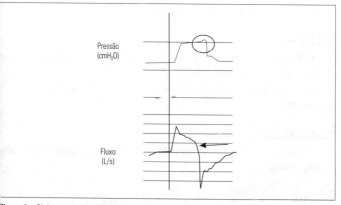

Figura 6 Ciclagem tardia. Círculo corresponde ao aumento na pressão das vias aéreas no final da fase inspiratória (*overshoot* de saída) pela contração dos músculos expiratórios. Seta mostra queda rápida do fluxo inspiratório resultante da ativação do fluxo expiratório.

Tratamento
- VCV: aumentar fluxo inspiratório ou reduzir volume corrente.
- PCV: reduzir tempo inspiratório.
- PSV: aumentar % de ciclagem para reduzir tempo inspiratório.

CICLAGEM PRECOCE
- Ocorre quando tempo inspiratório do respirador é menor que o tempo inspiratório neural do paciente.
- Pode ocorre duplo disparo.

Etiologia
- VCV: fluxo respiratório elevado.
- PSV: tempo inspiratório reduzido.
- PSV: baixo nível de pressão ou alta % de ciclagem.

Diagnóstico
- Curva de fluxo e pressão (Figura 7).

Tratamento
- Aumentar o tempo inspiratório reduzindo o fluxo inspiratório ou aumentando o volume corrente em VCV.
- Aumentar o tempo inspiratório em PCV ou aumentar a % de ciclagem em PSV.

FLUXO EXCESSIVO
- Ocorre quando o fluxo inspiratório do paciente é superior à sua demanda ventilatória.

Etiologia
- Fluxo excessivo.
- Rampa elevada (*rise time* reduzido).

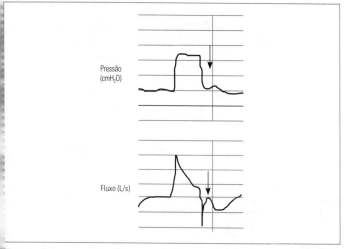

Figura 7 Ciclagem prematura. Setas correspondem a um esforço inspiratório que continua após a ciclagem na fase expiratória.

Diagnóstico
- Curva de pressão e fluxo: *overshoot* de entrada (Figura 8).

Tratamento
- Reduzir fluxo ou diminuir rampa (aumentar *rise time*) até reduzir ocorrência de *overshooting*.

FLUXO INSUFICIENTE
- Ocorre quando o fluxo inspiratório do paciente é inferior à sua demanda ventilatória, principalmente em VCV, em que o fluxo é fixo e não pode ser aumentado pelo paciente.

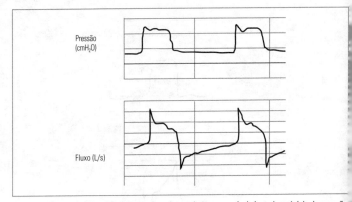

Figura 8 Fluxo excessivo. Pressão nas vias aéreas ultrapassa o nível ajustado no início da pressão de platô, fenômeno conhecido como *overshoot* de entrada.

Etiologia
- Fluxo reduzido (VCV): pior na curva descendente.
- Rampa pouco inclinada (*rise time* aumentado).
- Demanda ventilatória aumentada.

Diagnóstico
- Clínico: paciente desconfortável utilizando musculatura respiratória acessória.
- Curva de fluxo e pressão (Figura 9).

Tratamento
- Alterar modo ventilatório para PCV ou PSV (fluxo livre).
- Aumentar fluxo (VCV).
- Ajustar inclinação da rampa (*rise time*) à demanda ventilatória.
- Diminuir demanda ventilatória (dor, acidose, ansiedade, febre).

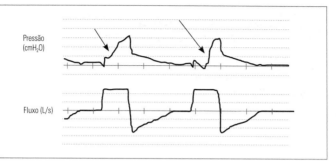

Figura 9 Fluxo insuficiente. A deflexão negativa da curva de pressão corresponde ao esforço muscular durante a inspiração.

LEITURA COMPLEMENTAR

1. Barbas CS, Isola AM, Farias AM, Cavalcanti AB, Gama AM, Duarte AC, et al. Recomendações brasileiras de ventilação mecânica. Rev Bras Ter Intensiva. 2014;26(2):89-121.
2. Akoumianaki E, Lyazidi A, Rey N, Matamis D, Perez-Martinez N, Giraud R, et al. Mechanical ventilation-induced reverse-triggered breaths: A frequently unrecognized form of neuromechanical coupling. Chest. 2013;143(4):927-938.
3. Branson RD, Blakeman TC, Robinson BR. Asynchrony and dyspnea. Respir Care. 2013;58(6):973-89.
4. Pohlman MC, McCallister KE, Schweickert WD, Pohlman AS, Nigos CP, Krishnan JA, et al. Excessive tidal volume from breath stacking during lung-protective ventilation for acute lung injury. Crit Care Med. 2008;36(11):3019-23.
5. Gilstrap D, MacIntyre N. Patient-ventilator interactions. Implications for clinical management. Am J Respir Crit Care Med. 2013;188(9):1058-68.
6. Murias G, Lucangelo U, Blanch L. Patient-ventilator asynchrony. Curr Opin Crit Care. 2016;22(1):53-9.
7. de Wit M, Miller KB, Green DA, Ostman HE, Gennings C, Epstein SK. Ineffective triggering predicts increased duration of mechanical ventilation. Crit Care Med. 2009;37(10):2740-5.

31 Suporte extracorpóreo cardiovascular e respiratório

Marcelo Park
Luciano César Pontes de Azevedo
Eduardo Leite Vieira Costa

INTRODUÇÃO

- O suporte respiratório e/ou cardiovascular por meio de *extracorporeal membrane oxygenation* (ECMO) é realizado por uma bomba de sangue, uma membrana biocompatível e um circuito.
- Tem a capacidade de oxigenar total ou quase totalmente o sangue, permitindo uma ventilação mecânica menos lesiva aos pulmões (com menor *stress* e *strain*).

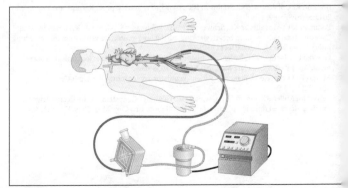

Figura 1 Esquema ilustrativo da ECMO.

- Quando instalado na configuração venoarterial, pode fornecer, paralelamente, suporte total ou quase total ao aparelho cardiovascular.

APARELHAGEM E MATERIAL

- O sistema é composto por uma bomba (em geral eletromagnética e centrífuga), uma membrana biocompatível (em geral de polimetilpenteno) e um circuito com cânulas (em geral revestido por heparina e um componente proteico para aumentar a biocompatibilidade e reduzir a chance de trombose).

INDICAÇÕES

Em nosso serviço temos usado a ECMO basicamente para suporte respiratório, com os seguintes critérios:

Critérios obrigatórios

- Intubação traqueal e em ventilação mecânica.
- Doença pulmonar de início agudo.
- Infiltrado pulmonar bilateral.
- Relação P/F menor que 200 com PEEP ≥ 10 cmH$_2$O.
- Possibilidade de reversão da lesão pulmonar.

Critérios complementares (há a necessidade de pelo menos 1)

- Relação P/F ≤ 50 com FiO$_2$ = 1, por pelo menos 1 h com ou sem o uso de manobras de resgate (recrutamento alveolar, óxido nítrico e posição prona).
- Hipercapnia com manutenção do pH ≤ 7,20 em uso de FR se possível de 35 inspirações por minuto e volume corrente entre 4-6 mL/kg, obrigatoriamente com Pplatô ≤ 30 cmH$_2$O.
- Escore de Murray (*Lung Injury Score*) > 3 com o paciente em piora do quadro clínico.
- Relação P/F ≤ 50 com FiO$_2$ ≥ 0,8 por pelo menos 3 h, apesar da realização de manobras de resgate.
- Relação P/F ≤ 80 com FiO$_2$ ≥ 0,8 por pelo menos 6 h, apesar da realização de manobras de resgate.

Critérios de exclusão

- Pacientes moribundos.
- IMC > 40-45.
- Coma sem sedativos após PCR.
- Pacientes pneumopatas crônicos em uso domiciliar de O_2, assistência ventilatória não invasiva ou retentores de CO_2.
- Pacientes sem acesso venoso calibroso acessível.
- Doença crônica limitante.

CANULAÇÃO E INÍCIO DO SUPORTE

- A canulação é feita à beira do leito pela técnica de Seldinger, com três operadores em campo e dois auxiliares fora de campo, sempre que possível com uso da ultrassonografia para punções vasculares e posicionamento de cânulas venosas em nível atrial direito. No início do suporte (nos primeiros minutos) é interessante iniciar com fluxo de sangue baixo, até o equilíbrio de temperatura e total infusão do cristaloide usado para o *primming*. Não é necessário controle radiológico para iniciar o suporte, o controle é apenas necessário para confirmar o posicionamento das cânulas e diagnóstico de pneumotórax quando for o caso. Cânulas entre 18-22 Frenchs são adequadas para a média dos pacientes.

ANTICOAGULAÇÃO

- A anticoagulação é realizada com heparina em infusão venosa em torno de 1.000 UI/h ou 15-17 UI/kg/h, com ou sem *bolus* de 70-80 UI/kg. A relação de TTPa deve ficar entre 1,5-2,5 de acordo com o paciente.

OBJETIVOS

- A oxigenação deve ser monitorizada preferencialmente pela PaO_2 que deve ser mantida se possível entre 55-80 mmHg. A saturação periférica de O_2 pode ser usada e mantida acima de 85-88%. A $PaCO_2$ deve ser regulada para manter um pH entre 7,30-7,45.

31 Suporte extracorpóreo cardiovascular e respiratório **217**

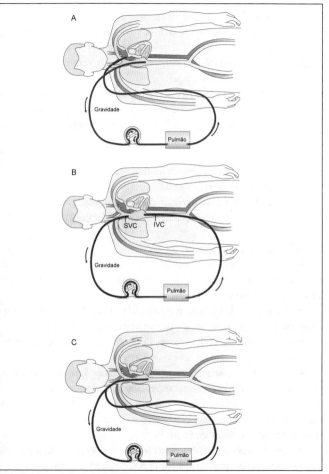

Figura 2 Posicionamento de cânulas de ECMO.

CONFIGURAÇÕES

- A ECMO pode ser veno-venosa, para suporte respiratório exclusivo. Nessa configuração a FiO_2 de ventilação da membrana é 1, o fluxo de sangue regula a oxigenação do sangue e o fluxo de ventilação da membrana (*sweep*) regula a $PaCO_2$.
- A configuração venoarterial oferece suporte cardiovascular e respiratório. Na punção arterial, deve-se tentar usar cânula para perfusão distal à punção de pelo menos 7,5 Frenchs. Nessa configuração podemos ajustar:
  - A perfusão orgânica (monitorizando pressão arterial, lactato, diurese e enchimento capilar) através do fluxo de sangue na bomba.
  - Oxigenação através da FiO_2.
  - $PaCO_2$ por meio da ventilação da membrana (*sweep*). Na ECMO VA, evitar ao máximo deixar o paciente sem anticoagulação.

MONITORIZAÇÃO/CUIDADOS

- Diariamente devemos monitorizar o sistema com inspeção visual luminosa da membrana e ausculta da campânula da bomba centrífuga para a formação de fibrina.
- A urina do paciente ou o efluente da substituição renal devem ser observados, e a cor acastanhada sugere hemólise ou rabdomiólise.
- O nível sérico de bilirrubinas, DHL e Hb (livre ou não) ajudam na monitorização de hemólise.
- Diariamente o sensor ultrassônico de fluxo de sangue deve ser lubrificado, retirando-se o creme antigo. Os cuidados principais são: fixar bem as cânulas, evitar a entrada de ar pelos cateteres (deixando-os sempre ocluídos nas coletas de exames e passagem de cateteres), evitar usar substituição renal no sistema de ECMO.
- Após o início de ECMO, cuidado com o nível sérico de antibióticos glicopeptídeos, pois podem se ligar às proteínas do sistema.

VENTILAÇÃO MECÂNICA EM ECMO

- A ventilação mecânica em ECMO deve ser o menos lesiva possível. Em casos extremos, o uso de FR = 10 inspirações por minuto, PCV = 10 cmH$_2$O e PEEP = 10 cmH$_2$O pode ser considerado.
- O uso da PSV com pressões baixas (PSV em torno de 5-6 cmH$_2$O) e PEEPs em torno de 10 cmH$_2$O tem sido nossa prática. Sempre tentando manter a FiO$_2$ em 0,3. Se for o caso, a extubação pode ser realizada.

PROVAS DE AUTONOMIA/DESMAME

- O desmame da ECMO pode ser feito gradualmente em relação às necessidades do paciente e pode-se realizar diariamente uma prova de autonomia.
- A ventilação mecânica deve ser realizada com PEEP < 10 cmH$_2$O, volume corrente de até 6 mL/kg ou em PSV com conforto respiratório adequado e FiO$_2$ < 0,6.
- Na ECMO VV simplesmente desligamos o *sweeper* e se o paciente não ficar desconfortável, nem evoluir com saturação de O$_2$ < 85% coletamos uma gasometria arterial ao final de uma hora e consideramos a denulação se a PaO$_2$ > 55 mmHg e a PaCO$_2$ for suficiente para um pH > 7,30.
- Na ECMO VA, não devemos desligar o *sweeper* de forma alguma. Assim reduzimos o fluxo de sangue para 1 L/min e a FiO$_2$ deve ser menor que 0,6, assim como o *sweeper* < 2 L/min, sem hipotensão e sem sinais de hipoperfusão.

COMPLICAÇÕES

- Algumas complicações podem ocorrer: hipotermia, sangramentos, hemólise, embolia gasosa, embolia periférica, dessaturações, chicoteamento do sistema e perda de fluxo de sangue no sistema.
- No caso de chicoteamento ou perda de fluxo podemos mudar a posição do paciente, baixar o fluxo e voltar a elevá-lo lentamente, elevar ou

abaixar a PEEP e, por último, infundir alíquotas pequenas de volume (250 mL).
- Para evitar hipotermia é interessante o uso do console de colchão térmico, mas circulando pela membrana.

DECANULAÇÃO
- Uma vez passada a prova de autonomia, o paciente poderá ser decanulado. A devolução do sangue do sistema fica a critério da equipe. suspensão da heparina 4 a 6 h antes da decanulação é preconizada. A compressão por pelo menos 30 min é necessária; em casos de ECMO VA, considerar a decanulação arterial com controle cirúrgico.

LEITURA COMPLEMENTAR
1. Sidebotham D, McGeorge A, McGuinness S, Edwards M, Willcox T, Beca J. Extracorporeal membrane oxygenation for treating severe cardiac and respiratory failure in adults: Part 2 – chnical considerations. J Cardiothorac Vasc Anesth. 2009.
2. Peek GJ, Mugford M, Tiruvoipati R, Wilson A, Allen E, Thalanany MM et al. Efficacy a economic assessment of conventional ventilatory support versus extracorporeal membrane oxygenation for severe adult respiratory failure (CESAR): a multicentre randomised controll trial. Lancet. 2009;374(9698):1351-63.
3. Extracorporeal membrane oxygenation for 2009 Influenza A (H1N1) acute respiratory distre syndrome. JAMA. 2009;302(17):1888-95.
4. Sidebotham D. Troubleshooting adult ECMO. J Extra Corpor Technol. 2011;43(1):27-32.
5. Sidebotham D. Extracorporeal membrane oxygenation – understanding the evidence: CES. and beyond. J Extra Corpor Technol. 2011;43(1):23-6.
6. Sidebotham D, McGeorge A, McGuinness S, Edwards M, Willcox T, Beca J. Extracorporeal membrane oxygenation for treating severe cardiac and respiratory disease in adu Part 1 – overview of extracorporeal membrane oxygenation. J Cardiothorac Vasc Anes 2009;23(6):886-92.

SEÇÃO V NEFROLOGIA

Lesão renal aguda 32

Davi Ewerton Cristovão
Rogério Zigaib
Vivian Vieira Tenório Sales

CONCEITOS IMPORTANTES

- A lesão renal aguda (LRA) ou injúria renal aguda (IRA) caracteriza-se pela incapacidade em eliminar os produtos do metabolismo celular em manter o equilíbrio hídrico, eletrolítico e acidobásico.

- O ClCr é uma estimativa da taxa de filtração glomerular (TGF) e, no indivíduo adulto, o valor normal está entre 97 e 120 mL/min/1,73 m².

- O ClCr pode ser estimado pela fórmula de Cockroft-Gault (1976), apesar de existirem outras metodologias validadas, mas não tão consagradas (MDRD, etc.), principalmente em UTI:

Fórmula de Cockroft-Gault:

ClCr: [140 − (idade em anos)] x peso (kg)/creatinina plasmática (mg/dL) x 72

Em mulheres, deve-se multiplicar o resultado por 0,85.

- Na prática diária, a IRA é geralmente detectada por aumento da creatinina sérica ou diminuição do débito urinário.
- A diluição da creatinina pelo acúmulo de fluidos em pacientes críticos pode levar a uma subestimação da gravidade da disfunção renal.

- Não há consenso sobre a magnitude dessas alterações para o diagnóstico da IRA nem há ponto de corte específico para a indicação do início da terapia de substituição renal.
- A instalação da disfunção renal aguda é fator preditor de mortalidade mesmo com elevação discreta da creatinina e independente da necessidade de diálise.
- A mortalidade relacionada à IRA é em torno de 50 a 60%, com algumas variações entre os estudos epidemiológicos.
- A necrose tubular aguda não é a lesão histopatológica mais encontrada nos rins de pacientes com sepse que evoluem para IRA. Na maioria dos casos, o rim é normal ou apresenta apenas alterações discretas e inespecíficas.

CLASSIFICAÇÃO

Os critérios mais utilizados para definição e diagnóstico de IRA são de RIFLE, que foram propostos pelo grupo ADQI (*Acute Dialysis Quality Initiative*) em 2004. Uma modificação nos critérios RIFLE foi posteriormente proposta pelo *Acute Kidney Injury Network*, que incluiu o grupo ADQI bem como representantes de outras sociedades de nefrologia e terapia intensiva. Em 2012, foi publicada uma nova revisão dos critérios diagnósticos de IRA em diretriz do KDIGO – *Kidney Disease Improving Global Outcomes*.

CLASSIFICAÇÃO "RIFLE" DE INSUFICIÊNCIA RENAL

Classe	TFG	Fluxo urinário
Risco (*Risk*)	Aumento de 1,5 x da creatinina ou queda de 25% da TFG	< 0,5 mL/kg/h por 6 h consecutivas
Lesão (*Injury*)	Aumento de 2,0 x da creatinina ou queda de 50% da TFG	< 0,5 mL/kg/h por 12 h
Falência (*Failure*)	Aumento de 3,0 x da creatinina ou queda de 75% da TFG ou creatinina > 4,0 mg/dL COM aumento agudo de 0,5 mg/dL	< 0,3 mL/kg/h por 24 h ou anúria por 12 h

erda (Loss)	Falência renal persistente = perda completa da função renal por mais de 4 semanas	
oença renal terminal (End-stage kidney disease)	Falência renal por mais de 3 meses	

ASSIFICAÇÃO "AKIN" DE INSUFICIÊNCIA RENAL

stágio	Creatinina sérica	Fluxo urinário
	Aumento de 0,3 mg/dL ou de 1,5 a 2,0 x da creatinina basal	< 0,5 mL/kg/h por mais de 6 h consecutivas
	Aumento de 2,0 a 3,0 x da creatinina basal	< 0,5 mL/kg/h por mais de 12 h
	Aumento > 3,0 x da creatinina basal OU creatinina > 4,0 mg/dL COM aumento agudo de pelo menos 0,5 mg/dL	< 0,3 mL/kg/h por 24 h ou anúria por 12 h

IGO – KIDNEY DISEASE IMPROVING GLOBAL OUTCOMES

	Creatinina sérica	Fluxo urinário	Outros
stágio 1	Aumento absoluto ≥ 0,3 mg/dL ou 1,5-1,9 x a creatinina basal	< 0,5 mL/kg/h por 6 a 12 horas	
stágio 2	Aumento de 2,0-2,9 x a creatinina basal	< 0,5 mL/kg/h por período ≥ 12 horas	
stágio 3	Aumento da creatinina para valores ≥ 4,0 mg/dL ou 3,0 x a creatinina basal	< 0,3 mL/kg/h por período ≥ 24 horas ou anúria ≥ 12 horas	Início de terapia de substituição renal ou TFG < 35 mL/min/1,73 m² em pacientes < 18 anos

USAS

- A presença de etiologia pré-renal como mecanismo fisiopatológico ro para a causa da IRA não é comum no ambiente hospitalar e suas conuências também não são necessariamente benignas.

Pré-renal

- Depleção de volume extracelular:
  1 – Gastrointestinal: vômitos, diarreia, fístula.
  2 – Renal: diuréticos, diurese osmótica, insuficiência adrenal.
  3 – Pele: queimaduras, diaforese.
  4 – Hemorragia.

- Síndrome cardiorrenal tipos 1 e 2.

- Redistribuição de fluidos: sepse/SIRS.

- Choque obstrutivo: tamponamento cardíaco, embolia de pulmão.

- Obstrução renovascular:
  1 – Arterial: estenose de artéria renal, embolia arterial aguda ou embolia tumoral.
  2 – Venosa: infiltração tumoral, trombose.

- Vasoconstrição intrarrenal: anti-inflamatórios, crise esclerodérmica, ciclosporina, síndrome hepatorrenal.

Renal

- Glomerulopatia aguda: pós-infecciosa, vasculites sistêmicas (lúpus sistêmico, Wegener, Goodpasture), glomerulonefrite membranoproliferativa.

- Nefrite intersticial aguda: drogas, distúrbio metabólico (hiperuricemia), doenças autoimunes (LES, crioglobulinemia).

- Oclusão microcapilar/glomerular: púrpura trombocitopênica, síndrome hemolítico-urêmica, CIVD, êmbolos de colesterol

- Necrose tubular aguda: drogas, isquemia, sepse, obstrução intratubular (rabdomiólise, ácido úrico, mieloma múltiplo), venenos, metais pesados, contraste radiopaco.

- Necrose cortical: choque hemorrágico (pp. durante o trabalho de parto).

Pós-renal

- Obstrução ureteral: bilateral ou em rim único – tumores, fibrose ou hemorragia de retroperitônio, litíase renal, necrose de papila, hematúria com coágulos.

- Obstrução vesical ou uretral: tumor de próstata, carcinoma de bexiga, prolapso uterino, litíase ou coágulos, bexiga neurogênica, sonda vesical obstruída.

MEDIDAS POTENCIAIS PARA PREVENÇÃO PRIMÁRIA E SECUNDÁRIA DA IRA

- Expansão volêmica:
  1 – Cristaloides: essenciais na fase de ressuscitação, na prevenção de lesão associada ao contraste radiológico e na síndrome do esmagamento.
  2 – Coloide: a albumina é particularmente útil em pacientes com falência hepática.

- Manutenção da pressão arterial:
  – PAS > 80 mmHg.
  – PAM de pelo menos 65-75 mmHg (pressão maior não necessariamente significa perfusão renal maior).

- "Adequação" do débito cardíaco (DC): débito baixo não necessariamente é lesivo; valores supranormais não são benéficos.

- Otimização do fluxo sanguíneo renal: uso de dopamina dose "dopa" (< 5 mcg/kg/min) sem evidência de benefício.

- Uso de contrastes iodados: avaliar sempre o custo-benefício do exame, identificar grupos de maior risco, uso da menor dose possível de contraste, melhor evidência para prevenção apenas com hidratação adequada com solução salina 0,9% (1 mL/kg/h durante 24 h, com início 2 a 12 h antes da administração de contraste).

- Drogas nefrotóxicas:
  1 – Evitar sempre o uso de drogas nefrotóxicas, se possível.
  2 – Antibióticos: evitar aminoglicosídeos, preferir apresentações lipídicas de anfotericina

- Ajustar sempre as doses dos medicamentos de acordo com o ClCr, que deve ser estimado diariamente.

- Medir nível sérico de vancomicina no "vale" (amostra de sangue 30 a 60 min antes da dose programada) e manter entre 15 e 20 µg/mL.

- Alcalinização urinária: aceitável na prevenção de lesão induzida por pigmentos heme (rabdomiólise); controversa na nefropatia por contraste; necessidade de grandes volumes na infusão para manter pH urinário > 6,5; avaliar risco de precipitação de fosfato de cálcio e indução/exacerbação de hipocalcemia.

- Identificar a lesão renal aguda de forma precoce utilizando-se os critérios de RIFLE/AKIN/KDIGO.

- Pesquisar e corrigir fator obstrutivo pós-renal.

- Pesquisar e tratar possível foco infeccioso.

MANEJO CLÍNICO DAS COMPLICAÇÕES DA IRA

- Manter o paciente euvolêmico: avaliação clínica subjetiva, controle de peso, controle de BH, parâmetros hemodinâmicos dinâmicos.
- Evitar sobrecarga hídrica através da administração criteriosa de fluidos e do uso de diuréticos (intermitente ou contínuo).
- Correção da acidose.
- Controle da hiperpotassemia principalmente com estratégias que eliminam K do organismo, como utilização de resinas de troca (sorcal) e diuréticos.
- Atenção para hiponatremia, hiperfosfatemia e hipermagnesemia.
- Adequação da dieta (administração adequada de calorias sem líquidos em excesso; restrição proteica enquanto terapia dialítica não tiver sido instituída).
- Realizar medidas de prevenção secundária.

INDICAÇÕES DE TERAPIA DE SUPORTE RENAL

- Sobrecarga de volume (edema agudo de pulmão, encefalopatia hipertensiva).
- Anormalidade eletrolítica (hiperpotassemia severa, alterações extremas do sódio, cálcio ou fósforo).
- Anormalidade do equilíbrio acidobásico (acidose clinicamente significativa).
- Oligúria não obstrutiva (< 200 mL/12 h) ou anúria (< 50 mL/12 h).
- Uremia (encefalopatia, pericardite e disfunção plaquetária clinicamente significativa).

INDICAÇÕES DIALÍTICAS ALTERNATIVAS (COM OU SEM INSUFICIÊNCI. RENAL ASSOCIADA)

- Rabdomiólise.
- Termorregulação/controle de hipertermia.
- Insuficiência cardíaca congestiva refratária.
- Insuficiência hepática.
- Síndrome de lise tumoral.
- Osmorregulação/distúrbio extremo do sódio.
- Acidose láctica.
- Intoxicação exógena grave por tóxico dialisável.

CONSIDERAÇÕES FINAIS

- Idealmente, a IRA deve ser identificada o mais precocemente possível para que possam ser instituídas medidas terapêuticas e de prevenção secundária que evitem o agravamento da injúria renal.
- Novos biomarcadores de alta sensibilidade e especificidade para lesão renal estão em estudo. Incluem substâncias que podem ser dosadas no soro (cistatina C e NGAL – *neutrophil gelatinase-associated lipocalin*) e urina (NGAL, IL-18 – interleucina 18 –, KIM-1 – *kidney injury molecule-1*).
- Em geral, o prognóstico renal para os pacientes que sobrevivem após episódio de IRA é bom, sendo que a maioria adquire independência da terapia dialítica em até 90 dias.

LEITURA COMPLEMENTAR

Ronco C, Bellomo R, Kellum JA. Critical care nephrology. 2nd ed. Philadelphia: Saunders Elsevier; 2009.
Bongard FS, Sue DY, Vintch JRE (eds.). Current diagnosis & treatment in critical care. 3rd ed. California: McGraw Hill; 2008.
Bagshaw SM, George C, Bellomo R. A comparison of the RIFLE and AKIN criteria for acute kidney injury in critically ill patients. Nephrol Dial Transplant. 2008;23:1569-74.
Kellum JA. Acute kidney injury. Crit Care Med. 2008;36 Suppl 4:S141-145.
Bellomo R, Bonventre J, Macias W, Pinsky M. Management of early acute renal failure: focus on post-injury prevention. Curr Opin Crit Care. 2005;11:542-7.
Bagshaw SM, Langenberg C, Bellomo R. Urinary biochemistry and microscopy in septic acute renal failure: a systematic review. Am J Kiney Dis. 2006;48(5):695-705.
Langenberg C, Bagshaw SM, May CN, Bellomo R. The histopathology of septic acute kidney injury: a systematic review. Crit Care. 2008;12(2):R38.
Redfors B, Bragadottir G, Sellgren J, Swärd K, Ricksten S-E. Effects of norepinephrine on renal perfusion, filtration and oxygenation in vasodilatory shock and acute kidney injury. Intensive Care Medicine. 2011;37(1):60-7.
Laake JH, Bugge JF. Acute renal failure in critically ill patients. JAMA. 2005;294(7):813-8.
Macedo E, Bouchard J, Soroko SH, Chertow GM, Himmelfarb J, Ikizler TA, et al. Fluid accumulation, recognition and staging of acute kidney injury in critically-ill patients. Crit Care. 2010;14(3):R82.
Lameire N, Biesen W Van, Vanholder R. Seminar acute renal failure. Lancet. 2005;365:417-30.
Bagshaw SM. Epidemiology of renal recovery after acute renal failure. Current Opinion in Critical Care. 2006;12(6):544-50.

33　Terapia substitutiva renal na UTI

Bruno Adler Maccagnan Pinheiro Besen
Pedro Vitale Mendes

INTRODUÇÃO
- A terapia substitutiva renal (TSR) é um suporte orgânico empregado na UTI para pacientes críticos em diversos contextos, desde insuficiência renal aguda (IRA) isolada até pacientes com a síndrome de disfunção de múltiplos órgãos.
- Em um estudo prospectivo internacional multicêntrico, a mortalidade de pacientes com IRA submetidos à TSR no Brasil foi de 70%. Deve-se otimizar ao máximo, portanto, a TSR, a fim de diminuir os riscos dessa terapia e maximizar os seus benefícios à beira do leito.

PRINCÍPIOS DE TROCA DE SOLUTOS/REMOÇÃO DE FLUIDOS
- **Difusão:** é o mecanismo de troca de solutos no qual, forçado por um gradiente eletroquímico, o soluto passa através de uma membrana semipermeável da zona de maior concentração para a zona de menor concentração. O *dialisato* (com as concentrações desejadas de eletrólitos) corre em contracorrente. É o método de *clearance* da hemodiálise.
- **Convecção:** mecanismo de troca de solutos no qual, forçado por um gradiente de pressão, o plasma é filtrado através de poros largos e o soluto é carregado pelo mecanismo de arraste pelo solvente. Uma *solução de r*

osição (com as concentrações desejadas de eletrólitos) é usada para repor plasma filtrado. É o método de *clearance* da hemofiltração.

- **Adsorção:** mecanismo pelo qual certas substâncias se ligam à membrana de diálise e, portanto, perdem sua atividade biológica (p. ex., certos antimicrobianos e proteínas plasmáticas).
- **Ultrafiltração:** mecanismo de remoção de fluido nos métodos hemodialíticos. Por meio de um gradiente de pressão, o plasma é filtrado através dos poros da membrana de diálise.
- **Osmose:** mecanismo de remoção de fluido na diálise peritoneal.

MODALIDADES DE TERAPIA SUBSTITUTIVA RENAL

- Diálise peritoneal: retira fluidos por meio de osmose e solutos por meio de difusão pela membrana peritoneal. Não recomendada para uso em pacientes graves.
- Hemodiálise intermitente (HDI): diálise de alta eficiência (altos fluxos de sangue e dialisato), realizada em curto período de tempo (≤ 4 horas).
- TSR contínua: diálise de baixa eficiência (baixo fluxo de sangue e baixíssimo fluxo de dialisato/reposição), realizada de maneira contínua (> 24 horas). Pode ser feita como hemofiltração venovenosa contínua (CVVH), hemodiálise venovenosa contínua (CVVHD) ou hemodialfiltração venovenosa contínua (CVVHDF).
- Métodos híbridos – *Slow Low Efficiency Dialysis* (SLED): combinam uma eficiência intermediária (fluxos de sangue/dialisato intermediários) com um tempo de diálise um pouco mais prolongado (6 a 12 horas). Tem a vantagem de melhor tolerância hemodinâmica do que a HDI.

DOSE DE DIÁLISE

- O conceito de dose de diálise depende de três grandes fatores envolvidos: (1) eficiência do método (K); (2) tempo de duração da terapia (t); e (3) volume de distribuição da ureia (V).

- As três variáveis se relacionam de forma adimensional na seguinte fórmula: K.t/V.
- Considerando apenas a ureia (molécula pequena, facilmente difusível), as principais variáveis que influenciam a eficiência do método (K) são as seguintes: (1) fluxo de sangue (limitado geralmente pelo acesso vascular); (2) fluxo de dialisato (em geral, há ganho de eficiência até a proporção de 2:1 em relação ao fluxo de sangue); (3) KoA, uma medida de eficiência do dialisador (relacionada principalmente à área de superfície do mesmo); e (4) taxa de recirculação no acesso, representada pela quantidade de sangue que é reaspirada pelo acesso vascular, assim que o sangue dialisado é devolvido pelo circuito.
- Idealmente, deve-se manter um K.t/V > 1,2 durante cada sessão de terapia dialítica clássica/híbrida (valor extrapolado de pacientes dialíticos crônicos). Pode-se inferir um K.t/V adequado pela taxa de redução de ureia (TRU), que deve ser idealmente > 65-70%.
- Na TSR contínua, como o fator limitante é o fluxo de dialisato/reposição, a dose de diálise é descrita de acordo com o efluente. Considera-se dose adequada um efluente por volta de 25 mL/kg/h, mas a dose deve ser ajustada de acordo com as necessidades clínicas.

INDICAÇÕES DE DIÁLISE

- Urgências dialíticas (indicações absolutas): (1) hipercalemia refratária (K ≥ 6,0 mmol/L; ECG com alterações típicas); (2) hipervolemia refratária; (3) acidose metabólica refratária (pH < 7,1); (4) uremia (pericardite, encefalopatia, neuropatia e sangramento urêmicos); e (5) intoxicação exógena grave por toxinas dialisáveis.
- Não se deve esperar as urgências dialíticas citadas anteriormente para se indicar a terapia dialítica. Deve-se interpretar as tendências dos valores das escórias nitrogenadas, diurese, balanço hídrico, equilíbrio hidroeletrolítico e acidobásico dentro do contexto das outras disfunções o

ânicas, de modo a evitar a ocorrência de urgências. Por outro lado, não á evidências de que a diálise precoce *de rotina* seja benéfica na UTI.

ESCOLHA DO MÉTODO DE DIÁLISE

- Nenhum ensaio clínico randomizado demonstrou benefício de mortalidade da TSR contínua sobre a HDI/SLED em pacientes com DMOS, porém pode haver benefício em termos de recuperação da função renal em longo prazo.
- TSR contínua: indicada em especial para pacientes com instabilidade hemodinâmica moderada a grave e/ou em risco de edema cerebral (injúrias encefálicas agudas).
- SLED: indicada na fase de transição da TSR contínua ou inicialmente em pacientes com instabilidade hemodinâmica leve (doses baixas de vasopressor).
- HDI: indicada na fase de transição da TSR contínua ou SLED ou inicialmente em pacientes com IRA isolada sem instabilidade hemodinâmica.
- Em locais onde a TSR contínua não é disponível, deve-se adaptar o método (HDI) dentro das possibilidades do serviço.

Acesso vascular

- O sítio de acesso, bem como o tamanho e o calibre dos cateteres de diálise, são características importantes para uma TSR bem-sucedida. A disfunção do acesso pode resultar em dose ofertada reduzida, além de perda de sangue do paciente e maior trabalho de enfermagem.
- Escolha do sítio: veia jugular interna D (1º); veias femorais (2º); veia jugular interna E (3º); veias subclávias (4º). SE POSSÍVEL, reservar a VJID para cateteres de diálise no paciente crítico.
- Tamanho do cateter: em veias femorais devem ser preferencialmente longos (25 cm); em VJID, pode-se utilizar cateteres de 15 cm; em VJIE e veias subclávias, cateteres de 20 cm.

- Calibre: de modo geral, cateteres mais calibrosos são preferíve (13 Fr).

Métodos de anticoagulação
- Heparinização sistêmica: habitualmente reservada para paciente com indicação de anticoagulação plena.
- Heparinização em baixas doses: pode ser utilizada em doses de 30(500 U/h de heparina pré-capilar a fim de aumentar a meia-vida do dialisa dor, desde que o risco de sangramento não seja alto.
- Anticoagulação com citrato regional (ACR): método de escolha r diálise contínua. Não carrega risco de anticoagulação sistêmica, porém dev ser utilizada com cautela em cirróticos e pacientes com disfunção hepát ca, por causa do risco de intoxicação por citrato.
- Lavagem com soro: não é um método de anticoagulação em si, m permite avaliações frequentes do dialisador em pacientes sem possibilid de de anticoagulação.
- O uso de heparinas de baixo peso molecular, inibidores diretos trombina e pentassacarídeos é descrito na literatura, mas não é frequen na prática clínica.

Itens da prescrição de hemodiálise
- Modalidade de diálise: HDI/SLED/CVVH(D)(F).
- Método de anticoagulação: heparina, ACR, lavagem com SF, sem a ticoagulação.
- Fluxo de sangue: variável de acordo com a modalidade escolhida
- Fluxo de dialisato e/ou reposição: variável de acordo com a moda dade escolhida.
- Dialisador: deve ser escolhido de acordo com o método e biocor patibilidade. Explicações mais detalhadas fogem ao escopo deste capítu
- Taxa de ultrafiltração (UF): ajustada de acordo com os alvos de b lanço hídrico e tolerância hemodinâmica esperada.

- Composição da solução de reposição/dialisato: ajustada de acordo com os distúrbios metabólicos apresentados.

Monitorização da terapia substitutiva renal contínua

- Gasometria, Na, K e Ca iônico (CaI) pré-capilar: dosar a cada 6-8 horas.
- Escórias nitrogenadas, fósforo e magnésio: dosar apenas uma vez ao dia.
- Em pacientes com citrato, além do CaI pré-capilar, deve-se coletar CaI pós-capilar rotineiramente para ajuste da dose de citrato, conforme mostra a Tabela 1. Além disso, deve-se dosar CaTotal ao menos uma vez ao dia ou na suspeita de intoxicação.

Tabela 1 – Rotina no HCFMUSP

CaI sistêmico (mg/dL) Pré-capilar	Conduta	CaI do circuito (mg/dL) Pós-capilar	Conduta
< 3,6	*Bolus* de 5 mL e aumentar 10 mL/h infusão de CaCl2	< 1,0	Diminuir infusão de ACD em 10 mL/h
3,6-4,4	Aumentar 5 mL/h infusão de CaCl2	1,0-1,4	Manter infusão de ACD
4,5-5,2	Manter infusão de CaCl2	1,4-2,0	Aumentar infusão de ACD em 5 mL/h
> 5,2	Diminuir 5 mL/h infusão de CaCl2	> 2,0	Aumentar infusão de ACD em 10 mL/h

- Se ocorrerem ajustes frequentes nas infusões de cálcio e de citrato após as primeiras 24 h de terapia, deve-se rever a prescrição.

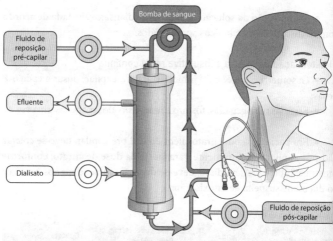

Figura 1 Circuito de hemodiálise. A solução de reposição pode ser entregue antes do capilar (pré-capilar) ou após o capilar (pós-capilar). Apesar da desvantagem de diminuir a eficiência do método, a posição pré-capilar diminui o hematócrito do afluente e, portanto, reduz o risco de coagulação do sistema. O efluente é tudo o que sai do capilar, sendo a soma de (1) ultrafiltração efetiva, (2) volume de reposição e (3) volume de dialisato.

Tabela 2 – Principais complicações da hemodiálise

Complicações/comentários	Prevenção e/ou tratamento/comentários
Relacionadas ao acesso vascular	
Hematoma/sangramento ostial	(1) Compressão local; (2) considerar DDAVP se suspeita de sangramento urêmico; (3) considerar pontos hemostáticos
Suspeita de infecção relacionada ao cateter	Trocar cateter de sítio. Não trocar por fio-guia
Trombose venosa de sítio do acesso	Troca de cateter de sítio. Anticoagulação sistêmica, se indicado
Disfunção do cateter (fluxos de sangue inadequados)	Otimizar anticoagulação. Troca de cateter por fio-guia ou troca de sítio. Atentar para o tamanho e calibre apropriados do cateter

Relacionadas à anticoagulação	
Sangramento (em vigência de heparina)	(1) Suspender heparina; (2) reversão com protamina
Trombocitopenia induzida pela heparina	Suspender heparina
Intoxicação por citrato (acidose metabólica com ânion-gap, hipocalcemia, relação CaT/Cal > 2,5)	Suspender citrato regional e modificar método de anticoagulação. Importante associação com prognóstico reservado
Acúmulo de citrato (alcalose metabólica, hipernatremia)	Ajustar composição de sódio e bicarbonato do dialisato/reposição

Gerais	
Arritmias cardíacas	(1) Se instabilidade hemodinâmica: parar temporariamente a TSR; (2) se arritmias supraventriculares sem instabilidade: rever eletrólitos (K, Mg, Cal), antiarrítmicos, CVE sincronizada
Hipotensão intradialítica mais comum em HDI/SLED; em até 50% dos casos sua causa não é pré-carga-dependente	(1) Ajustar taxa de ultrafiltração (UF); (2) uso ou aumento intradialítico de vasopressor; (3) evitar hipocalcemia intradialítica; (4) reduzir temperatura do "banho" (vasoconstrição); (5) utilizar perfil de sódio intradialítico (evitar *underfilling*)
Síndrome do desequilíbrio (cefaleia, convulsões, letargia, confusão) mais comum em IRC na primeira diálise) *Atenção: edema cerebral fatal pode ocorrer em pacientes neurocríticos!*	(1) Manitol (efeito osmótico para compensar redução abrupta da ureia). No início da TSR, (2) reduzir eficiência (p. ex., reduzir fluxos de sangue/dialisato ou duração da sessão) e (3) manter Na do dialisato/reposição maior
Hipofosfatemia mais comum em TSR contínua)	Adicionar sais de fosfato à composição do dialisato/reposição quando fosfatemia dentro da normalidade
Hipocalcemia intradialítica/tetania	Corrigir calcemia antes ou durante a diálise, em especial em pacientes acidóticos
Controle inadequado de escórias nitrogenadas	(1) Checar se a dose prescrita está sendo ofertada; (2) otimizar dose da diálise, seja por meio da eficiência do método (p. ex., aumentar fluxos de dialisato/reposição) ou aumento do tempo de terapia (p. ex., diálise diária vs. dias alternados)

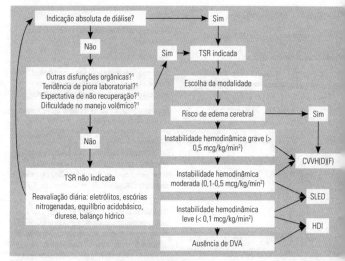

Figura 2 Passos para determinar o timing da indicação de diálise e a escolha da modalidade a ser utilizada.
CVVH(D)(F): métodos contínuos; DVA: drogas vasoativas; HDI: hemodiálise intermitente; SLED: *Slow Low Efficiency Dialysis*; TSR: terapia substitutiva renal.
[1]Avaliar essas variáveis de maneira conjunta para indicar a TSR antes do desenvolvimento de urgências dialíticas. [2]Referente à noradrenalina.

LEITURA COMPLEMENTAR

1. Tolwani A. Continuous renal-replacement therapy for acute kidney injury. N Engl J Med. 2012;367:2505-14.
2. Pastan S, Bailey J. Dialysis therapy. N Engl J Med. 1998;338:1428-37.
3. Joannidis M, Oudemans-van Straaten HM. Clinical review: patency of the circuit in continuous renal replacement therapy. Critical Care. 2007;11:218.
4. Kellum JK, Bellomo R, Ronco C. Continuous renal replacement therapy. 2. ed. New York: Oxford University Press; 2016.
5. Daugirdas JT, Blake PG, Ing TS. Handbook of dialysis. 4. ed. Philadelphia: Lippincott Williams & Wilkins; 2007.

Distúrbios acidobásicos 34

Alexandre Toledo Maciel
Bruno Cordeiro de Almeida
Marcelo Park

INTRODUÇÃO

- Os distúrbios acidobásicos em pacientes críticos são extremamente comuns. A detecção e a interpretação dos seus achados permitem uma melhor compreensão da gravidade e norteiam o tratamento do paciente.
- A homeostase acidobásica é definida pelo pH plasmático. O plasma é uma solução aquosa que contém ácidos fixos e ácidos voláteis (CO_2), e seu pH será determinado pela interação da dissociação de todos os seus componentes na água. O pH deve se manter dentro de limites estreitos e compatíveis com o metabolismo celular.

CLASSIFICAÇÃO

Alguns métodos são aceitos para estudo e classificação dos distúrbios acidobásicos, sem superioridade de um sobre os outros. Usa-se uma forma híbrida, com predomínio do componente quantitativo físico-químico (abordagem de Stewart modificada), sempre tendo como princípios a eletroneutralidade da solução, a dissociação da água e as leis de conservação e ação das massas (Figura 1).

Sendo o pH o marcador global do equilíbrio acidobásico, o marcador respiratório é a $PaCO_2$ e o marcador metabólico é o SBE (calculado pela fórmula de Van Slyke = normal entre -2 e +2 mEq/L).

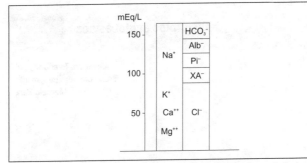

Figura 1 Gamblegrama: demonstração gráfica da igualdade de concentração final entre ânions e cátions seguindo o princípio da eletroneutralidade. XA: concentração de ânions não mensuráveis e lactato. Íons com concentração muito baixa (micro ou nanomolar) foram omitidos.

O SBE é, por sua vez, a resultante da soma de seus subcomponentes determinados pelas concentrações de sódio e cloro, albumina, cátions e ânions não mensuráveis e lactato. O aumento de concentração de qualquer ânion (seja ele forte como o cloro, o lactato e os ânions não mensuráveis ou fraco como a albumina e o fósforo) gera uma acidose metabólica e queda do SBE (valores mais negativos), enquanto que a queda de concentração dos mesmos gera uma elevação do SBE (valores mais positivos). O inverso acontece no caso de acúmulo de qualquer cátion (em geral, sódio ou cátions não mensuráveis).

O *apparent strong ion difference* (SIDa) reflete a diferença de concentração entre cátions e ânions fortes e é uma das grandes variáveis utilizadas para avaliação de distúrbios metabólicos. O *anion gap* (AG), comumente utilizado para avaliar o ânion causador da acidose metabólica, nada mais do que a soma dos ácidos fracos (albumina e fósforo dissociados), lactato e ânions não mensuráveis. Isso significa dizer que qualquer acidose metabólica por acúmulo de ânions que não o cloro levará ao aumento do AG. É importante citar que cálcio, magnésio e fósforo têm menor importância ponto de vista acidobásico e por isso são excluídos de algumas fórmulas. Além disso, em condições fisiológicas, lactato, ânions e cátions não mensuráveis têm concentrações desprezíveis.

Componentes citados:

- SIDa = ([Na$^+$] + [K$^+$] + [Ca$^+$] + [Mg^{2+}]) − ([Cl$^-$] + [lactato$^-$]) = 40 a 44 mEq (Figura 1).
- AG = (Na$^+$ + K$^+$) − (Cl$^-$ + HCO$_3^-$).
- AG esperado (mEq/L) = 2 x [albumina (g/dL)] + 0,5 x [fósforo (mg/dL)].
- Diferença de concentração entre ânions e cátions não mensuráveis (*strong ion gap* − SIG) = AG − (AG esperado + lactato (mEq/L)) → valores positivos implicam predomínio de ânions não mensuráveis e valores negativos, predomínio de cátions não mensuráveis.

Classificação dos distúrbios acidobásicos primários

Distúrbio	Acidose	Alcalose
I. Respiratório	↑ PCO$_2$	↓ PCO$_2$
II. Metabólico	↓ SBE	↑ SBE
1. SID anormal		
a. Excesso ou déficit de água	↓ SID, ↓ [Na$^+$]	↑ SID, ↑ [Na$^+$]
b. Desequilíbrio dos ânions fortes		
Excesso ou déficit de cloro	↓ SID, ↑ [Cl$^-$]	↑ SID, ↓ [Cl$^-$]
Excesso de ânions/cátions não mensuráveis	↓ SID, ↑ SIG	↑ SID, ↓ SIG
2. Ácidos fracos não voláteis		
a. Albumina sérica	↑ [Alb]	↓ [Alb]
b. Fosfatos inorgânicos	↑ [Pi]	↓ [Pi]

CAUSAS DE ACIDOSE LÁTICA

Tipos de acidose	Causas
Tipo A	Choque séptico, choque cardiogênico, choque hipovolêmico, hipoxemia grave, anemia grave, isquemia mesentérica.
Tipo B	Sepse, insuficiência hepática grave, câncer, DM, biguanidas (metformina), estado de mal convulsivo, exercícios extenuantes, hipertermia, erros inatos do metabolismo, feocromocitoma, intoxicações I (etanol, metanol, isoniazida, monóxido de carbono, estricnina), acidose por D-ácido láctico.

RESPOSTA COMPENSATÓRIA NOS DISTÚRBIOS SIMPLES

Fórmulas para distúrbios metabólicos
Acidose metabólica: $PCO_2 = [(1,5 \times HCO_3^-) + 8] = (40 + SBE)$
Alcalose metabólica: $PCO_2 = [(0,7 \times HCO_3^-) + 21] = [40 + (0,6 \times SBE)]$

Fórmulas para distúrbios respiratórios		
Agudos	Acidose: $HCO_3^- = [(PCO_2 - 40)/10] + 24$	(Δ SBE = 0)
	Alcalose: $HCO_3^- = 24 - [(40 - PCO_2)/5]$	(Δ SBE = 0)
Crônicos	Acidose: $HCO_3^- = [(PCO_2 - 40)/3] + 24$	(Δ SBE = 0,4 $\times$ Δ PCO_2)
	Alcalose: $HCO_3^- = 24 - [(40 - PCO_2)/2]$	(Δ SBE = 0,4 $\times$ Δ PCO_2)

$PCO_2 = (PCO_2 - 40)$.

DIAGNÓSTICO DIFERENCIAL DE ACIDOSE METABÓLICA

Acidose com AG normal (hiperclorêmica)	Acidose com AG aumentado
• Perda gastrointestinal de bicarbonato – Diarreia – Fístula ou drenagem intestinal do intestino delgado – Derivação ureteral (ureterossigmoidostomia) – Resinas de troca aniônica (colestiramina) – Ingestão de cloreto de cálcio ou de magnésio	• Produção ácida aumentada – Cetoacidose: diabética, alcoólica, jejum – Acidose lática – Intoxicações exógenas com gap osmolar presente: metanol, etilenoglicol – Intoxicação exógena com gap osmolar ausente: salicilatos
• Perda renal de bicarbonato ou falta de excreção renal de ácido – Acidose tubular renal (hipoaldosteronismo) – Diuréticos poupadores de potássio – Inibidores da anidrase carbônica	• Falência de excreção de ácido – IRA – IRC
• Miscelânea – Recuperação de cetoacidose – Acidose dilucional – Nutrição parenteral	

CAUSAS DE ALCALOSE METABÓLICA

Concentração de volume, hipocalemia	Expansão de volume, hipertensão, hipocalemia	Carga exógena de base
• Origem gastrointestinal – Vômito – SNG aberta – Adenoma viloso de cólons – Alcalose de contração	• Renina alta – Estenose de artéria renal – Hipertensão maligna	• Administração aguda de álcali – Bicarbonato – Citrato (transfusão sanguínea) – Acetato – Antiácidos + resina de troca iônica
• Origem renal – Alcalose de contração, diuréticos, estados edematosos, depleção de potássio ou magnésio – Síndrome de Barter ou Gitelman – Recuperação de acidose metabólica (cetoacidose ou acidose lática prévia) – Ânions não absorvíveis (penicilina, carbenicilina)	• Renina baixa – Hiperaldosteronismo primário – Síndrome de Cushing – Síndrome de Liddle – Defeitos enzimáticos adrenais hereditários	• Administração crônica de álcali – Síndrome leite-álcali

CAUSAS DE ACIDOSE RESPIRATÓRIA

Mecanismos	Causas
• Neuromuscular	• Deformidade da caixa torácica, distrofias musculares, *miastenia gravis*, poliomielite
• Pulmonar	• Barotrauma, DPOC
• Rebaixamento do SNC	• Anestésicos, opioides, benzodiazepínicos, AVC, infecção
• Vias aéreas	• Asma, obstrução
• Outros	• Hipercapnia permissiva, hipoventilação, obesidade

CAUSAS DE ALCALOSE RESPIRATÓRIA

Mecanismos	Causas
• Ação no SNC	• Ansiedade, AVC, dor, febre, meningite, trauma, tumores
• Hipóxia	• Grandes altitudes, anemia grave, aspiração, edema pulmonar, pneumonia
• Estímulo dos receptores torácicos	• Hemotórax, derrame pleural, TEP e ICC
• Efeito hormonal	• Gravidez, progesterona
• Outros	• Hiperventilação mecânica, insuficiência hepática, salicilatos, sepse, recuperação de acidose metabólica

LEITURA COMPLEMENTAR

1. Fencl V, Jabor A, Kazda A, Figge J. Diagnosis of metabolic acid-base disturbances in criticall ill patients. Am J Respir Crit Care Med. 2000;162:2246-51.
2. Dubin A, et al. Comparison of three different methods of evaluation of metabolic acid-base disorders. Crit Care Med. 2007;35(5):1264-70.
3. Sirker AA, et al. Acid-base physiology the "traditional" and the "modern" approaches. Review Anaesthesia. 2002;57:348-56.
4. Kellum, JA. Determinants of blood pH in health and disease. Review. Crit Care. 2000;4:6-14.
5. Kellum, JA. Clinical review: Reunification of acid-base physiology. Crit Care. 2005;9:500-7.

Distúrbios do sódio 35

Luisa Tajra Carvalho

INTRODUÇÃO
- A concentração sérica normal do sódio é de 135 a 145 mEq/L (90% extracelular), sendo o sódio o principal cátion regulador da osmolalidade e do volume extracelular.
- Equação de Edelman: sódio corporal total = $(Na^+ + K^+)/H_2O$.
- Pontos de atenção:
  - Hipernatremia aguda de rápida instalação ou correção rápida de hiponatremia crônica: risco de desmielinização osmótica (SDO).
  - Hiponatremia aguda de rápida instalação ou correção rápida de hipernatremia crônica: risco de edema cerebral.

HIPONATREMIA
- É um distúrbio caracterizado pelo excesso de água corporal, quando comparada ao conteúdo corporal de sódio + potássio.
- Em geral é associada a um distúrbio hormonal de vasopressina.

Diagnóstico laboratorial e quadro clínico

Diagnóstico laboratorial	Na sérico < 135
Classificação	▪ Aguda x crônica: ponto de corte em 48 h, por definição ▪ Moderada (Na⁺: 125-129 mEq/L) x grave (Na⁺ < 125 mEq/L) ▪ Pode ser: hipotônica, isotônica ou hipertônica ▪ Pode ser: hipovolêmica, euvolêmica, hipervolêmica
Quadro clínico (em geral, apenas com Na⁺ < 130)	
Hiponatremia aguda	▪ Moderada: náuseas sem vômitos, cefaleia e confusão ▪ Grave: vômitos, torpor, disfunção cardiorrespiratória, coma, convulsões, edema pulmonar neurogênico
Hiponatremia crônica	Náuseas, fadiga, aumento do risco de quedas, alteração da marcha e déficit de atenção

Etiologia

Distúrbios com falha na supressão de ADH

▪ Depleção de volume circulante: perdas renais como diureticoterapia, insuficiência adrenal primária, síndrome cerebral perdedora de sal (SCPS), nefropatias perdedoras de sal
  – Extrarrenais como TGI, hemorragia e transpiração excessiva
  – Perdas para terceiro espaço: pancreatite, obstrução intestinal, trauma muscular
  – Redução do volume arterial efetivo: ICC, cirrose, síndrome nefrótica
▪ SIADH: pós-operatório com hidratação hipotônica, TCE, hematoma subdural, HSA, AVC, hidrocefalia, meningite, abscesso cerebral, HIV, pneumonia, TB, abscesso pulmonar, neoplasia (TGI, TGU, pulmão pequenas células, linfomas). Medicações: ISRS, tricíclicos, carbamazepina, antipsicóticos, narcóticos, ciclofosfamida, MDMA
▪ Alteração hormonal: insuficiência adrenal secundária, hipotireoidismo

Distúrbio com prejuízo na diluição urinária, porém supressão normal de ADH

▪ Insuficiência renal avançada (elevação da Osm urinária mínima para 200-250 mOsm/kg)

Distúrbios com diluição urinária preservada

▪ Polidipsia primária
▪ Baixa ingesta de solutos

Distúrbios com osmolalidade plasmática normal ou elevada

▪ Hiperosmolalidade (hiperglicemia e manitol)
▪ Osmolaridade normal (pseudo-hiponatremia: hiperlipidemia e hiperparaproteinemia)

Exames complementares

Exames que podem auxiliar o diagnóstico	Função renal, eletrólitos, osmolaridade sérica e urinária, sódio e potássio urinários, ácido úrico, cortisol sérico, painel de função tireoidiana * Estudos radiológicos: TC de crânio ou RM de crânio, TC tórax
Osmolaridade sérica	▪ Normal de 275 a 290 mOsm/L ▪ Elevada: DM ▪ Normal: pseudo-hiponatremia ▪ Baixa: demais diagnósticos
Osmolaridade urinária	▪ Baixa: hipervolemia (polidipsia, ICC, cirrose) ▪ Normal: medicamentos, SIADH, hipotireoidismo, HIV, insuficiência adrenal ▪ Alta: hipovolemia – analisar sódio urinário
Sódio urinário	< 30 mEq/L: perdas extrarrenais, ICC, cirrose > 30 mEq/L: perdas renais, insuficiência adrenal > 40 mEq/L: SIADH ou SCPS
Fração de excreção de sódio	FeNa < 1% sugere depleção de volume
Distúrbios acidobásicos e de potássio	Alcalose metabólica + hipocalemia: diuréticos e vômitos Acidose metabólica + hipocalemia: diarreia Acidose metabólica + hipercalemia: insuficiência adrenal Potássio e bicarbonato normais: SIADH
Diagnóstico de SIADH	▪ Osm plasmática < 275 mOsm/kg ▪ Osm urinária > 100 mOsm/kg ▪ Euvolemia clínica ▪ Na+ urinário > 30 mEq/L ▪ Ausência de distúrbios adrenal, tireoidiano, pituitário ou renal ▪ Ausência de uso recente de diuréticos ▪ Ácido úrico < 4,0 mg/dL ▪ Falha em corrigir a hiponatremia após solução salina 0,9% ▪ FeNa > 0,5%; FeU > 55% ▪ Correção da hiponatremia por restrição hídrica

	SIADH	SCPS
Ureia sérica	Normal – reduzida	Normal – elevada
Ácido úrico sérico	Baixo	Baixo
Volume urinário	Normal – baixo	Elevado
Na+ urinário	> 30 mEq/L	> 30 mEq/L
Pressão arterial	Normal	Normal – hipotensão postural
PVC	Normal	Reduzida

Tratamento

Tratar a doença de base	Insuficiência adrenal, retirada de medicações implicadas, hipotireoidismo, tratar infecções
Sintomas moderados a graves	Risco de edema cerebral suplanta o risco de desmielinização osmótica – tratamento urgente independentemente da duração de instalação de sintomas
Atendimento inicial ao paciente grave	A: vias aéreas pérvias B: ventilação adequada C: estabilidade hemodinâmica D: neurológico + glicemia Excluir hipóxia, hipercapnia, hipotensão e hipoglicemia como causadores de RNC e evitar dano neurológico secundário
Sintomas graves: RNC, convulsões e rigidez	Manejo na primeira hora: infusão de NaCl 3% 150 mL em 20 minutos; repetir a infusão em 20 minutos enquanto coleta-se novo Na^+ sérico Sugestão de repetir a infusão 2x ou até elevação de sódio de 3-5 mEq/L Opção: NaCl 3% 100 mL em 10 minutos até 3x (conforme necessidade)
Sintomas moderados: confusão, náuseas e cefaleia	Infusão única de 150 mL de NaCl 3% em 20 minutos
Limites de correção do sódio	▪ Máximo recomendável de 10 mEq/L de elevação do sódio em 24 h ▪ Máximo de 18 mEq/L em 48 h ▪ Se fatores de risco para SDO (vide abaixo): tolerar elevação de apenas 6-8 mEq/L em 24 h
Aumento de risco para síndrome de desmielinização osmótica (SDO)	Alcoolismo, cirrose, transplante hepático, desnutrição, hipocalemia, hiponatremia crônica, sódio inicial < 105 mEq/L
Pitfalls (erros comuns)	▪ Vigiar débito urinário: caso o paciente abra diurese (DU > 100 mL/h) durante o tratamento, atentar para elevação abrupta do sódio sérico e ultrapassagem de limites de segurança (10 mEq/L nas primeiras 24 h) ▪ Em caso de elevação muito rápida do sódio sérico, sugere-se iniciar SG 5% e/ou desmopressina 2 µg EV com monitorização rigorosa de diurese e sódio ▪ Reposições de K^+ também elevam o sódio sérico; em caso de reposição de K^+, cada mEq reposto deve ser levado em conta para avaliar limite de correção do sódio

Hiponatremia crônica	Interromper infusões de fluidos não essenciais Tratamento específico da causa Checar sódio de 6/6 h se hiponatremia grave • Se aumento de volume extracelular: restrição hídrica < 800 mL/dia; considerar vaptanos se ICC • Se SIADH: restrição hídrica < 800 mL/dia, aumento de ingesta de solutos com 0,25-0,5 g/kg de ureia ou pílulas de sal +/- diuréticos de alça • Se redução de volume circulante arterial: SF 0,9% ou solução balanceada 0,5-1,0 mL/kg/h Se instabilidade hemodinâmica, a ressuscitação volêmica adequada supera em benefícios o risco de elevação rápida do sódio

A equação de Adrogué-Madias vem caindo em desuso em virtude de baixa praticidade, com evidências de erros operacionais, porém ainda pode ser utilizada, mantendo-se em mente que o aumento real do sódio pode exceder o aumento calculado:

$$\text{Alteração em [Na}^+\text{] sérico} = \frac{([Na^+]\text{ infusão} + [K^+]\text{ infusão}) - [Na^+]\text{ sérico}}{\text{água corporal total} + 1}$$

Água corporal total é calculada como uma fração do peso corporal; a fração é de 0,6 em homens não idosos e de 0,5 em mulheres não idosas; e de 0,5 e 0,45 em homens e mulheres idosas, respectivamente.

HIPERNATREMIA

- É um distúrbio relacionado ao excesso de sódio corporal e/ou à redução de água livre (equação de Edelman).
- É fator de risco independente de mortalidade em pacientes críticos.

Diagnóstico laboratorial e quadro clínico

Diagnóstico laboratorial	Sódio sérico > 145
Quadro clínico (em geral, apenas com Na$^+$ > 150 mEq/L)	
Sintomas gerais	Sede, fraqueza, irritabilidade, letargia

Sintomas neurológicos Hipernatremia gera desidratação celular cerebral com ruptura vascular e déficits neurológicos em casos graves	Redução do nível de consciência/coma Confusão, déficit neurológico focal, hiper-reflexia + espasticidade, convulsões Hemorragia intracraniana, trombose de seios durais
Efeitos nocivos da hipernatremia	Resistência periférica à insulina, prejuízo na gliconeogênese e *clearance* de lactato hepático, redução da contratilidade ventricular esquerda Fraqueza muscular, rabdomiólise

Etiologia

Perdas de água não repostas (é necessário ter dificuldade de acesso à água nesses casos)

- Perdas insensíveis pela pele* (grande queimado, febre)
- Perdas pelo TGI (vômitos, diarreia, fístulas e sonda nasogástrica)
- Perdas renais (hiperglicemia, uremia, doença renal crônica com hipostenúria, fase poliúrica da necrose tubular aguda, poliúria pós-obstrução de trato urinário)
- *Diabetes insipidus* nefrogênico (congênito, hipercalcemia, hipocalemia, doença cística medular, diuréticos de alça, lítio e anfotericina B)
- *Diabetes insipidus* central (TCE, neurocirurgia, HSA aneurismática, meningite, encefalite, leucemia, linfoma, sarcoidose, tuberculose, histiocitose X, hipertensão intracraniana, morte encefálica)
- Alterações hipotalâmicas (hipodipsia primária e excesso de mineralocorticoides)

Perdas de água para as células

- Excesso de exercícios
- Convulsões

Excesso de sódio

- Ingestão excessiva
- Iatrogênico: infusão de salina hipertônica, uso excessivo de bicarbonato de sódio, expansões volêmicas com SF 0,9%, uso de fosfomicina

*As perdas insensíveis podem chegar a 14 mL/kg/dia + 3,5 mL/kg/dia/grau > 37°.

Exames complementares

Osmolalidade sérica	Normal de 275 a 290 mOsm/L > 320 mOsm/L – confusão > 340 mOsm/L – coma > 360 mOsm/L – apneia e morte
Ureia, glicose	Em excesso causam diurese osmótica e perda de água livre
Osmolalidade urinária	Na presença de hipernatremia a Osm urinária deveria estar > 600 mOsm/L para ser apropriada • Se menor que a plasmática (< 300 mOsm/kg) – *diabetes insipidus* nefrogênico ou central • Se Osm urinária entre 300-600 mOsm/kg: diurese osmótica ou *diabetes insipidus* • Maior que a plasmática (> 600 mOsm/kg) – perda de água extrarrenal
Sódio urinário	< 25 mEq/L se a causa for depleção de volume > 100 mEq/L se a causa for ingestão ou infusão excessivas
Cálcio	Hipercalcemia: *diabetes insipidus* nefrogênico
Potássio	Hipocalemia: *diabetes insipidus* nefrogênico
TC de crânio	Tumor, AVC, trauma, sinais de HIC
Diagnóstico de *diabetes insipidus*	• Poliúria (> 2,5 L de diurese em 24 h ou > 4 mL/kg/h) • Osm urinária < Osm plasmática (em geral < 300 mOsm/kg) • Sódio sérico >145 • Sódio urinário < 20 • Se após administração de 2 µg de desmopressina a Osm urinária se elevar para mais de 600 mOsm/kg, o caso é sugestivo de *diabetes insipidus* central

Tratamento

Instabilidade hemodinâmica	Solução isotônica até estabilidade hemodinâmica
Identificar mecanismo do distúrbio do sódio	• Apenas deficiência de água livre: dextrose 5% • Ganho de sódio + hipervolemia: estimular natriurese com diuréticos de alça + tiazídicos associado à administração de fluido hipotônico em relação à urina
Hipernatremia hiperaguda < 24 h	• Repor todo o déficit de água livre em 24 h • Taxa de correção de 1 mEq/L/h é apropriada • Sugestão de SG5% (3-6 mL/kg/h + adição de água livre perdida por hora – por débito de SNG ou drenos) • Dosar Na+ e glicose de 2/2 h e ajustar de acordo • Meta de tratamento: retorno do Na+ para 145 mEq/L

Hipernatremia crônica (> 24-48 h)	Taxa de correção ≤ 0,5 mEq/L/h e não mais que 10 mEq/L por dia para evitar edema cerebral iatrogênico Preferência para a via oral/enteral, se possível Dosar sódio a cada 6-8 h
Escolher solução hipotônica para correção do sódio	▪ Dextrose 5%: 0 mEq/L – livre de eletrólitos – evitar se hiperglicemia acentuada ▪ Soro 0,45% (metade fisiológica/metade água destilada): 77 mEq/L; poderá ser utilizada em caso de painel glicêmico muito alterado. Considerar estimular natriurese com diuréticos simultaneamente ▪ Água destilada (se acesso venoso central)
Cálculo do déficit de água livre	Água corporal total x [(Na^+ atual/Na^+ desejável) – 1] (lembre-se de acrescentar perdas insensíveis e perdas em dispositivos ao cálculo final)
Água corporal total	Homem jovem: peso (kg) x 0,6 Homem idoso: peso (kg) x 0,5 Mulher jovem: peso (kg) x 0,5 Mulher idosa: peso (kg) x 0,45
Calcular a variação esperada no sódio sérico com 1 L da solução hipotônica	$$\Delta Na^+ \text{ estimada (1 L)} = \frac{Na^+ \text{ solução} - Na^+ \text{ paciente}}{\text{Água corporal} + 1}$$
Necessidade de TSR	Pacientes com hipernatremia aguda + oligúria ▪ Disnatremias muito importantes em serviços sem personalização do sódio do banho de diálise inferem necessidade de diálise contínua para evitar variações abruptas no sódio sérico

Caso o paciente encontre-se edemaciado com hipernatremia e opte-se por administração de água livre, lembrar que a água se divide igualmente no intra e extravascular, causando menos edema que soluções isotônicas (cuja distribuição é puramente no extravascular).

LEITURA COMPLEMENTAR
1. Ronco C, Bellomo R. Critical care nephrology: the time has come. Nephrol Dial Transplant. 1998;13(2):264-7.
2. Hoorn EJ, Zietse R. Diagnosis and Treatment of Hyponatremia: Compilation of the Guidelines. J Am Soc Nephrol. 2017;28(5):1340-9.
3. Spasovski G, Vanholder R, Allolio B, Annane D, Ball S, Bichet D, et al. Clinical practice guideline on diagnosis and treatment of hyponatraemia. Eur J Endocrinol. 2014;170(3):G1-47.

Adrogué HJ, Madias NE. The challenge of hyponatremia. J Am Soc Nephrol. 2012;23(7):1140-8.

Ellison DH, Berl T. Clinical practice. The syndrome of inappropriate antidiuresis. N Engl J Med. 2007;356(20):2064-72.

Sterns RH. Disorders of plasma sodium – causes, consequences, and correction. N Engl J Med. 2015;372(1):55-65.

Adrogué HJ, Madias NE. Hyponatremia. N Engl J Med. 2000;342(21):1581-9.

Adrogue HJ, Madias NE. Hypernatremia. N Engl J Med. 2000;342:1493-9.

Lindner G, Funk GC. Hypernatremia in critically ill patients. J Crit Care. 2013;28(2):216.e11-20.

36 Distúrbios do potássio

Lucas Santos Zambon

INTRODUÇÃO

- A concentração intracelular é de 140 mEq/L e a concentração sérica normal, de 3,5 a 5,0 mEq/L. Esse gradiente é responsável pela excitabilidade nervosa, muscular e miocárdica.
- Pequenas alterações nos níveis séricos podem levar a sérias consequências, principalmente cardíacas com possibilidade de PCR.

HIPERCALEMIA
Diagnóstico laboratorial e quadro clínico

Diagnóstico laboratorial	
▪ Potássio sérico	> 5,0 mEq/L
Quadro clínico (em geral apenas com K^+ > 5,5 mEq/L)	
▪ Manifestações musculoesqueléticas	▪ Parestesias ▪ Fraqueza muscular ▪ Diminuição de reflexos ▪ Paralisia flácida ascendente ▪ Insuficiência respiratória
▪ Manifestações cardíacas	▪ Extrassístoles ▪ Bloqueio atrioventricular ▪ Fibrilação ventricular e assistolia
▪ Outras manifestações	▪ Acidose metabólica hiperclorêmica leve

iologia

Mais comum: pseudo-hipercalemia (hemólise na coleta, leucocitose, poliglobulia e trombocitose).

Insuficiência renal: aguda ou crônica (ClCr < 15 mL/min).

Liberação do intracelular: hemólise, rabdomiólise, síndrome de lise tumoral.

Aumento do aporte: dieta parenteral, iatrogenia (infusão endovenosa de potássio).

Shift transcelular: acidose metabólica.

Deficiência de mineralocorticoide: insuficiência adrenal (doença de Addison), hipoaldosteronismo hiporreninêmico (acidose tubular renal tipo IV).

Medicamentos: AINH, ARA-II, i-ECA, betabloqueadores, diuréticos poupadores de potássio, intoxicação digitálica, succinilcolina, heparina, trimetoprim, ciclosporina, pentamidina, suplementos com potássio.

incipais achados em exames complementares

CG – alterações progressivas (igura 1)	• Onda T apiculada ("em tenda") • Prolongamento do intervalo PR • Alargamento do intervalo QRS • Achatamento da onda P • Formação de onda sinusoidal • Fibrilação ventricular ou assistolia
teração de função renal/oligúria	• Sugere insuficiência renal (aguda ou crônica)
K elevado	• Rabdomiólise • Se elevação de ácido úrico e fósforo concomitantes: síndrome da lise tumoral
KG	• TTKG = $K^+_U / K^+_P \times Osm_P / Osm_U$ • Se < 6 = diminuição da atividade da aldosterona no néfron distal (deficiência ou resistência a mineralocorticoides) • Só válido se $Osm_U \geq Osm_P$ e $Na_U > 25$

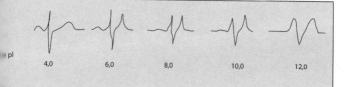

ura 1 Alterações eletrocardiográficas na hipercalemia.

Tratamento

Função	Medida	Observações
Estabilizar membrana miocárdica	• Gluconato de cálcio 10% (10 a 20 mL) + SF 0,9% 100 mL, correr em 10 min (repetir se necessário)	• Não diminui os níveis de potássio sérico • Só utilizar se houver alteração de ECG
Shift de extra para intracelular (efeito temporário)	• Solução polarizante: 10 unidades de insulina R + 50 g de glicose (G50%: 100 mL ou SG10%: 500 mL), IV, de 4/4 ou 6/6 h	• Cuidado com o controle glicêmico e risco de hipervolemia
	• Beta2-agonista inalatório: fenoterol ou salbutamol – 10 gotas até de 4/4 h	• Efeitos colaterais: taquicardia e tremores; resposta fraca (diminui até 0,5 mEq/L) – nunca usar isoladamente
	• Bicarbonato de sódio: 1 mEq/kg de peso, IV, até de 4/4 h	• Uso controverso • Risco de hipervolemia, alcalose metabólica e hipernatremia
Diminuição da absorção em TGI	• Sorcal: 30 a 60 g diluídos em 100 mL de manitol a 10 ou 20% de 8/8 h até de 4/4 h	• Uso VO (preferência) ou via retal por enema de retenção (se houver vômitos, obstrução de SNE ou contraindicação para uso VO)
Aumento da excreção renal	• Diurético de alça: furosemida 40 a 80 mg, IV, até de 4/4 h	• Pode não funcionar em pacientes renais crônicos • Risco de desidratação
Remoção do potássio corporal	• Hemodiálise	• Necessidade de acesso vascular ou peritoneal; opção para casos refratários • Diminui até 2 mEq/L em sessão de 3

36 Distúrbios do potássio **255**

Fluxograma de tratamento da hipercalemia

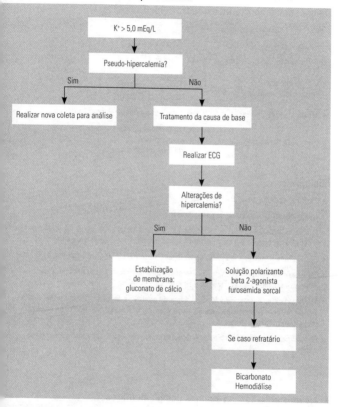

HIPOCALEMIA

Diagnóstico laboratorial e quadro clínico

Diagnóstico laboratorial	
▪ Potássio sérico	< 3,5 mEq/L
Quadro clínico (em geral apenas com K⁺ < 3,0 mEq/L)	
▪ Manifestações musculoesqueléticas	▪ Mialgia ▪ Fraqueza muscular ▪ Tetraplegia flácida
▪ Manifestações cardíacas	▪ Distúrbios de ritmo e condução cardíaca
▪ Outras manifestações	▪ Rabdomiólise (pode evoluir com IRA) ▪ Íleo paralítico ▪ Poliúria por tubulopatia

Etiologia

- *Shift* transcelular: alcalose metabólica
- Baixa ingestão (rara causa isoladamente)
- Perdas TGI: diarreia (infecciosa, adenomas secretores, laxantes), vômitos (com hipovolemi hiperaldosteronismo e bicarbonatúria), perda por SNG aberta e fístulas entéricas
- Perdas renais: nefropatias perdedoras de sal, síndrome de Liddle e síndrome de Bartter
- Excesso de mineralocorticoide: hiperaldosteronismo primário e secundário, estenose de artéria renal, hipertensão maligna e síndrome de Cushing
- Medicamentos: anfotericina B, altas doses de penicilina, insulina, diuréticos de alça e tiazídicos, beta-2-agonistas, reposição de vitamina B12 e/ou ácido fólico (na anemia megaloblástica) e laxantes
- Outros: paralisia periódica hipocalêmica, tireotoxicose, hipomagnesemia e sudorese excessiva

Principais achados em exames complementares

ECG – alterações (Figura 2)	▪ Depressão do segmento ST ▪ Achatamento da onda T ▪ Ondas U (concavidade para baixo ao final da onda T) ▪ Atividade elétrica sem pulso ou assistolia

36 Distúrbios do potássio

Excreção urinária de K⁺ em 24 h	▪ < 20 mEq – aponta para perdas em TGI ou pele
Hipertensão	▪ Sugere excesso de mineralocorticoide
Bicarbonatúria	▪ Aponta para acidose tubular renal
Renina plasmática	▪ Elevada: diurético (uso crônico), hipertensão renovascular, Cushing e tubulopatias ▪ Baixa: hiperaldosteronismo e hipercortisolismo
TTKG	▪ $TTKG = K_U^+/K_P^+ \times Osm_P/Osm_U$ ▪ Se > 2 = perdas renais ▪ Só válido se $Osm_U \geq Osm_P$ e $Na_U > 25$

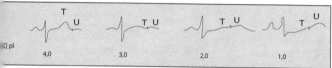

Figura 2 Alterações eletrocardiográficas na hipocalemia.

Tratamento

A base do tratamento é a reposição de potássio	
Para cada 1 mEq/L de redução sérica há um déficit corporal de 100 a 400 mEq	
A via preferencial de reposição é a oral por ser mais segura e fisiológica	
Reposição VO	▪ KCl xarope 6%: 15 mL contêm 12 mEq de potássio. Dose usual: 10 a 20 mL após as refeições, 3 a 4 vezes/dia ▪ KCl comprimido: 1 comprimido contém 6 mEq de potássio. Dose usual: 1 a 2 comprimidos após as refeições, 3 a 4 vezes/dia
Reposição IV	▪ KCl 19,1% – IV: cada 1 mL contém 2,5 mEq de potássio (diluir em solução fisiológica) ▪ Concentração máxima em veia periférica = 40 mEq/L ▪ Velocidade ideal para reposição de potássio = 5 a 20 mEq/h ▪ Velocidade máxima para reposição de potássio = 40 mEq/L
Magnésio	▪ Sempre corrigir hipomagnesemia associada
Diuréticos poupadores de K	▪ Espironolactona ou amilorida

Fluxograma de tratamento da hipocalemia

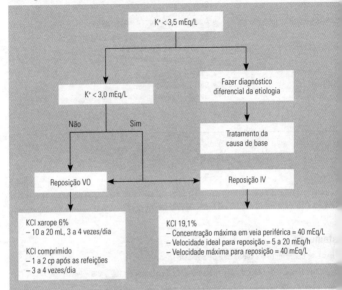

LEITURA COMPLEMENTAR
1. Singer GG, Brenner BM. Fluid and electrolyte disturbances. In: Harrison's principles of inter medicine. 16ª ed. New York: McGraw-Hill; 2005. p. 252-63.
2. Rose BD. Causes of hypokalemia. Disponível em: http://www.uptodate.com (acesso em: a 2009).
3. Rose BD. Causes of hyperkalemia. Disponível em: http://www.uptodate.com (acesso em: a 2009).
4. Martins HS, Hernandes PRC. Hipocalemia. In: Martins HS, et al. Emergências clínicas – ab dagem prática. 8ª ed. Barueri: Manole; 2013. p. 980-5.
5. Martins HS, Hernandes PRC. Hipercalemia. In: Martins HS, et al. Emergências clínicas – ab dagem prática. 8ª ed. Barueri: Manole; 2013. p. 986-91.

Nefrotóxicos – rabdomiólise e lesão renal induzida por contraste

Marcelo Ticianelli de Carvalho
Ricardo Cordioli

RABDOMIÓLISE

Introdução

- Síndrome caracterizada por destruição da musculatura esquelética com consequente liberação de conteúdo intracelular na circulação sistêmica.
- Em até 50% dos casos, os pacientes com rabdomiólise desenvolvem lesão renal aguda (LRA).

Etiologia

- Diversas causas são descritas, sendo a principal o trauma muscular.

Tabela 1 – Rabdomiólise

Traumáticas/físicas	Trauma/esmagamento, queimaduras, trauma elétrico, imobilização prolongada, esforço físico extremo/prolongado, crises convulsivas, agitação psicomotora, síndromes de abstinência (*delirium tremens*)
Variações de temperatura	Hipotermia, hipertermia maligna, síndrome serotoninérgica, síndrome neuroléptica maligna, *heat-stroke*
Alterações eletrolíticas	↓ K, ↓ P, ↓ Ca e hipo/hipernatremia
Alterações metabólicas	Estados hiperglicêmicos
Isquemia/hipóxia	Oclusão arterial, síndrome compartimental, cirurgia vascular (tempo de isquemia), vasculites, anemia falciforme, CIVD
Infecciosas	Sepse, Influenza, coxsackie, Epstein-Barr vírus, herpes vírus, HIV, *Salmonella*, *Streptococcus pyogenes*, *Staphylococcus aureus*, *Clostridium* sp., *Legionella*

Medicações	Estatinas, antilipemiantes, inibidores de bomba de prótons, antipsicóticos, antidepressivos, anti-histamínicos, benzodiazepínicos, barbitúricos, opioides, terbutalina, azatioprina, propofol, tiazídicos, quinidina, succinilcolina, vasopressina, teofilina, sacililatos
Drogas ilícitas/toxinas	Álcool, cocaína, LSD, anfetamina, ecstasy, monóxido de carbono, acidente botrópico, picada de aranha, escorpião e insetos
Endócrinas	Hipo/hipertireoidismo, hiperaldosteronismo e insuficiência adrenal
Autoimunes	Polidermatomiosite e dermatomiosite
Hereditárias	Distrofias musculares, distúrbios da glicogenólise e glicólise, desordens do metabolismo lipídico, desordens mitocondriais

CIVD: coagulação intravascular disseminada.

Quadro clínico e achados laboratoriais

- Dependem da etiologia e das complicações desenvolvidas.
- A apresentação clínica é variável – desde casos assintomáticos a quadros graves, com LRA, CIVD, distúrbios eletrolíticos e arritmias cardíacas.
- Sintomas inespecíficos como náuseas, vômitos e febre podem estar presentes, além de edema local pelo dano muscular.
- A tríade clássica com mialgia, fraqueza muscular e urina escurecida não é obrigatória e pode não estar presente na apresentação do quadro.
- Achados laboratoriais incluem ↑ de CPK, DHL, mioglobina, ácido úrico, TGO, ↑ K e P, ↓ Ca. Acidose metabólica e alterações no coagulograma também podem estar presentes.

Diagnóstico

- Presença de fator desencadeante, quadro clínico e alterações laboratoriais compatíveis.
- A elevação da CPK acima de 5x o limite superior da normalidade o critério mais utilizado atualmente (> 1.000).
- A CPK eleva-se em 2-12 horas após o insulto, pico em 24-72 horas e declínio em 5-10 dias.

- Atenção: níveis de CPK não predizem desenvolvimento de LRA ou mortalidade.
- Lembrar que a hemoglobinúria (em decorrência de hemólise) é um diagnóstico diferencial em pacientes com LRA com urina escura.

Complicações
- Síndrome compartimental, CIVD e LRA.

Prevenção e tratamento
- Identificar e remover de forma precoce o fator precipitante da lesão muscular.
- Hidratação venosa é a principal medida a ser realizada para prevenção de LRA.
  - Deve ser realizada de forma precoce, porém não existem evidências sobre tipo de fluido, taxa de infusão de volume ou débito urinário ideal a ser atingido.
- Sugere-se como alvo débito urinário de 200-300 mL/h. Evitar soluções coloides.
- A alcalinização urinária não é rotineiramente recomendada (benefício teórico baseado em mecanismo fisiopatológico da lesão renal induzida por heme-pigmentos).
  - Caso realizada, o objetivo é manter pH urinário > 6,5. Solução recomendada de 150 mL bicarbonato de sódio 8,4% + 850 mL de solução glicosada 5%. Infundir a 200 mL/h.
  - Descontinuar caso o pH urinário não seja atingido dentro de 3-4 horas. Não iniciar na vigência de hipocalcemia, pH > 7,5 e bicarbonato sérico > 30 mEq/L.
- Diureticoterapia e manitol não devem ser rotineiramente utilizados (ausência de benefício comprovado). Furosemida deve ser utilizada na presença de hipervolemia concomitante ao quadro.

Atenção: atualmente, nenhuma medida clínica adicional à expansã volêmica (seja alcalinização urinária, diureticoterapia e/ou manitol) mo trou benefício clínico quando comparada com a expansão volêmica isolad

- Corrigir distúrbios hidroeletrolíticos, hipocalcemia, apenas na pr sença de sinais e sintomas e na vigência de hipercalemia grave e hiperc lemia.
- Hemodiálise na prevenção de LRA não deve ser realizada, não alt ra mortalidade e curso da doença. Realizar na presença de complicaçõ refratárias a medidas clínicas.

NEFROPATIA ASSOCIADA A CONTRASTE
Introdução e definição

- A existência de nefropatia associada ao uso de contraste vem sen questionada nos últimos anos.
- Atualmente, pode ser definida como aumento ≥ 0,3 mg/dL na cre tinina basal nas primeiras 48 horas da exposição ao contraste ou aumer de 1,5x o valor basal de creatinina dentro de 7 dias da realização do proc dimento ou débito urinário ≤ 0,5 mL/kg/h que persiste além de 6 horas
- O uso de constrastes orais não está relacionado à ocorrência de r fropatia.

Fatores de risco
- A DRC é o principal fator de risco.
- Instabilidade hemodinâmica.
- Medicações nefrotóxicas.
- *Diabetes mellitus*.
- Utilização de > 350 mL ou 4 mL/kg de contraste, bem como alta molaridade do contrate e a administração repetida dentro de 72 horas s outros fatores associados.

Prevenção e tratamento

- Utilizar menor dose necessária possível de contraste e dar preferência para os de baixa/iso-osmolaridade.
- Manter euvolemia é a única conduta com aparente benefício clínico.
- Estudos recentes sugerem que expansão volêmica de rotina não traz benefício adicional à manutenção da euvolemia.

Sugere-se:

1. Infusão de 100 mL/h de solução cristaloide 6-12 horas antes e 12 horas após o procedimento; ou
2. 1-1,5 mL/kg/h 12 horas antes e 24 horas após a utilização do contraste. Em casos de maior urgência realizar 1-3 horas antes e 6 horas após.

O volume ideal para se evitar a lesão renal é desconhecido.

- A utilização de N-acetilcisteína e solução bicarbonatada para alcalinização urinária não reduz LRA associada a contraste, não sendo rotineiramente recomendada.
- Medicações nefrotóxicas como AINES e metformina devem ser suspensas 12-24 horas antes do procedimento, porém não existem evidências que suportem a suspensão de diuréticos, IECAS e BRAS.

LEITURA COMPLEMENTAR

Long B, Koyfman A, Gottlieb M. An evidence-based narrative review of the emergency department evaluation and management of rhabdomyolysis. Am J Emerg Med. 2019;37(3):518-3.

El-Abdellati E, Eyselbergs M, Sirimsi H, Hoof VV, Wouters K, Verbrugghe W, et al. An observational study on rhabdomyolysis in the intensive care unit, Exploring its risk factors and main complication: acute kidney injury. Ann Intensive Care. 2013;3:8.

Michelsen J, Cordtz J, Liboriussen L, et al. Prevention of rhabdomyolysis-induced acute kidney injury – A DASAIM/DSIT clinical practice guideline. Acta Anaesthesiol Scand. 2019;63:576-586.

Bosch X, Poch E, Grau JM. Rhabdomyolysis and acute kidney injury. N Engl J Med. 2009;361:62-72.

Zutt R, van der Kooi AJ, Linthorst GE, Wanders RJ, de Visser M. Rhabdomyolysis: review of the literature. Neuromuscul Disord. 2014;24(8):651-9.

Chavez LO, Leon M, Einav S, Varon J. Beyond muscle destruction: a systematic review of rhabdomyolysis for clinical practice. Crit Care. 2016;20(1):135.

Zimmerman JL, Shen MC. Rhabdomyolysis. Chest. 2013;144:1058-1065.

Mehran R, Dangas GD, Weisbord SD. Contrast-associated acute kidney injury. N Engl J Med. 2019;380:2146-2155.

SEÇÃO VI HEMATOLOGIA

38 Transfusão de hemocomponentes e hemoderivados

Dante Raglione
Marcela da Silva Mendes
Juliana Pitorri da Paz

INTRODUÇÃO

- A anemia é um achado frequente nos pacientes de terapia intensiva e apresenta como causas:
  - Diminuição da expressão de eritropoietina e alteração no metabolismo do ferro.
  - Inibição da proliferação e diferenciação dos eritrócitos.
  - Alterações estruturais, vida média mais curta e destruição aumentada de eritrócitos.
  - Perdas por punções e coletas, sangramentos ocultos.
  - Internação de doentes com hemoglobinopatias.
  - Grandes cirurgias.
- Já os sangramentos também são comuns nos pacientes de UTI, muitas vezes, estão associados com alterações da coagulação, ocasionadas por:
  - Uso prévio ou atual de anticoagulantes ou antiagregantes plaquetários.
  - Plaquetopenia secundária a quadros que geram disfunção múltipla de órgãos.
  - Coagulação intravascular disseminada (CIVD).
  - Uso de dispositivos extracorpóreos de circulação.

– Disfunção hepática grave, principalmente nas hepatites agudas graves, ou uremia.

– Internação de pacientes com doenças da coagulação (hemofilia, doença de von Willebrand).

- O conceito de transfundir hemácias para tentar aumentar a oferta de O_2 aos tecidos ou repor fatores da coagulação ou plaquetas visando diminuir incidência de sangramentos justificou uma prática liberal de transfusões, até ser demonstrado aumento de morbidade e mortalidade associadas às transfusões (veja estudos a seguir). Os principais riscos das transfusões são:

– Infecções, com aumento do risco de PAV, e infecção de ferida cirúrgica, provavelmente por imunossupressão relacionada com a transfusão e pela própria transmissão de agentes infecciosos pelos hemocomponentes.

– Reações alérgicas e anafilaxia.

– Reações hemolíticas febris e não febris.

– Lesão pulmonar aguda (TRALI).

– Hipervolemia e congestão pulmonar (TACO).

Tabela 1 – Estudos publicados sobre morbidade e mortalidade associadas às transfusões

Estudos	Grupos	Achados
Revisão sistemática nas coronariopatias (BMJ, 2016)	Restritivo (Hb 7-8) × liberal (Hb 9-10) em pacientes com doenças cardiovasculares	Limiares mais restritivos foram associados a maiores taxas de síndrome coronariana aguda Sugere-se manter os níveis acima de 8
TRISS (2014) ers et al.	Restritivo (Hb 7) × Liberal (Hb 9) em doentes com choque séptico	Mortalidade, suporte de vida e eventos adversos: similares nos dois grupos estudados

Estratégias de transfusão para sangramento gastrointestinal agudo superior (2013) Villanueva et al.	Restritivo (Hb 7) × Liberal (Hb 9) em pacientes com hemorragia digestiva alta	Sobrevida maior, necessidade de terapia de resgate e taxa de complicações menores no grupo restritivo
Transfusão liberal ou restritiva em pacientes de alto risco após cirurgia no quadril (2011) Carson et al.	Restritivo (Hb 8) × Liberal (Hb 10) em pacientes idosos com alto risco cardiovascular no pós-operatório de cirurgia do quadril	Estratégia liberal não apresentou redução de mortalidade, incapacidade de andar de forma independente em 60 dias e morbidade hospitalar
TRACS (2010) Hajjar et al.	Restritivo (Ht 24) × Liberal (Ht 30) em cirurgias cardíacas	Estratégia restritiva não inferior à liberal nos desfechos duros
Transfusão profilática de plaquetas mais cuidados de suporte vs. cuidados de suporte isolados em adultos com dengue e trompocitopenia: um estudo multicêntrico, aberto, randomizado, de superioridade (2017) Lye et al.	Transfusão de plaquetas profilática (< 20.000) e suporte clínico × apenas suporte clínico em doentes com dengue e plaquetopenia e sem sangramentos significativos	Não houve diferença entre os grupos, especialmente no que se refere a sangramentos. Ademais, não houve incremento significativo de plaquetas no primeiro grupo mesmo com transfusão
Metanálise Cochrane (2015) Desborough et al.	Metanálise de estudos que avaliaram a infusão de plasma fresco congelado profilático, de forma a evitar sangramentos, em cirurgias cardíacas	Metanálise negativa. O plasma fresco congelado não reduziu sangramentos e esteve associado a menores hemoglobinas no pós-operatório. Há ainda risco de eventos adversos

TRANSFUSÃO DE CONCENTRADO DE HEMÁCIAS

- Na ausência de sangramento ativo, recomenda-se transfundir 1 C por vez.
- Uma unidade usualmente eleva 1 g/dL de hemoglobina.
- Um concentrado apresenta: 230 a 300 mL, Ht 60 a 65% e Hb 20 22 g/dL.
- Velocidade de transfusão: 1 a 3 horas, não ultrapassar 4 horas.

- Não existe nenhum valor de "gatilho transfusional".
- Hemoglobina > 10 g/dL: transfusão de CH não está indicada.
- Hemoglobina entre 8 e 10 g/dL: transfusão de CH raramente está indicada (p. ex., pacientes com coronariopatia aguda – Hb < 8 g/dL).
- Hemoglobina < 7 g/dL: transfusão de CH quase sempre indicada, exceto nos casos cronicamente adaptados.
- O valor de Hb no pós-operatório ainda é controverso. Estudo recente, nos primeiros 3 dias de pós-operatório de cirurgia de fêmur, não mostrou melhora na mortalidade ou complicações hospitalares entre pacientes que mantinham Hb entre 8 e 10 ou acima de 10.
- Pacientes gerais de terapia intensiva, com Hb entre 7 e 9 g/dL, não apresentam mortalidade maior do que aqueles com Hb entre 10 e 12 g/dL, incluindo pacientes em VM e cardiopatas.
- Em pacientes neurointensivos, não há, segundo recente metanálise, evidência que favoreça estratégia restritiva ou liberal.

TRANSFUSÃO DE PLAQUETAS

- Apresentações:
  - Concentrado ou *pool*: 0,5 a 0,7 × 10^{11} plaquetas, volume 50 mL, use 1 U para cada 10 kg de peso do receptor (contém grande quantidade de leucócitos).
  - Plaquetaférese: 3,5 × 10^{11} plaquetas, volume 200 mL, corresponde a aproximadamente 6 U de concentrado; já é leucodepletada.
- Contraindicações:
  - Púrpura trombocitopênica trombótica.
  - Trombocitopenia induzida pela heparina.
  - Prevenção de sangramento espontâneo em plaquetopenia moderada; contagem entre 10 e 50 mil (pacientes não onco-hematológicos).
- Indicações:
  - Pacientes com sangramento ativo e plaquetas < 50.000/mm³.

– Pacientes com sangramento espontâneo em SNC ou oftálmico plaquetas < 100.000/mm³.
– Disfunção plaquetária (uremia, drogas antiplaquetárias) refratária a DDAVP e a crioprecipitado.
– Doentes com sangramentos graves no contexto de terapia trombolítica.
- Profilaxias:
  – Prevenção de sangramento espontâneo em pacientes com ≤ 10.000 plaquetas/mm³ em pacientes onco-hematológicos estáveis, segundo estudo recente com melhores resultados em pacientes com leucemia mieloide aguda.
  – Prevenção de sangramento espontâneo em pacientes com ≤ 20.000 plaquetas/mm³ e febre alta, leucocitose, queda rápida na contagem plaquetária ou alterações na coagulação e onco-hematológicos instáveis.
  – Prevenção de sangramento em pacientes com ≤ 20.000/mm³ que serão submetidos a pequenas cirurgias ou a procedimentos, tais como cirurgias dermatológicas ou passagem de acesso venoso central.
  – Prevenção de sangramento em pacientes com ≤ 50.000/mm³ que serão submetidos a punção lombar, anestesia epidural, endoscopia digestiva com biópsia, biópsia transbrônquica, biópsia hepática, laparotomia e cirurgias similares.
  – Prevenção de sangramento em pacientes que serão submetidos a intervenção cirúrgica no SNC ou oftálmica e plaquetas < 100.000/mm³.

TRANSFUSÃO DE PLASMA FRESCO CONGELADO
- Uma unidade, após descongelada, deve ser utilizada em até 4 h.
- A dose usual é de 10 a 15 mL/kg, podendo chegar a 20 mL/kg.
- Contraindicações:
  – Expansão volêmica em qualquer situação.
  – Sangramento sem coagulopatia ou coagulopatia sem sangramento

- Reposição proteica em desnutridos, grandes queimados e demais situações de hipoalbuminemia.
- Para acelerar processos de cicatrização.
- Indicações:
  - Deficiência múltipla de fatores da coagulação (doença hepática, CIVD, intoxicação cumarínica) e sangramento ativo.
  - Prevenção de sangramento em pacientes com deficiência de fatores da coagulação (doença hepática, CIVD, intoxicação cumarínica) que serão submetidos a procedimentos invasivos OU com INR > 1,5 OU TTPA 1,5 × o controle.
  - Na reversão de sangramento por dicumarínicos, não havendo complexo protrombínico.
  - Tratamento da PTT, idealmente como reposição em sessões de plasmaférese.
  - Doentes com sangramentos graves no contexto de terapia trombolítica.

TRANSFUSÃO DE CRIOPRECIPITADO

- Contém níveis hemostáticos de fatores VIII, XIII, FvW, fibrinogênio e fibronectina.
- Cada unidade tem de 10 a 20 mL de volume, e a dose é de 1 unidade para cada 10 kg de peso.
- Deve ser feito controle periódico do fibrinogênio antes e após a transfusão.
- Se houver disponibilidade do banco de sangue, é preferível a infusão do concentrado específico à utilização de crioprecipitado (p. ex., fator VIII para hemofilia A ou fibrinogênio no caso de sua deficiência).
- Na ausência destes, é possível usar o crioprecipitado em sangramento ativo associado à deficiência dos fatores VIII, XIII, FvW e fibrinogênio.
- Repor fibrinogênio em pacientes com hemorragias e CIVD ou déficits isolados congênitos ou adquiridos de fibrinogênio (dosagem < 150 mg/dL).

- Repor fator XIII em pacientes com hemorragias por déficit deste fator.
- Repor fator de von Willebrand em pacientes portadores da doença de von Willebrand que não tenham indicação de DDAVP ou que não respondam ao uso de DDAVP.
- Doentes com sangramentos graves no contexto de terapia trombolítica e deficiência de fibrinogênio.

TRANSFUSÃO DE CONCENTRADO DE GRANULÓCITOS

- Seu uso é controverso e apresenta benefício duvidoso. Pode-se tentar
    - Sepse bacteriana ou fúngica disseminada que não responde a antibióticos nem a fatores estimuladores de colônias de granulócitos em pacientes com contagem de neutrófilos < 500/mm^3 e previsão de recuperação medular > 3 dias.
    - Infecção grave documentada que não responde a antibióticos em pacientes com alteração funcional (qualitativa) comprovada dos neutrófilos, independentemente da contagem leucocitária.

PROTOCOLO DE TRANSFUSÃO MACIÇA

- Ocorre geralmente em politraumas, sangramentos maciços e grandes cirurgias, repondo fatores de coagulação concomitantemente às hemácias.
- Em geral, o protocolo indica transfusão de hemocomponentes proporção 1:1:1 (concentrado de hemácias, unidade de plaqueta e de plasma) ou sangue total, onde houver disponibilidade.
- Definição: transfusão maior que uma volemia ou mais de dez concentrados de hemácia em 24 h ou mais de quatro concentrados em 1 h.
- Os hemocomponentes devem ser solicitados, inicialmente, no regime de extrema urgência.

PROCEDIMENTOS ESPECÍFICOS NAS TRANSFUSÕES DE HEMOCOMPONENTES

1. A utilização de filtros para leucodepleção (remoção de leucócitos) tem como objetivos:
- Prevenção da reação febril não hemolítica recorrente.
- Prevenção ou retardo da aloimunização e refratariedade plaquetária em pacientes selecionados, requerendo transfusão de repetição (p. ex., pacientes com hemoglobinopatias).
- Prevenção da transmissão de CMV em pacientes CMV soronegativos imunodeprimidos e em candidatos a transplantes.
- Doenças onco-hematológicas graves.
- Desvantagens: preço e diminuição do rendimento do hemocomponente por retenção no filtro.

2. Lavagem de hemocomponentes (remoção de proteínas) está indicada na:
- Reação anafilática a hemocomponentes.
- Deficiência de IgA com presença de anticorpos anti-IgA.
- Desvantagens: redução do tempo de validade do hemocomponente e atraso na infusão.

3. Irradiação de hemocomponentes (inativação de linfócitos), visando reduzir o risco de doença do enxerto *versus* hospedeiro transfusional (doença que ocorre pela invasão de linfócitos alheios na medula e que é muitas vezes fatal), está indicada na:
- Transfusão entre familiares ou entre HLA compatíveis.
- Terapia de doentes submetidos a transplante de medula.
- Presença de doenças onco-hematológicas graves, com comprometimento de medula.
- Desvantagens: preço e redução do tempo de validade do hemocomponente.

OUTRAS TERAPÊUTICAS QUE TÊM COMO META POUPAR O USO DOS HEMOCOMPONENTES

- Reposição de ferro: não diminui necessidade de transfusão de hemácias e há aumento de risco teórico no tratamento de infecções.
- Eritropoietina: diminui necessidade de transfusão de hemácias apenas em doentes com doença renal já estabelecida.
- Cálcio: tem seu papel no choque hemorrágico e em grandes perdas sanguíneas, uma vez que atua como fator de coagulação – sua reposição pode diminuir sangramentos.
- Vitamina K: utilizada como antídoto nas intoxicações cumarínicas, porém o início de ação demora pelo menos 24 h. Deve ser associada a outras terapias nos sangramentos graves.
- Protamina: indicada como medicação reversora da heparina, quando há sangramentos e alteração de coagulograma – dose depende do horário da última administração do anticoagulante.
- DDAVP: pode ser utilizado como adjuvante no caso de sangramentos ocasionados por alterações na agregação plaquetária (uso de antiagregantes, uremia).
- Ácido tranexâmico: antifibrinolítico, indicado no caso de sangramentos ocasionados por hiperfibrinólise. O estudo CRASH-2 mostrou redução de mortalidade em doentes politraumatizados graves quando utilizado em até 3 horas após o trauma.
- Ácido aminocaproico (Y): outro antifibrinolítico, utilizado principalmente em cirurgias cardíacas com utilização de circulação extracorpórea visando à diminuição de sangramentos.
- Filgastrim (Granulokine): indicado em casos hematológicos específicos para aumentar produção intrínseca de granulócitos.
- Fatores de coagulação específicos (VIII, IX, FvW): indicados nos sangramentos de pacientes com doenças que levam a deficiências de tais fatores (hemofilias A e B, doença de von Willebrand).

- **Complexo protrombínico (Beriplex)**: pode ser utilizado em substituição ao plasma fresco congelado na profilaxia pré-operatória ou no tratamento de sangramentos ocasionados por antagonistas da vitamina K (varfarina) ou por doentes com deficiência de fatores de coagulação específicos. A dose varia com o peso e com o valor do INR à ocasião.
- **Concentrado de fibrinogênio (fator I – *Haemocomplettan*)**: pode ser usado em substituição ao crioprecipitado na profilaxia secundária ou na terapêutica de sangramentos ocasionados por deficiência de fibrinogênio. A dose depende do peso, do nível de fibrinogênio dosado e do nível de fibrinogênio que se deseja atingir.

LEITURA COMPLEMENTAR

1. Marik PE, Corwin HL. Efficacy of red blood cell transfusion in critically ill: a systematic rewiew of the literature. Crit Care Med. 2008;36(9):2667-74.
2. Gerber DR. Transfusion of red blood cells in patients with ischemic heart disease. Crit Care Med. 2008;36(4):1068-74.
3. Hyg MS, et al. Liberal or restrictive transfusion in high-risk patients after hip surgery. N Engl J Med. 2011;365(26):2453-62.
4. Carson JL, Hill S, Carless P, Hébert P, Henry D. Transfusion triggers: a systematic review of literature. Transfus Med Rev. 2002;16(3):187-99.
5. Hoist LB, Haase N, Wetterslev J, Wernerman J, Guttornsen AB, Karlsson S, et al. Lower versus higher haemoglobin threshold for transfusion in septic shock. For the TRISS trial group and the Scandinavian Critical Care Trials Group. N Engl J Med. 2014;371:1381-91.
6. Klein HG, Spahn DR, Carson JL. Red blood cell transfusion in clinical practice. Lancet. 2007;370(9585):415-26. Review.
7. Villanueva C, Colombo A, Bosch A, Concepción M, Hernandez-Gea V, Aracil C, et al. Transfusion strategies for acute upper gastrointestinal bleeding. N Eng J Med. 2013;368:11-21.
8. Litton E, et al. Intravenous iron or placebo for anaemia in intensive care: the IRONMAN multicentre randomized blinded trial: A randomized trial of IV Iron in critical illness. Intensive Care Med. 2016 Nov;42(11):1715-1722.
9. Lye DC, et al. Prophylactic platelet transfusion plus supportive care versus supportive care alone in adults with dengue and thrombocytopenia: a multicentre, open-label, randomised, superiority trial. Lancet. 2017 Apr 22;389(10079):1611-1618.
10. Roberts I, et al. Effects of tranexamic acid on death, vascular occlusive events, and blood transfusion in trauma patients with significant haemorrhage (CRASH-2): a randomised, placebo-controlled trial. Lancet. 2010;376:23-32.

39 Trombocitopenia

Ricardo Cordioli

INTRODUÇÃO
- Definida pela presença de plaquetas ≤ 100.000/μL, ocorre em 20 a 40% dos pacientes críticos e os quadros severos (≤ 50.000/L), em 10 a 20%.
- Pacientes em UTI que desenvolvem plaquetopenia apresentam maior mortalidade quando comparados aos não plaquetopênicos, principalmente os que mantêm a plaquetopenia após o 4º dia de internação.

ETIOLOGIA

Diminuição da produção de plaquetas devido à supressão, ao dano medular ou à subprodução de trombopoietina	<ul><li>Infecções virais (rubéola, varicela, parvovírus, EBV, HIV)</li><li>Drogas ou toxinas (álcool, quimioterapia, radioterapia)</li><li>Deficiências nutricionais (vitamina B12, ácido fólico)</li><li>Desordens adquiridas ou congênitas de hematopoese (aplasia de medula, hipoplasia, mielodisplasia ou síndrome mieloproliferativa)</li><li>Doença hepática</li></ul>
Aumento da destruição de plaquetas devido a causas imunológicas e não imunológicas	<ul><li>PTI idiopática</li><li>PTI induzida por drogas (heparina, quinina, quinidina, ácido valproico)</li><li>PTI associada à infecção (EBV, CMV, HIV, HCV)</li><li>Destruição aloimune (pós-transfusional, neonatal, pós-transplante)</li><li>CIVD</li><li>PTT ou SHU</li><li>Síndrome anticorpo antifosfolípide, lúpus eritematoso sistêmico</li><li>HELLP síndrome, pré-eclâmpsia</li><li>Destruição física (cirurgia cardiológica)</li></ul>

Causas diluicionais ou distributivas	- Perda importante de sangue ou após terapia transfusional - Sequestro esplênico
Trombocitopenia falsa	- Anticoagulação insuficiente do exame coletado

AVALIAÇÃO CLÍNICA E LABORATORIAL INICIAL

- História clínica, exame físico e revisão de todos os medicamentos em uso.
- Hemograma completo e esfregaço do sangue periférico.
  - Esquizócitos (microangiopatia).
  - Células em lágrimas, hemácias nucleadas e granulócitos imaturo-precursores sugerem fibrose da medula óssea (MO), inflamações granulomatosas, infecções, metástase medular ou doenças linfoproliferativas.
  - Pesquisa de anticorpos na suspeita de PTI ou trombocitopenia induzida por heparina (HIT).
- Aumento de DHL, bilirrubina indireta e diminuição de haptoglobulina sugerem processo hemolítico.
- Diminuição dos valores de fibrinogênio sérico e aumento do TT, TP, TTPA e dos produtos de degradação de fibrinogênio, principalmente D-dímero, sugerem CIVD.

COAGULAÇÃO INTRAVASCULAR DISSEMINADA

- Desordem sistêmica caracterizada por eventos hemorrágicos e/ou trombóticos, devido à exposição do sangue a fatores pró-coagulantes – principalmente o fator tecidual. Causas mais comuns: sepse, trauma, cirurgias extensas, câncer e complicações obstétricas.
- Terapia:
  - Identificação e tratamento da causa de base.
  - Transfusão de plaquetas e/ou fatores de coagulação (plasma fresco congelado ou crioprecipitado) não é rotineiramente indicada a não ser que o paciente apresente um sangramento com repercussão hematimétrica

ou hemodinâmica, ou seja, de alto risco (após cirurgia, plaquetas ≤ 20.000 µL, fibrinogênio ≤ 50 mg/dL ou necessidade de procedimentos invasivos).
- A administração de heparina não está indicada, a não ser que complicações trombóticas constituam a primeira manifestação (mais comum em pacientes com câncer).

PRÉ-ECLÂMPSIA E HELLP SÍNDROME
- Quinze por cento das mulheres com pré-eclâmpsia (hipertensão, proteinúria e edema) desenvolvem trombocitopenia, destas 1/3 apresentam plaquetas ≤ 50.000 µL e HELLP síndrome (hemólise, aumento de enzimas hepáticas e plaquetopenia), normalmente no 3º trimestre da gravidez.
- O melhor tratamento é a realização do parto. Podem-se usar corticosteroides na HELLP síndrome no anteparto e pós-parto.

PÚRPURA TROMBOCITOPÊNICA TROMBÓTICA E SÍNDROME HEMOLÍTICA URÊMICA
- Características: presença de esquizócitos no sangue periférico, aumento de DHL e, normalmente, testes de coagulação normais. Pentade clínica clássica: anemia hemolítica, trombocitopenia, sintomas neurológicos (mais comum na PTT), comprometimento renal e febre, porém dificilmente observam-se os cinco sintomas juntos.
- Causas: infecções entero-hemorrágicas (*Escherichia coli* OH157:H7) câncer (pâncreas, próstata e sistema TGI), toxicidade de drogas (contraceptivos orais, quimioterápicos, ciclosporina, tracolimus), gravidez, lúpus eritematoso sistêmico (LES), síndrome de anticorpo antifosfolípide (SAAF) aids e infecções pneumocócicas.
- Terapia:
- Plasmaférese: líquido de reposição utilizado é o plasma fresco congelado, procedimento deve ser realizado diariamente até que a contagem de plaquetas permaneça normal por 2 a 3 dias consecutivos.
- Gamaglobulina: IgEV: 1 g/kg/dia, por 2 dias.

– Glicocorticoide (1 a 2 mg de prednisona/kg/dia até remissão ou 1 g de metilprednisolona, EV, por 3 dias consecutivos), dependendo da causa de base.

– Identificar e tratar a causa de base.

– Se a contagem de plaquetas permanecer ≥ 150.000/L por 2 dias consecutivos, diminuem-se gradativamente a frequência e a intensidade da plasmaférese e da corticoterapia.

– Deve-se manter o acesso venoso por 1 a 3 semanas, devido ao risco da nova exacerbação.

– A remissão é caracterizada pela persistência da contagem normal de plaquetas por 30 dias consecutivos após o fim da plasmaférese.

– Quando o paciente permanece com plaquetopenia após tratamento anteriormente citado, deve-se intensificar a terapia imunossupressora com ciclosporina, ciclofosfamida, vincristina ou rituximab, e considerar também o aumento do volume de troca de plasma.

PÚRPURA TROMBOCITOPÊNICA IMUNOLÓGICA

- Doença autoimune caracterizada por plaquetopenia e sangramento mucocutâneo (petéquias, equimose, gengivorragia, hemorragia conjuntival, epistaxe), pode ser primária ou secundária a infecções, drogas e patologias autoimunes.
- É mais comum em mulheres e tem evolução crônica.
- Diagnóstico: costuma cursar apenas com plaquetopenia, mantendo contagem normal de leucócitos e hemácias, frequentemente observam-se megacariócitos. A mensuração de anticorpos ligados a plaquetas nem sempre é positiva. É um diagnóstico de exclusão.
- Terapia inicial: prednisona 1 a 1,5 mg/kg/dia, com boa resposta em 50 a 75% dos casos, ou imunoglobulina anti-D 75 mcg/kg. Caso o paciente apresente-se com sangramento interno severo, deve-se usar imunoglobulina intravenosa (1 g/kg por 3 dias consecutivos), com resposta em 80%

dos pacientes, mas com altas taxas de recaídas e, nesses casos, a decisão de fazer esplenectomia dependerá da severidade da doença, da tolerância aos glicocorticoides e da vontade do paciente.

TROMBOCITOPENIA INDUZIDA POR HEPARINA

- Associa-se principalmente a eventos trombóticos.

Classificação

HIT tipo I
Mais comum, ocorre em 10 a 20% dos pacientes em uso de heparina não fracionada, por mecanismos não imunes, normalmente aparece após 1 a 4 dias do início do tratamento e ocasiona uma trombocitopenia com valores ao redor de 100.000 μL. Não se associa à hemorragia ou trombose, seu manuseio consiste na observação clínica, ocorre normalização do número de plaquetas mesmo com a continuação concomitante do uso de heparina.

HIT tipo II
Associada a eventos trombóticos com sequelas em 30 a 80% dos pacientes. Os eventos venosos trombóticos são mais frequentes, principalmente em pós-operatórios (TVP e TEP). Também acometem o leito arterial, principalmente em pacientes cardiopatas, cursando com IAM, insuficiência arterial periférica aguda e AVC. Surge em 1 a 3% dos pacientes em uso de heparina não fracionada, geralmente após o 5º ao 10º dia do início do uso da heparina. Induz uma plaquetopenia (50.000 a 60.000 μL) por mecanismo autoimune, entretanto pode ocorrer em 10% dos pacientes com plaquetas acima de 150.000 μL.

- O diagnóstico deve ser suspeitado em pacientes com 5 a 10 dias de uso de heparina ou em tratamento prolongado com heparina de baixo peso quer apresente:
    - Surgimento de plaquetopenia não explicada.
    - Trombose arterial ou venosa associada à plaquetopenia.
    - Queda de 50% ou mais dos valores de plaquetas, mesmo que a plaquetopenia absoluta não esteja presente.
    - Necrose cutânea nos sítios de aplicação da heparina.
    - Reações sistêmicas agudas (anafiláticas – febre, taquicardia, hipertensão, dispneia, PCR) após administração de heparina em *bolus*.

- Diagnóstico: suspeita clínica e teste de detecção de anticorpos para o complexo heparina-plaquetas, o ensaio de liberação de serotonina é o mais específico, e o ELISA, o mais sensível.

Escore pré-teste para HIT	Pontos
Queda na contagem de plaquetas > 50% e nadir > 20.000	2
Queda de plaquetas de 30 a 50% ou nadir de 10 a 19.000	1
Queda de plaquetas < 30% ou nadir < 10.000	0
Queda entre o 5º e o 10º dia ou queda < 1 dia sem exposição prévia a heparina nos últimos 30 dias	2
Provável queda no 5º ao 10º dia ou após o 10º dia ou < 1 dia com exposição prévia à heparina nos últimos 30 a 100 dias	1
Queda de plaquetas < 4º dia sem exposição prévia	0
Nova trombose confirmada, necrose de pele, ou reação sistêmica aguda após heparina não fracionada EV em *bolus*	2
Trombose recorrente ou progressiva, lesões de pele não necrotizantes (eritematosas), ou suspeita não confirmada de trombose	1
Ausência de lesões de pele ou trombose	0
Outras causas para presença de plaquetopenia Não aparente Possível Definitiva	2 1 0
Interpretação 0 a 3 baixa probabilidade 4 a 5 probabilidade intermediária 6 a 8 alta probabilidade	

- Tratamento: descontinuação do uso da heparina (não utilizar heparina de baixo peso molecular nem heparina não fracionada, pois, apesar de a última estar mais associada à HIT, ambas podem causá-la), utilizar para anticoagulação – lepirudina 0,1 a 0,4 mg/kg, IV, em *bolus*, em seguida 0,10 a 0,15 mg/kg/h até TPPA atingir 1,5 a 3 vezes o valor normal. Outras opções: danaparoide ou argatroban. O início do uso de warfarin deve ocorrer somente após as plaquetas estarem acima de 100.000 μL, a HIT estar claramente resolvida e após a introdução de outro anticoagulante. Manter terapia anticoagulante durante 2 a 3 meses.

TRANSFUSÃO PLAQUETÁRIA

- Durante atos cirúrgicos menores e procedimentos invasivos, deve-se manter plaquetas ≥ 50.000 L.
- Durante atos cirúrgicos maiores, manter plaquetas > 100.000 μL. Cuidado: cirurgias oculares são cirurgias maiores.
- Há grande risco de sangramentos espontâneos com contagem de plaquetas abaixo de 10.000 μL, nesses níveis, indica-se transfusão plaquetária preventiva.
- Se paciente apresentar febre e/ou infecção, pode-se usar o limite de 15.000 a 20.000 μL de plaquetas para transfusão preventiva.
- Se houver sangramento ativo, utilizar como valor para indicação de plaquetas entre 50.000 e 100.000 μL.
- Dar preferência à transfusão por aférese (equivale a 6 a 10 bolsas de plaquetas) devido à menor incidência de aloimunização e por ser de apenas um doador.
- Em geral, transfusão de 6 a 10 unidades de plaquetas causará um aumento do número de plaquetas em torno de 17.000 a 31.000 μL, respectivamente.

LEITURA COMPLEMENTAR
1. Reed ED, Steven EW. Thrombocytopenic disorders in critically ill patients. Am J Respir Cr Care Med. 2000;162:347-51.
2. British Committee for Standards in Haematology, Blood Transfusion Task Force. Guideline for the use of platelet transfusions. Br J Haematol. 2003;122:10.
3. Strauss R, Wehler M, Mehler K, Kreutzer D, Koebnick C, Hahn EG. Thrombocytopenia in patients in the medical intensive care unit: bleeding prevalence, transfusion requirements, and outcome. Critical Care Medicine. 2002;30(8):1765-71.

Neutropenia febril 40

Ricardo Cordioli
Andréa Remigio

INTRODUÇÃO

- Febre: temperatura axilar ≥ 37,8ºC em uma medição, não relacionada a infusão de hemoderivados.
- Neutropenia: número de neutrófilos < 500/mm³, ou um número entre 500 e 1.000/mm³ com uma tendência de queda.
- Infecção é responsável pela maioria das mortes relacionadas à quimioterapia, assim, trata-se de uma emergência médica.
- A incidência e a gravidade de uma infecção oculta em um neutropênico febril aumentam com a severidade da neutropenia, podendo-se dividir em três grupos de risco: neutrófilos entre 500 e 1.000/mm³, de 100 a 500/mm³ e < 100/mm³.

Pacientes de baixo risco	Pacientes de alto risco
Neutropenia < 7 dias	Neutropenia prolongada (> 7 dias)
Clinicamente estável	Clinicamente instável
Sem comorbidades	Com comorbidades
MASCC ≥ 21	MASCC < 21

AVALIAÇÃO CLÍNICA

História clínica e exame físico diário, com avaliação da cavidade oral, região anal, sinusite, infecção de couro cabeludo e pele, incluindo região interdigital.

- Radiografia de tórax, hemograma, ureia, creatinina, função e enzimas hepáticas. LCR (liquor cefalorraquidiano) se alteração do nível de consciência.
- Hemocultura para bactérias e fungos. Cultura de qualquer outro sítio potencialmente envolvido na infecção.
- Urina I, urocultura.
- Pesquisa de Clostridium difficile nas fezes, se houver diarreia.
- Teste para Aspergillus, PCR para herpes e antigenemia para CMV, se neutropenia por mais de 1 semana.
- Se houver lesões persistentes ou crônicas, deve-se pesquisar cultura para micobactéria não tuberculosa.
- TC de tórax pode confirmar o diagnóstico de pneumonia em mais de 50% dos pacientes que apresentam RX de tórax normal.

- Os sintomas e sinais de inflamação podem ser mínimos ou até ausentes em pacientes com neutropenia severa, especialmente se acompanhados de anemia.

ESCORE DE RISCO PARA PACIENTES NEUTROPÊNICOS FEBRIS (MASCC)

Características	Escore
Extensão dos sintomas[a] - Sem sintomas - Sintomas leve - Sintomas moderados - Sintomas graves	5 5 3 0
Sem hipotensão (PAS > 90 mmHg)	5
Sem DPOC	4
Tumor sólido ou neoplasia hematológica sem infecção fúngica prévia	4
Sem desidratação	3
Perfil ambulatorial	3
Idade < 60 anos[b]	2

Observação: um índice de risco ≥ 21 indica que o paciente apresenta uma pequena probabilidade para complicações e morbidades.
[a] Escolha apenas 1 item.
[b] Não se aplica a pacientes ≤ 16 anos. Uma contagem inicial de monócitos ≥ 100/mm^3, sem comorbidades, e R de tórax normal em crianças indicam um baixo risco de infecção bacteriana.

TRATAMENTO

- Antibiótico empírico deve ser administrado precocemente em todos os pacientes febris e neutropênicos.
- Acessos vasculares profundos de longa permanência devem ser mantidos nos locais de origem, durante o tratamento da maioria dos pacientes, porém devem ser retirados se a infecção se tornar recorrente, se não responder à ATB após 2 ou 3 dias de tratamento, na evidência de infecção subcutânea do túnel do cateter ou perientrada, na embolia séptica ou na hipotensão associada ao uso do cateter.
- Critérios para inclusão da vancomicina: suspeita clínica de infecção relacionada ao cateter, conhecida colonização por pneumococo resistente à penicilina ou S. aureus meticilina-resistente, hemocultura positiva para bactéria gram-positiva antes do início do tratamento, piora clínica, hipotensão, febre persistente, mucosite, profilaxia antibiótica prévia com quinolona e infecção de partes moles.
- Pensar em infecção fúngica na presença de: febre persistente após 5 dias de antibioticoterapia, uso de corticosteroides, uso prévio de antibiótico de grande espectro, quimioterapia, idade avançada, presença de cateter central, piora dos sintomas clínicos. A escolha do antifúngico dependerá da análise do risco-benefício. Os antifúngicos frequentemente usados são fluconazol, voriconazol, caspofungina, anfotericina lipossomal ou anfotericina B.
- Deve-se usar drogas antivirais se houver indícios de lesão de pele ou mucosa. Se for causada por herpes simplex ou varicela-zoster, utilizar aciclovir, se for identificado CMV, ganciclovir.
- Não há recomendações para transfusão de granulócitos.
- O uso de G-CSF está indicado se houver indícios de piora da infecção e uma expectativa de demora para a recuperação da neutropenia, apesar de seu uso não demonstrar melhora na mortalidade, apenas uma recuperação mais rápida do número de leucócitos.

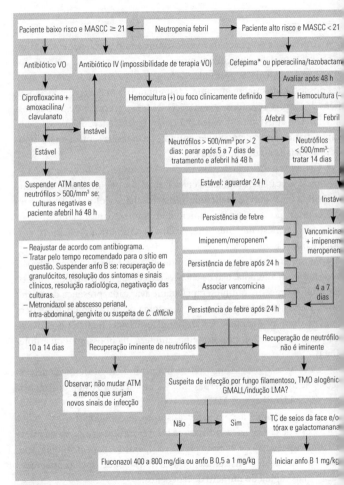

Algoritmo 1 Tratamento da neutropenia febril.
*Indicações para uso precoce de vancomicina: mucosite grave, infecção relacionada a CVC, instabilidade hemodinâmica, colonização por *S. aureus* ou pneumococos resistentes.

- Deve-se mudar ou acrescentar antibióticos se ocorrer progressão da doença, como surgimento de dor abdominal por enterocolite (tiflite), surgimento de novas ou piora de lesões mucosas, infiltrados pulmonares ou toxicidade por drogas.

LEITURA COMPLEMENTAR

Viscoli C, Varnier O, Machetti M. Infections in patients with febrile neutropenia: epidemiology, microbiology, and risk stratification. Clin Infect Dis. 2005;40(Suppl 4):S240.

Morrrison V. An overview of the management of infection and febrile neutropenia in patients with cancer. Supportive Cancer Therapy. 2005;2:88.

Martino R, Viscoli C. Empirical antifungal therapy in patients with neutropenia and persistent or recurrent fever of unknown origin, BJM. 2005;132;138-54.

Vidal L, Paul M, Ben dor I, Soares-Weiser K, Leibovic L. Oral versus intravenous antibiotic treatment for febrile neutropenia in cancer patients: a systematic review and meta-analysis of randomized trials. J Antimicrob Chemother. 2004;54(1):29-37.

Grupo e Subcomissões de Controle de Infecção Hospitalar do Hospital das Clínicas – FMUSP. Guia de utilização de anti-infecciosos e recomendações para prevenção de infecções hospitalares. 6. ed. São Paulo; 2015-2017.

41 Síndrome da lise tumoral e síndrome da hiperviscosidade

Guilherme Santos Duarte Lemos
Ricardo Cordioli
Andréa Remigio

SÍNDROME DA LISE TUMORAL (SLT) – INTRODUÇÃO

- É uma emergência oncológica, caracterizada pela lise de células neoplásicas, com consequente liberação, na corrente sanguínea, do conteúdo intracelular (potássio, fósforo e ácidos nucleicos).
- Ocorre frequentemente em neoplasias linfoproliferativas, com destaque a linfomas de alto grau, particularmente os linfomas Burkitt, e a leucemia linfoblástica aguda.
- É mais comum após o início do tratamento quimioterápico, radioterápico ou com corticoide, mas pode ocorrer também espontaneamente em outros tipos de tumor que têm alta taxa proliferativa.

DEFINIÇÃO

- Síndrome de lise tumoral laboratorial: definição de Cairo-Bishop 2004 – presença de dois ou mais valores séricos anormais, que ocorrem 3 dias antes até 7 dias depois do início do tratamento (Tabela 1).
- Síndrome de lise tumoral clínica: síndrome de lise tumoral laboratorial na presença de no mínimo uma das alterações clínicas seguintes: são renal aguda, arritmia cardíaca, convulsão ou morte súbita.

Tabela 1 – Definição de Cairo-Bishop

Elemento	Valor de referência	Alteração em relação ao basal
Ácido úrico	≥ 476 micromol/L (8 mg/dL)	Aumento de 25%
Potássio	≥ 6,0 mmol/L (ou 6 mEq/L)	Aumento de 25%
Fósforo	≥ 1,45 mmol/L (4,5 mg/dL)	Aumento de 25%
Cálcio	≤ 1,75 mmol/L (7 mg/dL)	Redução de 25%

FISIOPATOLOGIA

- A rápida lise de células tumorais libera na corrente sanguínea o conteúdo intracelular, levando a hipercalemia, hiperfosfatemia, hiperuricemia e hipocalcemia secundária.
- Hiperuricemia: ocorre por consequência do metabolismo dos ácidos nucleicos. O ácido úrico é pouco hidrossolúvel. A sua deposição nos túbulos renais contribui para o desenvolvimento de lesão renal aguda.
- A hiperfosfatemia leva à hipocalcemia secundária, pela formação de fosfato de cálcio. O fosfato de cálcio, quando em altas concentrações, pode também precipitar nos túbulos renais, contribuindo com a lesão renal aguda.

MANIFESTAÇÕES CLÍNICAS

- Os sintomas estão relacionados às alterações metabólicas e incluem: náuseas, vômitos, diarreia, anorexia, letargia, hematúria, insuficiência cardíaca, arritmias, tetania, síncope e morte súbita.

FATORES DE RISCO

- Fatores intrínsecos relacionados ao tumor:
  - Alta taxa de proliferação de células tumorais.
  - Sensibilidade aos quimioterápicos.
  - Grande carga tumoral: massa > 10 cm, leucócitos > 50.000, lactato desidrogenase (LDH) no soro de pré-tratamento mais de duas vezes o limite superior do normal, infiltração de órgãos ou envolvimento da medula óssea.

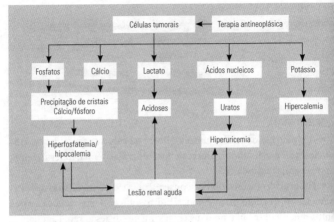

Figura 1 Fisiopatologia da síndrome de lise tumoral.

- Características clínicas relacionadas ao paciente:
  - Hiperuricemia pré-tratamento.
  - Hiperfosfatemia pré-tratamento.
  - Nefropatia preexistente ou exposição a nefrotóxicos.
  - Oligúria.
  - Desidratação, depleção de volume ou hidratação inadequada durante o tratamento.

ESTRATIFICAÇÃO DE RISCO DE SÍNDROME DE LISE TUMORAL

	Alto risco > 5% de risco	Risco intermediário 1-5% de risco	Baixo risco < 5% de risco
Linfoma não Hodgkin	LNH indolente	Difuso de grandes células B	Burkitt
Leucemia linfoblástica aguda	Leucócitos ≤ 50.000/mm^3	Leucócitos 50.000-100.000/mm^3	Leucócitos ≥ 100.000/mm^3

Leucemia mieloide aguda	Leucócitos ≤ 10.000/mm³	Leucócitos 10.000-50.000/mm³	Leucócitos ≥ 50.000/mm³
Leucemia linfocítica crônica	Leucócitos ≤ 10.000/mm³	Leucócitos 10.000-100.000/mm³, tratamento com fludarabina	

PREVENÇÃO E TRATAMENTO DE SÍNDROME DE LISE TUMORAL

- A base para o tratamento é a hidratação endovenosa com solução isotônica, objetivando débito urinário de 80 a 100 mL/h. A hidratação vigorosa aumenta o risco de sobrecarga volêmica, podendo ser necessário o uso de diuréticos.
- Pacientes que ainda não apresentam a síndrome de lise tumoral estabelecida devem receber profilaxia com hidratação e agentes hipouricemiantes.
- A hidratação agressiva é recomendada para pacientes com moderado a alto risco.
- Em pacientes com baixo ou moderado risco de SLT, o alopurinol pode ser usado como agente hipouricemiante. Dose recomendada: 300 a 900 mg/dia divididos em 3 vezes.
- O alopurinol é um inibidor da xantina oxidase, enzima envolvida no metabolismo das purinas. Age reduzindo a síntese de ácido úrico, mas não degrada o ácido úrico já existente.
- Em pacientes de alto risco, ou que já apresentam hiperuricemia ≥ 8 mg/dL, é indicada rasburicase, na dose de 0,15 a 0,2 mg/kg 1 vez ao dia por até 7 dias.
- A rasburicase degrada o ácido úrico. A sua degradação gera peróxido de hidrogênio, sendo contraindicado o seu uso em pacientes com deficiência de G6PD, por risco de induzir anemia hemolítica e meta-hemoglobinemia.
- Pacientes com síndrome de lise tumoral estabelecida devem ter monitorização cardíaca contínua e dosagem de eletrólitos, ácido úrico e creatinina até de 6/6 h.

- A hipercalemia é o distúrbio hidroeletrolítico mais grave, e deve ser corrigida.
- A hipocalcemia deve ser corrigida apenas se sintomática. Deve-se tentar corrigir a hiperfosfatemia antes de realizar reposição de cálcio, para evitar a precipitação de fosfato de cálcio.
- A indicação de terapia de substituição renal é semelhante à dos demais casos de lesão renal aguda. Deve ser iniciada com urgência em caso de hipercalemia persistente, sobrecarga volêmica e hipocalcemia sintomática induzida por hiperfosfatemia.

SÍNDROME DA HIPERVISCOSIDADE

- Constitui um grupo de condições patológicas em que o fluxo de sangue está prejudicado. Na maioria dos casos estão relacionadas à existência de uma condição neoplásica ou paraneoplásica.
- A maioria das manifestações é tromboembólica, porém podem ocorrer eventos hemorrágicos.

CAUSAS E TRATAMENTO

Aumento do hematócrito e/ou agregação anormal das hemácias	Causas: - Desidratação. - Policitemia vera. - Situações de hipóxia (DPOC, síndrome da hipoventilação e elevadas altitudes). - Situações com aumento da produção de eritropoetina (neoplasia renal, rins policísticos, carcinoma hepatocelular, tumor de adrenal, drogas: eritropoietina ou andrógenos). - Condições de deformação e de fluxo alteradas das hemácias: anemia falciforme, formação de *rouleaux* como no mieloma múltiplo. Tratamento: reduzir o hematócrito – hidratação, oxigenação adequada, tratamento da causa de base e sangria se necessário.
Aumento do número de leucócitos e/ou alteração na sua deformidade	Leucoestase: - Causas: leucemias agudas ou crônicas e linfomas não Hodgkin com alto grau de diferenciação, principalmente na presença de processos inflamatórios. - Devido às características anatômicas do leito vascular do pulmão e do cérebro, estes são os órgãos mais atingidos, com IRA, infiltrado pulmonar bilateral e/ou cefaleia, convulsão, coma e morte.

	Tratamento: • Sintomáticos: tratamento de emergência com leucoaférese e/ou hidroxiureia. • Assintomáticos: hidroxiureia. • QT para neoplasia de base.
Trombocitose	Está associada a eventos hemorrágicos e trombóticos. A trombose é mais frequente nas trombocitoses secundárias a doenças mieloproliferativas do que na trombocitose reacional (hemorragia, trauma e infecção). O local mais comum é o leito cerebroarterial, resultando em AIT ou AVC. Outros sítios: • Retina – amaurose fugaz, cegueira. • Coração – IAM. • Mesentérico – isquemia intestinal. • Artérias periféricas – isquemia de membros. Tratamento: agentes antiplaquetários: aspirina, ticlopidina ou clopidogrel.

- A presença de paraproteínas ocorre principalmente no mieloma múltiplo e na macroglobulinemia de Waldenstrom.
- Além do aumento da hiperviscosidade, as paraproteínas causam alterações na função hemostática, aumento do tempo de coagulação e do tempo de sangramento devido à alteração na função plaquetária. As manifestações mais frequentes são neurológicas e visuais, podendo ocorrer também náuseas, vômitos e eventos hemorrágicos.
- Tratamento: plasmaférese. A troca plasmática é eficaz na remoção das paraproteínas que causam a síndrome.

LEITURA COMPLEMENTAR

Howard SC, Jones DP, Pui CH. The tumor lysis syndrome. N Engl J Med. 2011;364:1844.
Cairo MS, Coiffier B, Reiter A, et al. Recommendations for the evaluation of risk and prophylaxis of tumour lysis syndrome (TLS) in adults and children with malignant diseases: an expert TLS panel consensus. Br J Haematol. 2010;149:578.
Coiffier B, Altman A, Pui CH, et al. Guidelines for the management of pediatric and adult tumor lysis syndrome: an evidence-based review. J Clin Oncol. 2008;26:2767.
Rampling MW. Hyperviscosity as a complication in a variety of disorders. Seminars in Thrombosis & Hemostasis. 2003;29(5):459-66.
Gertz MA, Kyle RA. Hyperviscosity syndrome. J Intensive Care Med. 1995;10:128.

SEÇÃO VII   EMERGÊNCIAS ENDOCRINOLÓGICAS

42 Crises hiperglicêmicas: cetoacidose diabética e estado hiperglicêmico hiperosmolar

Lucas de Oliveira Araújo
Andréa Remigio

INTRODUÇÃO

- A cetoacidose diabética (CAD) e o estado hiperglicêmico hiperosmolar (EHH) são as complicações agudas mais importantes do *diabetes mellitus* (DM). A CAD ocorre acompanhando estados de deficiência absoluta de insulina como na DM1 ou em condições de alta demanda metabólica na DM2 tardia com insuficiência pancreática. O EHH acompanha mais notadamente a DM2, especialmente indivíduos > 65 anos.

- A CAD possui substrato na resposta orgânica à ausência de insulina com efeito de aumento de hormônios contrarregulatórios, levando à gliconeogênese e glicogenólise acentuadas com queda na captação periférica de glicose e ativação de lipases hepáticas, sendo decorrente disto a cetogênese a partir de ácidos graxos e subsequentes desbalanços no equilíbrio eletrolítico e acidobásico, além de tendência à desidratação por diurese osmótica. O EHH não se apresenta com cetogênese, ou esta ocorre minimamente por níveis hepáticos circulantes maiores de insulina, inibindo a via metabólica e dando espaço a uma apresentação com maior espoliação dos compartimentos corporais.

DEFINIÇÃO DE CAD E EHH

Valor	Cetoacidose leve	Cetoacidose moderada	Cetoacidose severa	Estado hiperglicêmico hiperosmolar
Glicemia sérica (mg/dL)	> 250	> 250	> 250	> 600
pH arterial	7,25 a 7,30	7 a 7,24	< 7	> 7,3
Bicarbonato sérico (mmol/L)	15 a 18	10 a 15	< 10	18
Cetonúria	Positiva	Positiva	Positiva	Negativa
Osmolaridade sérica efetiva	Variável	Variável	Variável	> 320
Anion *gap*	> 10	> 12	> 12	Variável
Alteração do nível de consciência	Alerta	Alerta/lentificada	Torpor/coma	Torpor/coma

Fonte: Adaptado de Kitabchi AE et al.[3]
Anion *gap* = Na − (Cl + HCO_3 mmol/L).

Fatores desencadeantes

- Primodescompensação.
- Terapia insulinêmica inadequada (má adesão, disfunção de dispositivo implantável, reduções de dose, falta de suporte social).
- Infecções (especialmente do trato urinário, pneumonias e gastroenterite aguda) e outros eventos médicos agudos (IAM, TEP, AVC, pancreatite, IRA, isquemia mesentérica, hipotermia, grandes queimados).
- Libação alcoólica.
- Medicamentos: corticosteroides, diuréticos tiazídicos, antipsicóticos atípicos, cocaína, lítio, betabloqueadores, nutrição parenteral, dobutamina, terbutalina.
- CAD euglicêmica: inibidores da SGLT2.

Quadro clínico

CAD hiperglicêmica
Sinais: taquicardia, taquipneia, respiração de Kusmaull, hálito cetônico.
Sintomas: poliúria, polidipsia, náuseas, vômitos, dor abdominal, distúrbios visuais, alterações do sensório, lipotimia/hipotensão ortostática.

- CAD euglicêmica: menos poliúria e polidipsia e mais sintomas constitucionais.
- EHH: maior alteração de nível de consciência e sinais de intensa desidratação; outros indícios de hiperglicemia menos aparentes.

Avaliação laboratorial

- Avaliação laboratorial: glicemia, eletrólitos (Na, K, Cl, P), creatinina, ureia, cetonemia, cetonúria e gasometria venosa.
- Na fase crítica, é prudente que se obtenham glicemia, eletrólitos e gasometria a cada 2 h.
- O sódio sérico é usualmente baixo (*shift* de H_2O do espaço intra para o extracelular e de diurese osmótica), porém pode ser normal ou alto em situações de privação de mecanismos da sede ou temperaturas elevadas.
- O potássio sérico pode estar elevado em decorrência de deficiência de insulina e de hiperosmolalidade, apesar de déficit corporal.
- ECG: deve ser feito de rotina e avalia sinais de hipercalemia.
- RX de tórax em casos específicos (suspeita de pneumonia).
- Culturas devem ser solicitadas, se houver suspeita de infecções.
- Amilase e lipase em contexto de abdome agudo com diagnóstico duvidoso de pancreatite.
- Dosagem de HbA1c é útil nos casos em que houver dúvida a respeito da qualidade do controle glicêmico nas últimas semanas.
- Hemograma demonstra leucocitose proporcional ao grau de cetonemia e como consequência de liberação de hormônios contrarreguladores. Valores inferiores a 25.000 e contagem de bastões < 10% geralmente não indicam infecção.

DIAGNÓSTICOS DIFERENCIAIS

- As formas de crise hiperglicêmica (EHH e CAD) devem ser descartadas e diferenciadas entre si conforme critérios diagnósticos apropriados. A mesmo tempo, é importante destacar que a ocorrência de acidose metabólica com ânion *gap* elevado também pode decorrer de cetoacidose alcoólica, intoxicações exógenas por polietilenoglicol, salicilatos e metanol, rabdomiólise, hiperlactatemia e disfunção renal. Igualmente alterações metabólicas de ordem também são reportadas em gastroenterites agudas, eventos coronarianos, pancreatite aguda, que podem ocorrer isoladamente ou ser deflagradores. Cetose de jejum se desencadeia na vigência de hipoglicemia.

42 Crises hiperglicêmicas: cetoacidose diabética e estado hiperglicêmico hiperosmolar

FLUXOGRAMA DE TRATAMENTO

CAD – Critérios diagnósticos: hist. e ex. físico + glicemia > 250 mg/dL com pH arterial < 7,3 e bicarbonato < 15,0 mEq/L e cetonúria moderada a intensa.
Colher: gaso art+K, hemograma, Na, K, ureia, creat., glicemia, cloro, PO_4, UI e ECG. RX e culturas S/N.

Fluidos EV

Determinar o grau de hidratação (déficit até 6 L)

- **Choque hipov.**: SF 1 L/h até sair do choque
- **PA nl ou pouco ↓**: SF 1 L na 1ª hora
- **Choque cardiog.**: Monit. hemod.

Avaliar Na corrigido*

- **Alto**: NaCl 0,45% (250-500 mL/h)
- **Normal**: NaCl 0,9% (250-500 mL/h)
- **Baixo**

Insulina

0,14 U/kg/h EV contínuo

Se glicemia não cair 50 a 70 mg/dL na 1ª hora → Dobrar a dose de insulina a cada hora

Quando a glicemia atingir 250 mg/dL (Dextro 1/1 h)
Corrigir o déficit de fluidos em 24 h – pelo balanço hídrico

Potássio

- Se K < 3,3 mEq/dL, não dar insulina e dar 25 mEq de K/h até K > 3,3 mEq/L para início da insulina
- Se K > 5,3 mEq/L, não dar K e checar K a cada 2 h
- Se 5,3 > K > 3,3, dar 25 mEq de K em cada litro de fluido EV para manter K sérico entre 4,0 e 5,0 mEq/L

Avaliar necessidade de bicarbonato

- **pH < 6,9**: $NaHCO_3$ (100 mmol) Diluir em 400 mL água destilada + 25 mEq de KCl Infundir em 2 h → Repetir $NaHCO_3$ a cada 2 h até pH > 7,0 Monitorar K
- **pH > 7,0**: Não usar $NaHCO_3$

CAD euglicêmica

- Uso de inib. SGLT2
- Gestação
- Uso recente de insulina
- Baixa ingesta

Mude para SG5% com NaCl 0,45% correndo 150 a 250 mL/h
Reduza a infusão de insulina para 0,02 a 0,05 U/kg/h EV, para manter glicemia entre 150 e 200 mg/dL até controle metabólico

Checar (gaso + K) a cada 2 h; Na, Cl e ânion gap a cada 6 h; creat. e Mg a cada 12 h até estáveis.
Após resolução da CAD, continuar insulina EV e suplementar com SC até que o paciente aceite dieta. Passar, então, para regime de multidose de insulina e ajustar como necessário. Continuar insulina EV por 1 a 2 h após início do esquema multidose

* Na corrigido = {Na medido + [1,6 x (Glicemia medida - 100)/100]}
Osm efetiva = 2[Na corrigido (mEq/L) + glicose (mg/dL)/18]
Repor fósforo se PO_4 < 1,0 mg/dL

1. História clínica + ABCD

2. Fluidoterapia
- Objetivos: correção de espaço intravascular, intersticial e intracelu lar (todos depletados nos estados hiperglicêmicos) e melhoria de perfusã renal. Tentar normalização de déficit de água corporal nas próximas 24
- Cuidados: evitar sobrecarga hídrica em pacientes com antecedente de cirrose avançada, ICC e DRC.
- Método:
  - Infundir 15 a 20 mL/kg ou 1 a 1,5 L de salina isotônica na prime ra hora.
  - A seguir, se Na corrigido normal ou elevado: infundir NaCl 0,45 se Na < 135: NaCl 0,9% na taxa de 250 a 500 mL/h.
- Glicemia ≤ 200 mg/dL: até resolução, manter 150-200 mg/dL (CAI ou quando ≤ 300 mg/dL (EHH) manter 250-300 mg/dL.
  - Solução padrão = dextrose 5% com NaCl 0,45% e 20 mEq/L KCl conjuntamente com insulina até atingir demais critérios de revers OU;
  - Método "duas-bolsas" = duas bombas de infusão contínua co NaCl 0,45%; uma com glicose 10% e outra sem, ajustadas a cada hora co forme dextro: vazão combinada de 250 mL/h.

3. Correção de distúrbios do potássio e fósforo
- Objetivos: prevenir a queda de níveis plasmáticos esperados nos ío após melhora da acidose e com o emprego de insulina e expansores.
- Cuidados: avaliar função renal e presença de diurese espontânea p viamente.
- Método:
  - Prover 20-30 mEq de K^+ em cada litro de solução de reposiç sempre que K < 5,3 mEq/L.

– Adicionar 20-30 mEq até 1,5 mL/kg/h de K_2PO_2 em solução de reposição se P < 1,0, anemia, disfunção cardíaca ou depressão respiratória.

Insulinização
- Objetivos: interrupção do ciclo de cetogênese e lipólise decorrentes da sua deficiência.
- Cuidados: iniciar apenas quando K > 3,3 mEq/L para evitar arritmias ameaçadoras e fraqueza muscular e após restauração volêmica inicial.
- Método:
    – Titular a 0,14 UI/kg/h ou *bolus* endovenoso de 0,1 UI/kg seguido por infusão contínua de 0,1 UI/kg/h.
    – Decréscimo esperado de 50-75 mg/dL/h. Se abaixo do alvo, dobrar doses de hora a hora.
    – Quando glicemia ≤ 200 mg/dL, reduzir dose de insulina para 0,02-0,05 UI/kg/h junto com adição de dextrose a esquema.
    – Pode-se utilizar insulina SC ultrarrápida na dose de 0,3 U/kg seguida de 0,1 U/kg a cada hora até glicemia < 250 mg/dL. A partir daí, 0,05 0,1 U/kg a cada 2 h até resolução da CAD. Converter para esquema EV se não houver recuperação de ânion *gap* em 12 horas.

Bicarbonato
- Objetivos: agir como ponte para tratamento adequado em situações de extremo risco de vida (inotropismo negativo e PCR).
- Cuidados: não deve ser recebido de rotina. Benefício incerto com potenciais malefícios (agravamento de hipocalemia e de hipocalcemia, desvio de curva de dissociação de O_2 para esquerda, aumento transitório e paradoxal da cetogênese).
- Método: preparar solução de 400 mL água destilada + 100 mL $NaHCO_3$ 8,4% + 20 mEq KCl em 2 horas somente se pH < 6,9, até que atinja faixa > 7,0.

6. Identificação e tratamento do fator precipitante

RESOLUÇÃO DA CAD E DO EHH
- Para CAD, a ADA demanda presença de glicose < 200 mg/dL com 2 ou mais dos seguintes: BIC ≥ 15 mEq/L, pH > 7,3, AG ≤ 12 mEq/L. S uso de solução salina isotônica, hipercloremia resultante torna parâmetr de bicarbonatemia não confiável como critério. Ao passo que, para o EHH deve haver normalização da osmolaridade sérica e recuperação do estad mental basal.

TRANSIÇÃO DE VIA DE ADMINISTRAÇÃO DE INSULINA
- Critérios: resolução da CAD e aporte via oral livre[*].
- Iniciar insulina SC e manter insulina EV por 2 horas, a fim de se ev tar rebote. Introduzir dose habitual em pacientes sabidamente diabético e utilizar 0,5-0,8 UI/kg/dia de insulina fracionada 50% basal e 50% açã rápida pré-prandial.

COMPLICAÇÕES
- Hipoglicemia: complicação comum e frequentemente iatrogênica
- TEV: estado protrombótico, merecendo avaliação para profilaxi química.
- Edema cerebral: atentar a cefaleia nova ou em piora, deterioração d nível de consciência, irritabilidade, anormalidades respiratórias, vômito recorrentes e disfunção de pares cranianos, com indicação de terapia os mótica imediata.
- Arritmias e PCR: hipo/hipercalemia e acidose, passíveis de correçã com medidas clínicas.

---

[*] Se impossibilidade, manter uso de insulina regular endovenosa e aporte glicosado.

- Edema pulmonar por insuficiência cardíaca aguda, eventualmente associado a infarto do miocárdio (raro).

Indicações de cuidado intensivo pela Joint British Diabetes Societies – manejo com CVC

- CAD grave, compreendida como:
  - pH < 7,1, BIC < 5, cetonemia > 6 mmol/L, hipocalemia (K < 3,5) na admissão, GCS reduzido, instabilidade hemodinâmica.
  - Considerar: extremos de idade e comorbidades.

LEITURA COMPLEMENTAR

Diretrizes da Sociedade Brasileira de Diabetes, 2009.

Wilson JF. Ketoacidosis. Clinic Annals of Internal Medicine. American College of Physicians 2010.

Kitabchi AE et al. Hyperglycemic crisesin adult patients with diabetes. Diabetes Care. 2009; 32:1335-43.

Laine C, Turner BJ, Williams S. Diabetic ketoacidosis. American College of Physicians. Clinic Annals of Internal Medicine 1. 2010:1-5.

Misra S, Oliver NS. Diabetic ketoacidosis in adults. BMJ 2015;351:h5660.

French EK, Donihi AC, Korytkowski MT. Diabetic ketoacidosis and hyperosmolar hyperglycemic syndrome: review of acute decompensated diabetes in adult patients. BMJ. 2019, 365:1114.

Hirsch IB, Emmett M. Diabetic ketoacidosis and hyperosmolar hyperglycemic state in adults: treatment. Disponível em: www.uptodate.com.

43 Insuficiência adrenal na Terapia Intensiva

Maria Cristina França

INTRODUÇÃO

- Durante situações de estresse (sepse, trauma, queimaduras, cirurgias), há aumento da liberação de ACTH e dos níveis do cortisol sérico, diminuição da afinidade de seus receptores nos tecidos.
- A síntese de cortisol pode ser prejudicada por etomidato, cetoconazol, lesões diretas da adrenal (destruição por infecções, tumores), alterações preexistentes no eixo hipotálamo-hipófise-adrenal, trauma cranioencefálico, uso de depressores de SNC ou infecção pelo HIV.

CLASSIFICAÇÃO DA INSUFICIÊNCIA ADRENAL

Primária: devido à incapacidade de a adrenal produzir esteroides, apesar do estímulo pelo ACTH. Suas causas podem ser autoimunes, infecciosas, por tumores, amiloidose, entre outras.

Secundária: quando existe diminuição da produção hormonal da adrenal por falta de estímulo da hipófise (ACTH) ou hipotálamo (CRH).

Terciária: por retirada de terapêutica de corticosteroides exógenos, levando à supressão do eixo hipotálamo-hipófise-adrenal.

Relativa: caracterizada pela produção insuficiente de cortisol para uma determinada situação de estresse. Geralmente é transitória, porém está associada a um pior prognóstico. No choque séptico, há uma disfunção celular levando à síntese inadequada de corticosteroides, ao aumento da resistência periférica ao cortisol, à diminuição da liberação do ACTH e a uma menor resposta da adrenal a esse hormônio.

QUADRO CLÍNICO E ACHADOS LABORATORIAIS DA INSUFICIÊNCIA ADRENAL

Quadro clínico	Anorexia, náuseas, vômitos, diarreia, dor abdominal, *delirium*, hipotermia, perda de peso, tontura, fraqueza, desidratação, hipotensão e choque.
Achados laboratoriais	Hiponatremia, hipercalemia, hipoglicemia, linfocitose, eosinofilia e acidose metabólica, anemia normocítica.

- Tanto os sintomas quanto os achados laboratoriais são frequentes na UTI por outras razões clínicas, tornando o diagnóstico difícil.
- A insuficiência adrenal pode permanecer oligo ou assintomática por um longo período, e se manifestar na forma de crise adrenal em situações de estresse (infecções, traumas, gestação, outras doenças agudas), momentos em que as necessidades de corticosteroides são maiores e não conseguem ser supridas.
- A insuficiência adrenal relativa merece maior destaque na UTI. De difícil diagnóstico, acredita-se que tenha incidência de cerca de 3%. Um cortisol sérico < 20 μg/dL sugere o diagnóstico. Em caso de dúvida diagnóstica, pode-se realizar um teste com administração de 250 μg de ACTH, sendo considerados não respondedores os pacientes com elevação do cortisol sérico ≤ 9 μg/dL após 30 e 60 min.

USO DE CORTICOSTEROIDES NO CHOQUE SÉPTICO E NA ARDS

- O uso de corticosteroides em pacientes com choque séptico deve ser restrito aos sem resposta adequada a volume e vasopressores. Seu uso apresenta melhor resposta em pacientes mais graves (risco de morte > 44%), em uso de altas doses de vasopressores (> 0,5 mcg/kg/min de noradrenalina) e com início precoce (primeiras 24 h do choque séptico). Deve ser mantido por 5 dias, seguido por desmame gradativo em 3 a 6 dias ou por 7 dias e suspenso sem desmame. A posologia recomendada é de 200 mg de hidrocortisona EV em *bolus* ou infusão contínua. Atualmente a infusão contínua é tida como preferencial devido à menor variabilidade glicêmica.

- As diretrizes atuais recomendam o tratamento prolongado da ARDS com corticosteroides por reduzir tempo de ventilação mecânica, tempo de internação em UTI e mortalidade, mas apesar de parecer promissor, deve ser lembrado que os dois estudos que demonstraram esses efeitos benéficos foram desenvolvidos pelo mesmo grupo, e seus resultados não foram reproduzidos em outros estudos.

- Embora exista respaldo das atuais diretrizes para fazer corticoide seletivamente para alguns pacientes com choque séptico, não há como criticar quem não utilizar.

RECOMENDAÇÕES DO SEPSE SURVIVE CAMPAIGN PARA CORTICOTERAPIA

- Não usar hidrocortisona para tratar pacientes adultos com choque séptico se a reposição volêmica ou a terapia vasopressora forem suficientes para restabelecer a estabilidade hemodinâmica. Quando isso não for possível, sugere-se hidrocortisona na dose de 200 mg/dia (grau de recomendação 2C).

- O teste de estimulação com ACTH não é recomendado para identificar os adultos com choque séptico que devem receber hidrocortisona (grau de recomendação 2B).

- Hidrocortisona não deve ser utilizada no tratamento da sepse na ausência de choque (grau de recomendação 1D).

- A terapia com esteroides deve ser descontinuada uma vez que vasopressores não sejam necessários (grau de recomendação 2D).

- Não devem ser utilizados corticosteroides na ausência de choque, a não ser que antecedentes endocrinológicos justifiquem (grau de recomendação D).

- Quando utilizar hidrocortisona, preferir infusão contínua (grau de recomendação 2D).

Tabela 1 – Metilprednisolona no tratamento da ARDS precoce e na ARDS sem resolução

Tempo	Forma de administração	Dose
ARDS severa precoce (PaO$_2$/FiO$_2$ < 200 com PEEP 10 cmH$_2$O)		
Início	*Bolus* em 30 min	1 mg/kg
Dias 1-14	Infusão a 10 mL/h	1 mg/kg
Dias 15-21	Infusão a 10 mL/h	0,5 mg/kg

Dias 22-25	Infusão a 10 mL/h	0,25 mg/kg
Dias 26-28	Infusão a 10 mL/h	0,125 mg/kg
ARDS sem resolução		
Início	*Bolus* em 30 min	2 mg/kg
Dias 1-14	Infusão a 10 mL/h	2 mg/kg
Dias 15-21	Infusão a 10 mL/h	1 mg/kg
Dias 22-25	Infusão a 10 mL/h	0,5 mg/kg
Dias 26-28	Infusão a 10 mL/h	0,25 mg/kg
Dias 29-30	*Bolus* em 30 min	0,125 mg/kg

dose deve ser ajustada para o peso ideal. A infusão é obtida pela diluição da dose diária em 240 mL de olução salina. Fonte: American College of Critical Care; 2011.

- Visando minimizar complicações do tratamento na ARDS, deve-se monitorar escores de disfunção orgânica e marcadores inflamatórios (proteína C reativa), realizar infusão contínua da medicação (menor variação glicêmica), evitar o uso de bloqueadores neuromusculares e etomidato e realizar desmame lento e gradativo (9 a 12 dias) após completa recuperação.

LEITURA COMPLEMENTAR

Annane D, Sebille V, Charpentier C, et al. Effect of treatment with low doses of hydrocortisone and fludrocortisones in mortality in patients with septic shock. JAMA. 2002;288:862-71.

Marik PEM, Pastores SM, Annane D, Meduri GU et al. Recommendations for the diagnosis and management of corticosteroid insufficiency in critically ill adult patients: Consensus statements from an international task force by the American College of Critical Care Medicine. Crit Care Med. 2008;36(6):1937-49.

Annane D, Bellissant E, Bollaert PE et al. Corticosteroids in the treatment of severe sepsis and septic shock in adults: a systematic review. JAMA. 2009;301(22):2362-75.

Sligl WI et al. Safety and efficacy of corticosteroids for the treatment of septic shock: a systematic review and meta-analysis. Clinical Infectious Diseases. 2009;49:93-101.

Marik PE, Meduri GU, Rocco PR, Annane D. Glucocorticoid treatment in acute lung injury and acute respiratory distress syndrome. Crit Care Clin. 2011 Jul;27(3):589-607.

Annane D. Corticosteroids for severe sepsis: an evidence-based guide for physicians. Ann Intensive Care. 2011;1(1):7.

44 Crise tireotóxica

Jakeline Neves Giovanetti
Felipe Henning Gaia Duarte
Andréa Remigio

INTRODUÇÃO

- A crise tireotóxica ou tempestade tireoidiana é uma condição severa causada pela liberação excessiva de hormônios da tireoide e pela atividade simpática exacerbada.
- É uma condição rara que usualmente acomete pacientes com tireotoxicose preexistente, sendo desencadeada por um fator precipitante. A doença de Graves é a causa mais comum de tireotoxicose, tendo a infecção e o uso irregular ou descontinuidade do tratamento como os fatores predisponentes mais prevalentes.
- Pacientes com tempestade tireoidiana apresentam múltiplas disfunções orgânicas, resultantes da quebra de mecanismos compensatórios.
- Possui incidência de 0,5-0,8 caso/100.000 habitantes/ano nos Estados Unidos. Ocorre em menos de 10% dos pacientes hospitalizados com tireotoxicose, mas tem alta taxa de mortalidade, ocorrendo em 10-30% dos casos.
- As principais causas relacionadas com a elevada mortalidade são insuficiência cardíaca congestiva, insuficiência respiratória aguda, arritmias, coagulação intravascular disseminada (CIVD), perfuração gástrica, síndrome da hipóxia cerebral e sepse.

- O diagnóstico é eminentemente clínico e os valores de hormônios tireoidianos não diferem da tireotoxicose compensada, não sendo então critérios para sua confirmação.
- Deve ser tratada como uma emergência clínica e conduzida em um ambiente de terapia intensiva.

QUADRO CLÍNICO – SINAIS E SINTOMAS MAIS FREQUENTES

Órgão/sistema	Sintomas	Sinais
Neuropsiquiátrico	Nervosismo, ansiedade, psicose, confusão mental, coma, apatia	Hiper-reflexia, tremor de extremidades, paralisia periódica
Cardiológico	Palpitação, dor torácica, dispneia por edema agudo de pulmão	Taquicardia, arritmias (principalmente fibrilação atrial)
Gastrointestinal	Diarreia, hiperdefecação, náuseas, vômitos	Perda de peso, icterícia, hepatomegalia
Reprodutivo	Perda da libido, oligoamenorreia	Ginecomastia, telangiectasias
Dermatológico	Perda de pelos	Pele quente e úmida, edema pré-tibial, unhas quebradiças
Oftalmológico	Diplopia, irritação ocular	Exoftalmia (se doença de Graves), edema conjuntival
Tireoide	Aumento do volume do pescoço	Bócio difuso ou nodular, sopro ou frêmito na tireoide
Gerais	Calor intenso	Febre ≥ 38°C

Obs: idosos podem apresentar quadro oligossintomático com apatia, perda de peso, fraqueza, síncope e taquicardia, situação chamada de hipertireoidismo apatético.

SISTEMA DE ESCORE CLÍNICO PARA DIAGNÓSTICO DA CRISE TIREOTÓXICA

Alteração de temperatura		Distúrbio cardiovascular	
Temperatura		Taquicardia	
37,2 a 37,7°C	5	99 a 109	5
37,8 a 38,2°C	10	110 a 119	10
38,3 a 38,8°C	15	120 a 129	15
38,9 a 39,4°C	20	130 a 139	20
39,5 a 39,9°C	25	≥ 140	25
≥ 40°C	30	Insuficiência cardíaca congestiva	
Efeitos no sistema nervoso central		Leve – Edema de extremidades	5
Leve – Agitação	10	Moderada – Crepitações bibasais	10
Moderada – *Delirium* – Psicose – Letargia extrema	20	Severa – Edema pulmonar	15
Severa – Convulsão – Coma	30	Fibrilação atrial	10
Distúrbio gastrointestinal		Fator precipitante	
Moderada – Diarreia – Náusea/vômitos – Dor abdominal	10	Negativo	0
Severa – Icterícia inexplicável	20	Positivo	10

*Escore total e possibilidade de crise tireotóxica: > 45 = altamente sugestivo; entre 25 e 44 = sugestivo ou iminente; < 25 = pouco provável.
Fonte: adaptado de Burch HB e Wartofsky L.[1]

FATORES PRECIPITANTES

- Infecção
- Cirurgia de tireoide ou outras cirurgias
- Má adesão ao tratamento medicamentoso para o hipertireoidismo
- Radioiodoterapia para tratamento da doença de Graves
- Gravidez
- Trauma
- Tireoidites em geral
- Neoplasia de tireoide metastática
- *Struma ovarii*
- Doença molar
- Oferta excessiva de iodo
- Uso excessivo de hormônios tireoidianos (iatrogênico ou sub-reptício)
- Intercorrências clínicas: IAM, AVE, cetoacidose diabética, ICC, TEP, queimaduras, hipoglicemia
- Drogas: amiodarona, pseudoefedrina, salicilatos, quimioterapia, anti-inflamatórios, anestésicos, interferon, contraste iodado
- Estresse emocional
- Exercício físico intenso
- Manipulação vigorosa da tireoide

EXAMES COMPLEMENTARES

Exame	Comentário
TSH, T4L, T3	TSH está supresso com demais hormônios tireoidianos elevados. No adenoma hipofisário secretor de TSH, este estará normal ou elevado.
Bioquímica e função renal	Hipocalemia pode estar presente devido à atividade simpática elevada.
Hemograma	Leucocitose ou leucopenia mesmo sem infecção.
Cálcio e fosfatase alcalina	Podem estar elevados por ação dos hormônios tireoidianos no estímulo à reabsorção óssea.
Glicemia	Pode estar elevada ou diminuída devido ao metabolismo elevado.
Creatinofosfoquinase (CPK)	Pode ocorrer rabdomiólise.
Testes da coagulação	Pode ocorrer CIVD.
Aminotransferases e bilirrubinas	Podem estar elevadas.
ECG	Taquicardia sinusal, taquiarritmias (especialmente fibrilação atrial).

Ultrassonografia de tireoide com Doppler	Achados como bócio difuso, bócio nodular e alterações de fluxo podem direcionar o diagnóstico.
Cintilografia de tireoide	Pode definir bócio difuso, bócio nodular ou ausência de captação sugestiva de tireotoxicose factícia.

Demais exames sugeridos pelo quadro clínico: culturas, RX de tórax, urina tipo 1 etc.

TRATAMENTO

- O tratamento se baseia em 5 metas:
  1. Controle da tireotoxicose.
  2. Controle dos sinais e sintomas sistêmicos.
  3. Controle de manifestações em órgãos específicos.
  4. Identificação e tratamento dos fatores desencadeantes.
  5. Terapia definitiva da tireotoxicose.
- O endocrinologista deve ser consultado para auxílio no direcionamento do tratamento em relação à causa de base.
- Os doentes devem ser mantidos em ambiente de terapia intensiva até resolução da tempestade tireoidiana.

Bloqueio da síntese hormonal

Fármaco	Dose	Comentário
Propiltiouracil (PTU)	Via oral ou enteral: 500 a 1.000 mg de ataque, seguidos de 250 mg de 4/4 h (dose diária 1.200 a 1.500 mg) Via retal: 400 a 600 mg de 6/6 h	Além de diminuir a síntese de hormônios tireoidianos, pode também diminuir a conversão periférica do T4 em T3. Início de ação em 1 h. Classicamente, droga de 1ª escolha no Brasil. Nos EUA, é considerada 2ª escolha devido ao risco de lesão hepática. Aumenta a atividade de anticoagulantes.

| Metimazol (Tapazol®) | Via oral, enteral ou retal: 20 mg de 4/4 h a 6/6 h (dose diária entre 80 e 120 mg) | Reduz a síntese de hormônios tireoidianos e não inibe a conversão periférica de T4 em T3. Aumenta a atividade de anticoagulantes. |

Estudos observacionais não mostraram diferenças na mortalidade dos doentes que usaram um ou outro medicamento.

Bloqueio da liberação de hormônios tireoidianos

Fármaco	Dose	Comentário
Solução de Lugol	10 gotas 3 a 4 vezes ao dia (cada gota = 8 mg de iodo)	Através do efeito Wolf-Chaikoff, bloqueiam a liberação de hormônios pela tireoide. Devem ser administrados **somente 1 h após** a administração de bloqueadores de síntese. Reduzem a atividade de anticoagulantes e podem aumentar a toxicidade pelo lítio. Não devem ser utilizados por mais de 1 a 2 semanas.
Ácido iopanoico	1 g EV lento de 8/8 h nas primeiras 24 h. Após 500 mg, 12/12 h	
Solução saturada de iodeto de potássio	5 gotas a cada 6 ou 8 h, via oral ou retal (cada gota = 38 mg de iodo)	
Contraste iodado endovenoso (iônico ou não iônico)	0,5 a 1,5 g VO a cada 12 h	Potencial de bloquear a conversão do T4 em T3 e de bloquear a ligação do T3 com o receptor do hormônio tireoidiano.
Carbonato de lítio	300 mg VO, 8/8 h	Indicado para os pacientes com contraindicação para o iodo. Monitoramento diário visando manter litemia entre 0,6 e 1,0 mEq/L. Lítio pode causar efeitos colaterais renais e neurológicos.

MEDIDAS GERAIS

Alvo	Medicação	Comentário
Restauração hídrica--eletrolítica	Soluções glicosadas ou salinas fisiológicas e eletrólitos	Hidratação vigorosa deve ser realizada devido à intensa perda de fluidos. Soluções glicosadas devem ser usadas devido à potencial hipoglicemia por consumo pelo hipermetabolismo. Tiamina deve ser administrada para prevenção de encefalopatia de Wernick.
Controle da hipertermia	Resfriamento passivo com bolsas de gelo ou antitérmicos. No Brasil, dipirona 1 g EV é o medicamento de escolha a cada 6 ou 8 h; nos EUA, é o acetaminofeno	Aspirina® deve ser evitada devido ao potencial de aumentar as formas livres de hormônios tireoidianos.
Bloqueio adrenérgico	**Propranolol**, VO ou por sonda, 20 a 80 mg a cada 4 ou 6 h **Metoprolol,** 50 a 100 mg VO a cada 12 h ou 5 mg EV (repetição sob demanda clínica) **Atenolol,** 50 a 100 mg VO a cada 6 ou 12 h **Esmolol,** 250-500 mcg/kg em 1 minuto e manutenção com 25-50 mcg/kg/min (máximo 300 mcg/kg/min)	O efeito antiadrenérgico bloqueia os efeitos do excesso de hormônios da tireoide como taquicardia, sudorese, tremores etc. Devem ser administrados em intervalos menores devido à duração mais curta frente ao metabolismo acelerado. Ajudam a controlar sintomas da ICC juntamente com diuréticos. Também podem diminuir a conversão de T4 em T3. Estudo realizado no Japão mostrou menor mortalidade nos indivíduos com ICC ou asma que usaram esmolol em vez de outros betabloqueadores não seletivos.
	Diltiazem ou verapamil	Escolha quando os betabloqueadores forem contraindicados, como na alergia, no broncoespasmo etc.
Cortico-terapia	**Dexametasona**, 2 mg, VO ou EV a cada 6 h, ou **hidrocortisona** 300 mg de ataque seguida por 100 mg a cada 8 h	Controle de potencial insuficiência adrenal relativa. Diminui a conversão periférica de T4 em T3. Benefício adicional no tratamento da tireoidite induzida por amiodarona do tipo II.

OUTRAS MEDIDAS

Outras medidas	Dose	Comentário
Reserpina	2,5 a 5 mg IM a cada 4 h	Indicadas quando ocorre contraindicação para uso de betabloqueadores, para controle de sintomas adrenérgicos.
Guanetidina	30 a 40 mg a cada 6 h	
Colestiramina	4 g, VO, 6/6 h	Diminui a reabsorção dos hormônios tireoidianos durante o ciclo êntero-hepático, reduzindo o *pool* de hormônios circulantes.
Fenobarbital		Pode ser utilizado para contenção de agitação. Tem potencial de aumentar o catabolismo dos hormônios tireoidianos.
Plasmaférese		Opção em casos especiais nos quais as medidas anteriores não foram efetivas. Visa à remoção do excesso de hormônios tireoidianos.

- Manter terapias até melhora cardiovascular e neurológica. Após melhora, suspender iodo e diminuir gradativamente a dose da corticoterapia.
- Manter betabloqueadores até normalização dos hormônios tireoidianos.
- Titular DAT (drogas antitireoidianas) para manter eutireoidismo e trocar PTU por metimazol pelo melhor perfil de efeitos colaterais do segundo.

FLUXOGRAMA DE ATENDIMENTO AO PACIENTE COM SUSPEITA DE CRISE TIREOTÓXICA

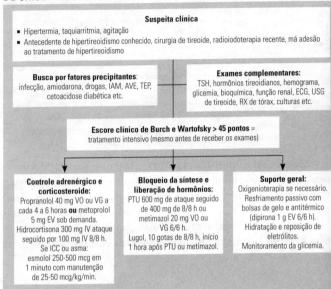

LEITURA COMPLEMENTAR

1. Burch HB, Wartofsky L. Life-threatening thyrotoxicosis. Thyroid storm. Endocrinol Metab Clin North Am. 1993 Jun;22(2):263-77.
2. Chiha M, Samarasinghe S, Kabaker AS. Thyroid storm: an updated review. J Intensive Care Med. 2015 Mar;30(3):131-40.
3. Akamizu T. Thyroid storm: a japanese perspective. Thyroid. 2018 Jan;28(1):32-40.
4. Ross DS. Thyroid storm. In: Up To Date. Disponível em: https://www.uptodate.com/conten thyroid-storm?search=thyroid%20storm&source= search_result&selectedTitle=1~74&usag type=default&display_rank=1.

Coma mixedematoso 45

Felipe Henning Gaia Duarte
Andréa Remigio

INTRODUÇÃO

- É definido como uma forma severa de hipotireoidismo levando a um estado mental rebaixado, hipotermia e sintomas de hipofunção de múltiplos órgãos.
- O termo correto é estado mixedematoso, uma vez que o coma é raro nesta circunstância.
- Resulta de um agravamento de um hipotireoidismo inadequadamente tratado causado por um fator precipitante.
- Mulheres de maior idade nos períodos de frio são mais suscetíveis.
- Deve ser sempre cogitado na avaliação clínica de todo paciente comatoso quando um ou mais dos seguintes itens estiverem presentes: hipotermia, bradicardia e hipercapnia.
- A mortalidade tem sido reduzida para cerca de 15 a 25% dos casos nas últimas séries com o reconhecimento precoce do quadro e os avanços da terapia intensiva.
- É uma emergência clínica que deve ser conduzida em uma unidade de terapia intensiva.

ACHADOS CLÍNICOS

Antecedente de hipotireoidismo prévio (tireoidectomia, ablação com radioiodoterapia, doença de Hashimoto)	
Status mental rebaixado	Hipoventilação (hipercapnia e hipoxemia)
Hipotermia	Fraqueza muscular
Bradicardia	Reflexos tendinosos diminuídos
Hiponatremia	Náusea, vômitos, íleo paralítico
Hipoglicemia	Derrame pericárdico
Hipotensão	Edema de pés e mãos
Fáscies hipotireóideo (edema de face ou periorbitário, pele seca e infiltrada)	

FATORES PRECIPITANTES E EXACERBADORES (DEVEM SER OBRIGATORIAMENTE INVESTIGADOS)

Má aderência à reposição com L-T4	Sangramento intestinal
Exposição ao frio	Amiodarona
Infecção/sepse	Lítio
Infarto	Anestésicos
Acidentes vasculares encefálicos	Trauma
Insuficiência cardíaca congestiva	Doença pulmonar
Drogas (sedativos, narcóticos etc.)	

EXAMES LABORATORIAIS

Exame	Comentário
Determinação do TSH, T4 livre e T3	Não tem correlação com gravidade do quadro clínico. TSH geralmente bastante elevado com hormônios tireoidianos baixos, exceto no hipotireoidismo hipofisário (TSH normal ou baixo)
Eletrólitos (especialmente sódio)	Hiponatremia, em geral devido à inabilidade renal para excretar água livre e aos níveis elevados de arginina vasopressina. Contribuição de um possível hipoadrenalismo.
Glicemia	Hipoglicemia devido a uma provável gliconeogênese diminuída.

Determinação do cortisol sérico	Possível insuficiência adrenal absoluta ou relativa.
ECG	Bradicardia, baixa voltagem.
Pesquisa de focos infecciosos	Paciente pode desenvolver sepse sem sintomas devido ao hipotireoidismo. Coletar hemocultura (2 pares), urina 1, urocultura e investigar qualquer sítio suspeito.
RX de tórax	Derrame pleural, área cardíaca aumentada, infiltrado pulmonar.
Hemograma	Anemia devido ao hipotireoidismo.
Gasometria arterial	Hipoxemia e hipercapnia devido à hipoventilação alveolar.
Lípides e enzimas musculares	Aumentados pelo hipotireoidismo.

TRATAMENTO

- Frente a alta mortalidade, o tratamento deve ser estabelecido com urgência e ser realizado num ambiente de terapia intensiva. A base consiste na reposição de hormônios tireoidianos, nas medidas de suporte clínico e no manejo dos problemas coexistentes.

- A reposição hormonal deve ser iniciada antes mesmo dos resultados laboratoriais. Preferencialmente deve-se optar pela via venosa; na indisponibilidade desta, pode-se administrar por via oral ou através de sonda.

Reposição hormonal

Via venosa	Ataque com levotiroxina 300 a 500 mcg	Manutenção com 50 a 100 mcg/dia	Em idosos ou em pacientes com antecedente cardiovascular, começar com menor dose. Trocar para via oral quando o paciente puder ingerir comprimidos.
Via oral ou por sonda gástrica ou por via retal	Ataque com levotiroxina 300 a 500 mcg	Manutenção com 100 a 150 mcg/dia	Usar doses menores em idosos e em pacientes com risco cardiovascular.

Obs.: esquemas de associação de levotiroxina (T4) com liotironina (T3) podem ser utilizados tanto por via oral como por via venosa. Porém, devido à indisponibilidade do T3 no nosso meio, esta abordagem tem sido raramente utilizada.

Medidas de suporte	
Método	Comentário
Ventilação assistida	Instituída precocemente e encerrada somente quando o paciente estiver plenamente consciente.
Fluidos e vasopressores para correção da hipotensão	Cuidado especial nos casos associados de hiponatremia.
Correção da hiponatremia	Opções: soluções salinas a 3% ou soluções fisiológicas associadas à furosemida.
Aquecimento	Evitar mantas térmicas na fase inicial devido ao risco potencial da vasodilatação periférica agravar a hipotensão, especialmente nos pacientes que não receberam restauração volêmica.
Glicose	Correção da hipoglicemia com soluções glicosadas.
Glicorticoides	Administrados precocemente devido ao potencial de hipoadrenalismo. Hidrocortisona 100 mg EV de ataque seguida por 50 mg a cada 6 ou 8 h até exclusão da insuficiência adrenal.
Antibioticoterapia empírica	Deve ser considerada precocemente ante o comprometimento imunológico. Sugere-se o uso até a exclusão de focos infecciosos.

FLUXOGRAMA DE ATENDIMENTO DE PACIENTES COM SUSPEITA DE ESTADO MIXEDEMATOSO

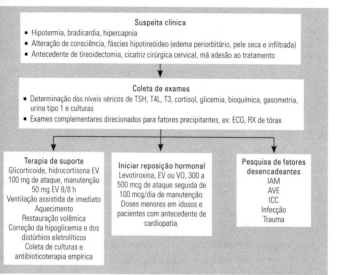

LEITURA COMPLEMENTAR

Kwaku MP, Burman KD. Myxedema coma. J Intensive Care Med. 2007 Jul-Aug;22(4):224-31

Sheu CC, Cheng MH, Tsai JR, Hwang JJ, Myxedema coma. a well-known but unfamiliar medical emergency. Thyroid. 2007 Apr;17(4):371-2.

Wartofsky L. Myxedema coma. Endocrinol Metab Clin North Am. 2006 Dec;35(4):687-98.

Danilovic DLS, Almeida MA, Brandão Neto RA, Martins HS. Coma mixedematoso. In: Martins HS, Damasceno MCT, Barakat S (eds.).

Ross DS. Myxedema coma. In: UpToDate. Disponível em: http://www.uptodate.com/contents/myxedema-coma?source=search_result&search=myxedema&selectedTitle=8~150.

Citkowitz E. Myxedema coma or crisis. In: E-medicine.com, Disponível em: http://emedicine.medscape.com/article/123577-overview.

SEÇÃO VIII SISTEMA NERVOSO

46 Monitoração cerebral

Fernando Godinho Zampieri
Fabio P. Giannini
Fabio Moreira Andrade

INTRODUÇÃO
- A monitoração cerebral visa evitar lesões secundárias após event[o] agudo e grave.
- Nenhum método de monitoração provou ser superior à avaliaçã[o] clínica seriada.

ASPECTOS BÁSICOS
- Controlar a pressão arterial sistêmica é essencial.
- Evitar: hipotensão, hipoxemia, hipovolemia, hiperglicemia e hipe[r]termia.
- Corrigir os distúrbios hidroeletrolíticos.

TÉCNICAS DE MONITORAÇÃO DA PIC

Quando monitorar?

- Traumatismo cranioencefálico:
  – TCE grave (GCS 3 a 8) após ressuscitação e tomografia alterada ou
  – TCE grave com tomografia normal, porém com pelo menos dois dos itens a seguir:
    • Idade > 40 anos.
    • PAS < 90 mmHg.
    • Postura tônica uni ou bilateral.
- Hepatite aguda fulminante.
- Demais insultos neurológicos agudos, a critério do neurocirurgião.
- Não existe qualquer evidência de nível I para o uso de monitores de PIC.

Como medir?

- Padrão-ouro ainda é o cateter ventricular
  - Permite, além da aferição da PIC, a redução do componente liquórico por drenagem.
  - Pode ser calibrado frequentemente.
- Alternativas:
  - Cateter intraparenquimatoso. Não pode ser calibrado após inserido.
  - Monitores subaracnoides, subdurais ou epidurais são menos acurados.

Qual o valor tolerado?

- O limite superior, a partir do qual se deve começar a tratar o doente, varia de 20 a 25 mmHg.
- Lembrar que a PIC apresenta oscilações ao longo do tempo. Apenas valores elevados sustentados devem ser tratados (acima de 20 a 30 min), salvo evidência aguda de herniação (como anisocoria).

O que fazer com o valor apresentado?

- Cálculo da pressão de perfusão cerebral (PAM – PIC)
  - No TCE, recomenda-se manter a PPC entre 50 e 70 mmHg. Valores < 50 mmHg associam-se a hipoperfusão e > 70 mmHg, a complicações secundárias.
  - Pacientes com autorregulação de fluxo preservada podem tolerar PPC maiores.
- Estimar "complacência" do parênquima cerebral pela análise da curva de pressão (Figura 1).
  - A curva usualmente é trifásica, com componentes P1, P2 e P3.
  - P1: Transmissão da pressão arterial aos ventrículos, espiculada.
  - P2: Transmissão da pressão ao parênquima.
  - P3: Fechamento da valva aórtica.
  - P1 > P2 em situações fisiológicas, em que o parênquima é complacente.
  - P2 > P1 sugere alteração de complacência cerebral.
- Estimativa da autorregulação do fluxo sanguíneo cerebral (AFSC)
  - Método simples: se elevações de PAM geram aumento da PIC, provavelmente a AFSC está prejudicada, salvo em valores extremos.
  - Também pode ser avaliada pelo uso de doppler transcraniano.

MEDIDAS DA OXIGENAÇÃO CEREBRAL

Monitoração da saturação de bulbo jugular (SvjO$_2$)

Fornece uma estimativa global da oxigenação cerebral.
Valor "normal" ao redor de 55 a 70%.
Valor baixo: sugere sofrimento cerebral, ou seja, aumento da taxa de extração de oxigênio por aumento do consumo ou redução da oferta.
Valor alto: sugere estado hiperdinâmico de fluxo (chamado de hiperemia) ou redução do consumo cerebral de oxigênio.

- Utilidade:
  - Pode mostrar insuficiência de DO_2 mesmo em condições em que a PPC está dentro da meta.
  - Pode mostrar futilidade de uma PPC muito elevada.
  - Ajuda a evidenciar sofrimento isquêmico ocasionado por uma $PaCO_2$ muito baixa (queda da $SvjO_2$).

Monitoração da oxigenação regional

- Pressão tecidual de oxigênio:
  - O probe informa tensão parcial intersticial de oxigênio em tempo real de dada região.
  - Valores < 15 mmHg devem ser tratados.
  - Problemas: dúvidas da melhor posição do cateter (área de penumbra de lesão, para evitar danos secundários? Área livre de lesão, para preservá-la do insulto? Ambas?) e pouca disponibilidade no país.
  - Microdiálise cerebral: o cateter que afere produtos metabólicos no interstício cerebral está pouco disponível no país e seu uso carece de evidências.

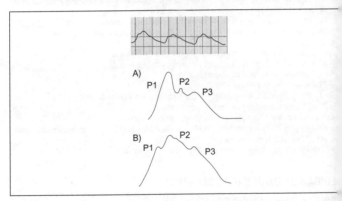

Figura 1   Exemplo de curva de PIC com morfologia normal (A) ou alterada (B).

MEDIDAS DIRETAS DE FLUXO SANGUÍNEO CEREBRAL

Valores absolutos de fluxo podem ser obtidos por angiorressonância, tomografia de perfusão, entre outros.

Doppler transcraniano:
- Fornece o valor da velocidade do fluxo ao longo do tempo.
- Útil no seguimento de vasoespasmo após HSA.
  - Velocidades > 120 cm/s em artéria cerebral média sugerem vasoespasmo.
  - Valores > 200 cm/s sugerem vasoespasmo grave, com diâmetro residual do vaso ≤ 1 mm.
- A relação entre a velocidade de fluxo através da artéria cerebral média e a velocidade de fluxo da carótida (índice de Lindengaard) auxilia na diferenciação entre vasoespasmo e hiperfluxo. Índices acima de 3 sugerem vasoespasmo (severo se ≥ 6).
- Exame de beira de leito, não invasivo.
- Permite titular valores hemodinâmicos do doente, especialmente a PAM de acordo com o fluxo gerado. Pode ser uma boa maneira de definir a PPC e/ou a PAM meta do paciente.
- Permite avaliar integridade da autorregulação do fluxo sanguíneo cerebral.

ELETROENCEFALOGRAMA

Indicações

- Rebaixamento de nível de consciência não explicado por quadros tóxico-metabólicos e/ou anatômicos (vistos, por exemplo, na tomografia).
- Permite a identificação de eventos epilépticos isolados ou diagnóstico de estado de mal não convulsivo.
- Em neurotrauma, quando é desejado induzir coma barbitúrico (p. ex., na hipertensão intracraniana refratária), o uso do EEG pode ajudar a titular a dose necessária.

LEITURA COMPLEMENTAR

The Brain Neurotrauma Foundation. Guideline for the management of severe traumatic brain injury. Journal Of Neurotrauma. 2007;24:S1.

Bulger EM, Nathens AB, Rivara FPMPH, Moore MMPH, MacKenzie EJ, Jurkovich GJ. Management of severe head injury. Institutional variations in care and effect on outcome. Critical Care Medicine. 2002;30(8):1870-6.

Ratanalert S, Kornsilp T, Chintragoolpradub N, Kongchoochouy S. The impacts and outcomes of implementing head injury guidelines: clinical experience in Thailand. Emergency Medicine Journal. 2007;24(1):25-30.

Lindegaard KF, Nornes H, Bakke SJ, et al. Cerebral vasospasm after subarachnoid haemorrhage investigated by means of transcranial Doppler ultrasound. Acta Neurochir Suppl (Wien). 1988;42:81-4.

47 Meningite no adulto imunocompetente

Ioannis Minas Liontakis

INTRODUÇÃO
- Meningite é um processo infeccioso do liquor e das meninges SNC, caracterizado por irritação meníngea com quadro de febre, cefale náuseas, vômitos e rigidez nucal.

APRESENTAÇÃO CLÍNICA E ETIOLOGIA
Muitos são os agentes potencialmente causadores de meningite, n os de relevância no paciente imunocompetente são o meningococo (*Ne seria meningitides*), o *Haemophilus*, o pneumococo e a meningite tuberc losa. Vírus causam meningites assépticas, de evolução benigna, ou ence lites, com comprometimento do parênquima, levando a quadros grav com sinais de localização (herpes simples).

Fontes de infecção
- Respiratória nas meningites de comunidade.
- Hematogênica em estafilococcias.
- Focos contíguos (sinusite, faringite, mastoidite e osteomielite).
- Interrupção da barreira hematoencefálica: traumas e neurocirurgia.

Agentes a serem considerados de acordo com patologia concomitante

Meningococo, hemófilos e pneumococo	▪ Agentes mais frequentes no adulto imunocompetente.
Pneumococo	▪ OMA, pneumonia, sinusite, TCE, alcoolismo, esplenectomizado e idade > 65 anos (não vacinado).
Estafilococo	▪ PO de neurocirurgia, endocardite, abscessos.
Gram-negativos	▪ TCE, neurocirurgia, diabetes (*Klebsiella*) e OMA (pseudomonas).
Gram-negativos, listéria	▪ Neoplasias, imunossupressão.

QUADRO CLÍNICO

No adulto, há o *quadro toxêmico* com febre de início súbito com cefaleia, náuseas, vômitos, exantema e rigidez nucal.

O *quadro de irritação meníngea* aparece com o estiramento de fibras nervosas inflamadas.
O sinal de Kernig (Figura 1) consiste no paciente deitar em decúbito dorsal com a coxa fletida 90° em relação à bacia e o joelho 90° graus em relação à coxa. O médico, ao elevar o tornozelo e abaixar o joelho (estendendo a perna), obtém a flexão do joelho contralateral, indicando irritação meníngea.
O sinal de Lasegue consiste em colocar o paciente em decúbito dorsal com seu membro inferior elevado em extensão, causando flexão de perna e coxa (pode ocorrer por compressão de nervo ciático, também).
O sinal de Brudzinski (Figura 2) é avaliado por anteflexão da cabeça, levando à flexão dos joelhos. A irritação meníngea pode estar ausente no paciente com diminuição do nível de consciência e na criança < 9 meses.

O *quadro de hipertensão intracraniana* é grave e apresenta convulsões, déficits motores, alterações pupilares, hipoacusia, ptose palpebral e nistagmo.

O idoso, a criança e o imunossuprimido podem não apresentar meningismo.

Febre e diminuição de consciência indicam necessidade de punção liquórica.

EXAMES COMPLEMENTARES

No paciente com suspeita de meningite, sempre deve-se colher o liquor. TC de crânio deve ser realizada antes do liquor se houver sinais de localização, convulsões, lesões prévias do SNC, diminuição do nível de consciência ou papiledema. O liquor não deve ser colhido apenas quando o pa-

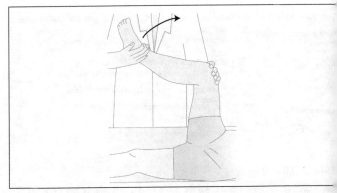

Figura 1 Sinal de Kerning.

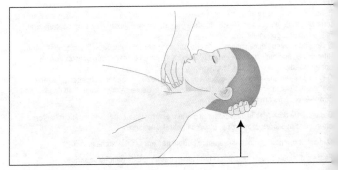

Figura 2 Sinal de Brudzinski.

ciente apresentar lesão cutânea grave, HIC ou distúrbio de coagulação aspecto normal é límpido e incolor (água de rocha), sendo o liquor tu sinal de aumento de leucócitos ou hemácias.

Tabela 1 – Diagnóstico por coleta de liquor

	Bacteriana	Viral	Tuberculose	Herpes
Células/µL	100 a 2.000	10 a 500	10 a 500	0 a 200
Neutrófilos	> 90% persistente	Primeiros 2 dias	Até 30% (fase aguda)	Até 30%
Minfomono	↑ após tratamento	> 60%	> 50%	> 40%
Proteínas totais (mg/dL)	80 a 1.000	Normal no início, até 100 depois	Até 200	Até 200
Glicose	Muito baixa	Normal	Diminuição discreta	Diminuição discreta
Lactato	Muito elevado	Normal (exceto HSV-2)	Discretamente elevado	Discretamente elevado
ADA	Normal (exceto se sofrimento cerebral)	Normal	Elevado	Elevado
Látex	Meningococo, pneumococo, hemófilos	—	—	—
Antígenos diretos	40 a 90% (antes de antibiótico)	—	—	—
Culturas	Até 85% de positividade (48 h)	Negativas	Positivas em 52 a 83% (90 a 120 dias)	Negativas
Anticorpos	—	Pesquisar em meningites de repetição (HSV)	—	Só após 1ª semana; sensibilidade e especificidade 90%
PCR	—	—	Sensibilidade 40 a 70% Especificidade 90%	Sensibilidade > 95% Especificidade 100%

Fonte: adaptado de Machado.[2]

ABORDAGEM TERAPÊUTICA

- A meningite bacteriana é uma emergência; portanto, não se espera confirmação para início do tratamento.

- O controle é feito por novo liquor 48 h após o início do tratamento, exceto se houver melhora significativa.

Tratamento

Circunstância clínica	Etiologia	Tratamento empírico inicial
Adultos sem fator de risco	Pneumococo (> 80%) Meningococo	Ceftriaxone 2 g EV, 12/12 h, por 10 a 14 dias
Trauma cranioencefálico penetrante Neurocirurgia ou derivação	*Staphylococcus aureus* ou coagulase-negativo *Pseudomonas aeruginosa* *Acinetobacter baumannii*	Vancomicina 1 a 2 g, 12/12 h + ceftazidima 2 g EV, 8/8 h, por 10 a 14 dias
Fístula liquórica	Pneumococo	Ceftriaxone 2 g EV, 12/12 h, por 10 a 14 dias
Gestantes, adultos > 50 anos, portadores de HIV	Adicionar ampicilina pela possibilidade de infecção por *Listeria*	

- O uso de dexametasona 10 mg, IV, de 6/6 h por 4 dias, administrada antes da primeira dose de antibiótico, é controverso, mas ainda faz parte dos *guidelines* por possivelmente reduzir sequelas otológicas.
- Na encefalite herpética utiliza-se aciclovir 10 mg/kg de 8/8 h EV por 14 a 21 dias. Não é indicado corticosteroide.

Meningoencefalite tuberculosa

Regime	Fármaco	Faixa de peso	Duração
Fase intensiva 2RHZE	RHZE 150/75/400/275 Comprimido com dose fixa combinada	20 a 35 kg: 2 comp 36 a 50 kg: 3 comp > 50 kg: 4 comp	2 meses
Fase de manutenção 7RH	RH 300/200 ou 150/100 cápsula	20 a 35 kg: 1 cápsula 300/200 36 a 50 kg: 1 cápsula 300/200 + 1 cápsula 150/100 > 50 kg: 2 cápsulas 300/200	7 meses

- Prednisona, 1 a 2 mg/kg/dia (30 mg/dia dose máxima) por 2 a 4 meses
- Na gestante, não usar estreptomicina e etambutol (teratogênicos)

- No hepatopata, iniciar esquema usual e, se houver aumento de tranminases, trocar a isoniazida por estreptomicina e etambutol. Ao normalizar, reintroduzir isoniazida com cuidado.
- A principal causa de falha de tratamento é a má aderência, seguida segundo tratamento de TBC e presença de doença imunossupressora.

Profilaxia

Meningococo

Contatantes íntimos (se dormem no mesmo quarto) ou
Contatantes de mesma sala escolar (crianças e/ou adultos) e
Contatantes em contato com secreção oral (inclusive profissionais de saúde).
Droga: rifampicina 600 mg, VO, de 12/12 h, por 2 dias.

Hemófilos

Contatantes domiciliares (se presença de outra criança < 4 anos) ou
Contatantes de mesma sala escolar, orfanatos, creches.
Droga: rifampicina 600 mg/dia, VO, dose única, por 4 dias.

Neurotuberculose

Investigar sempre os contatantes.
A prevenção com isoniazida é discutível, mas as indicações principais no adulto são:
- Pacientes com história prévia ou RX com TBC que serão submetidos à imunossupressão.
- HIV+ (comunicantes de bacilífero ou assintomático com PPD > 5 mm ou não reator ao PPD com CD4 < 350 células/mm^3 ou RX com lesões cicatriciais e PPD que era positivo e ficou não reator).
- A dose de isoniazida é de 10 mg/kg/dia até 400 mg/dia por 6 meses.
- A vacinação com BCG protege o indivíduo das formas mais graves da doença (meníngea e disseminada ou miliar); tem efeito protetor de 50%.

LEITURA COMPLEMENTAR

Tebruegge M, Curtis N. Epidemiology, etiology, pathogenesis, and diagnosis of recurrent bacterial meningitis. Clin Microbiol Rev. 2008;21(3):519-37.

Tunkel AR, Hartman BJ, Kaplan SL, Kaufman BA, Roos KL, Scheld WM, et al. Practice guidelines for the management of bacterial meningitis. Clinical Infectious Diseases. 2004;39:1267-84.

Machado LR. Infecções de SNC no imunocompetente. In: Emergências clínicas – abordagem prática. 2ª ed. Disciplina de Emergências Clínicas. São Paulo: Atheneu; 2006.

Grupo e Subcomissões de Controle de Infecção Hospitalar – HCFMUSP. Guia de utilização de anti-infecciosos e recomendações para prevenção de infecções hospitalares. São Paulo; 2012-2014.

48 — Acidente vascular cerebral isquêmico

Luisa Tajra Carvalho
Antonio Paulo Nassar Junior

INTRODUÇÃO
- É a maior causa de morte no Brasil.
- Principal causa de incapacidade no mundo.
- Apresenta-se como um quadro de déficit neurológico focal súbito.

DIAGNÓSTICO
- Quadro clínico: usar escala de gravidade de AVC, preferência p NIHSS (0-42 pontos).

Tabela 1 – Síndromes clínicas de AVCi

Circulação anterior	
Artéria cerebral anterior	Hemiparesia e déficit sensorial contralaterais (perna/ombro > braço, mão/face). Abulia/apatia; reflexo de preensão CL, reflexo de sucção. Disartria, afasia motora transcortical; apraxia do membro; incontinência urinária; sinal da mão alienígena; outros sintomas diversos incluem labilidade emocional, sonolência, confusão aguda, agitação, perseveração motora, amnésia e sintomas parkinsonianos.
Artéria cerebral média	Hemiparesia contralateral (CL) (braço, face > perna). Paralisia facial central CL, déficit hemissensorial CL. Desvio do olhar conjugado para o lado do infarto. Hemianopsia. Afasia global (hemisfério dominante). Heminegligência CL (hemisfério não dominante). Síndrome de Gerstmann (lobo parietal dominante): agrafia, acalculia, desorientação direita-esquerda, apraxia ideomotora.

artérias perfurantes	Produz infarto subcortical com síndromes lacunares com componente motor puro, sensório-motor, hemiparesia atáxica ou disartria/síndromes tipo *clumsy*.
artéria cerebral posterior (ACP)	Síndromes de P2: hemianopsia homônima contralateral, alexia sem agrafia, ataxia óptica, agnosia visual, cegueira cortical (se bilateral). Síndromes de P1: síndrome de Dejerine-Roussy (déficit sensorial CL e dor de hemicorpo CL); síndrome de Claude (mesencéfalo), síndrome de Weber (mesencéfalo); oclusão da artéria de Percheron (paresia do olhar vertical + alteração do nível de consciência e alterações de memória). Síndrome de Claude – paralisia do III par com tremor e ataxia CL. Síndrome de Weber – estrabismo divergente + hemiplegia CL.
Circulação posterior	
território vertebrobasilar	Paralisia de nervos cranianos ipsilateral. Hemiparesia contralateral. Vertigem e ataxia. Disartria e disfagia. **Wallenberg**: oclusão em artéria vertebral ou artéria cerebelar posterior inferior; achados: vertigem, diplopia, nistagmo, ataxia de membro ipsilateral, dor facial, anestesia e redução de sensibilidade térmica em hemicorpo CL, rouquidão, disfagia, disartria, síndrome de Horner e disautonomia. **Oclusão de artéria basilar**: hemiparesia CL, ataxia, sintomas bulbares como fraqueza facial, disfonia, disartria, disfagia. Paralisia do olhar conjugado horizontal, oftalmoplegia internuclear; rebaixamento do nível de consciência, *locked-in*.

EXAMES COMPLEMENTARES

Tabela 2

laboratório	Dextro (único exame obrigatório antes da trombólise), hemograma, função renal, eletrólitos, coagulograma, ECG, (marcadores cardíacos podem ser solicitados).
TC de crânio sem contraste	Primeiro exame de imagem – tempo ideal ≤ 20 min da chegada do paciente • Exclui a presença de hemorragia intracraniana • Normal ou com área hipodensa sugere isquemia em pacientes com déficits persistentes • Afasta infarto evoluído e edema cerebral importante • Mostra sinais precoces de isquemia: apagamento de sulcos, perda de diferenciação da substância branca/cinzenta, apagamento insular, hipodensidade nucleocapsular, sinal da ACM hiperdensa

	- Permite quantificar o ASPECTS - Alguns achados, como ACM hiperdensa ou hipodensidade > $^1\!/_3$ do hemisfério cerebral, ASPECTS ≤ 7 associam-se a pior prognóstico - ACM hiperdensa não contraindica trombólise
Angiotomografia de vasos intracranianos e cervicais	- Desejável o mais breve possível para avaliar elegibilidade para tratamento endovascular - Não deve atrasar administração de alteplase - Não é obrigatório aguardar creatinina antes de sua realização em pacientes sem DRC - Poderá auxiliar na decisão sobre terapia de resgate intra-arterial
RM protocolo AVC	- Auxilia no diagnóstico de casos duvidosos - Apresenta melhor definição das lesões de fossa posterior - Demonstração precoce das lesões pela técnica de difusão - Auxilia na tomada de decisão sobre indicação de tratamento endovascular em pacientes com *mismatch* entre gravidade do déficit e volume de área cerebral infartada, assim como *mismatch* entre volume de área isquêmica/área infartada que se apresente entre 6- horas do evento isquêmico - Não deve atrasar administração de alteplase

ACM: artéria cerebral média; ASPECTS: *Alberta Stroke Program Early CT Score*; AVC: acidente vascular cerebral; DRC: doença renal crônica; ECG: eletrocardiograma; RM: ressonância magnética; TC: tomografia computadorizada.

TRATAMENTO

Tabela 3

Medidas gerais	- Proteção de vias aéreas – IOT poderá ser necessária em casos de rebaixamento do nível de consciência ou acometimento bulbar. - Ventilação e oxigenação com alvo de SaO_2 > 94%. - Suporte circulatório para evitar hipotensão e/ou hipovolemia. - Alvo de PA < 185/110 mmHg nos pacientes elegíveis para trombólise. - Alvo de PA < 220/110 mmHg nos pacientes não elegíveis para trombólise. - Alvo de PA < 180/105 mmHg nas primeiras 24 h pós-trombólise. Diretrizes americanas recomendam labetalol 10-20 mg IV em 1-2 min e repetir 1x S/N – droga não disponível no Brasil - Opção: metoprolol, esmolol, nitroprussiato de sódio 0,5-10 mcg/kg/min (objetivo de reduzir a PA 15% nas primeiras 24 horas). - Identificar e tratar causas de hipertermia, mantendo temperatura < 38°C. - Objetivar normoglicemia com valores entre 140-180. - *Screening* de disfagia com avaliação fonoaudiológica precoce.

Trombólise EV	▪ Tratamento com benefício tempo-dependente; exames laboratoriais ou complementares (exceto TC de crânio e dextro) não devem atrasar o início em pacientes elegíveis. ▪ Fibrinolítico de escolha: alteplase; estreptoquinase não está indicada no tratamento de AVCi; uso de tenecteplase necessita de mais estudos, porém estudos recentes sugerem melhores resultados de reperfusão e funcionalidade em 90 dias com seu uso comparado a alteplase. ▪ Dose: alteplase (0,9 mg/kg dose máxima 90 mg em 60 minutos com 10% da dose realizado em *bolus* em 1 minuto) para pacientes elegíveis que se apresentam nas primeiras 3 horas após o déficit (ou 4,5 h – vide abaixo). ▪ Janela estendida: para pacientes elegíveis que se apresentem nas primeiras 3-4,5 horas após o déficit – exclusão de pacientes com: > 80 anos, história combinada de DM e AVC prévio, NIHSS *score* > 25, em uso atual de NOACs, imagem envolvendo mais de 1/3 do território da ACM.
Terapia endovascular (trombectomia mecânica)	▪ Melhora de taxas de independência funcional em 90 dias com resultados positivos consistentes em grandes RCT. ▪ Não aguardar a resposta clínica pós-trombólise para indicação e início da trombectomia mecânica (vide a seguir mais informações).
Trombólise intra-arterial	Opção de tratamento se sintomas < 6 horas de evolução em território de ACM e em pacientes com contraindicações à trombólise IV, como cirurgia recente. A trombectomia mecânica com *stents retrievers* permanece como primeira opção sobre a trombólise intra-arterial.
Anticoagulação	Iniciar anticoagulação profilática com heparina não fracionada (5.000 UI, SC, 8/8 h) ou de baixo peso molecular (enoxaparina, 40 mg, SC, 1 x/dia) de acordo com risco individual após 24 h do ictus de AVCi. Não existem estudos que evidenciem benefício de anticoagulação plena de rotina para esta população de pacientes, ainda que de etiologia cardioembólica.
Antiagregação plaquetária	É recomendado iniciar antiagregação nos pacientes com AVCi entre 24-48 h após início de sintomas (aspirina dose 160-300 mg/dia). A combinação entre aspirina e clopidogrel pode ter valor em pacientes com AIT de alto risco ou AVC minor (NIHSS ≤ 3) nos primeiros 21 dias pós-evento (transição para monoterapia após) com redução de eventos isquêmicos cerebrovasculares em grupo selecionado de pacientes.
Profilaxia de TEV	Compressão pneumática nos pacientes com contraindicação ao início de heparina subcutânea.

Anticonvulsivantes	Crises convulsivas são eventos raros na fase aguda do AVCi e devem ser tratadas como qualquer quadro convulsivo em pacientes com quadros neurológicos primários. Não há indicação para anticonvulsivantes profiláticos.
Reabilitação	Reabilitação precoce com manejo multiprofissional deve ser encorajada.

TROMBÓLISE

Quadro 1 – Critérios de inclusão

Sintomas de AVCi em qualquer território encefálico com déficit neurológico mensurável.

Início em até 3 horas de início de sintomas ou do último momento em que o paciente foi visto assintomático ou no seu *status* neurológico basal.

Possibilidade de prolongar o tempo de início para até 4,5 horas do início de sintomas nos pacientes de até 80 anos, sem história combinada de DM e AVC prévios, NIHSS ≤ 25, que não estão fazendo uso de NOACs e sem imagem de área isquêmica envolvendo mais de 1/3 da ACM.

Pressão arterial < 185/110 mmHg.

Glicose > 50 mg/dL.

Ausência de hemorragia intracraniana.

Ausência de contraindicações à trombólise.

Quadro 2 – Critérios de exclusão

Tempo de apresentação > 3 ou 4,5 horas de sintomas; tempo de início de sintomas indeterminado ou não testemunhado. *Wake-up stroke* com último momento visto no seu *status* neurológico basal > 3 ou 4,5 horas.

Evidências de hemorragia intracraniana aguda nos exames de imagem.

AVCi nos últimos 3 meses.

TCE grave nos últimos 3 meses.

Cirurgia intracraniana ou espinhal nos últimos 3 meses.

Sintomas de HSA e história prévia de AVCh.

Neoplasia de TGI e sangramento de TGI dentro de 21 dias do evento isquêmico.

Coagulopatia: plaquetas < 100.000, INR > 1,7, TTPA > 40 s ou TP > 15 s.

Pacientes que receberam dose terapêutica de HBPM nas últimas 24 h.

48 Acidente vascular cerebral isquêmico 333

Pacientes em uso de inibidores diretos da trombina ou inibidores diretos do fator Xa – A alteplase pode ser considerada quando testes laboratoriais apropriados, como TTPa, INR, tempo de coagulação, tempo de trombina, ou os testes de atividade do fator Xa estiverem normais ou se última dose foi há mais de 48 horas e a função renal é normal.

Suspeita de endocardite infecciosa.

Suspeita de dissecção aórtica.

Neoplasia intra-axial.

Melhora completa dos sinais e sintomas no período anterior ao início da trombólise.

Quadro 3 – Situações diversas acerca do uso de trombolíticos

Melhora rápida de sintomas – a administração de trombolítico poderá ser feita em casos de AVCi de sintomas moderados a graves com rápida melhora se os sintomas residuais forem considerados debilitantes.

Convulsões no ictus – a administração de trombolítico poderá ser feita se a suspeita clínica de que os déficits residuais se devam ao AVCi e não ao estado pós-ictal.

Uso de marevan – é razoável a administração de alteplase em pacientes com INR ≤ 1,7 ou TP ≤ 15 s.

Para sintomas graves de AVCi (NIHSS ≥ 25), a administração de alteplase IV está indicada dentro de 3 horas de sintomas. Apesar do maior risco de transformação hemorrágica, existem evidências de benefício clínico para seu uso.

Para pacientes com sintomas leves, porém debilitantes, a administração alteplase IV está indicada dentro de 3 horas do início dos sintomas de AVCi.

Gravidez é contraindicação relativa ao uso de trombolítico.

Punção lombar nos últimos 7 dias é contraindicação relativa ao uso de trombolítico.

Trauma grave sem TCE associado nos últimos 14 dias é contraindicação relativa ao uso de trombolítico.

Cirurgia de grande porte nos últimos 14 dias é contraindicação relativa ao uso de trombolítico.

Alteplase IV é recomendada em pacientes em uso prévio de antiagregação simples ou combinada.

Em pacientes dialíticos a terapia com alteplase está recomendada.

Quadro 4 – Cuidados nas primeiras 24 h pós-trombólise

Preferível admitir o paciente em UTI ou em uma unidade AVC para monitorização.

Aferir PA a cada 15 minutos nas primeiras 2 horas após Rtpa; a cada 30 minutos entre 2-6 após Rtpa, e a cada hora entre 6-24 horas após Rtpa.
Rtpa: ativador do plasminogênio tecidual recombinante (alteplase).

Repetir escala de avaliação NIHSS de hora em hora nas primeiras 6 horas e a cada 6 horas nas próximas 18 horas pós Rtpa.

Em caso de cefaleia, hipertensão aguda, náuseas, vômitos ou piora de exame neurológico interromper a administração de alteplase e realizar TC de crânio de urgência.

Almejar níveis de PA < 180/105 mmHg nas primeiras 24 h pós-trombólise e evitar níveis de PAS < 140 mmHg.

Evitar a passagem de sondas nasoentéricas, cateteres intra-arteriais ou punção venosa profunda além de sonda vesical nas primeiras 24 h pós-trombólise.

Evitar a administração de antiagregante plaquetário ou anticoagulantes nas primeiras 24 h após administração de trombolítico.

A profilaxia de TEV deverá ser realizada com métodos mecânicos como a compressão pneumática.

Repetir a TC de crânio ou RM 24 h após a trombólise, antes do início de administração de antiagregantes e anticoagulantes.

Quadro 5 – Manejo do sangramento intracraniano dentro das primeiras 24 h pós-trombólise

Hemorragia cerebral sintomática: piora de 4 pontos ou mais na escala NIHSS.

Interromper a administração de alteplase.

Assegurar dois acessos venosos periféricos calibrosos e administrar solução fisiológica.

Coleta de hemograma completo, TP (INR), TTPa, dosagem de fibrinogênio e tipagem sanguínea.

Repetir a TC de crânio com urgência.

Administração de crioprecipitado (inclui fator VIII): 10 U infundido em 10-30 min; administrar dose adicional se fibrinogênio < 200 mg/dL; avaliar PFC 2-3 UI se INR > 1,7.

Administrar ácido tranexâmico 1.000 mg em 10 minutos ou ácido ε-aminocaproico 4-5 g em 1 hora, seguido de 1 g IV até que o sangramento esteja controlado.

Administração de aférese de plaquetas se plaquetas < 100 mil.

Interconsulta com neurocirurgia.

Terapia de suporte com manejo de PA, PIC, PPC, PAM, temperatura e controle glicêmico.

48 Acidente vascular cerebral isquêmico

Quadro 6 – Manejo de angioedema associado à administração de alteplase

Manter vias aéreas pérvias.

Intubação orotraqueal pode não ser necessária se o edema é limitado aos lábios e à porção anterior da língua.

Edema envolvendo laringe, palato, assoalho da boca ou orofaringe com rápida progressão (dentro de 30 min) representa o maior risco de necessidade de intubação.

Intubação traqueal acordado é o ideal. Intubação traqueal-nasal pode ser necessária, mas representa risco de epistaxe. Cricotireostomia é raramente necessária e também se mostra problemática após alteplase IV.

Descontinuar a infusão de alteplase intravenosa e IECA.

Administrar metilprednisolona 125 mg IV.

Administrar difenidramina 50 mg IV.

Administrar ranitidina 50 mg IV ou famotidina 20 mg IV.

Se houver progressão do angioedema, administrar epinefrina (0,1%) 0,3 mL por via subcutânea ou por nebulização 0,5 mL.

Icatibanto, um antagonista dos receptores seletivos bradicinina B2, 3 mL (30 mg) por via subcutânea na região abdominal; injeção suplementar de 30 mg pode ser administrada em intervalos de 6 h (não deve exceder um total de 3 injeções em 24 h); e derivado de plasma inibidor da esterase C1 (20 UI/kg).

Tratamento de suporte.

Quadro 7 – Terapia endovascular – trombectomia mecânica

Pacientes devem receber trombectomia mecânica com *stent retrievers* (ou dispositivos de segunda geração) se preencherem os seguintes critérios: (1) mRS* pré-isquemia 0 ou 1; (2) oclusão de carótida interna ou ACM segmento M1; (3) ≥ 18 anos; (4) NIHSS *score* ≥ 6; (5) ASPECTS ≥ 6; e (6) tratamento poderá ser iniciado (punção arterial) em até 6 horas do início de sintomas.

A terapia endovascular foi validada para pacientes ≥ 80 anos, não havendo limite de idade especificado em literatura.

A terapia prévia com alteplase não é obrigatória, mas é desejável nos elegíveis.

Apesar dos benefícios serem incertos, a trombectomia mecânica para pacientes com sintomas < 6 h e oclusão de segmento M2 e M3 da ACM poderá ser realizada.

Nos pacientes com AVCi entre 6-16 horas de evolução que apresentem oclusão de grandes vasos de circulação anterior e que preencham os critérios de elegibilidade do estudo DAWN** ou DEFUSE-3*** (vide a seguir), a trombectomia mecânica está indicada; para os pacientes que se apresentem entre 16-24h de evolução com oclusão de grandes vasos de circulação anterior e que preencham os critérios do estudo DAWN**, a trombectomia mecânica é razoável.

- O desfecho clínico associado ao tratamento é tempo-dependente, sendo o início precoce imprescindível.
- *Stents* recuperáveis (*retrievers*) são a terapia de primeira linha.
- É aconselhável manter a PA < 180/105 mmHg durante o procedimento, assim como 24 h após

* mRS: *modified Rankin Scale.*
**Critérios de elegibilidade para trombectomia 6-24 h (*DAWN trial*): idade ≥ 18 anos; mRS pré-evento vascular de 0 ou 1.
Oclusão da porção intracraniana da artéria carótida interna ou de ACM-M1 +
- Pacientes < 80 anos: NIHSS ≥ 10 e área de infarto < 31 mL.
- Pacientes < 80 anos: NIHSS ≥ 20 e área de infarto > 31mL e < 51 mL.
- Pacientes ≥ 80 anos: NIHSS ≥ 10 e área de infarto < 21 mL.

Excluídos os pacientes com infartos maiores que 1/3 de território de ACM e casos com hemorragia intracraniana.
*** Critérios de elegibilidade para trombectomia 6-16 h de acordo com o DEFUSE 3 *trial*: idade ≥ 18 anos e < 90 anos; mRS pré-evento vascular ≤ 2; NIHSS ≥ 6.
Oclusão da porção intracraniana da artéria carótida interna ou da ACM-M1
Volume inicial de área infartada < 70 mL
Razão de tecido isquêmico/área infartada ≥ 1,8
Volume de área de penumbra ≥ 15 mL

Quadro 8 – Manejo de complicações clínicas

Edema cerebral e cerebelar

(1) AVCi de fossa posterior:
Ventriculostomia está indicada após um AVCi cerebelar com hidrocefalia obstrutiva; craniectomia descompressiva suboccipital é o tratamento de resgate em caso de ausência de melhora da função neurológica.
A craniectomia descompressiva suboccipital está indicada nos casos de AVCi cerebelar com deterioração neurológica secundária à compressão do tronco encefálico a despeito de terapia clínica otimizada.

(2) AVCi de ACM:
Em pacientes < 60 anos com infartos unilaterais de ≥ 2/3 de território de ACM que apresentem deterioração neurológica dentro de 48 horas apesar da terapia médica otimizada, craniectomia descompressiva com duroplastia de expansão é razoável.
Elegíveis: idade entre 18-60 anos.
NIHSS > 18 para lesões em hemisfério não dominante e > 20 para lesões em hemisfério dominante; (NIHSS > 15 em outra referência).
Redução do nível de consciência para um escore ≥ 1 no item 1a da escala de NIHSS.
Início de sintomas nas últimas 45 horas da possível intervenção cirúrgica e abordagem em até 3 horas após avaliação inicial.
Exclusão: mRS pré-AVC ≥ 2; ECG < 6; pupilas mediofixas.

Benefício: possibilidade de redução da mortalidade em cerca de 50% e com 55% dos sobreviventes cirúrgicos alcançando incapacidades moderadas (capaz de andar) ou melhor (mRS 2 ou 3) e 18% alcançando independência funcional (mRS ≤ 2) em 12 meses.
- Pacientes com > 60 anos com infarto de ACM unilateral com deterioração neurológica dentro de 48 horas a despeito de terapia clínica otimizada poderão ser candidatos à craniectomia descompressiva com redução de mortalidade, porém com elevadas taxas de dependência funcional em 12 meses.

LEITURA COMPLEMENTAR

Berkhemer OA, Fransen PSS, Beumer D, et al. A randomized trial of intraarterial treatment for acute ischemic stroke. N Engl J Med. 2015;372:11-20.

Campbell BCV, Mitchell PJ, Kleinig TJ, et al. Endovascular therapy for ischemic stroke with perfusion-imaging selection. N Engl J Med. 2015;372:1009-18.

Goyal M, Menon BK, van Zwam WH, et al. Endovascular thrombectomy after large-vessel ischaemic stroke: a meta-analysis of individual patient data from five randomized trials. Lancet. 2016;387: 1723-31.

Goyal M, Demchuk AM, Menon BK, et al. Randomized assessment of rapid endovascular treatment of ischemic stroke. N Engl J Med. 2015;372:1019-30.

Tissue plasminogen activator for acute ischemic stroke: the National Institute of Neurological Disorders and Stroke rt-PA Stroke Study Group. N Engl J Med. 1995;333:1581–1587.

Saver JL, Goyal M, Bonafe A, et al. SWIFTPRIME Investigators. Stent-retriever thrombectomy after intravenoust-PA vs. t-PA alone in stroke. N Engl J Med. 2015;372:2285-2295.

Goyal M, Demchuk AM, Menon BK, et al. ESCAPE Trial Investigators. Randomized assessment of rapid endovascular treatment of ischemic stroke. N Engl JMed. 2015;372:1019-1030.

Campbell BC, Mitchell PJ, Kleinig TJ, et al. EXTEND-IA Investigators. Endovascular therapy for ischemic stroke with perfusion-imaging selection. N Engl J Med. 2015;372:1009-1018.

Powers WJ, Rabinstein AA, Ackerson T, et al. 2018 Guidelines for the Early Management of Patients With Acute Ischemic Stroke: A Guideline for Healthcare Professionals From the American Heart Association/American Stroke Association. Stroke. 2018;49(3):e46-e99.

Nogueira RG, Jadhav AP, Haussen DC, et al. DAWN Trial Investigators. Thrombectomy 6 to 24 hours after stroke with a mismatch between deficit and infarct. N Engl J Med. 2018;378(1):11-21.

Albers GW, Marks MP, Kemp S, et al. on behalf of the DEFUSE 3 Investigators. Thrombectomy for stroke at 6 to 16 hours with selection by perfusion imaging. N Engl J Med. 2018;378(8):708-18.

Jüttler E, Schwab S, Schmiedek P, Unterberg A, Hennerici M, Woitzik J, et al. Decompressive Surgery for the Treatment of Malignant Infarction of the Middle Cerebral Artery (DESTINY): a randomized, controlled trial. Stroke. 2007;38(9):2518-25.

Campbell BCV, Mitchell PJ, Churilov L, Yassi N, Kleinig TJ, Dowling RJ, et al. Tenecteplase versus Alteplase before Thrombectomy for Ischemic Stroke. N Engl J Med. 2018;378(17):1573-82.

Wang Y, Wang Y, Zhao X, et al. Clopidogrel with aspirin in acute minor stroke or transient ischemic attack. N Engl J Med. 2013;369:11-9.

Hofmeijer J, Kappelle LJ, Algra A, Amelink GJ, van Gijn J, van der Worp HB; HAMLET investigators. Surgical decompression for space-occupying cerebral infarction (the Hemicraniectomy After Middle Cerebral Artery infarction with Life-threatening Edema Trial [HAMLET]): a multicentre, open, randomised trial. Lancet Neurol. 2009;8(4):326-33.

49 Acidente vascular cerebral hemorrágico

Antonio Paulo Nassar Junior

INTRODUÇÃO
- O AVCh corresponde a cerca de 15% dos AVC.
- A mortalidade em 30 dias é de aproximadamente 35% e pode chegar a 65% em 1 ano.
- Somente 20% dos pacientes que sofrem um AVCh permanecem funcionais.

DIAGNÓSTICO

Quadro clínico

- A apresentação clássica do AVCh é de um déficit neurológico progressivo, acompanhado de cefaleia, vômitos, rebaixamento do nível de consciência e hipertensão arterial. Convulsões ocorrem em cerca de 6 a 7% dos casos.
- Deve-se questionar sobre o uso de anticoagulantes e antiagregantes plaquetários.
- A localização mais comum da hemorragia intraparenquimatosa associada a HAS são os núcleos da base. O quadro clínico varia conforme a localização do hematoma.

Localização do sangramento	Manifestações clínicas
Putâmen	Hemiparesia contralateral Desvio do olhar conjugado para a lesão Descerebração/decorticação Pupilas mióticas Respiração de Cheyne-Stokes
Tálamo	Hemiparesia contralateral Afasia/negligência Desvio do olhar conjugado para baixo Pupilas mióticas
Ponte	Tetraparesia Reflexos oculocefálicos ausentes Pupilas puntiformes Respiração apnêustica/hipoventilação Descerebração Desvio do olhar conjugado para o déficit
Cerebelo	Cefaleia, vertigem, vômitos Ataxia cerebelar Paresia do olhar conjugado ipsilateral Paresia do VII par ipsilateral Inconsciência tardia (compressão do tronco)
Hemorragia lobar	Varia com a localização e a extensão da lesão

Exames complementares

- TC crânio: é o exame de escolha inicial ao diferenciar o AVCh do AVCi, determinar o local e o tamanho do hematoma, e mostrar alterações estruturais.
  O volume do hematoma pode ser determinado ao multiplicar-se o maior (A) e o menor diâmetro (B) encontrados e o número de cortes em que o hematoma aparece na TC (C). O produto encontrado deve ser dividido por dois (ABC/2).

- Angiografia cerebral: está indicada em pacientes sem causa clara de hemorragia, em jovens, normotensos e com hematomas em território atípico (suspeita de malformações arteriovenosas).

- Exames laboratoriais: coagulograma, hemograma, função renal, eletrólitos e função hepática.

TRATAMENTO

Medidas gerais (prevenção de lesões neurológicas secundárias)	▪ Proteger vias aéreas e realizar oxigenação. ▪ Tratar hipertermia e procurar infecções. ▪ Manter glicemia entre 70 e 180 mg/dL.
HIC	▪ Monitorar PIC se Glasgow < 9. ▪ Tratar como descrito no capítulo "Traumatismo cranioencefálico".
Hipertensão arterial	▪ Manter PAM < 130 mmHg, se necessário usar nitroprussiato. ▪ Manter PPC > 60 mmHg (PPC = PAM - PIC). ▪ Se PAS < 90 mmHg, iniciar expansão volêmica e uso de vasopressores, se necessário. A hipotensão nunca deve ser tolerada devido ao risco de piora do quadro neurológico.
Prevenção de convulsões	▪ O uso de anticonvulsivantes é recomendado apenas em pacientes que apresentaram convulsões. Fenitoína 100 mg, EV, 8/8h.
Reversão de anticoagulação	▪ Pacientes com AVCh em uso de anticoagulação oral devem receber imediatamente vitamina K e plasma fresco ou complexo protrombínico congelado, sem aguardar o resultado do coagulograma. ▪ Deve-se objetivar INR < 1,4. ▪ Para pacientes que apresentem AVCh na vigência de anticoagulação com heparina não fracionada ou heparina de baixo peso molecular, deve-se usar sulfato de protamina (1 mg para cada 100 U de heparina, com dose total < 50 mg e infundida no máximo a 5 mg/min). ▪ Para pacientes com indicações precisas de anticoagulação, como presença de proteases valvares, esses agentes podem ser reiniciados com segurança após 10 a 14 dias. Em outros casos, talvez a melhor opção seja esperar cerca de 28 dias.
Profilaxia de TVP	▪ O uso de meias compressivas associadas a compressor pneumático deve ser iniciado na admissão à UTI. ▪ O uso de heparina profilática é seguro, não parece aumentar o volume do hematoma e é indicado (heparina não fracionada 5.000 U, SC, 12/12 h ou 8/8 h) a partir do 2º dia do AVCh. ▪ O uso de heparinas de baixo peso molecular é uma alternativa razoável, baseado em estudos em outras situações clínicas, mas não há estudos para seu uso em pacientes com AVCh.

Tratamento cirúrgico	<ul><li>A evacuação do hematoma em 72 h após o início do quadro clínico não melhora o prognóstico de pacientes com AVCh.</li><li>O tratamento cirúrgico está indicado, entretanto, em algumas situações especiais: – Hemorragia cerebelar > 3 cm com compressão de tronco, deterioração neurológica ou hidrocefalia. – AVCh associado a lesão estrutural (aneurisma/MAV). – Hemorragia lobar (> 50 cm³) com deterioração clínica.</li><li>A cirurgia está formalmente contraindicada em situações com péssimo prognóstico neurológico (Glasgow < 5) e em pequenos hematomas (< 10 cm³) sem grandes repercussões clínicas.</li></ul>

LUXOGRAMA DE ATENDIMENTO

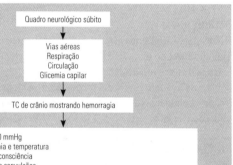

- Manter PAM < 130 mmHg
- Controle de glicemia e temperatura
- Observar nível de consciência
- Tratar prontamente convulsões
- Reversão da anticoagulação se for a causa
- Abordagem cirúrgica em hemorragias cerebelares e com deterioração neurológica

LEITURA COMPLEMENTAR

Mendelow AD, Gregson BA, Fernandes HM, et al. Early surgery versus initial conservative treatment in patients with spontaneous supratentorial intracerebral haematomas in the International Surgical Trial in Intracerebral Haemorrhage (STICH): a randomised trial. Lancet. 2005;365:387-97.

Steiner T, Rosand J, Diringer M. Intracerebral hemorrhage associated with oral anticoagulant therapy: current practices and unresolved questions. Stroke. 2006;37:256-62.

Guidelines for the management of spontaneous intracerebral hemorrhage. Stroke. 2010:41:2108-29.

Mayer SA, Rincon F. Treatment of intracerebral hemorrhage. Lancet Neurology. 2005;4:662-72.

50 Hemorragia subaracnóidea aneurismática

Antonio Paulo Nassar Junior
Raphael Augusto Gomes de Oliveira

INTRODUÇÃO
- HSA é uma emergência médica frequentemente não diagnosticada. Um alto nível de suspeição deve existir em pacientes com início agudo de cefaleia de forte intensidade.
- Sua incidência gira em torno de 2 a 16 casos a cada 100.000 pessoas por ano, sendo mais comum em mulheres e em indivíduos a partir da quinta década de vida.

DIAGNÓSTICO

Manifestações clínicas
- Cefaleia de início súbito e que rapidamente atinge sua intensidade máxima é a manifestação clínica mais comum. A presença de cefaleias-sentinela (aquelas que precedem o ictus) é relatada em até 40% dos casos, e está associada ao aumento da chance de ressangramento precoce. O início da cefaleia pode estar associada a um ou mais dos seguintes sinais e sintomas:
    - Náuseas e/ou vômitos.
    - Rigidez de nuca.
    - Fotofobia.
    - Rebaixamento do nível de consciência.

- Déficit neurológico focal.
- Paralisia de nervos cranianos.

- A gravidade clínica inicial deve ser determinada precocemente, com uso de escalas de gravidade validadas (Hunt-Hess, World Federation of Neurological Surgeons), pois é o principal indicador de desfecho após HSA.

Escala de Hunt-Hess

1	Assintomático, cefaleia leve, rigidez de nuca leve
2	Cefaleia moderada a severa, rigidez de nuca, sem déficits motores (exceto paralisia de pares cranianos)
3	Confusão mental, déficit neurológico focal leve
4	Esturpor, hemiparesia moderada a severa
5	Coma, posturas de descerebração

World Federation Neurological Surgeons

Classificação	GCS	Manifestação clínica
1	15	Sem déficit motor
2	13-14	Sem déficit motor
3	13-14	Com déficit motor
4	7-12	Com ou sem déficit motor
5	3-6	Com ou sem déficit motor

EXAMES COMPLEMENTARES

TC de crânio sem contraste	É fundamental no algoritmo diagnóstico e indicada para todos os pacientes com diagnóstico clínico provável de HSA (sensibilidade próxima a 100% nas primeiras 6 a 72 h).
Punção lombar	Deve ser realizada em pacientes com suspeita clínica de HSA e TC de crânio inconclusiva. Deve-se coletar quatro tubos consecutivos e determinar o número de hemácias em cada um. Um valor semelhante de hemácias em todos os tubos associados e o achado de xantocromia após a centrifugação são sugestivos de HSA.
RNM de encéfalo	Pode ser considerada em casos de TC de crânio inconclusiva, embora seu resultado negativo não exclua a necessidade de punção lombar.

Arteriografia cerebral	É indicada para detecção de aneurismas e para planejamento terapêutico (tratamento endovascular ou cirúrgico) em pacientes com HSA.
Angiotomografia de crânio	Pode ser considerada para identificação e planejamento terapêutico do aneurisma.

TRATAMENTO
Medidas gerais
- Os pacientes com HSA devem ser monitorizados em unidades d terapia intensiva e manejados sob suporte intensivo pleno.
- Controle glicêmico rigoroso (evitar hipoglicemia).
- Manutenção da normotermia.
- Entre o início dos sintomas e a obliteração do aneurisma, a pressã arterial deve ser titulada com anti-hipertensivos parenterais, diminuind o risco de sangramento relacionado à hipertensão, porém mantendo pres são de perfusão cerebral adequada. Manter a PAS < 160 mmHg é razoáve

Tratamento do aneurisma
- O tratamento do aneurisma roto deve ser realizado o mais precocemer te possível (nas primeiras 72 horas), para reduzir o risco de ressangramento.
- A escolha entre o tratamento cirúrgico ou endovascular deve ser um decisão multidisciplinar, baseada nas características dos pacientes e d aneurisma.
- A clipagem neurocirúrgica deve ser considerada em pacientes cor hematomas intraparenquimatosos (>50 mL) e com aneurismas de artéri cerebral média. Já pacientes idosos (> 70 anos) com aneurismas da artéri basilar e com apresentação clínica inicial severa (WFNS IV/V) parecem te melhores resultados quando submetidos ao tratamento endovascular.

COMPLICAÇÕES NEUROLÓGICAS
Vasoespasmo
- Vasoespasmo pós-HSA é comum, ocorrendo mais frequentement após 7 a 10 dias, com resolução espontânea em cerca de 21 dias.

- Nimodipino oral deve ser administrado a todos os pacientes com HSA aneurismática para prevenção do vasoespasmo (60 mg de 4/4 h por 21 dias via oral), desde que a PA permita.
- É indicada a euvolemia para prevenção de vasoespasmo. A contração volêmica deve ser tratada com cristaloides.
- O uso de sulfato de magnésio não é indicado de rotina para prevenção de vasoespasmo e de isquemia cerebral tardia.
- O uso de estatinas (sinvastatina 80 mg/dia, atorvastatina 40 mg/dia, pravastatina 40 mg/dL) pode ser considerado. Há evidências pouco robustas de que seu uso reduz a incidência, a severidade e as consequências do vasoespasmo.
- O Doppler transcraniano é indicado para monitorizar o desenvolvimento do vasoespasmo arterial em pacientes com HSA aneurismática.
- Em casos de vasoespasmo sintomático (associado a um novo déficit sensitivo-motor), deve ser induzida hipertensão arterial com vasopressores e mantida a euvolemia. Caso não haja melhora, pode-se considerar angioplastia cerebral ou terapia vasodilatadora intra-arterial, como medida de resgate.

Hidrocefalia

- A incidência de hidrocefalia aguda pós-HSA é bastante variável (15 a 87%). Já a hidrocefalia crônica *shunt*-dependente apresenta incidência menor (8,9 a 48%).
- A hidrocefalia aguda sintomática (com sinais de HIC) deve ser tratada com derivação ventricular externa.

Convulsões

- O uso de anticonvulsivantes profiláticos de forma rotineira não é recomendado, mas alguns autores recomendam seu uso com base no fato de que uma crise convulsiva pode levar a um novo sangramento em aneurismas não tratados. Caso opte-se pelo seu uso, recomenda-se fenitoína, pelo menor tempo possível, na dose de 100 mg de 8/8 h.

COMPLICAÇÕES CLÍNICAS
- Edema pulmonar.
- Arritmias.
- Disfunção miocárdica pós-HSA.
- Insuficiência coronariana.
- Hiponatremia.

FLUXOGRAMA

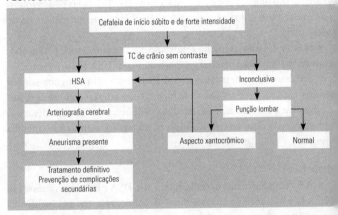

LEITURA COMPLEMENTAR
1. Diringer MN, Bleck TP, Hemphill 3rd JC, Menon D, Shutter L, Vespa P, et al. Critical c management of patients following aneurysmal subarachnoid hemorrhage: recommendatic from the Neurocritical Care Society's Multidisciplinary Consensus Conference. Neuroc Care. 2011;15(2):211-40.
2. Perry JJ, Stiell G, Sivilotti ML, Bullard MJ, Emond M, Symington C, et al, Sensitivity of comp ted tomography performed within six hours of outset of headache for diagnosis of subara noid haemorrhage: prospective cohort study. BMJ. 2011;343:d4277.
3. Mees SM, Algra A, Vandertopp WP, Van Kooten F, et al. Magnesium for aneurismal su rachnoid haemorrahage (MASH-2): a randomized placebo-controlled trial. Lancet. 20 380(9836): 44-9.
4. Connolly ES, Rabinstein AA, Carhuapoma JR, et al. Guidelines for the management of an rismal subarachnoid hemorrhage: a guideline for healthcare professionals for American He Association/American Stroke Association. Stroke. 2012;43(6):1711-37.

Traumatismo cranioencefálico 51

Fabio P. Giannini
Raphael Augusto Gomes de Oliveira

INTRODUÇÃO

- O traumatismo cranioencefálico (TCE) representa um grave problema de saúde pública, sendo uma das principais causas de morte em adultos jovens no Brasil e no mundo.

- No Brasil, estima-se que a incidência do TCE seja de 26,2 a 45,6/100.000 habitantes.

- Segundo análise do banco de dados da UTI do Trauma do HC-FMUSP, entre janeiro/2011 e abril/2012 foram admitidos 320 pacientes com TCE, sendo 51,2% deles com TCE grave. A idade média foi de 41,3 anos, sendo a maioria do sexo masculino (83,75%). A mortalidade geral foi de 20,8%, e a dos pacientes com TCE grave, próxima a 28%.

CLASSIFICAÇÃO

- Todos os pacientes com TCE devem ser classificados de acordo com Glasgow Coma Score (GCS), que varia de 3 a 15, durante a avaliação inicial:

Glasgow Coma Score (GCS)

Classificação	GCS
Leve	14 a 15
Moderado	9 a 12
Grave	Menor ou igual a 8

- Todos os pacientes com TCE moderado e grave devem ser submetidos a tomografia de crânio sem contraste, após estabilização inicial, durante avaliação secundária.

Classificação tomográfica de Marshall

Classificação	Achados tomográficos
Lesão difusa I	Sem lesão visível.
Lesão difusa II	Cisternas presentes. Desvio de linha média entre 0-5 mm e/o lesões densas presentes; não há lesões expansivas > 25 mL; pode haver fragmentos ósseos ou corpos estranhos.
Lesão difusa III	Cisternas comprimidas ou ausentes, com desvio de linha média entre 0-5 mm, sem lesões expansivas > 25 mL.
Lesão difusa IV	Desvio de linha média > 5 mm, sem lesões expansivas > 25 m
Lesão expansiva evacuada	Qualquer lesão cirurgicamente removida.
Lesão expansiva não evacuada	Lesão > 25 mL, densidade mista ou alta, não evacuada.

TRATAMENTO

- Todos os pacientes com TCE moderado e grave devem ser admidos em Unidades de Terapia Intensiva e submetidos a suporte neurointesivo pleno, sob vigilância neurológica contínua:
    – GCS.
        - Avaliação de pupilas (forma, fotorreatividade, simetria).
        - Presença de déficit sensitivomotor novo.
    – Alteração do *drive* respiratório.

- Caso haja qualquer afecção neurocirúrgica de urgência evidenciada à TC de crânio inicial, a conduta será definida pela equipe de Neurocirurgia envolvida no atendimento multidisciplinar inicial ao paciente.
- Pode-se utilizar a ultrassonografia da bainha do nervo óptico no atendimento inicial para avaliar a presença de hipertensão intracraniana, com boa acurácia.

TCE grave
- Medidas gerais:
  - Cabeceira elevada a 30° e manter o pescoço em posição neutra.
  - Hipotensão (PAS < 90 mmHg) e hipóxia (SpO_2 < 90% ou PaO_2 < mmHg) devem ser evitadas.
  - Evitar o uso de fluidos hipotônicos. Caso haja necessidade de expansão volêmica, deve-se utilizar soluções salinas isotônicas.
  - O uso de drogas vasoativas pode ser necessário para manejo de hipotensão.
  - Evitar hiponatremia. Pode-se manter os níveis de sódio sérico próximos aos limites superiores da normalidade.
  - Nutrição precoce (início < 24 horas do trauma, se possível), preferencialmente pela via enteral, devendo-se atingir as necessidades calóricas totais em até 7 dias.
  - Controle glicêmico rigoroso.
  - Profilaxia de doença tromboembólica venosa (farmacológica e/ou mecânica). Deve-se salientar que o uso de heparina está associado a um risco aumentado de expansão de hemorragia intracraniana.
  - Sedoanalgesia adequada. Deve-se evitar o uso de ketamina pelo risco de hipertensão intracraniana. Pacientes com PIC elevada podem necessitar de sedação mais profunda.
  - Anticonvulsivantes profiláticos, como a fenitoína, podem ser utilizados para prevenir convulsões pós-traumáticas precoces (< 7 dias) em pacientes de alto risco. A saber:

- Contusão cortical.
- Fratura craniana com afundamento.
- Hematomas intracranianos (extradural, subdural e parenquim[a]toso).
- Ferimentos penetrantes do crânio.
- Escore GCS < 10.
- Convulsões em até 24 horas da lesão.

– Não está indicado o uso de anticonvulsivantes profiláticos pa[ra] prevenção de convulsões tardias (após 7 dias do TCE).

– Deve-se evitar a hipertermia. Não está indicada a hipotermia pr[o]filática no tratamento do TCE.

– Não há indicações para o uso de corticoides no manejo do TC[E] com aumento de risco de mortalidade associada ao seu uso.

– O Doppler transcraniano pode ser utilizado para monitorizaç[ão] da autorregulação cerebral.

- Indicações de monitorização invasiva da pressão intracraniana (PI[C])
– GCS ≤ 8 e CT de crânio anormal (presença de hematomas, co[n]tusões, *swelling*, herniação ou compressão das cisternas da base).
– GCS ≤ 8 e CT de crânio normal, porém com dois dos seguinte[s]
- PAS < 90 mmHg.
- Idade > 40 anos.
- Posturas motoras patológicas.

- Monitorizar continuamente as medidas de PIC e pressão de per[fu]são cerebral (PPC).

- Manter pressão de perfusão cerebral (PPC = PAM – PIC) entre 5[0 e] 70 mmHg (PPC acima de 70 mmHg está associada a maior incidência [de] ARDS).

- Os valores de PIC devem se manter abaixo de 22 mmHg. Caso oc[or]ra aumento da PIC (> 22 mmHg) por mais de 10 minutos ou associad[o a] piora neurológica, deve-se iniciar medidas para controle de hiperten[são] intracraniana.

51 Traumatismo cranioencefálico 351

Medidas para tratamento da HIC

Drenagem de liquor cefalorraquidiano (LCR)	Caso haja um dispositivo de drenagem intraventricular. A drenagem deve ser parcimoniosa.
Hiperventilação	Usada por curtos períodos (PaCO$_2$ 30-35 mmHg). A hiperventilação profilática deve ser evitada. Evitar hipoventilação.
Terapia hiperosmolar	Pode-se considerar o uso do manitol 0,25 a 1,0 mg/kg IV em *bolus*. O uso de salina hipertônica (NaCl 20%) pode ser uma alternativa.

Medidas para tratamento da HIC refratária

Hiperventilação	Pode ser usada por períodos prolongados com níveis de PaCO$_2$ abaixo de 30 mmHg, desde que monitorizada e garantido fluxo sanguíneo cerebral adequado (ex.: SjO$_2$ > 55%).
Terapia hiperosmolar	NaCl 20%, 50 mL em *bolus* IV por até 2/2 horas. Deve-se manter Na$_{sérico}$ < 160 mEq/dL e Osm$_{sérico}$ < 320 mOsm/L.
Barbitúricos	Dose de tionembutal de 5-10 mg/kg em *bolus* (15-30 min), seguida de manutenção de 1-3 mg/kg/h. Deve ser realizada a monitorização contínua com EEG, buscando-se padrão *burst-suppression*.
Hipotermia terapêutica	Reduz a taxa metabólica cerebral. Manter entre 32-34°C por 48-72 horas.
Craniectomia descompressiva	Pode ser considerada em casos de HIC refratária a medidas clínicas.

SjO$_2$: saturação de bulbo da veia jugular.

- Caso a monitorização da PIC não esteja disponível, pode-se utilizar parâmetros clínico-radiológicos (TC de crânio e exame neurológico seriados) como alternativa, porém com menor nível de evidência. Em casos em que ocorra evolução favorável com ambos os parâmetros sem alterações, pode-se avaliar o nível de consciência com sedação superficial (RASS -1 a 0).

TC de crânio*	Exames seriados para avaliar a evolução: • 48 h após TC de crânio de admissão. • 5 a 7 dias após TC de crânio de admissão. • Adicionais: em caso de alterações do *status* neurológico.
Exame neurológico	Avaliação periódica de GCS, pupilas, presença de novos déficits sensitivo-motores e/ou alteração de *drive* respiratório.

*Achados anormais: desvio de linha média, cisternas perimesencefálicas comprimidas e/ou sulcos corticais apagados.

TCE moderado

- 10 a 20% dos pacientes com TCE moderado podem evoluir com pi ra do *status* neurológico.
- Hipotensão (PAS < 90 mmHg) e hipóxia (SpO_2 < 90% ou PaO_2 < mmHg) devem ser evitadas.
- As demais medidas gerais descritas no manejo do TCE grave pode ser aplicadas nos pacientes com TCE moderado com o objetivo de prev nir lesões cerebrais secundárias, porém com menor nível de evidência.

LEITURA COMPLEMENTAR

1. Faul M, Wald MM, Rutland-Brown W, Sullivent EE, Sattin RW. Using a cost-benefit analys to estimate outcomes of a clinical treatment guideline: testing the brain trauma foundation guidelines for the treatment of severe traumatic brain injury. Journal of Trauma-Injury Infe tion & Critical Care. 2007;63(6):1271-8.
2. Brain Trauma Foundation and American Association of Neurological Surgeons. Guideline for the management of severe traumatic brain injury. Journal of Neurotrauma. 2007;24(1).
3. Azevedo LCP. Traumatismo cranioencefálico In: Azevedo LCP. Medicina intensiva basead em evidências. São Paulo: Ateneu; 2009. p. 210-32.

Manejo da hipertensão intracraniana 52

Fernando Godinho Zampieri
Fabio P. Giannini
Fabio Moreira Andrade

INTRODUÇÃO

- HIC: PIC > 22 mmHg, sustentada por pelo menos 10 min.
- Alguns autores estabelecem valores menores ou maiores para o diagnóstico de HIC.
- Pacientes com suspeita clínica de HIC podem ser manuseados conforme o proposto a seguir até a colocação de um dispositivo para aferição PIC.

Antes de iniciar terapia farmacológica, atentar para os seguintes fatores:

Avaliação neurológica sumária:
- Pupilas
- Motricidade global
- Reflexos globais

Avaliar metodologia que está sendo utilizada:
- O transdutor ventricular está bem posicionado e zerado em posição correta? A curva é adequada?
- O sinal do dispositivo intraparenquimatoso é bom? Há suspeita de transdução inadequada do sistema?
- Muito cuidado com a interpretação de valores dados por dispositivos subdurais e epidurais.

- Se houve piora dos valores habituais de PIC, principalmente se associada com deterioração neurológica, cogitar fortemente a realização de nova imagem craniana (tomografia computadorizada).
  - Utilizar sedação com ou sem medidas farmacológicas para HIC (ver a seguir) durante o transporte.
- Descartar dor.
- Se possível, descartar estado epiléptico não convulsivo com EEG.
- Tratar hipertermia. Não há evidência suficiente para indicar indução profilática de hipotermia (ver adiante).
- Atenção para a PAM.
- Observar parâmetros ventilatórios:
  - Evitar hipoxemia.
  - Evitar hipercapnia. A indução profilática de hipocapnia ($PaCO_2 < 30$ mmHg) não é recomendada por se associar com eventos isquêmicos.
  - $PaCO_2$ entre 35 e 40 mmHg é a meta adequada para a maioria dos pacientes.
  - O uso de um medidor de *end tidal* CO_2 ($EtCO_2$) é encorajado.

TERAPIA FARMACOLÓGICA

Manitol

Modo de ação:
Inicial: expansão volêmica, provocando redução do hematócrito, diminuição da viscosidade e consequente melhora da reologia do sangue.
Tardia: ação osmótica.

Dose:
Bolus: 0,25 a 1 g/kg. Se disponível, realizar osmometria plasmática (evitar osmolaridade sérica acima de 320 mOsm/L).
Infusão contínua: descrita na literatura, aparentemente tão eficaz quanto *bolus*. Talvez gere menor rebote.

Salina hipertônica

Modo de ação:
Desidratação do endotélio e eritrócitos, melhorando fluxo sanguíneo cerebral.
Redução da adesão leucocitária.

Dose:
Não existe um padrão.
Sugere-se, pela praticidade, 0,7 mL/kg de NaCl 20%, IV lento. Cuidado com bradipneia e hipotensão associadas pela infusão rápida.
Outras doses já foram avaliadas, incluindo NaCl 7,45%.
A infusão contínua de NaCl 3% como aporte de manutenção em pacientes com TCE não pode ser recomendada no momento.

Sedação

Terapia de resgate não deve ser considerada como primeira linha ou como "padrão" após TCE.
Barbitúricos e propofol são escolhas aceitáveis.
A redução da PIC parece ser mais acentuada com o tiopental, porém a droga está associada com mais instabilidade hemodinâmica e alterações nos níveis séricos de potássio.

Doses:
Propofol: ataque de 0,5 mg/kg e manutenção de 20 a 75 mcg/kg/min, conforme necessário. Doses acima de 5 mg/kg/h não são recomendadas.
Tiopental: ataque de 3 a 10 mg/kg. Manutenção de 0,3 a 3 mg/kg/h. Sugere-se fortemente a realização de EEG para titulação de sedação.

Terapias de segunda linha

Hipotermia terapêutica

A indução de hipotermia (32 a 34°C) pode auxiliar no controle da PIC quando sedação e terapia hiperosmolar falham. Essa terapia não reduz mortalidade.
Recomenda-se a indução com métodos físicos almejando 32 a 34°C de temperatura central.
Reaquecer lentamente (< 0,5°C/h) até normotermia.

Craniectomia descompressiva

Pode ser cogitada em pacientes que persistem com valores de PIC elevados a despeito de sedação ótima. Deve ser avaliada caso a caso, após consulta com equipe neurocirúrgica.

LEITURA COMPLEMENTAR

The Brain Neurotrauma Foundation. Guideline for the management of severe traumatic brain injury. Journal of Neurotrauma. 2007; 24:S1.

Suarez JI, Qureshi AI, Bhardwaj A, et al. Treatment of refractory intracranial hypertension with 23.4% saline. Crit Care Med 1998; 26:1118-22.

Francony G, Fauvage B, Falcon D. Equimolar doses of mannitol and hypertonic saline in the treatment of increased intracranial pressure. Crit Care Med 2008; 36:795-800.

53 Estado de mal convulsivo ou *status epilepticus*

Ioannis Minas Liontakis
Daniel Vitório Veiga dos Santos

INTRODUÇÃO
- SE é uma emergência médica caracterizada por 5 minutos ou ma[is] de atividade convulsiva clínica e/ou eletroencefalográfica ou convulsões r[e]correntes sem recuperação do nível de consciência em seu intervalo.
- A incidência é de 15 a 30/100.000/ano, sem predomínio de fai[xa] etária.

ETIOLOGIA E APRESENTAÇÃO CLÍNICA
O SE apresenta-se em dois grupos:
1) *Status epilepticus* convulsivo (SEC), que pode ser:
- SEC tônico-clônico generalizado ou
- SEC parcial (somatomotor, somatossensitivo, afásico).
2) *Status epilepticus* não convulsivo (SENC), que é classificado com[o]
- SENC generalizado (pequeno mal), que pode ser típico ou atípic[o]
- SENC parcial, associado a quadros metabólicos como coma e d[e]*lirium*.

Na UTI, até 30% dos pacientes em coma apresentam SENC, deven[do] todo paciente em coma prolongado ser submetido a monitoração contín[ua]

A abordagem do paciente com SE é baseada em quatro pilares:
- interromper SE;

- evitar recorrência de SE;
- tratar complicações;
- reconhecer e tratar sua etiologia, quando possível.

Principais causas de SE

Baixa aderência à medicação.
Redução ou suspensão de medicação.
Abstinência a drogas como o álcool.
TCE.
AVC (causa importante de SE parcial simples).
Infecção e febre.
Meningite, encefalite, abscesso.
Tumores.
Metabólicas: hiponatremia, hipernatremia, hipoglicemia, hipocalcemia e encefalopatia hepática.
Intoxicação exógena: cocaína, antidepressivo tricíclico, aminofilina.

Quadro clínico

Convulsões prolongadas.
SEC generalizado tem crises tônico-clônicas generalizadas de repetição sem recuperação de consciência entre as crises, com cianose por hipóxia.
SEC parcial com crises parciais repetidas com atividade motora de repetição ou presença de déficit neurológico (somatossensitivo, visual, auditivo), sem alteração do nível de consciência ou generalização secundária. Por exemplo: SEC somatomotor parcial simples (crises parciais simples, marcha jacksoniana, sem *mioclonus*) e epilepsia parcial contínua (*mioclonus* persistente localizado por semanas).
SENC com diminuição do nível de consciência contínuo ou flutuante, podendo estar presentes confusão mental, automatismos, amnésia, blefaroespasmo.

EXAMES COMPLEMENTARES

EEG com atividade epileptiforme (paroxismos) que exige monitoração contínua, pois pode não ter atividade motora correspondente e sua duração é variável (Figura 1). Se o exame for normal durante aparente atividade motora, então o diagnóstico deve ser reconsiderado.

358 Manual da Residência de Medicina Intensiva

- Dosagem de nível sérico de antiepilépticos.
- Laboratório: hemograma, glicemia, ureia, sódio, cálcio, fósforo, magnésio, exames de atividade hepática, dosagem toxicológica, gasometria arterial, lactato (elevado somente em convulsões verdadeiras) e CPK.
- TC ou RNM de crânio para descartar lesão intracraniana.
- Liquor se houver suspeita de infecção.

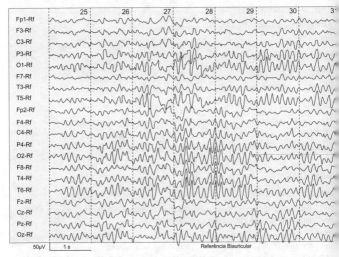

Figura 1 Paroxismos em EEG.

ABORDAGEM TERAPÊUTICA

Cuidados básicos

- Proteção da via aérea.
- Oxigênio 10 L/min em máscara, com material de intubação preparado.
- Acesso venoso periférico com coleta de material para análise (metabólico e toxicológico), gasometria arterial.
- Coleta de glicemia capilar com correção da hipoglicemia.
- Monitor cardíaco.

Droga de ação curta

Benzodiazepínico:
- Diazepam 10 mg/min, IV, até dose de 20 mg ou
- Midazolam 5 mg IV.
- Se não tiver acesso venoso, então usar diazepam IM ou midazolam IM.
- Repetir após 5 a 10 min nos casos em que não há melhora.

Tentar tratar causa de base, se presente

Corticosteroide para edema por tumor.
Tiamina e glicose no etilista.
Antibiótico para infecção.
Corrigir distúrbios hidroeletrolíticos e acidobásicos, se necessário.

Decidir se o uso de droga de longa duração é adequado

Fenitoína:
- Dose: 15 a 20 mg/kg, IV, em 250 mL de SF em infusão de até 50 mg/min, em bomba de infusão, com monitoração de FR, pulso, PA, ritmo no monitor cardíaco.
- Dose adicional se não houver melhora em 20 min: 5 mg/kg.
- Não usar IM (pH 12) e, se possível, usar IV em acesso central (evita flebites).
- É comum *rash* cutâneo local ou sistêmico, raramente ocorrendo arritmia e depressão respiratória.

Ácido valproico:
- Eficácia similar à da fenitoína, podendo ser feito em substituição à mesma.
- Dose: 20 a 40 mg/kg, IV, em 20 min.
- Dose adicional: 20 mg/kg, IV, em 5 min, se não houver melhora.

Fenobarbital sódico:
- Atualmente menos usado; é uma opção quando os agentes já citados são contraindicados ou indisponíveis.
- Dose: 20 mg/kg, IV, em infusão de 50 a 75 mg/min.
- Dose adicional: 5 a 10 mg/kg, se não houver melhora.
- Monitorar risco de depressão respiratória.
- Repetir mesma dose, se necessário.

Uma visão mais atual e alternativa para os casos de SE é considerar não esperar o tempo de ação da terapia de segunda linha ou mesmo não realizá-la (fenitoína, ácido valproico ou fenobarbital) e instituir rapidamente um tratamento mais agressivo com drogas anestésicas, visando interromper o SE.

Considerando usar drogas anestésicas, deve-se proceder com intubação e o ideal é monitorizar o paciente com EEG contínuo, porém nem sempre encontra-se disponível.

- Midazolam:
  - Dose de ataque: 0,2 mg/kg, IV.
  - Pode-se repetir 0,2 a 0,4 mg/kg a cada 5 min até parar a crise ou dose máxima de 2 mg/kg.
  - Dose de manutenção: 0,05 a 2 mg/kg/h, IV, contínuo.
- Se midazolam não for efetivo, então associar **propofol**
  - Dose de ataque: 1 a 2 mg/kg, IV, podendo ser repetido até dose máxima de 10 mg/kg.
  - Dose de manutenção: 1 a 15 mg/kg/h, IV, contínuo.
- Se midazolam e propofol não forem efetivos, então trocar por **pentobarbital**
  - Dose de ataque: 5 a 15 mg/kg IV, em 1 h.
  - Dose de manutenção: 0,5 a 5 mg/kg/h, IV, contínuo.
  - Titular dose com EEG contínuo até *burst suppression* (surto/supressão).
  - Efeitos colaterais: hipotensão e hipotermia.
- Quetamina:
  - Relatos de casos recentes sugerem que é mais uma alternativa no controle de SE.
  - Dose de ataque: 1 a 3 mg/kg em 2 a 5 min.
  - Dose de manutenção: 0,5 a 10 mg/kg/h.

Observação: o lorazepan IV é barato, tem melhor distribuição nos tecidos e duração maior, mas não está disponível no Brasil. A fosfenitoína também não está disponível, da mesma forma que o levetiracetam, usado como terapia de segunda linha e com a vantagem de ter menos interações medicamentosas.

DIAGNÓSTICOS DIFERENCIAIS

Deve-se suspeitar de *status* pseudoepilético (simulação) em:
- Situações de atividade motora bizarra.
- Atividade epiléptica intercalada por períodos de melhora.
- Resposta pobre a tratamento adequado.
- Ausência de repercussões metabólicas.

COMPLICAÇÕES

- Miólise com IRA por mioglobinúria.
- Injúria cerebral definitiva se crise prolongada, mesmo sem hipóxia.
- Hipóxia com injúria cerebral secundária.

53 Estado de mal convulsivo ou *status epilepticus* **361**

FLUXOGRAMA DE CONDUTA DO SE

- Cuidados básicos:
  - Via aérea, O_2
  - Acesso venoso e monitor
  - Laboratório
  - Toxicológico
- Droga de ação curta (benzodiazepínico):
  - Diazepam 10 mg/min, IV, até dose de 20 mg

- Terapia de segunda linha: droga de ação prolongada (fenitoína):
  - Dose: 15 a 20 mg/kg IV em 250 mL de SF em infusão de até 50 mg/min, em bomba de infusão, com monitoração de FR, pulso, PA, ritmo no monitor cardíaco
  - Dose adicional se não melhorar em 20 min: 5 mg/kg

OU

- Ácido valproico:
  - Dose: 20 a 40 mg/kg IV em 20 min
  - Repetir 20 mg/kg IV em 5 min, se necessário

OU

- Fenobarbital sódico:
  - Dose: 20 mg/kg IV em infusão de 50 a 75 mg/min
  - Repetir 5 a 10 mg/kg, se necessário

- Em caso de crises refratárias ou se não optar por terapia de segunda linha:
  - Usar anestesia; portanto, intubar e monitorar continuamente o EEG.
  - Midazolam
    - Dose de ataque: 0,2 mg/kg IV, até no máximo 2 mg/kg.
    - Dose de manutenção: 1 a 2 mg/kg/h IV contínuo.
  - Se midazolam não for efetivo, então associar propofol
    - Dose de ataque: 1 a 2 mg/kg IV, até no máximo 10 mg/kg.
    - Dose de manutenção: 1 a 15 mg/kg/h IV contínuo.
  - Se midazolam e propofol não forem efetivos, então trocar por pentobarbital:
    - Dose de ataque: 10 a 15 mg/kg IV em 1 h.
    - Dose de manutenção: 0,5 a 5 mg/kg/h IV contínuo.
    - Titular dose até *burst suppression* (surto/supressão).

(Pode-se passar direto para drogas anestésicas)

LEITURA COMPLEMENTAR
1. Bleck TP. Status epilepticus and the use of continuous EEG monitoring in the intensive care unit. Continuum (Minneap Minn). 2012 Jun;18(3):560-78.
2. Claassen J, Silbergleit R, Weingart SD, Smith WS. Emergency neurological life support: status epilepticus. Neurocrit Care. 2012 Sep;17 Suppl 1:S73-8.
3. Kramer AH. Early ketamine to treat refractory status epilepticus. Neurocrit Care. 2012 Apr; 16(2):299-305.
4. Fernandez A, Claassen J. Refractory status epilepticus. Curr Opin Crit Care. 2012 Apr;18(2):127-31.

Miastenia gravis e síndrome de Guillain-Barré 54

Bruno Cordeiro de Almeida
Camila Cristina Kukita

MIASTENIA GRAVIS – INTRODUÇÃO

- MG é uma síndrome que afeta a transmissão do impulso nervoso na junção neuromuscular, com períodos de remissão e exacerbação.
- É autoimune. Autoanticorpos contra o receptor da acetilcolina (AChR) destroem a membrana pós-sináptica, comprometendo a transmissão neuromuscular.
- Manifesta-se em qualquer idade. Pico em mulheres com < 40 anos (*early onset*) e em homens acima de 40 anos (*late onset*).

APRESENTAÇÃO CLÍNICA

Duas importantes características clínicas da MG:
- Fraqueza que começa e predominantemente envolve a musculatura ocular e orofaríngea.
- Mudança dramática da fraqueza muscular em curtos períodos de tempo e tipicamente piora ao longo do dia.

Manifestações clínicas

- Ptose palpebral (sinal cardinal).
- Oftalmoparesia.
- Diplopia.
- Fraqueza da musculatura bulbar (disfagia, disartria) e da musculatura proximal dos membros e pode se dar em várias combinações e com níveis variáveis de gravidade.

Crise miastênica: IRpA decorrente da fraqueza muscular das vias aéreas superiores, levando à obstrução e à aspiração, à fraqueza da musculatura respiratória, microatelectasias, queda do V_T e distúrbios V/Q e hipoxemia.

Fatores que podem piorar os sintomas

- Doenças sistêmicas, especialmente infecções virais (EBV, HTLV-I, poliovírus).
- Doenças da tireoide (hiper e hipotireoidismo).
- Gravidez.
- Hipertermia.
- Estresse emocional.
- Cirurgias.
- Drogas que afetam a transmissão neuromuscular incluindo antibióticos (aminoglicosídeos, polimixinas, clindamicina, quinolonas, azitromicina), antiarrítmicos (betabloqueadores, quinidina, procainamida), fenitoína, lítio, clorpromazina ou simplesmente modificações no padrão das medicações em uso. Estas drogas devem ser evitadas principalmente nos períodos intercrises.

EXAMES COMPLEMENTARES

- Teste com anticolinesterásicos (teste do edrofônio, teste da neostigmina): detecta melhora da força no músculo sentinela observado (ptose, aperto de mão e função respiratória) no tempo previsto, caso o teste seja positivo. Sensibilidade de 70 a 95% com teste do edrofônio.
- AChR: estão elevados em 80% daqueles com forma generalizada e em 55% daqueles com apenas acometimento ocular.
- ENMG: a resposta decremental do estímulo muscular à estimulação repetitiva é o achado mais comum.

- As provas de função pulmonar à beira do leito com medição da capacidade vital, da pressão inspiratória máxima e da pressão expiratória máxima são mais sensíveis para detecção da IRpA nestes pacientes do que a gasometria arterial (Tabela 1).

Tabela 1 – Prova de função pulmonar na crise miastênica

Parâmetros	Normal	Critérios de intubação	Critérios de desmame	Critérios de extubação
CV	> 60 mL/kg	≤ 15 mL/kg	≥ 10 mL/kg	± 25 mL/kg
PIMax	> 70 cmH$_2$O	< 20 cmH$_2$O	≥ 20 cmH$_2$O	± 40 cmH$_2$O
PEMax	> 100 cmH$_2$O	< 40 cmH$_2$O	≥ 40 cmH$_2$O	± 50 cmH$_2$O

ABORDAGENS TERAPÊUTICAS*

- Inibidores de colinesterase: sintomáticos. Piridostigmina (Mestinon®) é a medicação mais comumente utilizada.

- Timectomia: útil em portadores de timoma (10 a 15% dos miastênicos). Controversa em relação aos demais.

- Corticosteroides: em crises com comprometimento respiratório e bulbar, início com dose elevada de prednisona 1 a 2 mg/kg/dia ou 120 mg em dias alternados. Não causam remissão permanente, apresentam efeitos colaterais e podem induzir crise miastênica.

- Outros imunossupressores: azatioprina e ciclosporina. Drogas alternativas aos corticosteroides.

- EVIG: medicação de alto custo. Igual eficácia à plasmaférese. Imunoglobulin® e Sandoglobulin® são os nomes comerciais mais comuns. Dose de 400 mg/kg/dia por 5 dias consecutivos. Deve-se evitar naqueles sabidamente com reação alérgica à imunoglobulina ou aos seus componentes; e naqueles com deficiência apenas de IgA pelo maior risco de reação alérgica grave. Cerca de 15% dos pacientes podem apresentar reações adversas durante a infusão da imunoglobulina, geralmente na primeira hora e associadas à velocidade de infusão. Os principais eventos relatados são: náuseas, vômitos, astenia, cólica abdominal, calafrios, febre, dor no peito, taquicardia e cefaleia.

- Plasmaférese: remove anticorpos (incluindo os AChR) e outros fatores plasmáticos. Cada sessão troca cerca de 50 mL/kg de plasma. Podem ser realizadas de 2 a 3 sessões por semana, por 2 semanas nos pacientes em crise miastênica. Frequentemente necessita de CVC e está associada a todos os seus riscos, como flutuação no volume plasmático (hipo e hipertensão, hipocalcemia, hipoalbuminemia), coagulopatia, febre, redução no nível sérico de medicações e infecções, especialmente de cateter. A melhora clínica é visível dentro de período de 2 dias a 2 semanas.

*Objetivo: induzir e manter a remissão clínica.

Terapêutica na crise miastênica

Suporte ventilatório, pausa nos anticolinesterásicos (permite recuperação dos receptores pós-sinápticos) e terapêutica imunossupressora (corticosteroide e EVIG ou plasmaférese).

PROGNÓSTICO

A história natural da doença tem sido modificada, e o óbito é mais a exceção do que a regra.

SÍNDROME DE GUILLAIN-BARRÉ – INTRODUÇÃO

- Forma clássica: polineuropatia desmielinizante inflamatória idiopática aguda que se caracteriza por fraqueza muscular progressiva e arreflexia, geralmente associada à remissão espontânea.
- Doença de origem autoimune na qual alguns linfócitos T agem diretamente contra peptídeos da mielina e estimulam a produção de anticorpos contra neurônios.

APRESENTAÇÃO CLÍNICA

Seu diagnóstico é clínico. Acomete todas as idades com ligeiro predomínio no sexo masculino. A maioria se apresenta com uma neuropatia aguda com pico dentro de 4 semanas.

Manifestações clínicas

- Déficit motor inexplicado ascendente e simétrico, com hiporreflexia ou arreflexia.
- Disfunção sensitiva com padrão em botas e luvas.
- Acometimento de pares cranianos (déficit orofaríngeo, acometimento de motricidade ocular extrínseca e mímica facial).
- Boa parte dos casos é precedida em 1 a 3 semanas por infecção respiratória ou do trato gastrointestinal – associação com infecção por *Campylobacter jejuni*.

- Síndrome de Miller-Fisher e neuropatia pandisautonômica aguda são variantes da SGB. Critérios de IOT/VM (1 maior ou 2 menores):
  - Maiores: hipercapnia (pCO_2 > 48 mmHg), hipoxemia (pO_2 < 56 mmHg), capacidade viral < 15 mL/kg.
  - Menores: tosse ineficaz, deglutição descoordenada, atelectasias.
- 1/3 dos casos evolui com insuficiência respiratória por fraqueza da musculatura respiratória e necessitam de VM.
- 20% evoluem com disautonomia.

EXAMES COMPLEMENTARES

- Líquido cefalorraquidiano: tipicamente revela pressão normal e dissociação proteíno-citológica (poucas células mononucleares e uma elevada concentração de proteínas > 50 mg/dL). Nos primeiros dias, pode ser normal. O uso de EVIG pode causar meningite asséptica.
- ENMG: desmielinização (achados com maior sensibilidade e especificidade; aumento da latência motora distal e latência da onda F); ou lesão axonal (declínio da amplitude dos potenciais motores evocados até inexcitabilidade).
- Provas de função pulmonar à beira do leito devem ser realizadas diariamente.

ABORDAGENS TERAPÊUTICAS

- Os pacientes devem receber um dos tratamentos preferencialmente dentro de 24 a 48 h do início do quadro.
- Associação de plasmaférese à imunoglobulina não oferece benefícios.
- Corticoterapia não oferece benefícios.
- Plasmaférese: reduz a duração, a gravidade e a necessidade de VM. Posologia: 4 a 6 sessões em um período de até 15 dias.
- EVIG: comparável à plasmaférese. Posologia: 400 mg/kg/dia por 5 dias.

PROGNÓSTICO

Muitos permanecem por meses internados em UTI ou enfermarias. Os pacientes têm evolução favorável, cerca de 15% se recuperam totalmente e 65% persistem com sequela branda (parestesia, dor ou paresia leve). Fatores de mau prognóstico são: idade avançada, precedência de diarreia, doença com rápida progressão para déficit grave (dentro de 7 dias), tempo de VM prolongada (> 1 mês) e alteração de ENMG compatível com lesão axonal.

LEITURA COMPLEMENTAR
1. Martins HS, Damasceno MCT, Awada SB. Pronto-socorro: condutas do Hospital das Clínicas da FMUSP. Barueri: Manole; 2007.
2. Hughes RAC, Conblath DR. Guillain-Barré syndrome. Lancet. 2005;366:1653-66.
3. Keesey JC. Clinical Evaluation and management of myasthenia gravis. Muscle Nerve. 2004;29:484-505.
4. Cavalcante et al. Autoimmune mechanisms in MG. Curr Opin Neurol. 2012;25(5):621-9.
5. Yuki N, Hartung HP. Guillain-Barré syndrome. N Engl J Med. 2012;366-24:2294-304.

Analgesia, sedação e bloqueio neuromuscular em UTI   55

Daniel Neves Forte
Vítor Schlittler Abreu
Vinício Hernandes Perez Braion

INTRODUÇÃO

- Em pacientes de UTI, a analgesia e a sedação adequadas melhoram conforto e aliviam o sofrimento, reduzem a resposta ao estresse relacionada à inflamação e ao trauma, e facilitam o cuidado adequado pelos diversos profissionais envolvidos com o doente.
- Realizados de forma inadequada, seja pelo excesso ou pela falta, podem trazer sérios efeitos colaterais, com impacto em morbimortalidade e tempo de internação.

ANALGESIA

- A analgesia adequada faz parte de todo tratamento médico e, na UTI, esse conceito torna-se fundamental, dado o grau de desconforto e os procedimentos dolorosos existentes.
- A dor pode ser aguda ou crônica, nociceptiva, somática, visceral, neuropática ou mista. Além da dor física, entende-se hoje que a dor pode ter componentes emocionais, sociais e espirituais, o que caracteriza o conceito de Dor Total. Sabe-se hoje que o sistema límbico pode ser um importante modulador da dor física, e estímulos emocionais agradáveis podem diminuir essa dor, enquanto estímulos desagradáveis podem amplificá-la. Para tratamento correto da dor é necessária uma avaliação adequada. Para isso, deve-se compreender que a dor é um sintoma subjetivo, decorrente da experiência individual, e que a melhor maneira de avaliá-la é perguntar dire-

tamente ao paciente. Dessa forma, a sua avaliação em pacientes conscient(es) pode ser quantificada por meio da escala numérica de dor (Figura 1).

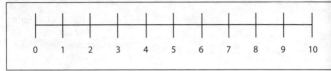

Figura 1 Escala numérica de dor.

Em que 0 corresponde a nenhuma dor e 10, à pior dor imaginável.

Crianças ou pacientes que não podem falar podem utilizar a escala visual de dor (Figura 2).

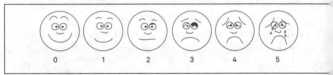

Figura 2 Escala visual de dor.

A avaliação da dor no paciente inconsciente é mais complexa e de(ve) ser feita por meio da observação de comportamentos relacionados à d(or), como posturas ou expressões faciais, ou pela alteração de sinais vitais co(mo) taquicardia, hipertensão ou agitação. Algumas escalas comportament(ais) para avaliação de dor no paciente inconsciente foram validadas. No enta(n)to, quando essas ferramentas se mostram insuficientes para o diagnóst(ico) preciso de dor no paciente inconsciente, um teste terapêutico com um an(al)gésico forte e de início rápido pode fazer o diagnóstico de dor.

Abordagem estruturada da dor

Ação	Estratégia		Considerações
Acessar	Escala numérica de dor (END)	Paciente capaz de se expressar	Acessar idealmente ≥ 4 x/turno Evitar uso isolado de sinais vitais para inferir dor
		Dor significativa se END ≥ 4	
	Behavioral Pain Scale (BPS) ou Critical Care Pain Observation Tool (CPOT)	Paciente incapaz de se expressar	
		Dor significativa se BPS > 5 ou CPOT ≥ 3	
Tratar em 30 minutos e reavaliar	Dor não neuropática	Opioides IV ± analgésicos não opioides	Cetamina IV: 0,1 a 0,5 mg/kg IV (ataque) e 0,05 a 0,4 mg/kg/h (manutenção) Dipirona IV: 1 a 2 g a cada 6 h Paracetamol VO: 325 a 1.000 mg a cada 6 h Cetorolaco IV: 30 mg (ataque) e 15-30 mg a cada 6 h (manutenção) – evitar uso > 5 dias Gabapentina VO: 100 mg a cada 8 h (inicial), até 300 a 1.200 mg a cada 8 h Carbamazepina VO: 50 a 100 mg a cada 12 h (inicial), até 100-200 mg a cada 4-6 h
	Dor neuropática	Opioides IV + gabapentina ou carbamazepina	
	Analgesia epidural	Considerar em correção de aneurisma de aorta abdominal e fratura de arcos costais	
Prevenir	Administrar analgesia e técnicas não farmacológicas pré-procedimentos	Remoção de drenos torácicos, cuidados com ferimentos e queimaduras	

Conceitos importantes

- Todo paciente em condição crítica tem o direito de receber analgesia adequada.

- Sedação *não* é analgesia, e pacientes inconscientes podem sentir dor e, frequentemente, sentem.
- Analgesia preemptiva é mais eficaz do que analgesia conforme demanda.
- A associação de analgésico torna mais fácil a titulação da sedação.
- O fato de receber analgesia EV contínua *não* exclui a necessidade de anestesia local para procedimentos.
- Conforme definido pela OMS, a dor é o 5º sinal vital. Assim, deve ser monitorada de forma rotineira.
- A morfina é o opioide "padrão-ouro", pelo seu início de ação rápido e tempo de meia-vida relativamente curto, além de baixo perfil de efeitos colaterais.
- Atualmente prefere-se o uso de opioides fortes em doses baixas em vez de opioides fracos para dor moderada, devido à redução da incidência de efeitos colaterais indesejáveis, como náuseas e constipação.
- A rotação de opioides pode ser realizada quando houver tolerância ou presença importante de efeitos colaterais, e na troca das medicações deve-se reduzir a dose em torno de 20-30%, pois a tolerância cruzada nem sempre é completa.
- A conversão da metadona para outra classe não é linear.

Rotação de opioides

Droga	Fator	
	IV	Oral
Morfina	10	30
Fentanil	0,1	–
Tramadol	100	150
Codeína	100	200
Oxicodona	–	20
Converter e reduzir a dose em 20-30%.		

Conversão de morfina oral para metadona oral

Dose diária de morfina oral	Fator de conversão para metadona oral
100 mg	3:1
101-300 mg	5:1
301-600 mg	10:1

Principais opioides utilizados para analgesia em UTI

Opioides	Doses	Vantagens	Desvantagens
Tramadol Ampola: 50 mg/mL (2 mL) Cápsula: 50 mg ou 100 mg	Dose máxima: 400 mg/dia Intervalo de doses: 4 a 6 horas	Boa biodisponibilidade, principalmente na apresentação oral	Náuseas, sonolência e convulsões. Interação com neurolépticos, antidepressivos e ondasentrona. Correção para função renal e hepática
Morfina Ampola: 10 mg/mL (1 mL) Cápsula: 10 a 30 mg	Oral: 10 a 30 mg de 4/4 h Ataque: 0,01 a 0,15 mg/kg IV, repetindo a cada 15 min se necessário Infusão contínua: 0,07 a 0,5 mg/kg/h IM: 5 a 20 mg de 4/4 h Retal: 10 a 20 mg de 4/4 h *Alternativa por via SC ou em bomba de PCA	Analgésico de ação rápida, eficaz e seguro, observando suas contraindicações	Efeito acumulativo em paciente com insuficiência renal. Broncoespasmo por liberação de histamina, náuseas e prurido. Constipação é um sintoma muito comum, com necessidade de uso concomitante de laxativos e/ou naloxone por via enteral.
Fentanil Ampolas: 0,05 mg/mL (10 mL) Path: liberação lenta	Ataque: 1 a 2 mcg/kg IV Infusão contínua: 0,7 a 10 mcg/kg/h Transdérmico: 12,5/25/50/100 mcg/h por 72 h	Alteração hemodinâmica mínima, início imediato e efeito 100 x mais potente que a morfina. Liberação de histamina mínima	Depressão respiratória, bradicardia quando em altas doses. Trismo e/ou rigidez do fentanil

Oxicodona Comprimido: 10-20-40 mg	Oral: 10 a 40 mg de 12/12 h	2 x mais potente que a morfina, com menos efeitos colaterais no trato gastrointestinal e no SNC	Não pode ser macerada, partida ou triturada pelo risco de absorção intensa Alto custo
Metadona Comprimido: 5-10 mg	Oral: 2,5 a 10 mg a cada 8 a 12 h *Frequente necessidade de redução da dose após 3 dias	Bom efeito adicional para dor neuropática, controle de agitação e abstinência por opioide	Início de ação tardio, geralmente com controle da dor no terceiro dia. Meia-vida imprevisível de 10 a 75 h, com risco de acúmulo e depressão do SNC. Alargamento do intervalo QT.

Observações

- Antagonista de opioide (naloxona) deve ser usado com cautela em pacientes que receberam analgesia prolongada com opioides, pelo risco desencadear síndrome de abstinência.
- Constipação é um efeito colateral muito frequente associado ao uso de opioide. Pacientes de UTI, em geral, apresentam ainda outros fatores risco para constipação, de modo que o emprego de laxativos é recomendado quando se inicia o uso de opioides.
- O uso concomitante de analgésicos não opioides, como dipirona, paracetamol e, eventualmente, anti-inflamatórios não esteroides, pode diminuir a dose necessária do opiáceo.
- Muitas vezes, a causa da dor é simplesmente uma posição desconfortável ou mesmo algum objeto incomodando o paciente. A simples mudança de decúbito ou a retirada do objeto é muito mais resolutiva do que a administração de drogas.

SEDAÇÃO

Busca promover conforto, diminuição da ansiedade e, em casos selecionados, amnésia. Titular a sedação, buscando níveis superficiais e confortáveis, traz os benefícios de diminuir a duração da internação, o tempo VM, as infecções (como a pneumonia PAV) e os distúrbios psicológicos tardios associados à internação na UTI (como a síndrome do estresse pós-traumático). Sedação excessiva está fortemente associada a maior incidência de *delirium*, o que, por sua vez, associa-se a maior mortalidade.

Escala de Ramsay

Acordado, ansioso e/ou agitado.
Acordado, cooperativo, orientado e tranquilo.
Acordado, responde a comandos.
Dormindo, acorda ao estímulo tátil leve ou estímulo verbal alto.
Dormindo, acorda brevemente aos estímulos.
Não acorda.

Escala de sedação e agitação de Richmond

Pontos	Termo	Descrição
	Combativo	Claramente combativo, violento, representando risco para a equipe.
	Muito agitado	Puxa ou remove tubos ou cateteres, agressivo verbalmente.
	Agitado	Movimentos despropositados frequentes, briga com o ventilador.
	Inquieto	Apresenta movimentos, mas que não são agressivos ou vigorosos.
	Alerta e calmo	Calmo e colaborativo.
	Sonolento	Adormecido, mas acorda ao ser chamado (estímulo verbal), e mantém os olhos abertos por mais de 10 s.
	Sedação leve	Despertar precoce ao estímulo verbal, mantém contato visual por menos de 10 s.
	Sedação moderada	Movimentação ou abertura ocular ao estímulo verbal (mas sem contato visual).

| -4 | Sedação intensa | Sem resposta ao ser chamado pelo nome, mas apresenta movimentação ou abertura ocular ao toque (estímulo físico). |
| -5 | Não desperta | Sem resposta ao estímulo verbal ou físico. |

Titular a sedação através do despertar diário para diminuir a PAV, tempo de VM e o tempo de internação em UTI.

Pacientes agitados ou hipoativos devem ser avaliados quanto à possibilidade de *delirium*, através do *Confusion Assessment Method in Intensive Care Unit* (CAM-ICU), discutido no capítulo "*Delirium*".

Não há um sedativo preferencial. A escolha deve se basear no tempo de sedação esperada e no risco-benefício específico de cada agente.

Principais sedativos usados em UTI

	Doses	Vantagens	Desvantagens
Midazolan Ampola: 5 mg/mL (3 mL)	Ataque: 0,02 a 0,08 mg/kg IV seguidos de novas doses a cada 5 a 15 min, se necessário. Infusão contínua: 0,04 a 0,2 mg/kg/h	Início de ação rápido (2 a 5 min) e curta duração (30 a 60 min). Ação anticonvulsivante	Não promove analgesia. Hipotensor. Em casos de uso prolongado, IRA, insuficiência hepática ou no idoso pode ter um despertar imprevisível
Propofol Ampola: 10 mg/mL (20 mL)	Ataque: 0,5 a 1 mg/kg IV seguido de doses adicionais de 0,5 mg/kg a cada 3 a 5 min, se necessário. Infusão contínua: 0,3 a 4,8 mg/kg/h	Início de ação imediato (~40 s) e despertar rápido quando desligado (~6 min). Reduz pressão intracraniana e apresenta ação anticonvulsivante	Não promove analgesia. Hipotensor. Necessita de via de administração exclusiva e a infusão pode ser dolorosa, se periférica. Causa aumento de triglicérides e pode causar acidose lática, principalmente em infusões maiores que 10 mcg/kg/min

Etomidato Ampola: 2 mg/mL (10 mL)	Ataque: 0,1 a 0,2 mg/kg IV Infusão contínua: 0,05 mg/kg a cada 3 a 5 min, se necessário	Mantém a estabilidade cardiovascular	Não promove analgesia. Risco potencial de insuficiência adrenal aguda e mioclonias. Infusão contínua não recomendada
Dexmetedomedina Ampola: 100 mcg/mL (2 mL)	Ataque: não recomendado Infusão contínua: 0,2 a 1,4 mcg/kg/h	Efeito sedativo com moderado efeito ansiolítico e analgésico. Depressão respiratória não significante. Menor potencial causador de *delirium* em relação aos outros sedativos	Instabilidade cardiovascular, hipotensão e bradicardia, especialmente se infusão rápida. Não faz sedação profunda
Tiopental Ampola: 1 g/20 mL	Ataque: 1,5 a 5 mg/kg IV, repetir se necessário até controle da pressão intracraniana	Sedação profunda, neuroproteção com redução da PIC e efeito anticonvulsivante	Cardiotoxicidade. Efeito acumulativo. Causa hipotensão e depressão respiratória intensa
Cetamina Ampola: 50 mg/mL (10 mL)	Ataque: 0,2 a 0,75 mg/kg IV Infusão contínua: 2 a 7 mcg/kg/min	Analgésico potente, hipnótico e sedativo. Preserva os reflexos da via aérea e não deprime o centro respiratório. Ideal para procedimentos rápidos (efeito de 10 a 20 min) e analgesia do grande queimado. Efeito broncodilatador	Aumento da pressão intracraniana, sialorreia. Alucinações e efeito dissociativo que melhora com a associação de midazolan 0,05 mg/kg
"Ketofol" (Associação)	Cetamina 0,5 mg/kg IV + Propofol 1 mg/kg IV	Sinergismo das duas medicações, potencializando o efeito sedativo e reduzindo efeitos colaterais e ainda com efeito analgésico	–

BLOQUEIO NEUROMUSCULAR

O uso de BNM aumenta a incidência de polineuropatias do doente crítico e o tempo de VM. Não há evidência de benefício na morbimortalidade, nem na diminuição de consumo de oxigênio. Recomenda-se seu uso nos casos selecionados em que a interação paciente-ventilador não é obtida após a otimização de sedação e analgesia, e, eventualmente, durante manobras de recrutamento alveolar.

Seu uso durante a IOT reduz as complicações traumáticas relacionadas à laringoscopia e facilita o procedimento. No entanto, caso a intubação seja difícil, o paciente pode evoluir com hipoxemia e até PCR.

Quando usados continuamente, BNM devem ser titulados. A maneira mais eficaz dessa titulação é por meio do teste de *train of four*, realizado diariamente.

Principais drogas disponíveis

Despolarizante	Doses	Vantagens	Desvantagens
Succinilcolina Ampola: 20 mg/mL (10 mL)	Ataque: 0,3 a 1,5 mg/kg IV (sequência rápida) Infusão contínua: contraindicada	Início de ação imediato (< 1 min) e curta duração (7 a 8 min)	Risco de hipercalemia transitória com arritmias ventriculares em pacientes hipercalêmicos e, mais raramente, aumento de pressão intracraniana e hipertermia maligna
Não despolarizantes			
Pancurônio Ampola: 1 mg/mL (10 mL)	Ataque: 0,06 a 0,1 mg/kg IV Infusão contínua: 1 a 2 mcg/kg/min Doses intermitentes: 0,1 a 0,2 mg/kg a cada 1 a 3 horas	Pode ser usado de modo intermitente ou em infusão contínua	Bloqueio vagal com aumento do débito cardíaco, hipertensão e taquicardia com efeito prolongado e imprevisível em pacientes com insuficiência hepática e renal

Atracúrio Ampola: 10 mg/mL (10 mL)	Ataque: 0,4 a 0,5 mg/kg IV Infusão contínua: 5 a 13 mcg/kg/min	Metabolização sanguínea, independe da função renal e hepática, duração intermediária (20 a 45 min) e mínimo efeito cardiovascular	Taquifilaxia, indução de crise convulsiva em infusões prolongadas e alto custo
Cisatracúrio Ampola: 10 mg/mL (20 mL)	Ataque: 0,15 a 0,2 mg/kg IV Infusão contínua: 0,5 a 10 mcg/kg/min	Mais potente que o atracúrio, sendo administrado em baixas doses, diminuindo seus efeitos cardiovasculares	Alto custo

LEITURA COMPLEMENTAR

- Vender JS, Szokol JW, Murphy GS, et al. Sedation, analgesia, and neuron muscular blockade in sepsis: An evidence-based review. Crit Care Med. 2004;32(11):S554-S561.
- Murray MJ, Cowen J, Deblock H, et al. Clinical practice guidelines for sustained neuromuscular blockade in the critically ill adult. Crit Care Med. 2002;30:142-56.
- Kress JP, Pohlman AS, O'Connor MF, et al. Daily interruption of sedative infusions in critically ill patients undergoing mechanical ventilation. N Engl J Med. 2000;342:1471-7.
- Fletcher SN, Kennedy DD, Ghosh IR, et al. Persistent neuromuscular and neurophysiologic abnormalities in long-term survivors of prolonged critical illness. Crit Care Med. 2003;31:1012-6.
- Arantes ACLQ, Maciel MGS. Avaliação e tratamento da dor. In: Cuidado paliativo – CREMESP 2008.
- Roy M, Piché M, Chen J, Peretz I, Rainville P. Cerebral and spinal modulation of pain by emotions. PNAS. 2009;106:20900-5.
- Puntillo K, Pasero C, Li D, Mularski R, Grap M, Erstad B, et al. Evaluation of pain in ICU patients. CHEST. 2009;135:1069-74.
- Reade MC, O'Sullivan K, Bates S, Goldsmith D, Ainslie WR, Bellomo R. Dexmedetomidine vs. haloperidol in delirious, agitated, intubated patients: a randomised open-label trial. Crit Care. 2009;13(3):R75. Epub 2009 May 19.
- Riker RR, Shehabi Y, Bokesch PM, Ceraso D, Wisemandle W, Koura F, et al.; SEDCOM (Safety and Efficacy of Dexmedetomidine Compared With Midazolam) Study Group. Dexmedetomidine vs midazolam for sedation of critically ill patients: a randomized trial. JAMA. 2009 Feb 4;301(5):489-99. Epub 2009 Feb 2.
- Barr J, et al. Clinical practice guidelines for the management of pain, agitation, and delirium in adult patients in the Intensive Care Unit. Critical Care Medicine. 2013;41(1).
- Trescot AM, et al. Opioid pharmacology. Pain Physician. 2008;11:S133-S153.
- Carvalho RT, Parsons HA (orgs.). Manual de cuidados paliativos ANCP. 2.ed. São Paulo: Academia Nacional de Cuidados Paliativos; 2012.

56 Delirium

Fábio Holanda Lacerda
Vítor Schlittler Abreu
Antonio Paulo Nassar Junior

INTRODUÇÃO

- Trata-se de uma disfunção aguda cerebral caracterizada por alteração da cognição, percepção, consciência e atenção, com tendência a flutuação durante o dia.
- Sem uma fisiopatologia totalmente compreendida, provavelmente tem origem multifatorial, com participação de fatores predisponentes ou precipitantes (Tabela 1).
- Acredita-se haver um desequilíbrio entre neurotransmissores, principalmente insuficiência de acetilcolina e excesso de dopamina. Esse desbalanço pode advir da ação de citocinas por inflamação local ou sistêmica. Outros fatores que podem levar ao *delirium* são alterações metabólicas e hipoxêmicas.
- Todas essas alterações acontecem de forma global, sem um local cerebral específico que cause o *delirium*.
- Em estudos epidemiológicos sobre *delirium* em pacientes críticos, observa-se que a prevalência pode chegar a 80%. No estudo DECCA de 2010, com participação de Unidades de Terapia Intensiva brasileiras, a prevalência foi de 30%. Esses pacientes possuem uma estadia hospitalar mais prolongada e um custo maior para o sistema de saúde.

- O *delirium* é mais um marcador de gravidade e o maior fator de risco para prejuízo cognitivo no longo prazo, podendo acometer 1 em cada 4 pacientes de UTI com comprometimento similar ao Alzheimer e TCE.

Tabela 1 – Fatores de risco

Predisponentes	- Demência - Alteração cognitiva - História de *delirium* - Comprometimento visual/auditivo - Múltiplas comorbidades ou doença grave - Depressão - Acidente isquêmico transitório (AIT) ou acidente vascular cerebral (AVC) prévios - Alcoolismo - Idade > 75 anos
Precipitantes	- Uso de múltiplos fármacos - Drogas psicoativas - Sedativos ou hipnóticos - Restrição física - Sonda vesical de demora - Uremia - Alterações eletrolíticas ou acidose metabólica - Infecção - Trauma - Cirurgias

CLASSIFICAÇÃO

- O subtipo misto e o hipoativo são os mais prevalentes; contudo, este último é menos diagnosticado, deixando grande parcela dos pacientes sem diagnóstico adequado (Tabela 2).

Tabela 2 – Subtipos de *delirium*

- Hiperativo – aumento da atividade psicomotora, delírios e alucinações.
- Hipoativo – redução da atividade psicomotora.
- Misto – flutuação entre as duas formas anteriores com sintomas positivos e negativos.

DIAGNÓSTICO

- A sensibilidade da impressão clínica de médicos e enfermeiros sobre a presença de *delirium* pode ser tão baixa quanto 29 e 35%, respectivamente.
- Em vista disso, indica-se o uso de ferramentas de avaliação como o CAM-ICU (*Confusion Assessment Method for ICU*) e o ICDSC (*Intensive Care Delirium Screening Checklist*). Em uma metanálise brasileira de 2012, o primeiro apresentou uma melhor acurácia em relação ao segundo (Tabelas 3 e 4).
- Para a aplicação de ambos os métodos, é importante que o paciente não esteja profundamente sedado ou em coma, ou seja, RASS -4/-5 ou SAS < 2 (ver capítulo de sedação).

Tabela 3 – CAM-ICU

Característica 1: início agudo ou evolução flutuante
Presente se a resposta de A ou B for sim: A – Mudança aguda no *status* mental basal do paciente? B – *Status* mental do paciente "flutuou" nas últimas 24 h?
Característica 2: falta de atenção
Teste de atenção auditivo – desatenção se houver mais que 2 erros: • Paciente deve ser orientado a apertar a mão do avaliador toda vez que ouvir a letra A. • Avaliador deve repetir as seguintes letras: SAVEHAART ou CASABLANCA. Teste de atenção visual
Característica 3: pensamento desorganizado

Característica presente se houver um erro nas perguntas dos conjuntos A ou B, assim como não conseguir obedecer ao comando:
• Conjunto A
  1. Uma pedra pode flutuar na água?
  2. Existem peixes no mar?
  3. Um quilo pesa mais que dois quilos?
  4. Pode usar-se um martelo para bater um prego?
• Conjunto B
  1. Uma folha pode flutuar na água?
  2. Existem elefantes no mar?
  3. Dois quilos pesam mais que um quilo?
  4. Pode usar-se um martelo para cortar madeira?

- Comando:
  1. "Mostre-me esta quantidade de dedos" – fazer isso mostrando dois dedos.
  2. Dizer em seguida: "agora mostre-me essa quantidade de dedos na outra mão" – fazer isto mostrando três dedos.

Característica 4: nível de consciência

Presente se o nível de consciência do paciente for um RASS diferente de zero

Tabela 4 – ICDSC

Características	Descrição
Alteração do nível de consciência - A - B - C - D - E	- Sem resposta ao estímulo (não avaliar) - Resposta a estímulo vigoroso (não avaliar) - Resposta a estímulos leves (1 ponto) - Despertar normal (0 pontos) - Resposta exagerada ao estímulo (1 ponto)
Desatenção	Dificuldade de seguir comando ou facilmente distraído (1 ponto)
Desorientação	Confusão temporal, espacial ou pessoal (1 ponto)
Delírio ou alucinação	Percepção de algo não presente ou falsa crença fixa/imutável (1 ponto)
Agitação ou lentificação psicomotora	Hiperatividade com necessidade de sedação/restrição ou apatia (1 ponto)
Fala ou humor inapropriados	Discurso inapropriado, incoerente e desorganizado ou humor inapropriado à situação (1 ponto)
Distúrbio do ciclo sono-vigília	Sono < 4 h/noite ou despertar frequente; sono > 4 h no período diurno (1 ponto)
Flutuação dos sintomas	Sintomas acima surgem de forma intermitente (1 ponto)

Varia de 0 a 8. Pacientes com escore > 4 são diagnosticados com *delirium*.

PREVENÇÃO

Não farmacológica

- O clássico estudo de Sharon Inouye (1999) mostra o benefício de ações multidisciplinares na prevenção do *delirium*.

– Estímulo cognitivo: calendário, janela, relógio, nomes dos profissionais.

– Qualidade do sono: promover rotinas, evitar despertares noturnos, realizar procedimentos em momento de vigília, promover silêncio, *plug* auricular, músicas relaxantes, bebidas quentes (chá ou leite) à noite.

– Evitar imobilidade: utilizar protocolos de mobilização precoce, contenção física somente se extremamente necessário.

– Auxílio às deficiências sensoriais: permitir uso de óculos, próteses dentárias e auditivas.

– Evitar desidratação e distúrbios hidroeletrolíticos.

- Essa estratégia multidisciplinar foi recentemente estudada em pacientes críticos, e foram comprovados os achados de Inouye. Houve um foco de maior importância na qualidade do sono do paciente, mostrando o quão importante é o descanso para o paciente crítico.
- Outras intervenções não farmacológicas são:
    – Despertares diários para pacientes em sedação contínua.
    – Evitar uso excessivo de benzodiazepínicos.
    – Evitar retenção urinária e constipação.
    – Tratamento adequado da dor, sem uso excessivo de opioides.
    – Unidades de terapia intensiva com quartos privativos.

Farmacológicas

- Há evidência de benefício com o uso de doses baixas de haloperidol em pacientes idosos que passaram por cirurgias, contudo ainda é um tema controverso a profilaxia com essa medicação.
- Alguns autores descrevem aumento na mortalidade e até na incidência de *delirium* com o uso de haloperidol.
- Outras medicações estudadas para prevenção de *delirium* são a risperidona, para cirurgias cardíacas, e a dexmedetomedina.
- Em geral, medicações para profilaxia de *delirium* não são utilizadas, ficando a terapia farmacológica reservada para o tratamento.

TRATAMENTO

- O paciente com *delirium* hiperativo está sujeito a intercorrências, como extubação acidental e retirada de outros dispositivos que podem causar risco à vida. O papel principal dos medicamentos é, sobretudo, o controle de agitação, evitando possíveis consequências indesejadas para o paciente. Há pouco ou nenhum efeito em redução do tempo de *delirium*.

- As medicações mais utilizadas para o controle da agitação são os antipsicóticos, como haloperidol (primeira geração), quetiapina, olanzapina, ziprasidona e risperidona (segunda geração [Tabela 5]). O primeiro terá uma ação mais voltada para o antagonismo da dopamina, já os seguintes, além de menor efeito extrapiramidal, terão uma ação também em receptores de serotonina, α-adrenérgicos e histamina (este último responsável por uma maior sedação do paciente).

- Metanálises não mostram diferenças no uso de antipsicóticos de primeira ou segunda geração, e somente um estudo conseguiu demonstrar a redução do tempo de *delirium* (36 *vs.* 120 horas) e um menor grau de agitação com uso de quetiapina.

- Com relação ao uso de α-2 agonista (dexmedetomedina), pode haver um benefício em menor tempo de ventilação mecânica ou dias livres de *delirium*, quando comparado com haloperidol ou lorazepam, respectivamente.

- Em caso de agitação com necessidade de controle imediato, pode-se utilizar midazolam ou dexmetomedina, por apresentarem um efeito mais rápido em comparação com haloperidol.

- Dessa forma, por falta de grandes comprovações na literatura, a melhor forma de tratar o *delirium* é abordar a causa que levou a essa disfunção.

Tabela 5 – Medicações para controle do *delirium*

Medicamento	Sugestão de dose	Comentários
Haloperidol	5 mg EV *bolus*, pode-se repetir a cada 30 minutos até sedação leve	Em pessoas idosas, a dose de 1 mg EV já pode causar sedação suficiente
Quetiapina	12,5 a 100 mg até de 8/8 h	Menos efeito colateral que o haloperidol. Causam mais sonolência ao agir em receptores diferentes da dopamina
Risperidona	0,5 a 2 mg VO 12/12 h	
Ziprazidona	10 a 40 mg oral 12/12 h	
Dexmedetomedina	0,2 a 1,5 mcg/kg/min	Pode levar a bradicardia e hipotensão

CONCLUSÃO

- O *delirium* é uma entidade de grande significância pela sua pre lência, custos associados e desfechos em longo prazo. É mais uma disf ção orgânica que os pacientes críticos podem apresentar, e sua recupe ção pode ser lenta e muitas vezes incompleta. Esse fato deve ser notici aos familiares.

- Pela baixa sensibilidade do diagnóstico pela impressão médica, ve-se utilizar métodos para facilitar a detecção, principalmente do *delir* hipoativo.

- Métodos de prevenção não farmacológicos são as principais fe mentas para reduzir o risco de desenvolvimento de *delirium*. Uma vez talado, resta evitar riscos adicionais ao paciente, controlando a agita Deve-se manter o foco no tratamento do fator predisponente ou prec tante.

- Como a própria etimologia latina da palavra "*delirium*" suger doente "saiu dos trilhos" e o curso tomado pode ser desastroso. Todo penho deve ser dado para evitar o seu surgimento.

XOGRAMA

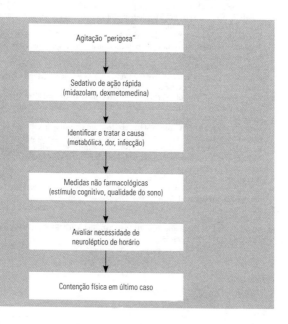

LEITURA COMPLEMENTAR
1. Inouye SK, et al. Delirium in elderly people. Lancet. 2014 Mar 8;383(9920):911-22.
2. Salluh JI, et al. Delirium epidemiology in critical care (DECCA): an international study. Critical Care. 2010;14:R210.
3. Inouye SK, Bogardus ST Jr, Charpentier PA, Leo-Summers L, Acampora D, Holford TR, et al. A multicomponent intervention to prevent delirium in hospitalized older patients. N Engl Med. 1999 Mar 4;340(9):669-76.
4. Ely EW, Margolin R, Francis J, May L, Truman B, Dittus R, et al. Evaluation of delirium in critically ill patients: validation of the Confusion Assessment Method for the Intensive Ca Unit (CAM-ICU). Crit Care Med. 2001 Jul;29(7):1370-9.
5. Barr J, Fraser GL, Puntillo K, et al. American College of Critical Care Medicine: clinical practice guidelines for the management of pain, agitation, and delirium in adult ICU patie Crit Care Med. 2013;41:263-306.
6. Neto AS, Nassar AP Jr, Cardoso SO, et al. Delirium screening in critically ill patients: A sy matic review and meta-analysis. Crit Care Med. 2012;40:1946-51.
7. Reade MC, O'Sullivan K, Bates S, Goldsmith D, Ainslie WR, Bellomo R. Dexmedetomidir vs. haloperidol in delirious, agitated, intubated patients: a randomised open-label trial. Cr Care. 2009;13:R75.
8. Pandharipande PP, Pun BT, Herr DL, et al. Effect of sedation with dexmedetomidine vs. lorazepam on acute brain dysfunction in mechanically ventilated patients: the MENDS ra domized controlled trial. JAMA. 2007;298(22):2644-53.
9. Reade MC, Phil D, Finfer S. Sedation and delirium in the intensive care unit. N Engl J Me 2014;370:444-w54.
10. Marra A, Ely EW, Pandharipande PP, Patel MB. The ABCDEF Bundle in Critical Care. Cr Care Clin. 2017;33(2):225-43.

Morte encefálica e manejo do potencial doador

57

Yuri de Albuquerque Pessoa dos Santos
Bruno Adler Maccagnan Pinheiro Besen

INTRODUÇÃO

- Morte encefálica (ME) é a cessação completa e irreversível da atividade encefálica, incluindo o tronco encefálico e suas funções vegetativas (respiratória; temperatura e hemodinâmica), e o eixo hipotálamo-hipófise (hormônios, regulação da temperatura).
- Uma vez constatada a ME, o paciente está legalmente morto.
- No Brasil, a principal causa de ME é o acidente vascular encefálico, seguido do traumatismo cranioencefálico.
- A principal causa de não doação de órgãos é a recusa familiar, e a segunda, a perda por parada circulatória. O intensivista tem papel fundamental nesse contexto para manter comunicação adequada com o familiar no processo de determinação de ME, além de realizar o suporte orgânico do potencial doador.

PRÉ-REQUISITOS PARA PROCEDIMENTOS DE DETERMINAÇÃO DE MORTE ENCEFÁLICA

- Devem ser avaliados previamente à determinação de ME em todos os pacientes que apresentem coma aperceptivo, ausência de reflexos de tronco encefálico e apneia persistente. Consistem em:

1) **Lesão encefálica de causa conhecida, irreversível e capaz de c(ausar) morte encefálica.**
- É necessário exame de imagem (tomografia ou ressonância de c(râ)nio) para comprovação de uma lesão estrutural encefálica grave suficie(nte) para justificar o exame neurológico.

2) **Ausência de fatores tratáveis que possam confundir o diagn(ós)tico de morte encefálica.**
- Drogas depressoras do sistema nervoso central. Recomenda-se agu(ar)dar 5 meias-vidas da droga se infusão contínua em paciente sem disf(un)ção renal ou hepática (Tabela 1). Se disfunção renal ou hepática ajustar (in)tervalo conforme necessário e considerar exame complementar que av(alie) fluxo sanguíneo encefálico.
- Distúrbios metabólicos graves (p. ex., hiponatremia; hipoglicem(ia), desde que não haja relação com a fisiopatologia do processo de ME (p. (ex.) hipernatremia por *diabetes insipidus* central).
- Intoxicações exógenas.

3) **Observação hospitalar pelo período mínimo de 6 horas. Qu(an)do a causa do quadro for encefalopatia hipóxico-isquêmica, esse pe(río)do de observação e tratamento deverá ser de, no mínimo, 24 horas.**

4) **Temperatura corporal (esofagiana, vesical ou retal) > 35°C, p(res)são arterial sistólica ≥ 100 mmHg ou pressão arterial média ≥ 65 mm(Hg) para adultos e saturação arterial de oxigênio > 94%.**
- Na indisponibilidade de temperatura central, temperatura axil(ar >) 35°C é válida para este pré-requisito.

PROCEDIMENTOS NECESSÁRIOS PARA DIAGNÓSTICO DE MORTE ENCEFÁLICA

- Dois exames neurológicos clínicos (Tabela 2) realizados por m(édi)cos diferentes especificamente capacitados que demonstrem coma a(per)ceptivo (Figura 1) e ausência dos reflexos de tronco encefálico (Figur(a 2))

a) Na impossibilidade de se realizar qualquer um dos reflexos bilalmente, inviabiliza-se o diagnóstico de morte encefálica como, por mplo, se ocorrer lesão de ambos os globos oculares.

b) Pacientes com diagnóstico ou suspeita de TRM cervical não po-1 testar o reflexo oculocefálico e podem falsear o teste de apneia. Logo, se pode determinar morte encefálica.

c) A ocorrência de reflexos espinhais, tais como reflexos profundos, exo de flexão tripla de membros inferiores e o reflexo de Lázaro (refle-complexo com elevação dos membros superiores e possível flexão de 1co), que podem ocorrer em alguns casos, não inviabiliza o diagnósti-e morte encefálica.

- **Uma prova de apneia positiva (Tabela 3) com ausência de movi-ntos respiratórios.** Em casos de doença pulmonar obstrutiva crônica e CO_2 basal > 55 mmHg não existe recomendação disponível na legisla-brasileira para realização da prova, em outros países considera-se um $CO_2 \geq 20$ mmHg. Não é recomendável realizar a prova em ventilação ânica pelo risco de falso-positivo por autodisparo.

- **Exame complementar que demonstre ausência de atividade ence-ca** (Tabela 4). Necessário em todos os casos pela legislação brasileira. em avaliar o fluxo sanguíneo encefálico, metabolismo cerebral ou ati-de elétrica encefálica.

ela 1 – Drogas depressoras do sistema nervoso central e bloqueadores neuromusculares e 'valo após suspensão da droga para início de prova de morte encefálica

dicamento	Meia-vida	Intervalo (dose intermitente)	Intervalo (infusão contínua)
azolam	2 horas	6 horas	10 horas
anil	2 horas	6 horas	10 horas
ental	12 horas	36 horas	60 horas
ofol	2 horas	6 horas	10 horas
mina	2,5 horas	7,5 horas	12,5 horas

Cisatracúrio	22 minutos	1 hora e 6 minutos	1 hora e 50 minutos
Succinilcolina	10 minutos	30 minutos	50 minutos
Rocurônio	1 hora	3 horas	5 horas
Sevoflurano	12 minutos	36 minutos	1 hora
Isoflurano	10 minutos	30 minutos	50 minutos

Adaptada de Diretrizes para Avaliação e Validação do Potencial Doador de Órgãos e Morte Encefálica.

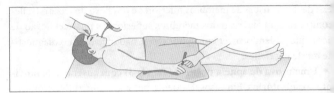

Figura 1 Avaliação do estímulo álgico.

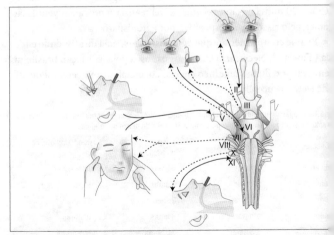

Figura 2 Reflexos de tronco encefálico.

Tabela 2 – Exame neurológico

Coma aperceptivo	■ Escala de Coma de Glasgow 3 ■ Ausência de resposta ocular, motora ou verbal ao estímulo ■ Estimular o leito ungueal e região supraorbitária bilateral ■ Não é recomendada a fricção esternal
Reflexo fotomotor (direto e consensual)	■ Abrir pálpebras e incidir feixe de luz diretamente sobre a pupila ■ Falta de resposta caracterizada pela não ocorrência de miose no lado estimulado (direto) e no lado contralateral (consensual) ■ Atenção se paciente em uso de tiopental pode apresentar ausência do reflexo ou midríase sem conotação patológica
Reflexo córneo-palpebral	■ Ausência de resposta (piscar dos olhos) ao toque da córnea com um chumaço de algodão
Reflexo oculocefálico ("olhos de boneca")	■ Testado pela movimentação brusca da região cefálica para direita e esquerda ■ Ausência de reflexo caracterizado, olhos acompanham movimento da região cefálica ■ Se reflexo positivo, movimento ocular reflexo, mantendo olhar conjugado para o mesmo local prévio à movimentação ■ Contraindicado se suspeita de traumatismo raquimedular
Reflexo vestíbulo-ocular (prova calórica)	■ Otoscopia para avaliar obstrução do conduto auditivo ■ Instilar 50 mL de salina a 4°C no condutivo auditivo externo ■ Se positiva ocorre desvio do olhar conjugado para o lado estimulado ■ Aguardar 5 minutos e testar o lado contralateral
Reflexo da tosse ou engasgo	■ Estimular traqueia ou hipofaringe com uma sonda de aspiração pelo tubo orotraqueal ou cânula de traqueostomia

Tabela 3 – Prova da apneia e suas interpretações possíveis

1. Ventilação com FiO_2 de 100% por, no mínimo, 10 minutos para atingir $PaO_2 \geq 200$ mmHg e $PaCO_2$ entre 35 e 45 mmHg.
2. Instalar oxímetro e colher gasometria arterial inicial.
3. Desconectar ventilação mecânica.
4. Estabelecer fluxo contínuo de O_2 por um cateter intratraqueal ao nível da carina (6 L/min), ou tubo T (12 L/min) ou CPAP (até 12 L/min + até 10 cmH_2O).
5. Observar a presença de qualquer movimento respiratório por oito a dez minutos.
6. Colher gasometria arterial final.
7. Reconectar ventilação mecânica.
8. Se houver instabilidade hemodinâmica (PAM < 65 mmHg ou pressão arterial sistólica ≤ 100 mmHg), saturação de oxigênio ≤ 90% ou arritmia, deve-se interromper a prova, coletar gasometria arterial e reconectar paciente ao respirador.

Interpretação da prova de apneia

Prova da apneia positiva	• Ausência de movimento respiratório (torácico ou abdominal), mesmo que o teste tenha sido interrompido precocemente, associado à $PaCO_2 > 55$ mmHg
Prova da apneia negativa	• Presença de movimento respiratório durante a prova independente do valor de $PaCO_2$
Prova da apneia inconclusiva	• Ausência de movimentos respiratórios e $PaCO_2 < 56$ mmHg • Considerar nesses casos repetir prova com CPAP (se interrupção por hipoxemia) e/ou após estabilização hemodinâmica

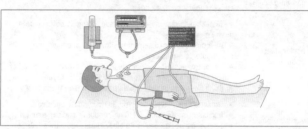

Figura 3 Teste da apneia.

Tabela 4 – Exames complementares para o diagnóstico de morte encefálica

Eletroencefalograma	• Não invasivo • Risco de falso-positivo se efeito residual de drogas depressoras do sistema nervoso central, hipotermia ou distúrbios metabólicos
Doppler transcraniano	• Não invasivo/seguro/examinador-dependente • Risco de falso-negativo em pacientes craniectomizados e com janela acústica ruim • Exame de escolha se risco de falso-positivo pelo eletroencefalograma
Arteriografia cerebral	• Invasivo/contraste iodado • Necessidade de transporte para radiologia intervencionista • Padrão ouro para avaliar fluxo sanguíneo cerebral
Cintilografia cerebral	• Pouco disponível/risco de transporte • Exame de exclusão

Aspectos ético-legais

- Mudanças recentes ocorreram na legislação do Conselho Federal de Medicina e decreto presidencial.
- Devem-se documentar todos os exames realizados (incluindo gasometria) em prontuário e o termo de declaração de ME realizado e assinado pelos médicos que participaram do processo diagnóstico.
- Deve se comunicar a família e os órgãos de saúde responsáveis pelo processo de doação de órgãos, sendo os mesmos somente retirados após autorização familiar.
- Em caso de morte por causa externa, o potencial doador deverá ser encaminhado ao Instituto de Medicina Legal.
- A hora do óbito é assinalada como o horário que se terminou o processo do diagnóstico de morte encefálica.

Resolução CFM n. 2.173/2017

- Período de observação intra-hospitalar de ao menos 6 horas e de pelo menos 24 horas em caso de encefalopatia hipóxico-isquêmica para início da prova de morte encefálica.
- Causa do coma conhecida, irreversível e magnitude capaz de causar morte encefálica, sendo necessário descartar fatores confundidores.
- Exame clínico realizado por médicos diferentes capacitados com intervalo de 1 hora (adultos), que demonstrem coma aperceptivo e ausência de reflexos supraespinais.
- São considerados capacitados médicos com no mínimo um ano de experiência no atendimento de pacientes em coma e que tenham acompanhado ou realizado pelo menos dez determinações de ME ou curso de capacitação para determinação em ME.
- Um dos médicos deve ser capacitado em uma das seguintes especialidades: neurologia; neurologia pediátrica; neurocirurgia; medicina de emergência; medicina intensiva; medicina intensiva pediátrica. Na ausência de

uma dessas especialidades, um médico especificamente capacitado pod realizar o diagnóstico.
- Uma prova de apneia é necessária com documentação em prontuário com gasometria arterial.
- Um exame complementar é necessário em todos os casos.

Decreto n. 9.175/2017 (Regulamenta a Lei n. 9.434/97)
- Familiares devem ser obrigatoriamente informados no início do procedimento para diagnóstico de ME.
- A presença de médico de confiança da família será permitida caso solicitada no diagnóstico de ME.
- Após o diagnóstico de ME, a família do falecido deverá ser consultada para possibilidade de doação de órgãos e ficará a cargo das Organizações de Procura de Órgãos (OPO) ou das Centrais de Transplante.
- Em caso de negação da família ou contraindicação à doação de órgãos por qualquer motivo, o suporte artificial deve ser descontinuado e corpo do cadáver entregue aos familiares.

Manejo do potencial doador
- O manejo baseia-se no suporte hemodinâmico e suporte de disfunções orgânicas como qualquer paciente crítico em geral, porém com algumas particularidades, objetivando a preservação da viabilidade dos órgãos enxertos.
- Caracteriza-se um paciente como potencial doador a partir do início da primeira prova de morte encefálica.
- Para o manejo adequado, é importante a compreensão adequada d fisiopatologia da morte encefálica (Tabela 5).

Tabela 5 – Fisiopatologia da morte encefálica

Instabilidade hemodinâmica	Disfunção autonômica e neuro-humoral ■ Fase inicial → tríade de Cushing (bradicardia; hipertensão; depressão respiratória) ■ Fase intermediária → "tempestade simpática" com hipertensão, taquicardia, predisposição a taquiarritmias e disfunção ventricular ■ Fase tardia → hipotensão por vasoplegia associada à bradicardia relativa com pouca oscilação na frequência cardíaca por disfunção autonômica e possível disfunção ventricular por atordoamento miocárdico
Hipotermia	■ Poiquilotermia: perda da capacidade de autorregulação da temperatura corporal
Distúrbios hidroeletrolíticos	■ *Diabetes insipidus* central e/ou hiperglicemia → poliúria com diurese osmótica
Sistema endócrino	Disfunção do eixo hipotálamo-hipofisário: ■ ADH → *Diabetes insipidus* ■ ACTH; CRH → Insuficiência adrenal ■ TRH e TSH → Redução T3/T4 livre
Sistema respiratório	■ Perda do reflexo de tosse e higiene brônquica ■ Tendência a atelectasias
Sistema hematológico	■ Tendência a coagulação intravascular disseminada pela liberação de tromboplastina

Suporte geral

■ Coletar culturas (hemocultura, secreção traqueal e urocultura) e solicitar sorologias do potencial doador.

■ Manter antibioticoterapia se estiver em tratamento de alguma infecção, porém não é recomendado o uso profilático de antibióticos.

■ Manter monitorização habitual: sonda vesical de demora, acesso venoso central, monitorização invasiva de pressão arterial e monitorização de temperatura central (sempre que disponível).

■ Retirar dispositivos invasivos desnecessários, como derivações ventriculares externas por exemplo, pelo risco infeccioso. Idealmente recomenda-se retirar dispositivos de sítios vasculares femorais.

■ Manter colírios e pomadas para auxiliar na preservação da córnea.

Suporte hemodinâmico

- Na fase de hiperatividade ("tempestade") simpática, esmolol é o anti-hipertensivo de escolha, podendo também ser utilizado o nitroprussiato de sódio.
- Se instabilidade hemodinâmica avaliar fluido-responsividade po monitorização hemodinâmica funcional (ΔPP; VVS) e preferir cristaloid balanceado para expansão volêmica.
- Se hipotensão refratária a expansão volêmica, recomenda-se inicia droga vasoativa objetivando uma PAM ≥ 65 mmHg, porém não existe evidência de superioridade entre as drogas. Sugerimos iniciar noradrenalin e em casos de choque refratário ou *diabetes insipidus* de difícil controle as sociar vasopressina (*bolus* 1 U/kg e manter de 0,01 a 0,04 U/min) por se efeito em receptor V1 (vasoconstricção) e efeito adicional em receptor V (*diabetes insipidus*).
- Deve-se realizar ecocardiograma transtorácico em todos os pacientes, pois a disfunção miocárdica é comum neste subgrupo de pacientes podem ser necessários inotrópicos.
- Se ocorrer parada cardiorrespiratória, devem-se realizar manobra de ressuscitação cardiopulmonar conforme recomendado pelo ACLS. Iss é mais comum de ocorrer na fase de tempestade simpática com arritmia ventriculares.
- Bradiarritmias geralmente são pouco responsivas à atropina e dev ser considerado marca-passo transcutâneo ou transvenoso.

Suporte respiratório

- Ventilação mecânica protetora: volume corrente = 6-8 mL/kg pel peso corporal predito; PEEP = 8-10 cmH$_2$O; ajuste de F$_I$O$_2$ para mante S$_p$O$_2$ ≥ 92%; ajuste de frequência respiratória para manter P$_a$CO$_2$ = 35-4 mmHg.
- Instalar circuito de aspiração fechado e evitar desconexões do respirador.

- Manobras de recrutamento, PEEPs mais altas e posição prona podem ser utilizadas para otimizar a oxigenação em potenciais doadores se necessário.

Suporte endócrino-metabólico

- Manter nutrição enteral trófica (10-20 mL/h) sem necessidade de atingir meta calórico-proteica, se a hemodinâmica permitir.
- Hidrocortisona dose estresse 200-300 mg/24 h.
- Insulina endovenosa em infusão contínua se hiperglicemia.
- Pulsoterapia com metilprednisolona e reposição de hormônio tireoidiano são controversos e não recomendamos o uso habitual. Recomendamos o uso de levotiroxina enteral (até 1,6 µg/kg) apenas em caso de manutenções prolongadas (> 48 horas).

Manejo da temperatura

- Manter controle direcionado de temperatura com alvo de 35°C em pacientes estáveis hemodinamicamente e 36-37°C se instabilidade hemodinâmica.

Suporte renal

- Coletar eletrólitos a cada 8-12 horas e realizar reposição endovenosa conforme necessário.
- Monitorar diurese (objetivo diurese ≥ 1 mL/kg/h), porém atentar a sinais de *diabetes insipidus* (Tabela 6).
- Se *diabetes insipidus*:
  - DDAVP (desmopressina) até 1 a 2 µg a cada 8-12 horas.
  - Metas: débito urinário entre 1-4 mL/kg/h e Na entre 130 e 150 mEq/L.
  - Atentar para hipocalemia e hipercalcemia que podem induzir *diabetes insipidus* nefrogênico.

– Em pacientes hipernatrêmicos, repor perdas renais com soro glicosado 5% objetivando zerar o balanço hídrico.
- Hipernatremia (Na > 155 mEq/L) está associada à piora do desfecho do enxerto hepático.

Tabela 6 – Sinais de *diabetes insipidus* central

Diurese ≥ 2-4 mL/kg/h
Osmolaridade urinária < 300 mOsm/kg
Na ≥ 155 mEq/L
Excluir hiperglicemia e manitol e hipernatremia iatrogênica (salina hipertônica)

LEITURA COMPLEMENTAR

1. Resolução CFM n. 2173/2017. Morte Encefálica.
2. Westphal GA, Garcia VD, Souza RI, Franke CA, Vieira KD, Birckholz VR, et al. Guidelines for the assessment and acceptance of potential brain-dead organ donors. Rev Bras Ter Intensiva. 2016;28(3):220-55.
3. Westphal GA, Caldeira Filho M, Vieira KD, Zaclikevis VR, Bartz MC, Wanzuita R, et al. Guidelines for potential multiple organ donors (adult): part I. Overview and hemodynamic support. Rev Bras Ter Intensiva. 2011;23(3):255-68.
4. Westphal GA, Caldeira Filho M, Vieira KD, Zaclikevis VR, Bartz MC, Wanzuita R, et al. Guidelines for potential multiple organ donors (adult): Part II. Mechanical ventilation, endocrine metabolic management, hematological and infectious aspects. Rev Bras Ter Intensiva. 2011;23(3):269-82.
5. Westphal GA, Caldeira Filho M, Vieira KD, Zaclikevis VR, Bartz MC, Wanzuita R, et al. Guidelines for potential multiple organ donors (adult): Part III: organ-specific recommendation. Rev Bras Ter Intensiva. 2011;23(4):410-25.
6. Citerio G, Cypel M, Dobb GJ, et al. Organ donation in adults: a critical care perspective. Intensive Care Med. 2016; 42:305-15.
7. Kotloff RM, Blosser S, Fulda GJ et al. Management of the potential organ donor in the ICU Society of Critical Care Medicine/American College of Chest Physicians/Association of Organ Procurement Organizations Consensus Statement. Crit Care Med. 2015;43:1291-32
8. Tullius SG, Rabb H. Improving the supply and quality of deceased-donor organs for transplantation. N Engl J Med. 2018;378:1920-29.
9. Meyfroidt G, Gunst J, Martin-Loeches et al. Management of the brain-dead donor in the ICU general and specific therapy to improve transplantable organ quality. Intensive Care Med. 2019 Mar;45(3):343-53.

SEÇÃO IX GASTROENTEROLOGIA

Nutrição – aspectos gerais 58

Julia M. de Campos Coelho
Sylas Bezerra Cappi

INTRODUÇÃO

- Desnutrição é uma importante causa de aumento de mortalidade em pacientes internados.

NECESSIDADES CALÓRICAS

- Fórmula-padrão: ASPEN – 25 a 30 kcal/kg.
- Fórmula Harris Benedict: gasto energético basal e de repouso.

Para homens	GEB = 66 + (13,7 x peso em kg) + (5 x altura em cm) - (6,8 x idade em anos).
Para mulheres	GEB = 655 + (9,6 x peso em kg) + (1,7 x altura em cm) - (4,7 x idade em anos).

- GER = GEB x fator atividade x fator injúria
Fator atividade: não usar
Fator injúria: 1,2
GER = GEB x 1,2

- Indivíduos obesos:
Peso ajustável = peso ideal + (peso atual – peso ideal) x 0,25.

- Cálculo de necessidade calórica para queimados
  - Adultos: VCT = 25 kcal x peso (kg) + 40 kcal x % SCQ.
  - Crianças: VCT = 30 a 100 kcal x peso (kg) + 40 kcal x % SCQ.
  - Utilizam-se 30 kcal para adolescentes e 100 kcal para lactentes.
- Calorimetria indireta: mede o gasto energético pela produção de CO_2 (Tabela 1).

Tabela 1 – Calorimetria indireta

Coeficiente respiratório	Substrato oxidado
1	Carboidrato
0,85	Carboidrato, lipídio, proteína
0,8 a 0,82	Proteína
0,7	Lipídio
> 1,0	Lipogênese
< 0,7	Cetose

Fonte: Manual do Curso Interdisciplinar de Nutrição Clínica.[1]

- Pacientes hipometabólicos ou em desnutrição grave: iniciar a dieta com 1/3 das necessidades calóricas e aumentar progressiva e lentamente cada 3 dias para evitar a síndrome de realimentação.
- Pacientes hipermetabólicos: iniciar a dieta com 1/2 das necessidades calóricas e aumentar progressivamente, atingindo as necessidades totais em 3 dias.
- Necessidades hídricas:
  - Padrão: 30 mL/kg/dia.
  - Considerar as perdas (inclusive as perdas insensíveis = 500 a 1.000 mL/dia).

AVALIAÇÃO NUTRICIONAL
- Estatura: medida utilizada para calcular o peso ideal com base nas tabelas-padrão.

- Peso: a avaliação nutricional deve incluir o peso atual, o habitual e o ideal (Tabela 2).

Peso do homem = 50 + 0,91 x (altura em cm − 152,4)

Peso da mulher = 45,5 + 0,91 x (altura em cm − 152,4)

- IMC: relação entre peso e altura (IMC = peso/altura^2) (Tabela 3).
- % peso ideal (PI) = peso atual x 100/peso ideal.

Tabela 2 – Classificação do estado nutricional relacionado ao peso ideal

% peso ideal	Classificação
< 75	Desnutrição grave
75 a 85	Desnutrição moderada
85,1 a 90	Desnutrição leve
90,1 a 110	Normal
110,1 a 130	Excesso de peso (obesidade leve)
130,1 a 200	Obesidade moderada
> 200	Obesidade grave

Fonte: Martins C, et al.[2]

Tabela 3 – Índice de massa corporal

IMC (kg/m^2)	Classificação
< 16	Magreza grau III
16 a 16,99	Magreza grau II
17 a 18,49	Magreza grau I
18,5 a 24,99	Peso normal
25 a 29,9	Sobrepeso
30 a 34,99	Obesidade grau I
35 a 39,99	Obesidade grau II
≥ 40	Obesidade grau III

Fonte: Martins C, et al.[2]

Avaliação nutricional metabólica e imunológica

- Albumina: proteína de meia-vida longa. Encontra-se diminuída n desnutrição crônica.
- Transferrina: gamaglobulina transportadora de ferro e alguns oli goelementos, com meia-vida de 4 a 8 dias. Indicador mais sensível nas al terações agudas do estado nutricional. Encontra-se diminuída na deficiên cia de ferro e na hipóxia crônica. Os valores aumentam no sangrament crônico e na gravidez.
- Pré-albumina: valores normais – 17 a 42 mg/mL. Marcador bastan te sensível nas restrições proteico-calóricas agudas.
- Proteína transportadora do retinol: valores normais – 2,6 a 7,6 mg/mI Marcador bastante sensível nas restrições proteico-calóricas agudas.
- Contagem total de linfócitos:
  - Depleção leve: 1.200 a 2.000 células/mL.
  - Depleção moderada: 800 a 1.199 células/mL.
  - Depleção grave: < 800 células/mL.
- Balanço nitrogenado:
BN (g/dia) = N ingerido - N excretado (PN)

$$BN = \frac{\text{proteína ingerida}}{6,25} - \frac{\text{ureia urinária 24 h}}{2,14} + 4 g^* + \text{outras perdas}^{**}$$

* 4 g: perdas insensíveis: fezes, pele, etc.
** Outras perdas: diarreia = 2,5 g; drenagem de fístula intestinal = 1,0 g
BN: positivo – anabolismo; negativo – catabolismo

Nutrientes
Carboidratos

- Recomendação de carboidratos = 50 a 60% do valor calórico total
- 1 g de carboidrato = 4 kcal.
- 1 g de glicose mono-hidratada = 3,41 kcal.
- A administração excessiva de carboidratos está associada a hipergl cemia, síntese e armazenamento de gordura, esteatose hepática, colestas e aumento da produção de CO_2.

Lipídios

- Recomendação de lipídios = 30% do valor calórico total.
- 1 g de lipídio = 9 kcal.
- Para evitar deficiência de ácidos graxos essenciais = 5 a 10% do valor calórico total na forma de ácido linoleico e linolênico.
- A solução de lipídios é isotônica, portanto pode ser administrada em veia periférica, não devendo exceder uma velocidade de 60 mL/h, quando a 20%.

Proteínas

Dietas com ingestão diária de proteína elevada aceleram a esclerose glomerular renal e aumentam a excreção urinária de cálcio quando a ingestão de fósforo é mantida (Tabelas 4 e 5).

Tabela 4 – Estimativa de necessidade proteica – considerar peso ideal

Adultos	g/kg/dia de proteína
Normal e sem estresse	0,8 a 1,0
Cirurgia eletiva sem complicações	1,0 a 1,2
Estresse moderado	1,1 a 1,5
Estresse grave e repleção proteica	1,5 a 2,0
Queimadura > 20% da superfície corporal	≥ 2,0
Insuficiência renal crônica sem diálise	0,5 a 0,6
Insuficiência renal crônica com diálise	1,2 a 1,5
Insuficiência hepática (sem encefalopatia)	1,0 a 1,2

Fonte: Martins C, et al.[2]

Tabela 5 – Recomendação proteica baseada na relação com kcal

Condição	kcal/g de nitrogênio*
Normal	200 a 300:1
Estresse moderado	150:1
Estresse grave	90 a 125:1

*6,25 g de proteína = 1 g de nitrogênio. Fonte: Martins C, et al.[2]

Vitaminas e minerais
- Lipossolúveis: vitaminas A (retinol), D (calciferol), E e K: baixo risco de deficiência e alto risco de toxicidade.
- Hidrossolúveis: complexo B, ácido pantotênico, biotina, ácido ascórbico (vitamina C) > depósitos reduzidos no organismo, com alto risco de deficiência rapidamente após a sua suspensão.
- Macronutrientes: cálcio, fósforo, magnésio, sódio e potássio.
- Micronutrientes: ferro, zinco, cobre, selênio, cobalto, flúor, manganês, cromo, iodo, arsênico, molibdênio e níquel.

Nutrientes especiais
Probióticos, prebióticos e simbióticos
- Probióticos: geralmente são bactérias da flora intestinal humana normal, tais como *lactobacilli* e bifidobactéria. São utilizados como componentes de "bioiogurtes" e suplementos dietéticos.
- Prebióticos: são substâncias químicas, geralmente oligossacarídeos que atuam como substratos para a proliferação de bactérias intrínsecas probióticas. Não são digeríveis pelo TGI nem são metabolizados pela flora não probiótica (p. ex., *Bacteroides* spp e *E. coli*).
- Simbióticos: são compostos de prebióticos e probióticos com a intenção de realizar uma teórica potencialização dos seus benefícios individuais. Mas poucas evidências existem quanto à real importância clínica do possível sinergismo por meio do uso combinado de prebióticos e probióticos.

LEITURA COMPLEMENTAR
1. Federação Latino-americana de nutrição parenteral e enteral. Curso interdisciplinar de nutrição clínica. CINC; 2006.
2. Martins C, Moreira, SM, Pierosan SR. In: Interações droga-nutriente. 2ª ed. Curitiba: Nutrclínica; 2003.
3. Lopes RA, Martins HS. In: Emergências Clínicas – Abordagem Prática. 2ª ed. Barueri: Manol 2006. p. 311.
4. Waitzberg DL. In: Nutrição oral, enteral e parenteral na prática clínica. 3ª ed. São Paulo: Atheneu, 2004.
5. Bankhead R, Boullata J, Brantley S, Corkins M, et al. ASPEN Enteral Nutrition Practice Recommendations. JPEN. 2009;33:122-67.

Nutrição enteral 59

Julia M. de Campos Coelho
Sylas Bezerra Cappi

INTRODUÇÃO

- Nutrição enteral consiste na administração de soluções balanceadas e nutrientes diretamente no TGI.
- Vantagens:
  - Menor custo.
  - Melhora a contração da vesícula, reduzindo a colestase.
  - Facilidade de administração.
  - Menor incidência de complicações metabólicas.
  - Evita translocação bacteriana.
  - Manutenção do trofismo e da integridade da mucosa.

INDICAÇÕES E CONTRAINDICAÇÕES DA NUTRIÇÃO ENTERAL

Indicações	Contraindicações
A via enteral deve ser a preferencial, desde que não haja contraindicação a ela Indicação da dieta: a mais precoce possível, 48 a 72 h da internação, desde que o paciente esteja estável hemodinamicamente Se houver impossibilidade de utilizar o TGI por mais de 7 dias, indicar nutrição parenteral	- Instabilidade hemodinâmica - Íleo paralítico - Obstrução intestinal - Diarreia grave - Fístula enterocutânea de alto débito (> 500 mL/dia)

ADMINISTRAÇÃO

- Recomenda-se infusão contínua com bomba de infusão, iniciando com pequenos volumes e aumentando progressivamente conforme tolerância do paciente.
- Vias de acesso: considerar estado de consciência e risco de aspiração, comodidades do paciente, condições de absorção e doença do trato digestivo, duração do tratamento e tipo de solução (viscosidade).
- Sondas: uso temporário ou de curto prazo (4 a 6 semanas).
    - Naso/orogástricas: indicadas em pacientes com reflexo de vômito preservado, ausência de refluxo gastroesofágico, esvaziamento gástrico e duodenal normal ou estômago sem acometimento patológico.
    - Naso/orojejunais: indicadas em pacientes com alto risco de aspiração, gastroparesia ou esvaziamento gástrico lento, refluxo gastroesofágico ou diabetes com gastroparesia (Quadro 1).
- Sondas (gástrica ou pós-pilórica *versus* o tipo de sonda – Levinn ou Duboff).

Quadro 1 – Posição da sonda

	Vantagens	Desvantagens
Naso/orogástricas	- Fácil inserção - Sondas de poliuretano e silicone são mais confortáveis - Permitem administração em *bolus* - Menor incidência de diarreia e flatulência	- Maior risco de broncoaspiração*
Naso/orojejunais	- Diminuem o risco de broncoaspiração*	- Passagem através do piloro pode exigir o auxílio de endoscopia - Menor tolerância a fórmulas hiperosmolares - Devem ser administradas de forma contínua, em bomba de infusão

* Desde que localizadas após o ângulo de Treitz.

- Ostomias: uso permanente ou de longo prazo (> 6 semanas).
  - Tipos de ostomias: esofagostomia cervical (pouco frequente), gastrostomia, gastrostomia com avanço até jejuno ou jejunostomia (Quadro 2) com cateter ou sonda.
  - Gastrostomia: indicada em pacientes com estômago sadio, esvaziamento gástrico e duodenal normal, ausência de refluxo gastroesofágico e de reflexo de vômito ou alteração da deglutição.

Quadro 2 – Indicações e contraindicações da jejunostomia

Indicações	Contraindicações
- Refluxo gastroesofágico com alto risco de aspiração - Gastroparesia ou esvaziamento gástrico lento - Disfunção gástrica (trauma ou cirurgia) - Disfunção do TGI superior: úlcera, sangramento, fístula, obstrução	- Ascite - Doença inflamatória intestinal - Fístulas intestinais de alto débito

- Deve-se sempre verificar a posição intraluminal da sonda antes de iniciar a terapia nutricional enteral. No intraoperatório, por visão direta e palpação. No pós-operatório, por radiografia com injeção de contraste pela sonda.

FLUXOGRAMA PARA A ESCOLHA DA VIA DE ADMINISTRAÇÃO

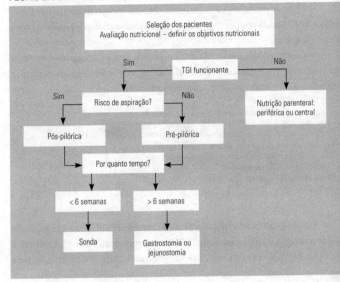

SELEÇÃO DA FÓRMULA – DIETOTERAPIA

- Densidade calórica (Tabela 1) x quantidade de líquido recomendad‹
- A quantidade total de líquido a ser administrado varia de 25 a 4 mL/kg/dia no adulto saudável. Considerar estado de hidratação, febre, vô mitos, fístulas, diarreia, etc. (Quadro 3).
- Dieta com maior densidade calórica apresenta menor quantidade ‹ água.
- Considerar a quantidade de água da dieta na necessidade hídri‹ diária.

Quadro 3 – Densidade calórica das soluções enterais

Categorização da fórmula	Densidade calórica (kcal/mL)	Categorização da densidade calórica
Acentuadamente hipocalórica*	< 0,6	Muito baixa
Hipocalórica*	0,6 a 0,8	Baixa
Normocalórica	0,9 a 1,2	Padrão
Hipercalórica	1,3 a 1,5	Alta
Acentuadamente hipercalórica	> 1,5	Muito alta

*Hipocalórica: apenas para efeito de comparação com as demais fórmulas. Não deve ser usada como dieta restrita em calorias.

Quadro 4 – Composição das fórmulas enterais

Quanto à complexidade dos nutrientes	Quanto à presença de algum elemento específico
Poliméricas – macronutrientes na forma intacta	Dieta enteral láctea ou isenta de lactose
Oligoméricas – macronutrientes parcialmente hidrolisados	Dieta enteral com ou sem fibra
Elementares – macronutrientes totalmente hidrolisados	Dieta modular é a apresentação pura ou quase que exclusiva de um determinado nutriente

FLUXOGRAMA PARA ESCOLHA DA DIETA ENTERAL

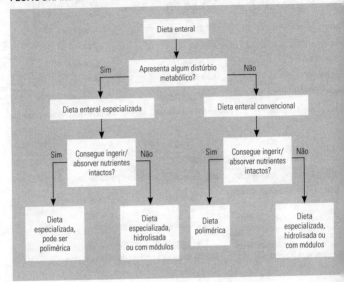

Fonte: adaptado de Baxter YC.[6]

COMPLICAÇÕES

Complicações comumente relacionadas à nutrição enteral

Gastrointestinais	Mecânicas	Respiratórias	Metabólicas	Infecciosas	Psicológicas
Diarreia Refluxo Cólicas Distensão abdominal Flatulência Obstipação intestinal	• Obstrução da sonda • Irritação das nasofaringes • Ulceração e estenose do esôfago • Otite/sinusite • Irritação da pele e escoriação nas ostomias	• Aspiração pulmonar • Pneumonia	• Hiperglicemia • Distúrbio hidroeletrolítico e acidobásico • Disfunção hepática • Síndrome da realimentação	• Gastroenterocolites por contaminação da dieta	• Ansiedade • Depressão • Monotonia alimentar • Inatividade • Insociabilidade

Manejo da diarreia

Fatores predisponentes	Prevenção	Conduta
Técnica asséptica inadequada durante o preparo e a administração da dieta	• Boas práticas de preparo, conservação e administração • Uso de sistema fechado	• Hidratação adequada • Avaliar a diminuição da infusão ou suspender a dieta
Uso de antibióticos de amplo espectro	• Uso racional de medicamentos	• Controle microbiológico das fezes • Avaliar troca de antibiótico
Fórmulas enterais hiperosmolares	• Fórmulas enterais com osmolaridade adequada	• Reavaliar tipo de fórmula

- Diarreia: alteração do hábito intestinal com diminuição da consistência das fezes, geralmente com aumento da frequência (≥ 3 evacuações/dia) ou aumento do volume fecal.
- Causas: infecciosas (viral ou bacteriana), inflamação e/ou lesão intestinal (retocolite ulcerativa, doença de Crohn), isquemia ou alteração vascular (colite isquêmica), medicações (antibióticos, laxativos), alterações de

motilidade, absorção ou secreção (síndrome do intestino irritável, doença celíaca, hipertireoidismo, gastrinoma, etc.) e dieta enteral.

- Manejo da diarreia por dieta enteral: diminuir o gotejamento, infundir a dieta por bomba de infusão, usar dieta com osmolalidade mais baixa, usar fibra solúvel, considerar probiótico ou drogas antidiarreicas.
- Manejo do resíduo gástrico: o resíduo gástrico deve ser checado rotineiramente; se dieta em infusão intermitente, checar antes da administração da próxima dieta; e se em infusão contínua, checar 4 x/dia.

Avaliar se o volume residual gástrico > 200 mL ou > 50% do volume da dieta após 2 h da infusão ou distensão abdominal/vômitos, considerar pausa da dieta por 4 h, redução do volume da dieta nas 24 h e uso de procinéticos, como bromoprida, metoclopramida, eritromicina.

LEITURA COMPLEMENTAR
1. Martins C, Moreira SM, Pierosan SR. In: Interações droga-nutriente. 2ª ed. Curitiba: Nutroclínica; 2003.
2. Lopes RA, Martins HS. In: Emergências Clínicas – Abordagem Prática. 2ª ed. Barueri: Manole, 2006. p. 311.
3. Waitzberg DL. Nutrição oral, enteral e parenteral na prática clínica. 3ª ed. São Paulo: Atheneu, 2004.
4. Bankhead R, Boullata J, Brantley S, Corkins M, et al. ASPENS enteral nutrition practice recommendations. JPEN. 2009;33:122-67.
5. Teitelbaum JE, Walker WA. Nutritional impact of pre- and probiotics as protective gastrointestinal organisms. Annu Rev Nutr. 2002;22:107-38.
6. Baxter YC. Critérios de decisão na seleção de dietas enterais. In: Waitzberg DL. Nutrição oral, enteral e parenteral na prática clínica. São Paulo: Atheneu; 2004. p. 675.

Nutrição parenteral 60

Julia M. de Campos Coelho
Sylas Bezerra Cappi

INTRODUÇÃO

- NP é a preparação de uma solução balanceada com os principais componentes para evitar a desnutrição em paciente de risco nutricional com disfunção grave do intestino ou com incapacidade de absorver nutrientes por VE.
- A NP é contraindicada nas seguintes situações:
  - Trato gastrointestinal funcionante.
  - Terapia nutricional sem objetivo claramente definido.
  - Instabilidade hemodinâmica.

MÉTODOS DE ADMINISTRAÇÃO

Central

Terapia nutricional de longa duração.
Permite dietas com alta osmolaridade (> 900 mOsm/L).
Manter via exclusiva para a nutrição.

Periférica

Terapia nutricional de curta duração (máximo 10 dias).
Infundir somente dietas com osmolaridade < 900 mOsm/L.
Principal complicação: flebite.

OSMOLARIDADE

- Osmolaridade máxima tolerada por acesso periférico = 900 mOsm/L, porém o recomendado é no máximo = 500 mOsm/L.
- Emulsões lipídicas não alteram a osmolaridade da solução, portanto podem ser administradas em veia periférica.

CUIDADOS NA ADMINISTRAÇÃO

- Administrar a nutrição parenteral em temperatura ambiente.
- Técnicas assépticas para manipulação e administração.

PRESCRIÇÃO

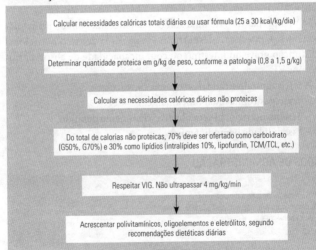

CONTROLE

- Checar aspecto da inserção do cateter diariamente para avaliar possível foco de infecção.
- Dosar eletrólitos e glicemia diariamente.
- Dosar triglicérides de 15/15 dias.
- Dosar albumina de 21/21 dias.
- Controle de glicemia capilar rigoroso.

AVALIAÇÃO E COMPLICAÇÕES

- Avaliar a incorporação dos nutrientes infundidos.
- Determinação seriada de parâmetros antropométricos.
- Balanço nitrogenado semanalmente.
- Calorimetria indireta: quociente respiratório acima de 1, em geral, indica *overfeeding*.

COMPLICAÇÕES

- Hipoglicemia: ocorre mais frequentemente pela interrupção abrupta da NP.
- Hiperglicemia é bastante frequente nos primeiros 2 ou 3 dias. Elevações exageradas da glicemia costumam ser devidas à infusão excessivamente rápida da solução (VIG máximo = 4 mg/kg/min). O tratamento consiste na redução do ritmo de infusão, ou na interrupção da NP, e na administração de insulina simples em quantidades ditadas pelos níveis glicêmicos.
- Deficiência de ácidos graxos essenciais: o uso exclusivo de glicose como fonte calórica pode propiciar o aparecimento de deficiência de ácidos graxos essenciais. Esse quadro, embora possa ser detectado precocemente em termos laboratoriais, costuma manifestar-se clinicamente somente após 2 a 3 semanas. Deve-se suspeitar de carência de ácidos graxos se o doente passa a apresentar prurido e descamação cutânea, queda de cabelos, hepatomegalia e dificuldade de cicatrização.

- Síndrome de realimentação: a desnutrição prévia, particularmen[te] quando de longa duração, propicia a progressiva depleção do organism[o] em vários de seus constituintes. Ao se instituir a NP em doentes grav[e]mente desnutridos, pode-se acelerar sensivelmente o aparecimento clín[i]co de quadros carenciais de micronutrientes e de íons intracelulares, pa[r]ticularmente potássio e fósforo. Seu diagnóstico clínico é difícil, pois [as] manifestações, em sua maioria, são pouco específicas. Os déficits de o[li]goelementos passam a constituir problemas clínicos apenas após long[os] períodos de NP.

DESCONTINUAÇÃO DA NUTRIÇÃO PARENTERAL

- Diminuir a velocidade de infusão gradativamente em um perío[do] de 48 a 72 h para evitar hipoglicemia.
- Se for necessária a retirada brusca da NP, manter infusão contín[ua] de SG 10% na mesma velocidade de infusão da NP por 12 h.

LEITURA COMPLEMENTAR
1. Martins C, Moreira, SM, Pierosan SR. Interações droga-nutriente. 2ª ed. Curitiba: Nutroclín[ica] 2003.
2. Lopes RA, Martins HS. In: Emergências Clínicas – Abordagem Prática. 2ª ed. Barueri: Man[ole] 2006. p. 311.
3. Waitzberg DL. Nutrição oral, enteral e parenteral na prática clínica. 3ª ed. São Paulo: Athe[neu] 2000.
4. Hamilton-Miller JMT. Probiotics and prebiotics in the elderly. Postgrad Med J. 2004;80:447[.]
5. Teitelbaum JE, Walker WA. Nutritional impact of pre- and probiotics as protective gastroin[tes]tinal organisms. Annu Rev Nutr. 2002;22:107-38.

Insuficiência hepática aguda

Vinicius Galdini Garcia
Rodolpho Augusto de Moura Pedro

INTRODUÇÃO

- Insuficiência hepática aguda (IHA) é uma síndrome rara, de múltiplas possíveis etiologias e altas taxas de mortalidade.
- A disfunção hepática aguda induz icterícia, coagulopatia, encefalopatia hepática (podendo causar hipertensão intracraniana), inflamação sistêmica e disfunção múltipla de órgãos.
- O suporte precoce e adequado das disfunções orgânicas e o transplante hepático (quando indicado) são os pilares do tratamento.
- Define-se como insuficiência hepática aguda os quadros em que pacientes, usualmente sem hepatopatia prévia, desenvolvem icterícia e coagulopatia (INR > 1,5), seguidos por encefalopatia hepática em um intervalo inferior a 26 semanas.
- Quando não há encefalopatia hepática utiliza-se o termo lesão hepática aguda.

ETIOLOGIAS

Tabela 1 – Principais etiologias de IHA

■ Virais: Hepatite A, B, D e E Febre amarela Citomegalovírus Epstein-Barr Herpes simples Varicela zoster Parvovírus	■ Malária ■ Esquistossomose ■ Induzidas por drogas Paracetamol Não paracetamol Cocaína/MDMA ■ Hepatite autoimune ■ Hepatite isquêmica/ congestiva	■ Síndrome de Budd-Chiari ■ Doença de Wilson ■ *Amanita phalloides* ■ Gestacional Síndrome HELLP Esteatose hepática gestacional ■ Hipertermia maligna ■ Infiltração maligna

Adaptado de Cardoso FS, Acute liver failure: An up-to-date approach. J Crit Care. 2017.

CLASSIFICAÇÃO, APRESENTAÇÃO CLÍNICA E AVALIAÇÃO LABORATORIAL

Tabela 2 – Classificação e fenótipos

	Hiperaguda (até 7 dias)	Aguda (8-28 dias)	Subaguda (5-26 sem)
Exemplo de etiologia	Paracetamol, hepatite A e E	Hepatite B	LHID não paracetam
Transaminases	+++	++	+
Bilirrubinas	+	++	+++
INR	+++	++	+
Edema cerebral	Risco alto	Risco alto	Risco baixo
Sobrevida sem transplante	80-90%	60-50%	15-20%

Adaptado de Cardoso FS, Acute liver failure: An up-to-date approach. J Crit Care. 2017.

■ As lesões induzidas por drogas correspondem a 50% das etiolog e podem se apresentar de diferentes formas, conforme exemplificado Tabela 3.

Tabela 3 – Lesão hepática induzida por drogas (LHID) – tipos

	Hepatotoxicidade direta	Hepatotoxicidade idiossincrática	Hepatotoxicidade indireta
Frequência	Comum	Rara	Intermediária
Dose dependente	Sim	Não	Não
Latência	Dias	Dias a anos	Meses
Agentes mais comuns	Paracetamol, niacina, ácido acetilsalicílico, cocaína, amiodarona EV, metotrexato EV, quimioterápicos	Amoxicilina clavulanato, cefalosporina, isoniazida, nitrofurantoína, minociclina, fluoroquinolonas, macrolídeos	Antineoplásicos, glucocorticoides, anticorpos monoclonais, inibidores de tirosina quinase
Causa	Hepatotoxicidade direta do agente em altas doses	Reação metabólica ou imunológica idiossincrática	Ação indireta no fígado ou no sistema imune

Adaptado de Hoofnagle JH. Drug-Induced Liver Injury – Types and Phenotypes. N Engl J Med. 2019.

- A apresentação clínica é usualmente sistêmica e pode incorrer em função múltipla de órgãos.

Tabela 4 – Disfunções orgânicas

Fígado	Hiperamonemia Hipoglicemia Hiperlactatemia Coagulopatia (alargamento do INR e hipofibrinogenemia) Hipertensão portal (principalmente em casos subagudos)
Cérebro	Encefalopatia hepática Hipertensão intracraniana Herniação cerebral
Coração e hemodinâmica	Estado hiperdinâmico Lesão miocárdica subclínica Hipotensão e choque (associado a sepse por translocação bacteriana)
Pulmões	Síndrome do desconforto respiratório agudo (SDRA)

Rins	Lesão renal aguda (LRA)
Adrenal	Síndrome hepatoadrenal (hipocortisolismo)
Sistema imunológico	Supressão medular e paralisia imunológica

- A avaliação laboratorial deve triar as disfunções e pesquisar possíveis etiologias.

Tabela 5 – Avaliação laboratorial

Gravidade	Etiologia
- Gasometria arterial com lactato - Amônia sérica - Hemoglobina, leucócitos e plaquetas - INR, TTPA, fibrinogênio e fator V - ALT, AST, bilirrubinas, albumina, fosfatase alcalina, amilase, DHL - Creatinina, ureia, Na, K, Cl, Mg, P, CPK	- HAV IgM, HBsAg, Anti-HBc IgM, Anti HCV CMV IgM, EBV IgM, HSV IgM, VZV IgM, Anti HIV - Cobre e ceruroplasmina - Fator antinuclear, anticorpo antimúsculo liso e imunoglobulinas - Nível sérico de paracetamol, toxicológico - Tipagem sanguínea - Teste de gravidez

CMV: Citomegalovírus. EBV: Epstein-Barr. HAV: Vírus da hepatite A. HBc: Anticorpo contra o núcleo do vírus da hepatite B. HBsAg: Antígeno de superfície do vírus da hepatite B. HCV: Vírus da hepatite C. HIV: Vírus da imunodeficiência humana. HSV: Herpes simples. VZV: Varicela zoster.

CRITÉRIOS PARA PRIORIZAÇÃO DE TRANSPLANTE

- O transplante hepático é a medida salvadora em muitos casos de insuficiência hepática aguda; a triagem dos candidatos deve ser precoce e seriada.
- O atraso desta avaliação pode resultar em disfunção orgânica irreversível, com perda do *timing* para transplante e óbito.
- Para auxiliar na indicação de transplante hepático, são comumente utilizados os critérios prognósticos de King's College (Tabela 6) e de Clichy (Tabela 7).

61 Insuficiência hepática aguda **423**

Tabela 6 – Critério King's College

Paracetamol	Não paracetamol
Critério único: ■ pH < 7,3 ou lactato arterial > 27 mg/dL após reanimação volêmica adequada	Critério único: ■ INR > 6,5
Presença dos três critérios: ■ Encefalopatia hepática (EH) grau III – IV (classificação de West Haven) ■ INR > 6,5 ■ Creatinina > 3,4	Presença de três dos cinco critérios abaixo: ■ Idade < 10 ou > 40 anos ■ Tempo entre icterícia e EH > 7 dias ■ INR > 3,5 ■ Bilirrubinas > 17 mg/dL ■ Etiologia desfavorável: LHID, doença de Wilson ou lesão hepática soronegativa

Tabela 7 – Critério de Clichy

Presença de encefalopatia grau III – IV (classificação de West Haven) associada a:
Fator V < 20% se idade < 30 anos
Fator V < 30% se idade ≥ 30 anos

TRATAMENTO

Divide-se o tratamento em:

- Específico para algumas etiologias (Tabela 8).
- Manejo das disfunções orgânicas (Quadro 1).

Tabela 8 – Tratamentos específicos

Etiologia	Tratamento
Paracetamol	Carvão ativado (primeiras horas) e n-acetilcisteína (n-AC, diluir em G5%) n-AC EV: Ataque 150 mg/kg; 12,5 mg/kg/h por 4 h; 6,25 mg/kg/h por 67 h (total 72 h)
Herpes simples	Aciclovir 30 mg/kg/dia
Hepatite B	Lamivudina 100-150 mg/dia durante 6 meses
Febre amarela	Plasmaférese ?
Hepatite autoimune	Metilprednisona 60 mg/dia
Amanita phalloides	Penicilina G altas doses (300.000 a 1.000.000 UI/kg/dia)

Quadro 1 – Manejo das disfunções orgânicas

Geral:

- Transferência, se possível, para um centro transplantador.
- O uso de n-AC para etiologias não paracetamol é controverso, com possível benefício marginal na sobrevida livre de transplante em pacientes com EH graus I e II.
- A plasmaférese na proporção de 1:1 mostrou aumentar sobrevida livre de transplante em pacientes que não foram submetidos a transplante hepático.
- O uso de dispositivos de assistência hepática (MARS® e Prometheus®) ainda carece de comprovação científica de sua eficácia.

Edema cerebral e HIC:

- Pode apresentar evolução súbita e está associado com altas taxas de mortalidade.
- 75-90% dos pacientes com EH III-IV apresentam HIC, 25% dos episódios ocorrem durante ou após o transplante; a avaliação deve ser frequente e comparativa.
- Além do edema, podem surgir convulsões, isquemias e/ou hemorragias cerebrais.
- Pacientes que evoluem com piora da EH basal devem ser submetidos à intubação orotraqueal precoce, seguida de tomografia de crânio para avaliação de HIC.
- A HIC pode ser avaliada de forma não invasiva (tomografia de crânio, Doppler transcraniano, bainha de nervo óptico, EEG contínuo) ou invasiva (monitor de PIC).
- A monitorização invasiva da PIC é controversa, pois seu uso não demonstrou melhora de sobrevida na IHA e o sangramento relevante pode ocorrer em 5% dos casos.
- Alguns autores defendem o início precoce de métodos de hemofiltração contínua, visto s capacidade de *clearance* de amônia com redução de seu potencial osmótico cerebral.
- Os episódios de HIC devem ser manejados conforme descrito em capítulo específico.
- O uso de lactulose para redução de amônia é controverso e pode induzir distensão abdominal, dificultando a técnica operatória do transplante.

Insuficiência respiratória:

- Ventilação protetora, evitando hipóxia e hipercapnia em casos de HIC.

Choque:

- Pode ser causado pela inflamação decorrente da IHA ou sepse.
- Evitar hipervolemia (piora de coagulopatia e função pulmonar).
- Altas taxas de insuficiência adrenal associada – hidrocortisona 50 mg 6/6 h.

Lesão renal aguda:

- Presente em 70% dos casos de IHA.
- Hiperfosfatemia está relacionada a um pior prognóstico (menor regeneração hepática).
- A diálise precoce com métodos contínuos é sugerida, especialmente na hipervolemia refratária e nos casos de encefalopatia hepática graus III e IV.

Infecções associadas:

- A coleta de culturas deve ser realizada na suspeita de quadros infecciosos associados.

- O uso profilático de antibióticos é controverso, embora sugerido em pacientes listados para transplante, considerando que a infecção pode resultar em sua contraindicação. O esquema habitual consiste em cefalosporina de 3ª geração e antifúngico.

Coagulopatia:

- Dispositivos invasivos como acesso central e cateter de diálise devem ser indicados precocemente, considerando a possível evolução da coagulopatia.
- O INR na IHA não guarda relação com o risco de sangramento e sua correção profilática (na ausência de sangramentos) pode subestimar os critérios de transplante.
- A transfusão empírica de plasma é sugerida na vigência de sangramento ativo.
- A prescrição de fibrinogênio, plaquetas ou hemácias segue os *triggers* habituais.
- Procedimentos invasivos devem ser realizados preferencialmente em sítios compressivos e guiados por ultrassonografia. A transfusão prévia profilática deve ser individualizada.
- Uso de vitamina K de rotina é controverso.

EITURA COMPLEMENTAR

European Association for the Study of the Liver. EASL Clinical Practice Guidelines for the management of acute (fulminant) liver failure. J Hepatol. 2017;66:1047-81.

Gagliardi G, Laccania G, Boscolo A, La Guardia P, Arrigoni M, Michielan F. Intensive care unit management of fulminant hepatic failure. Transplant Proc. 2006;38(5):1389-93.

Cardoso FS, Marcelino P, Bagulho L, Karvellas CJ. Acute liver failure: An up-to-date approach. Journal of Critical Care. 2017;39:25-30.

Reynolds AS, Brush B, Schiano TD, Reilly KJ, Dangayach NS. Neurological Monitoring in Acute Liver Failure. Hepatology. Accepted Author Manuscript. 2019.

Karvellas CJ, Fix OK, Battenhouse H, et al. Outcomes and complications of intracranial pressure monitoring in acute liver failure: a retrospective cohort study. Crit Care Med. 2014;42(5):1157–1167.

Rinella ME, Sanyal A. Intensive management of hepatic failure. Semin Respir Crit Care Med. 2006;27(3):241-61.

Stravitz RT, Kramer DJ. Management of acute liver failure. Nat Rev Gastroenterol Hepatol. 2009;6(9):542-53.

Trotter JF. Practical management of acute liver failure in the Intensive Care Unit. Curr Opin Crit Care. 2009;15(2):163-7.

Bernal W, Wendon J. Acute liver failure. N Engl J Med. 2014;370(12):1170-1.

Warrillow SJ, Bellomo R. Preventing cerebral oedema in acute liver failure: the case for quadruple-H therapy. Anaesth Intensive Care. 2014;42(1):78-88.

Gupta S, Fenves AZ, Hootkins R. The role of RRT in hyperammonemic patients. Clin J Am Soc Nephrol. 2016;11(10):1872-8.

Larsen FS, Schmidt LE, Bernsmeier C, Rasmussen A, Isoniemi H, Patel VC, et al. High-volume plasma exchange in patients with acute liver failure: An open randomised controlled trial. J Hepatol. 2016;64(1):69-78.

Cardoso FS, Gottfried M, Tujios S, Olson JC, Karvellas CJ, Group USALFS. Continuous renal replacement therapy is associated with reduced serum ammonia levels and mortality in acute liver failure. Hepatology. 2018;67(2):711-20.

Hoofnagle JH, Bjornsson ES. Drug-induced liver injury – types and phenotypes. N Engl J Med. 2019;381(3):264-73.

62   Descompensações do hepatopata crônico

Rodolpho Augusto de Moura Pedro
Bruna Carla Scharanch

INTRODUÇÃO
- A piora da função hepática é usualmente seguida ou precedida pel desarranjo de outros órgãos.
- As principais causas de descompensação da cirrose no ambiente d terapia intensiva são a encefalopatia hepática (EH), a síndrome hepatorre nal (SHR), a hemorragia digestiva alta (HDA) varicosa e os quadros infec ciosos, em especial a peritonite bacteriana espontânea (PBE).
- Os temas de HDA e PBE serão abordados em capítulos específico

ENCEFALOPATIA HEPÁTICA
- Alteração do conteúdo e/ou nível de consciência relacionada à di função hepática.
- Está ligada ao aumento da produção ou redução do *clearance* de amô nia e outras toxinas neurodepressoras do sistema nervoso central.
- Manifesta-se desde formas leves até o coma, sendo classificado pc sua gravidade conforme a escala de West-Haven (Tabela 1).

Tabela 1 – Classificação de West-Haven para encefalopatia hepática

Grau 0	Sem anormalidades
Grau I	Desatenção, ansiedade, euforia, apatia

Grau II	Desorientação no tempo, comportamento inadequado
Grau III	Sonolência responsiva a estímulos, confusão/desorientação grosseira
Grau IV	Coma

Fonte: Wijdicks, 2016.

- O diagnóstico é primordialmente clínico. Exames laboratoriais (amônia sérica) e de imagem/eletroencefalograma podem corroborar a suspeita, mas raramente a confirmam.
- Os fatores desencadeantes como infecções, sangramentos, constipação, distúrbios hidroeletrolíticos e medicamentos (em especial benzodiazepínicos e diuréticos) devem ser pesquisados e corrigidos.

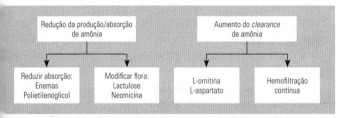

Algoritmo 1

- Causas de refratariedade ao tratamento incluem manutenção do desencadeante, a presença de *shunts* portossistêmicos e o uso de drogas que elevem a amônia sérica (p. ex., valproato de sódio).
- Os casos de agitação perigosa podem ser manejados com antipsicóticos como quetiapina e haloperidol. A restrição proteica da dieta não é usualmente indicada pelo risco de sarcopenia.

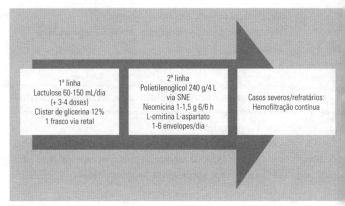

Algoritmo 2

DISFUNÇÃO RENAL

- A insuficiência renal aguda (IRA) atinge 20 a 50% dos cirróticos internados.
- As causas mais frequentes são hipovolemia, sepse, síndrome hepatorrenal (SHR) e necrose tubular aguda (NTA).
- A definição atual de IRA no cirrótico (Classificação ICA-AKI) é de um aumento > 0,3 mg/dL de creatinina sérica (Cr) em 48 horas ou 50% do basal em 7 dias.
- A SHR está relacionada à hipertensão portal com vasodilatação esplâncnica, reduzindo volume circulante efetivo e ativando sistema renina-angiotensina-aldosterona (SRAA) e o sistema nervoso simpático, com vasoconstrição renal e retenção de água e sódio.
- O transplante é a única terapia curativa para a síndrome hepatorrenal.
- A definição e a indicação de terapia para SHR está descrita na Tabela 2.

Tabela 2 – Critérios para diagnóstico e tratamento da SHR

Presença de	Ausência de	Tratar se
IRA no cirrótico (aumento da creatinina > 0,3 mg/dL em 48 h)	Choque	SHR com creatinina > 1,5 mg/dL + Ausência de contraindicação ao tratamento
	Resposta à expansão com albumina – 48 h	
	Drogas nefrotóxicas	
	Dano estrutural (Proteinúria > 500 mg/dL, micro-hematúria > 50 cél/pc, alterações ultrassonográficas)	

Fonte: Solé, 2018.

Tabela 3 – Princípios do tratamento da disfunção renal no cirrótico

Evitar a hipovolemia, a hipotensão e o uso de drogas nefrotóxicas/hipotensoras.
Tratar possíveis gatilhos como infecções e sangramentos.
Se Cr > 1,5 mg/dL, sem causa óbvia de IRA, deve-se iniciar a expansão com albumina 1 g/kg/dia (máximo de 100 g/dia) por 48 horas.
Atentar para possibilidade de edema agudo pulmonar hipervolêmico após albumina
Na ausência de resposta à expansão e preenchidos os critérios de SHR, deve-se iniciar albumina 20-40 g/dia e vasopressor até valor de Cr < 1,5 mg/dL, por até 14 dias.
A terlipressina em infusão contínua (1 mg em 50 mL de soro glicosado 5%, 12/12 h) reduz efeitos colaterais e possui mesma eficácia que a dose *bolus* (0,5-1 mg, a cada 4-6 h).
Deve-se aumentar a dose se não houver queda ≥ 25% da Cr a cada 72 h.
A noradrenalina (0,5-3 mg/h) foi igualmente efetiva quando comparada à terlipressina.

- A hemodiálise pode servir de ponte em candidatos ao transplante, mas sua indicação deve ser individualizada nos demais, considerando o prognóstico e os valores individuais.
- A disfunção renal por outras etiologias clássicas (NTA, drogas nefrotóxicas, NIA, pós-renal), deve ser manejada de forma semelhante à população geral.

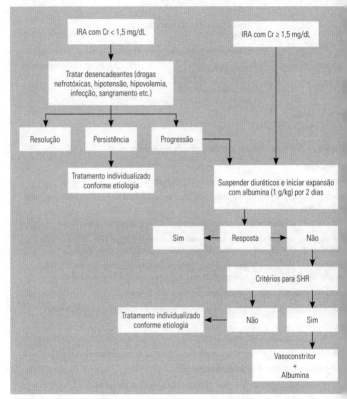

Algoritmo 3 Manejo da disfunção renal em cirróticos.
Fonte: Adaptado de European Association.

PROGNÓSTICO E ACLF (ACUTE ON CHRONIC LIVER FAILURE – INSUFICIÊNCIA HEPÁTICA CRÔNICA AGUDIZADA)

- O mesmo motivo (p. ex., HDA) pode produzir diferentes evoluções em pacientes com disfunção hepática previamente semelhantes.
- O termo ACLF representa o subgrupo de pacientes que respondem a um insulto com maior carga inflamatória, maior número de disfunções orgânicas, e maior mortalidade (> 15% em 28 dias).
- O ACLF pode surgir sem uma causa específica (criptogênica) ou por gatilhos conhecidos (infecções, álcool, hepatites virais, HDA, cirurgias, traumas e outros).
- Baseados no critério de falência orgânica adaptado para o cirrótico (CLIF-SOFA), as disfunções com maior acurácia prognóstica neste cenário foram as descritas na Tabela 4.

Tabela 4 – Disfunções orgânicas consideradas para o diagnóstico de ACLF

Creatinina ≥ 2 mg/dL	EH III-IV	INR ≥ 2,5 ou PLQ < 20 mil/mm³
Bilirrubina total ≥ 12 mg/dL	Uso de drogas vasoativas	P/F ≤ 200

Fonte: Moureau et al., 2013.

- A partir das disfunções citadas na Tabela 4, construiu-se o *ACLF core*, instrumento prognóstico superior aos tradicionais MELD, MELD-Na e Child-Pugh na predição mortalidade desta população, com maior acurácia entre o 3º e 4º dia do diagnóstico.
- Pacientes com mortalidade predita ≤ 15% em 28 dias são classificados como descompensação aguda, os pacientes com ACLF (mortalidade predita > 15% em 28 dias) foram ainda classificados em 3 grupos conforme gravidade (Tabela 5).
- Indivíduos classificados apenas como descompensação aguda são geralmente manejados fora do ambiente de terapia intensiva.
- Pacientes com ACLF graus I e II apresentam considerável potencial de sobrevida em 28 e 90 dias, sendo candidatos à internação em UTI.

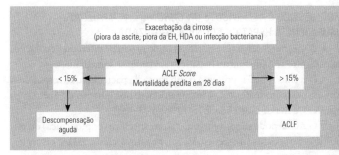

Algoritmo 4

Tabela 5 – Classificação de ACLF

Grau I	Disfunção renal isolada Qualquer outra disfunção com Cr entre 1,5-1,9 mg/dL ou EH I-II
Grau II	Presença de 2 disfunções
Grau III	Presença de 3 ou mais disfunções

* São consideradas como disfunções apenas as descritas na Tabela 4.
Fonte: Moureau et al., 2013.

- Pacientes com ACLF III possuem alta chance de óbito em 28 dias. Nestes casos, a estratégia de "*trial* de UTI" por 48 horas é sugerida e a refratariedade deve incitar a discussão de limitação do suporte intensivo. A indicação de transplante neste cenário é controversa.
- Pacientes com ACLF III com 4 ou mais disfunções entre o 3º e 7º dia possuem mortalidade em 28 dias estimada em 100%, sendo a terapia agressiva usualmente associada ao prolongamento de sofrimento e ausência de benefícios.
- Deve-se alinhar a expectativa de prognóstico com o paciente e seus familiares, respeitando os valores individuais e considerando a suspensão de medidas fúteis nos casos refratários.

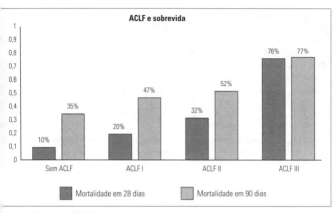

Figura 1 Sobrevida em ACLF conforme dados do estudo Canonic.
Fonte: Moureau et al., 2013.

- Pacientes com recuperação ou estabilização do quadro devem ser avaliados para possibilidade de transplante hepático, tendo em vista a alta mortalidade livre de transplante em longo prazo.

Quadro 1 – Dúvidas frequentes no manejo do paciente cirrótico

Indicações de albumina? Na SHR, na prevenção de SHR após PBE e em reposições pós-paracentese de grande monta (> 5 L).

Quando puncionar ascite? Em toda descompensação no paciente cirrótico com ascite puncionável para descartar PBE como desencadeante; no rastreio infeccioso; de controle em 48 h se PBE; após HDA.

Quando e como fazer profilaxia de PBE? Pacientes com PBE prévia ou pacientes com cirrose avançada e proteína líquido ascítico < 1-1,5 g/dL com norfloxacino 400 mg/dia de forma contínua; após HDA com ceftriaxona 1 g/dia por 7 dias.

Qual o fluido de escolha no cirrótico? Cristaloides, de preferência evitando as soluções hiperclorêmicas (soro fisiológico 0,9%) por risco de acidose e possível associação com disfunção renal.

Quando transfundir? Em geral, alvo Hb > 7,0; se sangramentento ativo alvo de fibrinogênio > 100 mg/dL e plaquetas > 50 mil/mm³. O uso de PFC ou antifibrinolíticos devem ser avaliados caso a caso, pesando a favor da prescrição nos sangramentos relevantes ou refratários. Quando disponível o suporte transfusional deve ser guiado por tromboelastografia.

Quando pensar em TIPS? HDA refratária ao tratamento endoscópico e/ou farmacológico, ascite refratária, hidrotórax hepático refratário e síndrome hepatopulmonar.

Quando pensar em transplante hepático? Insuficiência hepática aguda com critérios para fulminante, doença hepática crônica em progressão, situações especiais como ascite refratária, síndrome hepatopulmonar, encefalopatia de repetição, prurido intratável, carcinoma hepatocelular e trauma.

Quando pensar em limitação de cuidados? Pacientes com múltiplas disfunções sem resposta ao *trial* de UTI; pacientes com insuficiência hepática terminal e contraindicação ao transplante.

LEITURA COMPLEMENTAR
1. European Association for the Study of the Liver. EASL Clinical Practice Guidelines for the management of patients with decompensated cirrhosis. J Hepatol. 2108;69(2):406-60.
2. Moureau R, et al. Acute-on-chronic liver failure is a distinct syndrome that develops in patients with acute decompensation of cirrhosis. Gastroenterology. 144(7):1426-37.e9.
3. Olson JC. Intensive care management of patients with cirrhosis. Curr Treat Options Gastroenterol. 2018;16(2):241-52.
4. Olson JC, et al. Intensive care of the patient with cirrhosis. Hepatology. 2011/54(5):1864-72.
5. Swaminathan M, Ellul MA, Cross TJ. Hepatic encephalopathy: current challenges and future prospects. Hepat Med. 2018;10:1-11.
6. Wijdicks EF. Hepatic encephalopathy. N Engl J Med. 2016;375(17):1660-70.
7. Sole C, et al. Hepatorenal syndrome in the era of acute kidney injury. Liver Int. 208;38(11):1891-901.
8. Hernaez R, et al. Acute-on-chronic liver failure: an update. Gut. 2017;66(3):541-53.

SEÇÃO X INFECTOLOGIA

Novo coronavírus, SARS-COV-2, COVID-19
63

Andréa Remigio
Pedro Vitale Mendes

INTRODUÇÃO

- O novo coronavírus (SARS-COV-2) é o agente responsável pela pandemia de pneumonia viral, que foi denominada COVID-19. A doença iniciou-se na China, em dezembro de 2019, e foi considerada pandemia pela OMS em março de 2020.
- 81% dos pacientes apresentam sintomas leves, 14% graves e 5% críticos, necessitando de UTI.
- Embora existam diversas informações conflitantes referentes ao manejo dos pacientes com coronavírus, deve-se lembrar que os cuidados básicos e as boas práticas em UTI permanecem como as principais medidas para o cuidado destes (e qualquer outro) doentes críticos.

TRANSMISSÃO

- Ocorre através de gotículas e aerossóis, eliminados ao falar, tossir ou espirrar, capazes de contaminar contactantes que estejam de 1 a 2 metros do doente, sendo um risco principalmente para os profissionais de saúde. Permanece em objetos e superfícies por até 72 h.

DIAGNÓSTICO

- Em casos suspeitos, solicitar *swab* nasofaríngeo RT-PCR para COVID-19. Pela baixa sensibilidade, principalmente nos primeiros 3 e após o 10º dia de sintomas, casos suspeitos com PCR negativo devem repetir o exame.

- O PCR em exame de secreção traqueal e lavado broncoalveolar apresenta sensibilidade maior que o *swab* nasal.
- Solicitar também nos doentes graves (UTI): culturas (secreção traqueal, hemoculturas), hemograma, gasometria arterial, ureia, creatinina, sódio, potássio, cálcio, magnésio, troponina, dímero D, PCR e procalcitonina. Eletrocardiograma e troponina. Os demais exames devem ser pedidos por julgamento clínico de cada caso. Em casos suspeitos e com RX de tórax normal (15%), considerar TC de tórax.
- Principais achados na TC de tórax: opacidades em vidro fosco (56,4%) e infiltrados multifocais irregulares e bilaterais.

MANIFESTAÇÕES CLÍNICAS
- Período de incubação estimado: 2 a 7 dias.
- Principais sinais e sintomas: febre (77-98%), tosse seca (46-82%), mialgia ou fadiga (11-52%) e dispneia (3-31%). Sintomas menos frequentes incluem: dor de garganta, cefaleia, tosse produtiva, hemoptise, sintomas gastrointestinais (diarreia e náusea), coriza, alterações no paladar e olfato.

HISTÓRIA NATURAL
- A fase inicial: viremia (febre, tosse seca, diarreia e dor de cabeça). Em geral, linfopenia (83,2%), trombocitopenia (36,2%) e leucopenia em 33,7%, aumento no TP, D-dímero e DHL (indicadores de mau prognóstico).
- A fase pulmonar: resposta inflamatória (dispneia e hipoxemia, PaO_2/$FiO_2 < 300$). Podem ocorrer SDRA e quadro inflamatório sistêmico (falência cardíaca e instabilidade hemodinâmica).
- As manifestações mais graves surgem por volta do 6º ou 7º dia, mas podem ocorrer até o 10º dia. O tempo de UTI pode ser prolongado e ultrapassar 14 dias. 61% dos internados em UTI têm síndrome respiratória aguda grave (SRAG), 23% disfunção cardíaca, 29% lesão hepática, 29% lesão renal, e ⅓ dos pacientes apresentam alterações neurocognitivas.

SÍNDROME RESPIRATÓRIA AGUDA GRAVE (SRAG)

- SRAG: síndrome gripal com taquipneia (FR > 24/minuto) e/ou oximetria em ar ambiente com SaO_2 < 93%. Necessita de internação.
- Fatores de risco para formas graves: > 60 anos; doenças crônicas (cardiopatias, DM, neoplasias, HAS, imunossupressão), gestantes e puérperas, obesos e pacientes com grande comprometimento pulmonar em exame de imagem (> 50%).
- Indicações de UTI: resposta inadequada à suplementação de oxigênio ou na presença de outras disfunções orgânicas, como hipotensão arterial, alteração do tempo de enchimento capilar, oligúria e/ou alteração do nível de consciência.
- Em geral, o paciente com COVID-19 caracteriza-se por complacência pulmonar próxima ao normal, em associação a altas frações de *shunt* pulmonar e consequente hipoxemia. Essa associação pode gerar hipoxemia importante sem sinais claros de desconforto respiratório. Assim, sugere-se uma maior tolerância com hipoxemia ao indicar a intubação orotraqueal, exclusivamente pela baixa saturação ou relação PF.

Medidas de proteção

Internação em leito de isolamento (pressão negativa, se disponível).

Toda equipe deve utilizar máscara N95, avental de manga longa, luva, gorro e óculos; se possível, *face shield*.

Evitar aglomerações e reuniões desnecessárias.

Limitar transportes do paciente.

O principal material contaminante: secreções de vias aéreas. Fezes pode ser contaminante.

Métodos de barreira, como o uso de caixa de acrílico colocada em volta da cabeça do paciente na IOT, apesar de úteis, podem causar atraso ou dificultar o procedimento. Garantir que o paciente não reaja durante a intubação (com uso de bloqueio neuromuscular) pode ser superior à proteção com barreiras.

Caso um profissional da UTI apresente sintomas gripais, deve comunicar imediatamente e seguir o protocolo institucional da CCIH.

Ventilação não invasiva (VNI)

- Iniciar oxigenioterapia por cateter nasal (3 a 5 L/min), com alvo de SaO_2 de 90 a 95%. Lembrar que toda oxigenioterapia gera aerossóis (Tabela 1).

- Se SaO_2 < 90%, avaliar o quadro sistêmico.
  – Caso paciente apresente hipoxemia sem outras disfunções, o uso de VNI é uma boa alternativa.
  – Em caso de choque, hipotensão ou perda de consciência, deve-se optar por ventilação invasiva protetora, de imediato.

- Recomendações para o uso de VNI:
  – O uso de VNI não está contraindicado em pacientes com COVID-19.
  – Quarto individual, se possível com pressão negativa.
  – Realizar com máscara conectada a dispositivo HME e circuito duplo do ventilador mecânico e com filtro HEPA no ramo expiratório, em ventilador convencional.
  – Usar máscara totalmente vedada à face, para o mínimo vazamento de ar para o ambiente.

- Parâmetros pressóricos baixos: até 10 cmH_2O de EPAP e no máximo 10 cmH_2O de delta de IPAP para manter SpO_2 > 90%. Valores de FiO_2 mais altos podem ser tolerados desde que o paciente se mantenha sem desconforto respiratório ou faça uso de musculatura acessória.

- Reavaliar após 1-2 h, observar melhora da FR, da saturação e da tolerância ao método.

- Pacientes com desconforto intenso, alteração de consciência, instabilidade hemodinâmica, arritmia cardíaca ou outras disfunções orgânicas em associação devem ser intubados mais precocemente.

- Pioras rápidas são frequentes, não se deve esperar por elas para depois intubar.

Tabela 1 – Distância máxima de dispersão de aerossóis

Método	Distância
Cateter nasal – fluxo de 5 L/min	100 cm
Máscara oronasal – fluxo de 4 L/min	40 cm
Máscara de Venturi FiO_2 de 40%	33 cm
Máscara de não reinalante – fluxo de 12 L/min	< 10 cm
CPAP oronasal de 20 cmH_2O	Mínima
CPAP nasal	33 cm
CNAF – fluxo de 60 L/min	17 cm
VNI total face: IPAP de 18 cmH_2O, EPAP de 5 cmH_2O	92 cm
VNI capacete com vazamento: IPAP de 20 cmH_2O, EPAP de 10 cmH_2O	27 cm
VNI capacete sem vazamento: IPAP de 20 cmH_2O, EPAP de 10 cmH_2O	Mínima

Cateter nasal de alto fluxo (CNAF)

- Pode reduzir a necessidade de IOT comparado à oxigenoterapia convencional e à VNI.
- O uso de CNAF não está contraindicado em pacientes com COVID-19.
- Iniciar com fluxo de 20 L/min e titular, visando manter FR < 25 rpm. Avaliar o conforto respiratório e o alívio da dispneia. O paciente deve ser orientado a manter a boca fechada o máximo de tempo possível. Titular FiO_2 (iniciar com 40%) para manter uma SpO_2 > 90%.
- Resposta avaliada em até 1 h: SpO_2 > 90%, FR < 28 rpm, melhora da dispneia, adaptação ao dispositivo, gasometria arterial mostrando PaO_2 > 60 mmHg, pH > 7,34.
- Descontinuar o CNAF se fluxo < 15 L/min, instalar cateter nasal de O_2 conforme necessidade para manter uma SpO_2 entre 90 e 96%.
- Em caso de falha, deve-se intubar imediatamente.

Posição prona durante ventilação espontânea

- Estratégia pode ser útil em pacientes que se mantêm hipoxêmicos, apesar da otimização da oxigenoterapia, e para os quais não se dispõe de ventilador.
- A melhora da oxigenação pode ser considerada na tomada de decisão, caso a caso.
- Monitorizar: FC, FR, padrão respiratório, SpO_2 e nível de consciência.
- Não há evidências para se recomendar de forma rotineira.
- Deve-se evitar retardo na intubação.

Terapia	Regras e níveis de evidência
Cânula nasal de alto fluxo	Pode prevenir ou retardar a intubação
Volume corrente	6 mL/kg de peso ideal
Pressão de platô	Manter < 30 cmH_2O, se possível
PEEP	Níveis moderados (se possível, siga PEEP *table*)
Manobras de recrutamento	Baixa evidência de benefício
Bloqueio neuromuscular	Uso na assincronia ventilatória, aumento da pressão em via aérea e hipoxemia
Posição prona	$PaO_2:FiO_2$ < 100-150 mmHg
Volemia	Manter balanço hídrico negativo de 0,5 a 1 L/dia
Antibióticos	Só para infecção bacteriana secundária
ECMO	Utilizar os critérios de EOLIA
Terapia renal substitutiva	Na IRA oligúrica, manuseio da acidose e balanço hídrico negativo

PEEP: pressão expiratória final positiva; PaO_2: pressão arterial de oxigênio; FiO_2: fração inspirada de oxigênio; ECMO: oxigenação por membrana extracorpórea.

INTUBAÇÃO

- No contexto de hipoxemia grave e alto risco de queda rápida da saturação durante o procedimento, recomenda-se que o profissional mais experiente da unidade seja responsável pela intubação.
- Avaliação pré-intubação: estabilidade hemodinâmica, acesso venoso pérvio, medicações sedativas, cristaloides e vasopressores.
- Monitorização: ECG, oximetria, PA não invasiva e capnografia.
- Posicionamento: avaliar *ramping*/decúbito 30°, colocação de coxim occipital, checar cama fixa.
- Pré-oxigenação: a pré-oxigenação pode ser feita com ambu, máscara não reinalante, VNI ou cateter nasal de alto fluxo. Os profissionais de saúde devem usar paramentação completa para evitar contaminação durante o procedimento.
- Drogas na intubação em sequência rápida:
    - Visando suprimir reflexos durante a intubação: fentanil 1-3 mcg/kg
    - Hipnóticos: propofol 2 mg/kg é indicado para a supressão de reflexos. Em pacientes instáveis, substituir por cetamina 1-2 mg/kg ou etomidato 0,3 mg/kg.
    - Relaxante muscular: succinilcolina 1 mg/kg, rocurônio 1 mg/kg ou cisatracúrio 0,2 mg/kg.
- Videolaringoscópio deve ser utilizado sempre que disponível.
- Uma vez induzido, o paciente NÃO DEVE ser ventilado antes da primeira tentativa de IOT.
- Em caso de não aquisição da via aérea na primeira tentativa, medidas de resgate, tais como ventilação com ambu ou uso de dispositivos supraglóticos, podem ser utilizadas como resgate para evitar o óbito.
- O tubo orotraqueal deve ser clampeado ou fechado por um êmbolo para reduzir a liberação de aerossóis. Somente após a conexão ele deve ser desclampeado. (Em caso de uso de bloqueio neuromuscular, esta medida é desnecessária.)

- O paciente deve ser conectado ao ventilador com filtro HME na saída do circuito expiratório para o ambiente e sistema de aspiração fechado (*trach care*).
- Evitar desconexão do circuito do ventilador. A aspiração traqueal aberta não deve ser feita de rotina. Se precisar desconectar, clampear o circuito.

VENTILAÇÃO MECÂNICA INVASIVA E PARÂMETROS VENTILATÓRIOS RECOMENDADOS

- A ventilação mecânica invasiva protetora poderá ser iniciada no modo volume ou pressão controlada (VCV ou PCV) com volume corrente de 4 a 6 mL/kg de peso predito (Anexo A4) e pressão de platô menor que 30 cmH$_2$O, com pressão de distensão ou *driving pressure* (= pressão de platô menos a PEEP) menor que 15 cmH$_2$O.
- Em VCV, o fluxo inspiratório não deve ser inferior a 30 L/min, para evitar tempo inspiratório muito longo, ou superior a 60 L/min, para que não se atinja um pico de pressão muito alto – o adequado corresponde a algo entre 40 e 50 L/min.
- FR: deverá ser estabelecida entre 20 e 35 respirações por minuto para manter ETCO$_2$ entre 30 e 45 e/ou PaCO$_2$ entre 35 e 50 mmHg.
- PEEP: ajustar a menor PEEP suficiente para manter SpO$_2$ entre 90-95%, com FiO$_2$ < 60% (em casos de necessidade de FiO$_2$ acima de 60%, considerar pronar. Consultar a tabela PEEP/FiO$_2$ da ARDSNet ajustada pela Eq. UTI Resp do HC-FMUSP) (Figura 1).
- FiO$_2$ 100% após intubação, reduzindo gradativamente para manter oximetria entre 90 e 95%.
- Para ajustes subsequentes será necessária uma gasometria arterial. A partir de então, os reajustes dependerão de tabela de ajuste inicial de PEEP e FiO$_2$.

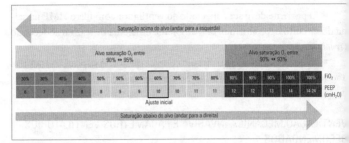

Figura 1 Tabela alternativa ao ARDSNet, sugerida pela Eq. UTI Resp do HC-FMUSP.

ESTRATÉGIAS DE RESGATE

- Prona:
  - Nos casos de PaO_2/FiO_2 menores que 150, já com PEEP adequada pela tabela $PEEP/FiO_2$, sugere-se utilizar ventilação protetora em posição prona (mínimo de 16 h).
  - O paciente poderá permanecer em decúbito supino se, após ser "despronado", permanecer com $PaO_2/FiO_2 > 150$. Do contrário, pode-se considerar nova prona.

- Óxido nítrico (NO):
  - Inalação de NO pode melhorar o fluxo sanguíneo regional em áreas bem ventiladas, e com isso melhorar a relação ventilação/perfusão, ganhando tempo para o paciente. Dose inicial de 5-20 ppm. Caso haja melhora clínica, manter até redução da FiO_2 para valores inferiores a 60%.

- Manobras de recrutamento alveolar:
  - Em casos excepcionais, e se a equipe estiver treinada, pode-se tentar com CPAP de 30-40 mmHg por 40 segundos e em uma ÚNICA vez. Não usar manobras com incremento de PEEP, pois essa estratégia foi associada à maior mortalidade no estudo ART. Lembrar que a resposta à manobra acontece rapidamente. Se não houver resposta, deve-se suspender a manobra.

- Bloqueio neuromuscular contínuo:
  - Em caso de assincronia ou hipoxemia refratária, deve-se realizar o bloqueio neuromuscular por 24 a 48 h. Cisatracúrio 0,5 a 10 mcg/kg/min ou rocurônio 0,6 a 0,72 mg/kg/h.
- ECMO:
  - Na hipoxemia refratária ($PaO_2/FiO_2 < 80$ por 3 h ou < 100 por 6 h) e sem possibilidade de manter a estratégia de ventilação mecânica protetora, pode-se indicar a instalação de ECMO.
- Diagnóstico diferencial:
  - Casos de hipoxemia refratária devem ser investigados para TEP, congestão e/ou infecção bacteriana associada.

OUTROS CUIDADOS EM UTI

- Prevenir PAV e TEV.
- Prevenir a broncoaspiração, elevando a cabeceira a 30° e monitorar aceitação de dieta enteral para evitar refluxo.
- Mudanças no aspecto da secreção traqueal, associadas a um infiltrado radiológico novo e à mudança na curva de temperatura sugerem infecção bacteriana secundária. A elevação da procalcitonina pode fornecer indícios já que não costuma ocorrer na COVID-19 isolada.
- Evitar sobrecarga hídrica, com controle rigoroso do balanço. Descompensações cardíacas são frequentes por ação direta do vírus (miocardite) ou pela descompensação de cardiopatias de base.

TRATAMENTO

- Tratamento: suporte clínico com O_2 e tratamento das descompensações orgânicas (broncoespasmo, congestão, pneumonia).
- Broncodilatadores inalatórios só devem ser usados quando houver broncoespasmo (não de forma profilática). Quando indicados, devem ser administrados com dosadores milimetrados (bombinhas), através de aerocâmara interposta após o dispositivo HME do sistema de ventilação, imediatamente após o final da expiração.

- O uso de corticoides não é indicado, exceto nos usuários crônicos e na presença de broncoespasmo.
- Para pacientes internados, iniciar oseltamivir (75 mg 12/12 h) e suspender se painel viral negativo para influenza.
- As terapias medicamentosas estudadas e aceitas para tratamento da COVID-19, disponíveis no Brasil, são apresentadas nas Tabelas 2 e 3.
- Não há benefício comprovado do tratamento com hidroxicloroquina (com ou sem azitromicina) e seu uso deve ser restrito a protocolos de pesquisas. Quando em uso, deve-se avaliar o risco de alargamento do intervalo QT e manter os níveis de potássio e magnésio nos limites superiores da normalidade. Não iniciar ou interromper tratamento em paciente com Qtc > 500 ms.
- Existe associação de infecções por COVID-19 e fenômenos tromboembólicos. Todos os pacientes devem receber profilaxia de TEV.
- Dos antivirais, o remdesivir, apesar de não apresentar benefícios clínicos significativos, reduziu o tempo de melhora clínica. Seu uso não pode ser recomendado de rotina e não está disponível no Brasil.
- Alguns relatos sugerem que tocilizumabe, um inibidor de IL-6, pode reduzir o quadro inflamatório, mas não deve ser utilizado com base na evidência atual (apenas no contexto de pesquisa clínica).
- Outras estratégias terapêuticas, tais como: ivermectina, nitazoxanida, plasma convalescente, dentre outras, não devem ser utilizadas fora do contexto de pesquisa clínica, até o momento atual.

OBSERVAÇÕES GERAIS

- Geralmente, os pacientes com SDRA têm mecânica pulmonar pouco alterada, mas grande distúrbio ventilação perfusão. Poucos são recrutáveis, e a maioria responde a valores baixos de PEEP, por isso a importância de pronar precocemente.
- O vírus causa uma pneumonia intersticial, com lenta recuperação. Então é importante o reforço nas medidas de prevenção de infecção ho-

Tabela 2 – Gravidade da doença e tratamento

Gravidade da doença	Recomendação de tratamento
Hospitalizado mas não necessita de suplementação de O_2	Não utilizar dexametasona Paciente de alto risco, discutir remdesivir
Hospitalizado e necessita de suplementação de O_2	Utilizar uma das opções: - Rendesivir - Dexametasona + remdesivir - Dexametasona Para paciente com rápida piora, associar baricitinib ou tocilizumabe
Hospitalizado e necessita de cateter de alto fluxo ou VNI	Utilizar uma das opções: - Dexametasona - Dexametasona + remdesivir Para paciente com rápida piora, associar baricitinib ou tocilizumabe
Hospitalizado e necessita de VM ou ECMO	Dexametasona Nas primeiras 24 h da admissão na UTI: dexametasona + tocilizumabe

VC: ventilação mecânica; ECMO: oxigenação por membrana extracorpórea.

Tabela 3 – Medicação e posologia

Medicação	Posologia
Remdesivir	200 mg EV ataque, seguido por 100 mg/dia, por 4 dias
Dexametasona	6 mg EV ou VO 1x dia, por 10 dias
Baricitinib	Uso por até 14 dias. Dose depende da filtração glomerular: > 60 ≥ 4 mg/dia, 30-60 ≥ 2 mg/dia, 15-30 ≥ 1 mg/dia, < 15 não recomendado
Tocilizumabe	8 mg/kg (até 800 mg) dose única

talar. Para os pacientes graves, o que melhor podemos fazer é ganhar tempo, evitando VILI e infecções secundárias, até que haja melhora espontânea.

- O tempo médio de internação na UTI é superior a duas semanas.
- Os cuidados básicos e as boas práticas em UTI permanecem como as principais medidas para o cuidado deste (e qualquer outro) doente crítico.
- Deve-se treinar a equipe para o melhor uso de EPI e práticas de autoproteção.

- A mortalidade é de 0,9% em pacientes sem comorbidades (0,2% no < 40 anos); 5,6 a 10,5% em pacientes com comorbidades (HAS, DM, doença cardiovascular, DPOC ou neoplasias) e 14,8% a partir dos 80 anos.

ORIENTAÇÕES PARA PREENCHIMENTO DE ATESTADO DE ÓBITO
- Casos confirmados de COVID-19 deverão ter o óbito bem definido e constando o termo "COVID-19".
- Havendo morte por doença respiratória suspeita para COVID-19 não confirmada por exames ao tempo do óbito, deverá ser consignada na declaração de óbito a descrição da *causa mortis* como "suspeito para COVID-19 – aguarda exames".
- Havendo morte por doença respiratória suspeita para COVID-19 sem que tenha sido coletado RT-PCR para COVID-19, deverá ser consignada na declaração de óbito a descrição da *causa mortis* como "suspeito para COVID-19 – aguarda exames" e colher *swab* nasal *post mortem*.

LEITURA COMPLEMENTAR
1. Recomendações da Associação de Medicina Intensiva Brasileira para a abordagem do COVID-19 em medicina intensiva. Abril 2020.
2. Poston JT, Patel BK, Davis AM. Management of critically ill adults with COVID-19. JAMA Clinical Guidelines Synopsis. 2020.
3. American Thoracic Society. Diagnosis and management of COVID-19 disease. Public Health | Information Series Healthcare Provider Education Rapid Response. March 30, 2020 as 10.1164/rccm.2020C1.
4. Phua J, Weng L, Ling L, et al. Intensive care management of coronavirus disease 2019 (COVID-19): challenges and recommendations. Asian Critical Care Clinical Trials Group (online). Disponível em: https://doi.org/10.1016/S2213-2600(20)30161-2. Acesso em 6 de abril de 2020.
5. Matthay MA, Aldrich M, Gotts JE. Treatment for severe acute respiratory distress syndrome from COVID-19. JAMA. March 20, 2020. Disponível em: https://doi.org/10.1016/S2213-2600(20)30127-2. Acesso em 29 de junho de 2022.
6. The COVID-19 treatment guidelines. Disponível em: https://www.covid19treatmentguidelines.nih.gov/. Acesso em 29 de junho de 2022.
7. Therapeutic management of hospitalized adults with COVID-19. Disponível em: https://www.covid19treatmentguidelines.nih.gov/on 6/28/2022. Acesso em 29 de junho de 2022.

Principais mecanismos de resistência antimicrobiana — 64

Guilherme Kubo
Andréa Remigio

INTRODUÇÃO

- Um micro-organismo é considerado multirresistente quando possui resistência a dois ou mais antimicrobianos de classes distintas, para os quais as bactérias são originalmente sensíveis.
- A resistência fisiológica ocorre porque algumas espécies bacterianas são consideradas naturalmente resistentes a uma ou mais classes de agentes antimicrobianos, normalmente por possuírem um alvo molecular para ação do fármaco ou serem impermeáveis a ele.
- A resistência adquirida ocorre por meio de mutação ou da aquisição de novo material genético, transportado por elementos móveis como plasmídeos e transposons. Pode resultar do uso continuado de antimicrobianos.

β-lactamase de espectro estendido (ESBL)

Definição	A definição mais usada é a de que ESBL são β-lactamases capazes de conferir resistência a penicilina, cefalosporinas de 1ª, 2ª e 3ª geração e aztreonam.
Fatores de risco para infecção e colonização	Uso prévio de cefalosporinas de 3ª geração. Pacientes críticos, uso de dispositivos invasivos, nutrição parenteral e baixo *status* nutricional.
Principais formas de disseminação	Transmissão interpessoal: entre profissionais de saúde e pacientes pela colonização de mãos. Colonização de materiais: broncoscópios, termômetros, estetoscópios, manguitos para aferição de PA.

Sugestão de tratamento de infecções graves	Local da infecção	1ª linha	2ª linha
	ITU	Quinolona	Amoxicilina/clavulanato
	Bacteremia	Carbapenêmico	Quinolona
	BCP nosocomial	Carbapenêmico	Quinolona
	Infecção intra-abdominal	Carbapenêmico	Quinolona (+ metronidazol)
	Meningite	Meropenem	Polimixina intratecal

Particularidade	Apesar de apresentar sensibilidade *in vitro* a cefamicinas (cefoxitina), a resposta clínica não é satisfatória. Seu uso pode estar relacionado à seleção de cepas mutantes deficientes de porinas.

Grupo CESPP (*C*itrobacter, *E*nterobacter, *S*erratia, *P*roteus, *P*rovidencia)

Características em comum	São BGNs que mediante exposição a certos β-lactâmicos induzem a produção de β-lactamases não inicialmente produzidas, fazendo com que a suscetibilidade inicial se altere durante o curso de tratamento.
Relevância clínica	O tratamento de acordo com o antibiograma inicial pode apresentar falência terapêutica após alguns dias. Isso ocorre com maior frequência em tratamentos com subdose ou duração extremamente prolongada.
Medicamentos potencialmente indutores	Carbapenêmicos (imipenem, meropenem), aminopenicilinas (ampicilina, amoxicilina), carboxipenicilinas (ticarcilina), ureidopenicilinas (piperacilina), cefalosporinas.
Sugestão de tratamento	Antibioticoterapia inicial guiada pelo antibiograma com doses terapêuticas. Em caso de falência de tratamento, trocar para carbapenêmico.

Klebsiella pneumoniae produtora de carbapenemase

Resistência a carbapenêmicos	Modificações na membrana externa e *up-regulation* de bombas de efluxo associado à hiperprodução de AmpC β-lactamases ou ESBL ou produção de carbapenemases.
Carbapenemases	▪ As mais frequentemente produzidas pelas enterobactérias são as relacionadas à produção de enzimas "KPC", com transmissão plasmidial. Tais enzimas são capazes de hidrolisar todas as moléculas β-lactâmicas, incluindo as penicilinas, cefalosporinas e monobactans. ▪ Imipenem, meropenem e ertapenem são hidrolisados em menor escala, sendo que a resistência aos carbapenêmicos depende da associação de outros mecanismos já citados.
Resistência a carbapenem com sensibilidade a imipenem e meropenem	▪ Essa situação está relacionada à perda de proteínas de membrana externa associada à hiperexpressão de ESBL e perda de porinas. Não há produção de carbapenemase. ▪ Imipenem ou meropenem são eficientes no tratamento de infecções causadas por essas bactérias.
Sugestão de tratamento	▪ Polimixina. ▪ Tigeciclina: sua suscetibilidade *in vitro* não é traduzida em resposta clínica satisfatória.

Acinetobacter multirresistente

Mecanismos intrínsecos	▪ AmpC β-lactamase: sua repercussão clínica depende da adição de um "promoter" próximo ao gene, o que leva à hiperprodução de β-lactamases e resistência a cefalosporinas.
Resistência adquirida	▪ Porinas: a alteração na estrutura ou a redução no número limitam a passagem de β-lactâmicos para o espaço periplásmico da bactéria. ▪ Bomba de efluxo: diminui a concentração de β-lactâmicos, quinolonas e cloranfenicol no espaço periplásmico. ▪ β-lactamases adquiridas: incluem as metalo-β-lactamases, responsáveis pela resistência a carbapenêmicos.
Opções de tratamento em resistentes a carbapenêmicos	▪ Polimixina: eficácia pode diminuir se infecção pulmonar ou de SNC. Resistência já foi descrita, com possível mecanismo de bomba de efluxo ou de alterações em proteínas de membrana. ▪ Ampicilina/sulbactam: ação antimicrobiana está relacionada ao sulbactam. ▪ Aminoglicosídeos.

FATORES DE RISCO PARA INFECÇÃO POR AGENTES MULTIRRESISTENTES

Uso prévio de antimicrobianos
Longa permanência hospitalar
Internação em UTI ou unidade de queimados
Infecção de sítio cirúrgico
Leito próximo ao de um paciente colonizado por agente multirresistente
Procedimentos invasivos (sondas e cateteres)
Insuficiência renal
Gravidade da doença de base e/ou imunossupressão

LEITURA COMPLEMENTAR
1. Craig WA. Antibacterial therapy. In: Goldman L, Ausiello D. Cecil textbook of medicine. ed. Philadelphia: Saunders; 2004. p. 1753-64.
2. White RL, Friedrich LV, Mihm LB, Bosso JA. Assessment of the relationship between a microbial usage and susceptibility: differences between the hospital and specific patient-c areas. Clin Infect Dis. 2000;31(1):16-23.
3. Fucs FD. Principios gerais do uso de antimicrobianos. In: Fucs FD et al. Farmacologia clínic fundamentos da terapêutica racional. 3. ed. Rio de Janeiro: Guanabara Koogan; 2004.

Infecção do trato urinário alto 65

Rogério Zigaib

INTRODUÇÃO

- ITU alta pode ser a causa primária de admissão na UTI ou pode ser adquirida em sua estadia. Seu principal fator de risco é a presença de sonda vesical.

APRESENTAÇÃO CLÍNICA E ETIOLOGIA

Pacientes que adquirem infecção urinária na UTI são oligossintomáticos ou assintomáticos, até mesmo porque muitos estão sondados e sedados. Neles, os principais sintomas são febre e/ou instabilidade hemodinâmica.

FISIOPATOLOGIA

Principais agentes etiológicos de ITU nosocomial

Escherichia coli	Pseudomonas sp
Proteus sp	Enterobacter sp
Klebsiella sp	Candida sp
Staphylococcus sp	Serratia sp
Enterococos	Enterobactérias

Exames complementares

- Urina I: faz parte da avaliação inicial.
  - pH ≥ 8 pode sugerir micro-organismos produtores de urease (*Proteus* e *Providencia*).
  - Leucócitos: leucocitúria tem significado incerto em pacientes sondados; em pacientes sem sonda, sugere infecção urinária, principalmente quando estão presentes cilindros leucocitários.
  - Hemácias: indicam acometimento renal (principalmente cilindros hemáticos), exceto em pacientes sondados.
  - Nitratos: muitas bactérias reduzem nitrato a nitrito, como *Enterococcus* e *Staphylococcu*

- Gram: a coloração do Gram é uma maneira de direcionar o tratamento antes do resultado final da urocultura.

- Urocultura: cultura de urina; em geral, o resultado demora entre 2 e 3 dias; identifica o patógeno responsável pela colonização e/ou infecção do trato urinário.

- Hemograma: exame inespecífico sugere infecção e sua gravidade, pode mostrar leucocitose e plaquetopenia.

- USG das vias urinárias: exame bom para ver coleções e presença de ar; serve para guiar punções na presença de abscessos.

- TC de abdome: mais sensível do que a USG; faz diagnóstico diferencial com outras complicações abdominais, mas tem o inconveniente de necessitar de contraste endovenoso.

Abordagem terapêutica

- Trocar sonda vesical com nova urocultura após (negativa sugere colonização).
- Coletar UI, urocultura, hemograma e hemoculturas, função renal, eletrólitos.
- Introduzir ATB.
- Avaliar a necessidade de exames de imagem.
- Guiar ATB segundo culturas.

ATB empírica

- Aminoglicosídeos (gentamicina 5 mg/kg ou amicacina 15 mg/kg/dia).
- Ciprofloxacino (400 mg, EV, 12/12 h) ou
- Ceftriaxona (1 g, EV, 12/12 h).

- A ATB empírica deve considerar:
  - Os germes mais prevalentes da unidade e ser orientada de acordo com o Gram.
  - Em 2 dias, deve-se checar culturas e descalonar antibiótico de acordo com antibiogram
  - Diariamente reavalia-se a necessidade de SVD. Retirar assim que possível.

*Considerar função renal na introdução de antibióticos e drogas nefrotóxicas.

LEITURA COMPLEMENTAR

Wagenlehner FM, Naber KG, Weidner W. Rational antibiotic therapy of urinary tract infections. Med Monatsschr Pharm. 2008;31(10):385-90.

Drekonja DM, Johnson JR. Urinary tract infections. Prim Care. 2008;35(2):345-67.

Neal DE Jr. Complicated urinary tract infections. Urol Clin North Am. 2008;35(1):13-22.

66 Infecção do cateter venoso central e arterial

Fernanda Maria de Queiroz Silva

INTRODUÇÃO
- A infecção de corrente sanguínea associada a cateter (ICSAC) é r(esponsável) por 90% das infecções nosocomiais de corrente sanguínea e está (as)sociada a maior tempo de internação em UTI, maior custo hospitalar e ma(ior) mortalidade.
  - A incidência de ICSAC depende de múltiplas variáveis, incluind(o):
    - Tempo de permanência do CVC ou do CA.
    - Adoção de estratégias preventivas.
    - Tipo da doença de base ou comorbidades.
    - Gravidade do quadro clínico.
    - Presença de infecção a distância.
    - Número de lúmens do cateter.
    - Uso do cateter venoso para nutrição parenteral.

DEFINIÇÕES
- CVC de curta permanência: dispositivo que permanece por me(nos) de 14 dias e inclui também os CA. O risco de infecção do CA não difere (do) CVC.
- CVC de longa permanência são implantados cirurgicamente e (ge)ralmente tunelizados.

- CVC totalmente implantáveis também são de implantação cirúrgi-, possuem um reservatório (tipo "Port") no subcutâneo e têm o menor índice de infecção associada.
- ICSAC é considerada complicada quando evolui com sepse/choque séptico, tromboflebite séptica (ou supurativa), osteomielite e/ou endocardite infecciosa.

Cuidados preventivos de infecções de CVC ou CA

Durante sua passagem, todos os mecanismos de barreira devem ser preservados.
Para sua manutenção, recomenda-se:
- Trocar curativo a cada 48 h com solução antisséptica alcoólica.
- Trocar equipo a cada 72 h.
- Trocar "torneirinhas" a cada 24 h.

Para sua manipulação, recomenda-se:
- Utilizar álcool 70%.
- Lavar as mãos antes e depois de sua manipulação.

Trocas de CVC e coleta de culturas

As trocas dos CVC podem ser realizadas:
- Por fio-guia:
  • Quando houver suspeita de quadro infeccioso com estabilidade hemodinâmica e dificuldade de cateterização de outro local.
- De sítio de inserção:
  • Quando houver suspeita de infecção associada (hiperemia e/ou secreção purulenta do sítio) e presença de instabilidade hemodinâmica.
  • Quando o cateter for trocado por fio-guia e a cultura da ponta for positiva.

Sobre o envio da ponta de CVC para cultura

Deve-se sempre realizar a coleta de hemocultura periférica concomitantemente ("pareada").
Deve ser realizado quando:
- Houver suspeita de febre, infecção e/ou sepse associada a cateter.
- O paciente for criticamente enfermo (VM, instabilidade hemodinâmica ou doença de base grave) e/ou imunossuprimido (leucoses, transplantados, aidéticos, neutropênicos, etc.).

- A coleta de hemocultura do cateter deve ser sempre pareada com a periférica de mesmo volume, colhida no intervalo de até 15 min.

- Entretanto, em cateteres de longa permanência ou totalmente implantáveis, podem ser coletadas culturas de cada uma das vias do dispositivo do reservatório, além de cultura ("*swab*") da secreção do óstio.

DIAGNÓSTICO DE ICSAC

- A suspeita de ICSAC existe quando:
  - Há hiperemia, celulite ou drenagem purulenta do óstio ou
  - Pacientes apresentam febre sem foco definido ou
  - Há hemoculturas positivas para *Staphylococcus* coagulase negativo (SCN), *Candida* sp e *Staphylococcus aureus* (*S. aureus*) na ausência de outros sítios infecciosos.
- O diagnóstico de ICSAC é realizado:
  - Por meio de cultura da ponta do cateter positiva:
    - Acima de 15 UFC em cultura semiquantitativa.
    - Acima de 10^2 UFC em cultura quantitativa.
  - Associado à hemocultura concomitante positiva para o mesmo agente.
- Quando há hemocultura negativa e ponta de cateter positiva, é considerada colonização ou contaminação do cateter. Na maioria dos casos deve-se avaliar apenas a possibilidade de outros focos infecciosos, mas considerar tratamento antibiótico por 5 a 7 dias, quando:
  - Paciente for portador de valvulopatia ou
  - Paciente for neutropênico, imunossuprimido ou
  - Micro-organismo isolado for *S. aureus* ou *Candida* spp.

TRATAMENTO

- O tratamento da infecção associada ao CVC ou ao CA é realizado por meio da ATB:
  - O tempo de tratamento é variável (de 7 a 10 dias).
  - Inicialmente a terapia antibiótica é empírica com vancomicina pela alta incidência de micro-organismos meticilino-resistentes:

- Associar cobertura para bacilos gram-negativos quando o paciente apresentar choque séptico, for imunossuprimido, neutropênico ou em infecções de cateteres femorais (podendo ser realizada com cefalosporinas de 4ª geração ou piperacilina-tazobactam).
- Associar cobertura para fungos (em especial *Candida sp.*) em caso de uso de nutrição parenteral, uso prolongado de antibiótico de largo espectro, história de doença hematológica maligna ou de colonização por Candida em culturas de outros sítios, pacientes receptores de transplantes de medula óssea ou órgãos sólidos e infecções relacionadas à cateterização femoral (com fluconazol, exceto quando *Candida krusei* ou *glabrata*).
– Posteriormente, a ATB deve ser guiada de acordo com antibiograma, possibilitando sempre o descalonamento.

- Casos suspeitos de endocardite bacteriana são considerados quando há hemoculturas positivas e/ou febre persistente, sopro novo ou modificado e fenômenos embólicos, entre outros.
- Sobre a tromboflebite séptica:
– É suspeitada quando há bacteremia persistente.
– É diagnosticada por hemocultura positiva associada à evidência de trombose venosa local.
– O tratamento envolve ATB por 3 a 4 semanas e podem ser necessárias a ressecção cirúrgica e/ou a heparinização.

Quadro 1 – Principais agentes e tratamento específico

Agente	Conduta
SCN	▪ Para sua valorização, necessita de no mínimo duas hemoculturas positivas, do contrário é considerada contaminação.
BGN	▪ Antibiótico EV por 7 a 14 dias e/ou afebril por 7 dias.
Enterococcus sp	▪ Antibiótico EV por 7 a 14 dias e/ou afebril por 7 dias. ▪ Pesquisar endocardite com ecocardiograma (preferencialmente transesofágico).

Candida sp	- Antifúngico (geralmente anfotericina) por 14 dias após a última cultura negativa. - Pesquisar endocardite com ecocardiograma (preferencialmente transesofágico).
Staphylococcus aureus	- Antibiótico por 10 a 14 dias. - Pesquisar endocardite com ecocardiograma (preferencialmente transesofágico).

"LOCKTERAPIA" OU ATB "EM SELO"

- A "lockterapia" ou ATB "em selo" está indicada em casos selecionados de cateter de longa permanência e/ou totalmente implantável, na tentativa de salvar o cateter em pacientes de difícil acesso; porém, não pode haver infecção complicada (endocardite, tromboflebite séptica ou osteomielite)
- Essa ATB local pode ser realizada com:
  - Vancomicina (5 mg/mL),
  - Ampicilina (10 mg/mL),
  - Ceftazidina (0,5 mg/mL),
  - Gentamicina/amicacina (1 mg/mL),
  - Cefazolina (5 mg/mL),
  - Ciprofloxacina (2 mg/mL).
    - O antibiótico é diluído para completar uma solução de 2 a 5 m e associado a 100 UI de heparina não fracionada.
    - A solução deve ser trocada a cada 12 h e o tempo de tratamento é de 2 semanas.

TUNELITE

- A tunelite é uma infecção do túnel (ou "bolsa") de cateter de long permanência.
- Suspeita-se de tunelite quando há:
  - Sinais flogísticos (eritema, edema ou dor local) por mais de 2 c no trajeto do túnel a partir do óstio.

- Quando há suspeita de tunelite, deve-se:
  - Retirar o cateter de longa permanência.
  - Colher culturas: periférica e da secreção.
  - Iniciar ATB empírica.
- O tratamento está resumido no Algoritmo 3, e o tempo de uso do antibiótico é de 7 dias.

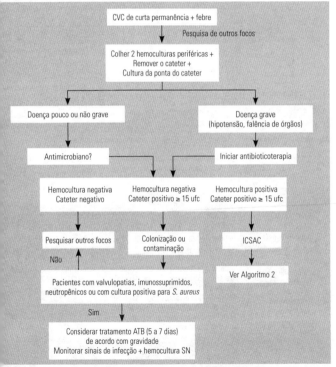

Algoritmo 1 Conduta diante da suspeita de infecção de CVC ou arterial de curta permanência.

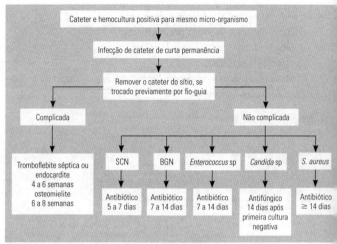

Algoritmo 2 Tratamento da infecção de CVC de curta permanência ou CA.

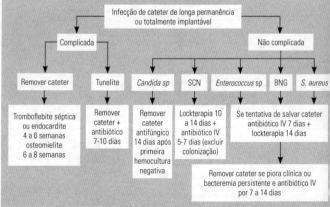

Algoritmo 3 Tratamento da infecção de CVC de longa permanência parcial ou totalmente implantáv

LEITURA COMPLEMENTAR

Levin ASS, Dias MBGS, Oliveira MS, Lobo RD (coord.). Guia de utilização de anti-infecciosos e recomendações para a prevenção de infecções hospitalares 2015-2017. 6ª ed. São Paulo: FMUSP; 2015.

Merlmel LA, et al. Clinical pratice guidelines for the diagnosis and management of intravascular catheter-related infection: 2009 Uptodate by the Infectious Diseases Society of America. Clinical Infectious Diseases. 2009;49:1-45.

Rosenthal VD. Central line-associated bloodstream infections in limited-resource countries: a review of the literature. Clinical Infectious Diseases. 2009;49(15):1899-907.

Garnacho-Montero J et al. Risk factors and prognosis of catheter-related bloodstream infection in critically ill patients: a multicenter study. Intensive Care Med. 2008; 34:2185-93.

Lucet JC et al. Infectious risk associated with arterial catheters compared with central venous catheters. Crit Care Med. 2010; 38:1030-5.

Lobo RD et al. Evaluation of interventions to reduce catheter-associated bloodstream infection: continuous tailored education versus one basic lecture. Am J Infect Control. 2010;n:1-9.

67 Peritonites e abscessos intra-abdominais

Danielle Nagaoka

PERITONITE BACTERIANA ESPONTÂNEA – INTRODUÇÃO

- PBE é a infecção bacteriana do líquido ascítico estéril na ausência de foco intra-abdominal de tratamento cirúrgico. Possui prevalência de 1 a 30% em pacientes cirróticos e mortalidade de 20 a 40%.
- Pacientes cirróticos são os mais suscetíveis. Ascite nefrótica, cardíaca ou por carcinomatose peritoneal também podem infectar.

FATORES DE RISCO

- Doença hepática avançada (Child C).
- Proteína no líquido ascítico < 1 g/dL.
- Episódio prévio de PBE.
- Bilirrubina sérica > 2,5 mg/dL.
- Varizes hemorrágicas/sangramento gastrointestinal agudo.
- Desnutrição.

FISIOPATOLOGIA

- A hipertensão portal combinada com a vasodilatação arterial e plâncnica na cirrose avançada leva à retenção de sódio e líquidos e ao seu acúmulo na cavidade peritoneal.

- A colonização do líquido ocorre por bacteremias espontâneas e por translocação bacteriana (migração transmural de bactérias intestinais).

QUADRO CLÍNICO

- Dor abdominal: difusa e contínua, pior à palpação, início insidioso (ascite mascara sinais de peritonite como a rigidez abdominal).
- Encefalopatia: aparece como súbita alteração do estado mental.
- Outros: diarreia, íleo paralítico, hipotensão, hipotermia.

DIAGNÓSTICO

Paracentese diagnóstica indicada

- Em cirróticos com ascite na entrada da admissão hospitalar.
- Na deterioração clínica ou piora laboratorial de paciente hospitalizado.
- Na presença de complicações como encefalopatia hepática e sangramento gastrointestinal.

Exames complementares

- Hemograma completo, coagulograma, bioquímica, função renal (atenção à presença de síndrome hepatorrenal), função hepática (albumina, TP).
- Hemoculturas e urocultura.
- A depender do quadro: urina I, amilase, enzimas hepáticas, RX de tórax.

Líquido ascítico

- Rotina: contagem de células com diferencial, albumina, cultura (em frasco de hemocultura).
- Opcional: glicose, DHL, amilase, gram, ADA, citologia oncótica, triglicérides.

Critérios diagnósticos

- PBE clássica: líquido ascítico com PMN > 250/mm³ e cultura positiva.

Outras possibilidades

- PBE com cultura negativa: ascítico com PMN > 250/mm³ e cultura negativa.
- Bacterascite: líquido ascítico com PMN < 250/mm³ e cultura positiva.

Diagnóstico diferencial

- Peritonite bacteriana secundária.
- Neoplasias abdominais.

- Ascite pancreática, comum em etilistas.
- Ascite fúngica.
- Tuberculose peritoneal.

TRATAMENTO

- ATB: deve ser iniciada empiricamente a partir da contagem de polimorfonucleares do líquido ascítico. Opções:
  - Ceftriaxona, EV, 2 g, 1 x/dia, por 10 a 14 dias. É a droga mais utilizada.
  - Cefotaxima, EV, 2 g, 8/8 h, por 5 a 14 dias.
  - Ciprofloxacina, EV, 400 mg, 12/12 h, por 2 dias, seguido de 500 mg, VO, 12/12 h, por 10 a 14 dias.
- Albumina: reduz incidência de disfunção renal e mortalidade hospitalar. Dose de 1,5 g/kg nas primeiras 6 h, seguido de 1 g/kg 48 h após (3º dia de tratamento).

Em casos que não evoluam bem, uma nova punção deve ser realizada 48 h após início do tratamento para avaliar queda na contagem de PMN.

Ascite neutrocítica cultura negativa: tratar como PBE clássica, com antibiótico e albumina.

Bacterascite: repetir punção, iniciar antibiótico se nova contagem for PMN ≥ 250/mm³.

Profilaxia (em cirrose avançada)

- Hemorragia digestiva: norfloxacina 400 mg, VO, 12/12 h, por 7 dias. Se ascite presente, puncionar pela alta concomitância com PBE.
- PBE prévia: norfloxacina 400 mg, VO, 1 x/dia indefinidamente, ou ciprofloxacina 750 mg, VO, 1 x/semana.

PERITONITE BACTERIANA SECUNDÁRIA (PBS) – INTRODUÇÃO

- PBS é definida como infecção bacteriana do líquido ascítico, na presença de foco intra-abdominal de tratamento cirúrgico evidente. Pode ser:
  - Perfurativa: secundária à perfuração de úlcera oca.
  - Não perfurativa: ruptura de abscesso intra ou periórgão intra-abdominal.

- O diagnóstico diferencial com PBE é essencial pela importância da terapia adequada:
  - Mortalidade aumenta 100% se o tratamento consistir apenas de antibióticos, sem intervenção cirúrgica.
  - Mortalidade é de aproximadamente 80% se um paciente com PBE for submetido à laparotomia exploratória desnecessária.
  - Em pacientes com ascite, deve-se suspeitar sempre de PBE se a cultura do líquido ascítico for positiva para mais de um patógeno ou em pacientes que evoluem mal com tratamento para PBE.

FISIOPATOLOGIA

- Muitos casos apresentam fase inicial sem infecção, com inflamação e isquemia do órgão.
- A proliferação bacteriana ocorre geralmente por obstrução do fluxo em determinado órgão. As bactérias têm origem na própria flora endógena ou exógena, via trato digestivo, geniturinário, corrente sanguínea ou pele.

Micro-organismos prevalentes

Primária	Secundária (polimicrobiana)	Terciária (polimicrobiana)
Escherichia coli	Bacteroides fragilis group Clostridium spp Outros anaeróbios	Staphylococcus epidermidis Enterococcus spp Pseudomonas spp
Klebsiella spp Streptococcus pneumoniae Enterococcus spp	Escherichia coli Klebsiella spp	Acinetobacter spp Candida spp Enterobacter spp Enterococcus spp Streptococcus spp Staphilococcus spp

QUADRO CLÍNICO

- As manifestações clínicas iniciais relacionam-se com as diversas portas de entrada.
- Dor abdominal persistente por mais de 6 h.
- Distensão abdominal, ausência de ruídos, parada de eliminação de gases e fezes, e dor à descompressão brusca.
- Na evolução, podem aparecer sinais e sintomas de sepse, como taquicardia, febre, oligúria, taquipneia, agitação psicomotora e hipotensão.

DIAGNÓSTICO

- Geralmente é clínico, por meio de história e exame físico. Exames complementares podem ser úteis para confirmação diagnóstica e planejamento cirúrgico.

EXAMES LABORATORIAIS

Exames gerais

- HMG, coagulograma, eletrólitos, ureia e creatinina para todos.
- RX de tórax, ECG, sódio, potássio e gasometria arterial para os mais graves.
- Se ascite presente, solicitar análise do líquido. PBS é sugerida quando há 2 ou mais itens dentre os seguintes:
  - Gram com flora mista.
  - Glicose < 50 mg/dL.
  - Proteínas > 1 g/dL.
  - DHL > limite superior da normalidade do nível sérico.

Exames de imagem

- RX de tórax pode mostrar sinais de pneumoperitônio, que sugere perfuração de víscera oca. Porém, muitas vezes a qualidade do exame é prejudicada pelo decúbito e pode ser um achado falso-positivo em pacientes em VM ou em pós-operatórios imediatos.
- Tomografia de abdome é o exame de escolha para avaliar abdome e pelve.
- Ultrassonografia: útil para avaliação de vias biliares.

TRATAMENTO

- O tratamento envolve resolução da causa da peritonite, remoção de abscesso e irrigação abundante com solução fisiológica.
- Nas peritonites difusas não são recomendados drenos. Estes estão relacionados a retardo da cicatrização normal, maior índice de deiscência de suturas, bridas e obstrução intestinal.
- As retroperitonites devem ser drenadas amplamente e os drenos mantidos até resolução do quadro. A reabordagem é frequente pois a gordura retroperitoneal, diferente do peritônio, não é eficiente em conter infecção.

Antibioticoterapia

Deve-se sempre cobrir bacilos gram-negativos aeróbios entéricos e bactérias anaeróbias. A terapia inicial deve ser empírica, pois o sítio da infecção nem sempre é conhecido e a introdução de antibióticos deve ser precoce. Geralmente, se a abordagem do foco cirúrgico for adequada, ciclos curtos de ATB são necessários, em geral por 7 dias.

Esquemas mais utilizados:
- (Ceftriaxona ou ceftazidima ou cefotaxima ou ciprofloxacina ou cloranfenicol ou amicacina) + metronidazol.
- Piperacilina-tazobactam.

COMPLICAÇÕES

- Formação de abscesso, deiscência de anastomoses, infecção na incisão, peritonite persistente ou terciária, formação de fístulas, síndrome compartimental, sepse e disfunção de múltiplos órgãos.

PERITONITES TERCIÁRIAS

São descritas como recorrência ou persistência de infecção intra-abdominal, após tentativa de controle da infecção com um ou mais procedimentos.

ABSCESSOS – INTRODUÇÃO

- Os abscessos podem ser de órgão parenquimatoso, sem peritonite. Esta pode ocorrer na ruptura intraperitoneal do abscesso.
- As condições predisponentes incluem cirrose, cirurgia abdominal recente, uso de medicações imunossupressoras e *diabetes mellitus*.
- Pequenos abscessos podem ser tratados apenas com ATB.
- Para pacientes estáveis, com abscessos não loculados: drenagem percutânea e ATB sistêmica. A drenagem só deve ser realizada se o acesso for seguro, sem risco de lesão de órgãos adjacentes. Na ausência de melhora clínica, a drenagem aberta é indicada.
- Nos demais casos, cirurgia aberta, laparotomia mediana com ampla lavagem da cavidade e, em alguns casos, incisão localizada.
- Esquema de antibiótico deve ser o mesmo das peritonites secundárias, com cobertura para bacilos Gram-negativos entéricos e anaeróbios.

LEITURA COMPLEMENTAR

1. Mowat C, Stanley AJ. Review article: spontaneous bacterial peritonitis – diagnosis, treatment and prevention. Aliment Pharmacological Therapy. 2001;5:1851-9.
2. Kramer L, Drumi W. Ascites and intraabdominal infection. Current Opinion in Critical Care. 2004;10:146-51.
3. Gines P, Cárdenas A, Arroyo V, Rodes J. Management of cirrhosis and ascites. N Engl J Med. 2004;350:1646-54.

67 Peritonites e abscessos intra-abdominais **469**

FLUXOGRAMA DE ATENDIMENTO AO PACIENTE COM ASCITE

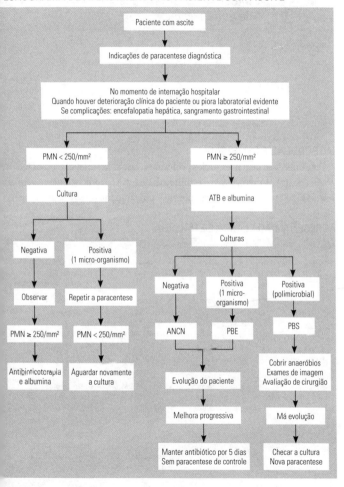

68 Infecções necrotizantes de partes moles

Rogério Zigaib

INTRODUÇÃO E DEFINIÇÃO

- Infecções de partes moles profundas (fáscia superficial e/ou os tecidos abaixo desta) e graves, se não reconhecidas e tratadas precocemente, têm alta morbidade (amputações de membros) e mortalidade (até 76% dos casos).

APRESENTAÇÃO CLÍNICA E ETIOLOGIA

Classificação	Agente	Fatores de risco	Apresentação clínica
- Celulite clostrídea	- *C. perfringens*	- Trauma local ou cirurgia	- Gás na pele, fáscia poupada, pouca repercussão sistêmica
- Gangrena gasosa	- *C. perfringens* - *C. septicum* - *C. hystoliticum*	- Trauma, injeções de epinefrina, neutropenia	- Mionecrose, formação de gás, toxemia, choque
- Celulite anaeróbia não clostrídea	- Flora mista aeróbia e anaeróbia	- DM	- Gás nos tecidos
- Fasciite necrotizante tipo I	- Anaeróbios, Gram-negativos, enterococos	- Cirurgia, DM, insuficiência vascular periférica	- Destruição de gordura e fáscia, síndrome de Fournier
- Fasciite necrotizante tipo II	- *Streptococcus* do grupo A	- Feridas, trauma, cirurgias pequenas, queimaduras	- Toxemia, dor local, gás nos tecidos, choque, parestesias, IMOS

Nas fases iniciais, a apresentação clínica é semelhante à de uma infecção de partes moles não complicada, como abscesso cutâneo, celulite ou erisipela, sendo praticamente impossível diferenciar um quadro benigno de um quadro grave pelos achados de pele e partes moles.

Ocorre rápida evolução do quadro, mesmo com ATB adequada, com surgimento de: bolhas, hemorragias, presença de coloração violácea na pele e áreas de necrose cutânea. Esses achados indicam infecção profunda e grave com alto risco de morte.

Deve-se desconfiar de infecção grave na presença de sinais de toxemia, como:

- Febre ou hipotermia (T > 38ºC ou < 36ºC).
- Taquicardia (FC > 100 bpm).
- Taquipneia (FR > 20 ipm).
- Hipotensão (PAS < 90 mmHg ou queda > 20% da PAS basal).
- Alteração do nível de consciência.

Exames complementares

- Na presença de toxemia, deve-se colher exames para estratificar a gravidade da doença:
  - Hemograma, função renal (ureia e creatinina), sódio e potássio, glicemia, CPK, proteína C reativa, hemoculturas com antibiograma.

- Exames de imagem:
  - USG: pode identificar a afecção, porém é normal em até 50% dos casos.
  - TC: tem sensibilidade maior do que a USG, mas se normal não descarta infecção necrotizante.
  - RNM: tem sensibilidade semelhante à biópsia de fáscia na identificação, mas sua realização não deve retardar o início do tratamento.

- Biópsia com análise por congelação: se for possível fazer biópsia da fáscia, com análise por patologista experiente, pode-se obter o diagnóstico da doença.

ABORDAGEM DIAGNÓSTICA E TERAPÊUTICA

Pacientes com clínica de infecção de partes moles e sinais de toxemia devem ter os exames colhidos e estratificados de acordo com a Tabela 1. Vale ressaltar que o diagnóstico é anatomopatológico, portanto o procedimento cirúrgico não deve ser retardado em caso de dúvida.

Tabela 1 – Avaliação de risco LRINEC

Variável laboratorial	Pontos
Proteína C reativa < 150 mg/L	0
Proteína C reativa ≥ 150 mg/L	4
Hb > 13,5 g/dL	0
Hb = 11 a 13,5 g/dL	1
Hb < 11 g/dL	2
Leucócitos < 15.000	0
Leucócitos = 15.000 a 25.000	1
Leucócitos > 25.000	2
Na ≥ 135 mEq/L	0
Na < 135 mEq/L	2
Glicemia < 180 mg/dL	0
Glicemia ≥ 180 mg/dL	1
Creatinina < 1,6 mg/dL	0
Creatinina ≥ 1,6 mg/dL	2

- Probabilidade baixa: < 6.
- Probabilidade intermediária: entre 6 e 7.
- Probabilidade alta: ≥ 8.

ANTIBIOTICOTERAPIA

Origem comunitária
Clindamicina 900 mg 8/8 h IV + penicilina cristalina 3 milhões 4/4 h IV
Clindamicina 900 mg 8/8 h IV + ceftriaxone (IRA ou alto risco) 1 g 12/12 h IV
Clindamicina 900 mg 8/8 h IV + gentamicina 240 mg/dia IV (flora mista intestinal – Fournier)

Origem hospitalar
Vancomicina 1 g 12/12 h + amicacina 1 g 24 h + metronidazol 500 mg 8/8 h (flora mista por drenagem de abscessos, cirurgias contaminadas – *S. aureus*, *Streptococcus* beta-hemolítico)

- Reavaliar ATB de acordo com cultura e antibiograma.
- O tratamento definitivo é cirúrgico e, tendo-se a suspeita, deve-se sempre consultar um cirurgião.

LUXOGRAMA DE CONDUTAS NA SUSPEITA DE FASCIITE NECROTIZANTE

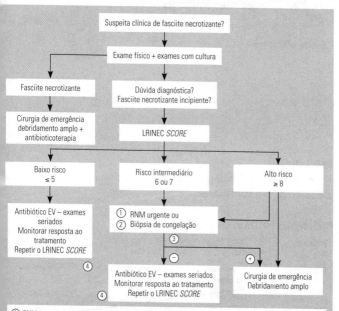

① RNM é o exame de escolha; é o único capaz de identificar a doença na fase precoce. USG e TC precocemente são normais; quando alteradas, identificam doença avançada. Nessa fase, o tratamento é menos efetivo. Na impossibilidade de realizar RNM na urgência, deve-se proceder com biópsia de congelação ou indicar cirurgia.
② Necessita de profissional treinado – indicar cirurgia se não for possível realizar o método com eficácia, ou pairar dúvida sobre o diagnóstico.
③ Indicar cirurgia se teste diagnóstico positivo.
④ O LRINEC deve ser repetido a cada 12 h – indicar cirurgia se piora do quadro.

ITURA COMPLEMENTAR

Angoules AG, Kontakis G, Drakoulakis E, Vrentzos G, Granick MS, Giannoudis PV. Necrotising fasciitis of upper and lower limb: a systematic review. Injury. 2007;38(Suppl 5):S19-26.
Brook I. Microbiology and management of soft tissue and muscle infections. Int J Surg. 2008;6(4):328-38.
Cainzos M, Gonzalez-Rodriguez FJ. Necrotizing soft tissue infections. Curr Opin Crit Care. 2007;13(4):433-9.

69 Infecções fúngicas

Gustavo Pascoal

INTRODUÇÃO
- Nas últimas décadas, as infecções fúngicas aumentaram de incidência, morbidade e mortalidade.

PRINCIPAIS FATORES DE RISCO

Trauma	Nutrição parenteral total	ATB de amplo espectro	Internação prolongada em UTI
Queimadura	Neutropenia prolongada	Cateter venoso central	APACHE elevado
Cirurgia abdominal e perfuração intestinal	Insuficiência renal dialítica	Esteroides	Quimioterapia

- A maioria das infecções fúngicas nosocomiais é causada por *Candida* sp.
- Aspergilose invasiva e zigomicose são bem menos comuns e ocorrem principalmente em pacientes portadores de distúrbios qualitativos e quantitativos dos neutrófilos.
- Pneumocistose, criptococose e histoplasmose são vistas predominantemente em pacientes com disfunção grave dos linfócitos T. Consulte o capítulo "Paciente HIV na UTI".

INFECÇÕES POR *CANDIDA*

- As espécies de *Candida*, principalmente a *C. albicans*, em geral fazem parte da flora de vários sistemas do nosso organismo e a colonização precede a infecção na maior parte dos casos.
- A *C. albicans* ainda é a espécie que mais frequentemente gera infecção, porém espécies como *C. glabrata*, *C. parapsilosis*, *tropicalis* e *krusei* vêm aumentando sua incidência e juntas já representam quase metade dos casos.

PRINCIPAIS SÍTIOS DE INFECÇÃO

Peritonite

Nos casos de pós-operatórios de cirurgia abdominal, pancreatites necrotizantes ou pacientes submetidos à diálise peritoneal contínua ambulatorial (CAPD), o achado de *Candida* no líquido abdominal nem sempre significa infecção, e deve ser associado aos quadros clínico e epidemiológico para melhor decisão terapêutica. Lembrar que a análise de líquidos provenientes de dreno ou cateter não é adequada, já que mais frequentemente representam apenas colonização.

Opta-se pelo tratamento se espécies de *Candida* forem isoladas em culturas de líquido peritoneal ou em abscessos intra-abdominais, com fluconazol 400 mg/dia ou anfotericina B deoxicolato 0,5 a 1,0 mg/kg/dia com duração do tratamento guiada pela resposta clínica. Em caso de *Candida glabrata*, prefere-se anfotericina B ou caspofungina. Sempre reabordar cirurgicamente se necessário e possível.

Infecções do trato urinário

Na maioria das vezes, a candidúria representa apenas colonização, e medidas como retirada da sonda vesical de demora e remoção de outros fatores de risco são suficientes.

Em indivíduos não sondados e sem qualquer fator de risco, deve-se repetir o exame e, caso seja novamente positivo, considerar mucosite. Não há um número de unidades formadoras de colônia que confirme ou descarte infecção.

Na presença de sintomas, administrar fluconazol na dose de 100 a 400 mg/dia. A dose e a duração do tratamento dependem do quadro clínico da sensibilidade do agente em questão.

Em pacientes críticos com candidúria e fatores predisponentes para infecções invasivas hematogênicas, sempre considerar terapêutica sistêmica precoce com anfotericina B 0,7 a 1,0 mg/kg/dia. Nesses casos, são mandatórias a coleta de hemoculturas e a procura de outras complicações, como endoftalmite e meningite. O tratamento deve ser mantido por pelo menos 2 semanas após a negativação das culturas e a estabilização clínica. Na presença de candidúria refratária, pesquisar complicações com TC ou USG.

Se não houver insuficiência renal e o agente isolado for *Candida* não *albicans*, pode-se adicionar flucitosina 25 mg/kg ao esquema.

Outras situações em que a candidúria merece tratamento sistêmico mesmo em indivíduos assintomáticos, são:

- Pacientes que serão submetidos à manipulação cirúrgica do trato geniturinário.
- Neutropênicos.
- Transplantados renais (nos primeiros 3 meses).

Infecção de corrente sanguínea

As espécies *Candida albicans* são as principais causadoras de candidemia, seguidas de perto por espécies não *albicans*, como *C. glabrata*, *parapsilosis* e *C. tropicalis*. Podem representar desde fungemias transitórias até disseminação para múltiplas vísceras.

O diagnóstico precoce é fundamental para o sucesso da terapêutica. Deve-se suspeitar deste tipo de infecção em todo paciente que evolua de forma não satisfatória na vigência de tratamento com antibióticos. A coleta de hemoculturas, a cultura de materiais suspeitos, a fundoscopia e o e e minucioso da pele, na tentativa de detectar pequenos nódulos ou pústulas com base eritematosa, são importantes recursos diagnósticos.

A endocardite por *Candida* ocorre principalmente em usuários de drogas intravenosas ilícitas e em pacientes submetidos à troca valvar. A candidíase disseminada aguda pode ter como complicação tardia a osteomielite, que pode se manifestar muitos meses após a fungemia, ou ainda levar a candidíase disseminada crônica, principalmente em portadores de neoplasias hematológicas submetidos à quimioterapia.

TRATAMENTO DA CANDIDÍASE HEMATOGÊNICA

Sempre considerar retirada do foco infeccioso.

Em pacientes com neutropenia prolongada, com acometimento visceral, ou em pacientes críticos, dar preferência para anfotericina B ou suas formulações lipídicas.

Na presença de estabilidade clínica e identificação de espécies suscetíveis, pode-se iniciar tratamento com fluconazol.

Nas infecções por *Candida glabrata*, prefere-se iniciar o tratamento com anfotericina B e, após estabilização, trocar por fluconazol em doses maiores (800 mg/dia).

No caso de candidemia disseminada suspeita em indivíduos não neutropênicos, o tratamento empírico deve ser limitado a pacientes com múltiplos fatores de risco, colonizados em múltiplos sítios, na ausência de outra causa de febre.

TRATAMENTO EMPÍRICO EM NEUTROPÊNICOS COM FEBRE PROLONGADA

Indicado nos casos de febre persistente inexplicada, após 4 a 7 dias de antibioticoterapia adequada. Manter tratamento até correção da neutropenia. A maioria dos autores preconiza anfotericina B 0,5 a 0,7 mg/kg.

Pode ser considerado uso de fluconazol em pacientes com baixo risco de aspergilose, baixo risco de resistência e naqueles em que não houve proxia com azólicos.

SITUAÇÕES ESPECIAIS

- Endocardite: em geral, o tratamento requer associação de cirurgia e anfotericina B associada ou não à flucitosina. Manter tratamento, no mínimo, por 6 semanas após cirurgia e indefinidamente nos casos em que a cirurgia não for possível.

- Meningite: anfotericina B 0,7 a 1,0 mg/kg/dia associada à flucitosina 25 mg/kg/dia. Não existem dados suficientes para uso de fluconazol. A duração do tratamento varia, sendo que, em geral, é mantido por pelo menos 4 semanas após resolução.

- Endoftalmite: anfotericina B + flucitosina. Manter fluconazol posteriormente por 6 a 12 semanas.

ASPERGILOSE INVASIVA

- O *Aspergillus* acomete mais pacientes submetidos à quimioterapia totóxica, receptores de transplante de medula óssea ou órgãos sólidos, pc tadores de SIDA, neutropenia grave e prolongada, usuários de doses al de corticosteroides e portadores de doença pulmonar obstrutiva grave.

- Os pulmões e o SNC são mais acometidos. Nos pulmões, pode ap sentar-se com tosse, febre prolongada, hemoptise e dispneia. A radiog fia pode ser normal, mostrar lesões nodulares ou até mesmo cavitações sinal do halo (hemorragia ao redor da lesão fúngica) e o sinal do cresce te aéreo (necrose e cavitação) podem ser vistos na tomografia de tórax, n não são específicos e podem estar ausentes principalmente nos pacien com neutropenia grave.

- O diagnóstico pode ser confirmado por cultura e/ou biópsia de n teriais envolvidos. Na impossibilidade dessas modalidades, o lavado bro coalveolar apresenta bom valor preditivo positivo em imunodeprimidc

- A pesquisa no sangue da galactomanana e da beta-d-glucan pc ser útil principalmente pelo bom valor preditivo negativo das duas em cc junto.

- Pela alta letalidade, recomenda-se que a terapêutica seja institu na suspeita clínica. Tratamento de eleição: anfotericina B 1,0 a 1,5 mg/ dia até melhora clínica. Posteriormente, considerar itraconazol na dose nima de 400 mg/dia.

- A duração do tratamento varia conforme resposta clínica e comorbidades do paciente, porém são recomendados em torno de 4 a 6 meses de tratamento, sendo retirado somente com a resolução completa dos sintomas e a reversão dos fatores predisponentes. Considerar cirurgia principalmente no caso de lesões centrais.

ZIGOMICOSES

- Geram as mucormicoses, doenças agudas, angioinvasivas com curso rápido e grave, frequentemente fatais.
- Os principais fatores de risco são o *diabetes mellitus*, o uso de imunossupressores, uso de azólicos, sobrecarga de ferro ou uso de deferoxamina.
- A zigomicose rinocerebral apresenta mortalidade > 60%. Os sintomas incluem febre, congestão nasal, rinorreia purulenta, epistaxe e úlceras nasais. A disseminação por contiguidade pode afetar os ossos da face, os olhos e o cérebro.
- A zigomicose pulmonar apresenta achados clínicos e radiológicos semelhantes à aspergilose pulmonar. A presença de mais de dez nódulos e derrame pleural na tomografia pulmonar inicial sugere o diagnóstico.
- O exame histopatológico pode confirmar o diagnóstico, com ou sem isolamento do micro-organismo. Hemoculturas geralmente são negativas.
- O tratamento inclui a abordagem cirúrgica e a terapia antifúngica com anfotericina B, sendo a formulação com complexo lipídico a droga com maior uso clínico.

BLASTOMICOSE E HISTOPLASMOSE

- Tanto o *H. capsulatum* como o *B. dermatitidis* podem ser inalados na forma de esporos e gerar infecção e disseminação hematogênica principalmente em imunodeprimidos.
- Podem ser assintomáticas ou apresentar-se como pneumonia aguda, crônica ou doença extrapulmonar (pele, TGI). As formas graves ocor-

rem principalmente nos imunodeprimidos e a confirmação do diagnóstico requer a identificação por cultura do micro-organismo. O tratamento com anfotericina B deoxicolato ou suas formulações lipídicas pode ser instituído em pacientes com quadro clínico compatível e identificação microscópica do agente.

MEDICAÇÕES ANTIFÚNGICAS
Triazólicos

Fluconazol

- Indicações: infecções mucocutâneas, ITU, candidíase hematogênica, desde que em indivíduos clinicamente estáveis, não neutropênicos e que não tenham sido submetidos à profilaxia com azólicos. Não usar em infecções por *C. krusei* e considerar doses mais altas para *C. glabrata*, desde que em pacientes sem instabilidade hemodinâmica.

- Modo de infusão: 200 a 400 mg/dia, VO ou IV, com tempo de infusão entre 1 e 2 h. Pode ser diluído em soro fisiológico ou glicosado. Essa dose pode ser aumentada em 4 a 5 vezes.

- Principais efeitos adversos: distúrbios do TGI, descamação da pele, aumento de enzimas hepáticas e rara toxicidade hepática grave.

- Profilaxia: pacientes de risco para candidíase invasiva, que apresentem neutropenia prolongada e receptores de transplante de fígado. Em geral, é preconizada por até uma semana após a resolução da neutropenia. Possui uso controverso em pacientes críticos com perfuração abdominal ou com múltiplas cirurgias abdominais. A dose utilizada é de 400 mg/dia, VO ou IV.

Voriconazol

- Indicações: ativo contra *Candida*, *Aspergillus*, *Fusarium* e *Cryptococcus*.

- Não ativo contra: *Zigomicetos* e *Scedosporium*. Pode haver resistência cruzada com possibilidade de não atividade contra espécies de *Candida* resistentes a fluconazol.

- Dose:
Oral: 400 mg, 12/12 h no primeiro dia seguido de 200 mg 12/12 h.
Intravenosa: 6 mg/kg, 12/12 h no primeiro dia seguido de 4 mg/kg, 12/12 h.

- Modo de infusão: infusão de cada dose deve ser feita em 2 h.

- Principais efeitos adversos: exantema, distúrbios do TGI, alucinações visuais e auditivas e até 15% dos pacientes, distúrbios visuais reversíveis, hepatotoxicidade (em geral não grave). A formulação IV é nefrotóxica e deve ser evitada em pacientes com insuficiência renal. Em caso de insuficiência hepática moderada, reduzir a dose pela metade.

Itraconazol

- Indicações: ativo contra *Candida*, *H. capsulatum*, *B. dermatitidis*, *Aspergillus* (não primeira linha).
- Não ativo contra: *C. glabrata*, *C. krusei*, *C. lusitaniae*, *C. neoformans*.
- Principais efeitos adversos: distúrbios do TGI, hepatotoxicidade mais importante que os outros azólicos, cardiodepressão. Não usar formulação intravenosa em pacientes com ClCr < 30 mL/min. Formulação oral possui absorção errática.

Poliênos

Anfotericina B deoxicolato

Indicação: infecções por *Candida*, *Aspergillus*, *Blastomyces dermatitidis*, *Histoplasma capsulatum* e *Criptococus neoformans*. Contra infecções causadas por *Fusarium* ou Zigomicetos, preferir formulações lipídicas.

Não ativo contra: *C. lusitaniae*, *C. guillermondii*, *Aspergillus terreus*, *Scedosporium*.

Dose: 0,5 a 1 mg/kg/dia em dose única diária.

Modo de infusão: diluir em soro glicosado para atingir a concentração de 1 mg do fármaco a cada 10 mL da solução. Habitualmente são diluídos 50 mg da droga em SG 5% 500 mL. Infundir em pelo menos 4 h. Não existe evidência para sugerir uso de qualquer pré-medicação e sempre deve-se estar atento para volemia adequada do paciente.

Principais efeitos adversos: relacionados à infusão (50 a 70%): febre, tremores, calafrios e náuseas. Dose-dependentes: insuficiência renal hipocalêmica (15 a 80%), anemia e arritmia cardíaca.

Anfotericina B complexo lipídico (ABCL)

Indicação: vide anfotericina B deoxicolato.

Dose: 3 a 5 mg/kg/dia em infusão única.

Modo de infusão: diluir em soro glicosado e infundir a uma velocidade de 2,5 mg/kg/h. Sugestão de prescrição para adulto de 70 kg: diluir 300 mg da droga em SG 5% 500 mL e infundir em pelo menos 3 h.

Principais efeitos adversos: semelhantes aos relatados com a anfotericina B deoxicolato, porém com frequência bem menor. Insuficiência renal relatada em menos de 15% dos pacientes. Custo maior do que o da anfotericina B deoxicolato.

Anfotericina B lipossomal

Indicação: vide anfotericina B deoxicolato.

Dose: 3 a 5 mg/kg/dia em infusão única.

- **Modo de infusão:** semelhante ao da ABCL, podendo ser infundida em 2 h.
- **Principais efeitos adversos:** semelhantes aos relatados com a anfotericina B deoxicolato, porém com frequência bem menor. Insuficiência renal relatada em menos de 15% dos pacientes. Custo maior do que o da anfotericina B deoxicolato.

Equinocandinas

Acetato de caspofungina

- **Indicação:** ativo contra *Candida* e *Aspergillus*.
- **Não ativo contra:** *C. neoformans, Scedosporium, Fusarium,* Zigomicetos, *H. capsulatum* e *B. dermatitidis, C. parapsilosis* e *C. guillermondii*. Essa droga não é validada para infecções do trato urinário ou infecções do SNC.
- **Dose:** 70 mg IV 1 x/dia seguida de 50 mg 1 x/dia.
- **Modo de infusão:** infundir em 1 h e diluir em soro fisiológico.
- **Principais efeitos adversos:** distúrbios do TGI, prurido, elevação transitória e não grave da creatinina. Reduzir dose em casos de insuficiência hepática grave.

LEITURA COMPLEMENTAR

1. Pappas PG. Clinical practice guidelines for the management of candidiasis: 2009 update by the Infectious Diseases Society of America. Clin Infect Dis. 2009 Mar 1;48(5):503-35.
2. Cliff PR, Sandoe JA, Heritage J, Barton RC. Use of multilocus sequence typing for the investgation of colonisation by Candida albicans in intensive care unit patients. J Hosp Infect. 200 69(1):24-32.
3. Meersseman W, Vandecasteele SJ, Wilmer A, Verbeken E, Peetermans WE, Van Wijngaerde E. Invasive aspergillosis in critically ill patients without malignancy. Am J Respir Crit Care. 2004 Sep 15;170(6):580-1.
4. Meyer E, Schwab F, Gastmeier P, Ruden H, Heininger A. Antifungal use in intensive care units. J Antimicrob Chemother. 2007;60(3):619-24.
5. Chayakulkeeree M, Ghannoum MA, Perfect JR. Zygomycosis: the re-emerging fungal infection. Eur J Clin Microbiol Infect Dis. 2006;25(4):215-29.

Paciente HIV na UTI 70

Antonio Paulo Nassar Junior

INTRODUÇÃO
- Diversas complicações infecciosas podem levar o paciente com aids ao hospital.
- As manifestações neurológicas e pulmonares que expõem o paciente ao maior risco serão abordadas neste capítulo.

AIDS – MANIFESTAÇÕES NEUROLÓGICAS

Meningite criptocócica
- Quadro clínico: subagudo – febre, cefaleia, alterações do sensório, de pares cranianos, visuais e convulsões.
- Diagnóstico:
  - LCR: aumento de pressão, proteínas normais ou aumentadas (30 a 150 mg/dL), glicose normal ou diminuída, celularidade normal ou diminuída (0 a 100).
  - Tinta da China positiva (70 a 94%), cultura positiva (95 a 100%), antígeno positivo (> 95%).
- Tratamento: anfotericina B (0,7 a 1 mg/kg/dia), EV + flucitosina (100 a 150 mg/kg/dia), VO, por 14 dias.
  - Deve-se realizar nova coleta de LCR para controle de tratamento no 14º dia (LCR estéril).
  - Em seguida, manter fluconazol 400 mg/dia por 8 a 10 semanas.
  - Em casos refratários, considerar anfotericina intratecal.

Neurotoxoplasmose	- Quadro clínico: subagudo – alteração do sensório, hemiparesia, cefaleia, convulsões, febre, confusão e coma.
	- Diagnóstico:
	  – Sorologia positiva em 84%.
	  – TC: lesões hipodensas múltiplas com reforço anelar de contraste, envolvendo núcleos da base, junção da substância branca e cinzenta, com edema perilesional.
	  – Nos casos de lesão única: fazer RNM.
	- Tratamento: sulfadiazina 100 mg/kg/dia em 4 a 6 doses + pirimetamina 100 mg/dia no 1º dia, 50 mg/dia depois + ácido folínico 10 a 15 mg/dia por 3 a 6 semanas.
	  – Para pacientes alérgicos a sulfas: clindamicina 600 mg 6/6 h.
	  – Repetir TC após 10 a 14 dias.

Meningoencefalite por CMV	- Quadro clínico: *delirium*, confusão, sinais focais, hiponatremia e hipercalemia. - Diagnóstico: RNM – hipercaptação das meninges, imagens focais em anel e lesões invasivas com efeito de massa. - Tratamento: ganciclovir 5 mg/kg/dose, 12/12 h, por 3 a 6 semanas.

AIDS – MANIFESTAÇÕES PULMONARES

Pneumonia bacteriana	- Principal complicação pulmonar. - Risco 5 a 6 vezes maior de ocorrer em pacientes HIV. - Mortalidade 4 vezes maior. - Fatores de risco: tabagismo, candidíase oral e complexo demencial da aids. - Achados típicos: escarro amarelo-verde, taquicardia, ausculta anormal e infiltrado lobar ao RX. - Tratamento: ver capítulo "Pneumonia adquirida na comunidade".
Pneumocistose	- Infecção oportunista mais comum na aids. - Quadro clínico: subagudo – febre, tosse seca, dispneia ao esforço, sudorese noturna e taquipneia. - Exames complementares: DHL > 400 U/L, PaO_2 < 75 mmHg, RX: infiltrado intersticial difuso. - Diagnóstico: escarro induzido (sensibilidade de 50 a 90%) e/ou LBA. - Tratamento: SMX/TMP 15 a 20 mg/kg/dia de TMP e 100 mg/kg/dia de SMX (3 a 4 ampolas de 6/6 h EV em SG 5% 100 mL), EV/VO, por 21 dias; corticosteroides se PaO_2 < 70 mmHg: 40 mg, 12/12 h, por 5 dias, 40 mg/dia por 5 dias e 20 mg/dia por 11 dias. - Profilaxia (CD4 < 200, candidíase esofágica e PCP prévia): SMX/TMP (400/80 mg), 1 cp/dia ou 2 cp/dia, 3 vezes/semana.

Tuberculose pulmonar	<ul><li>Risco 170 vezes maior.</li><li>Quadro clínico: febre e tosse há mais de 7 dias, perda de peso, sudorese noturna e infiltrado lobar ao RX.</li><li>CD4 > 400: sintomas mais comuns. PPD positivo em 80%.</li><li>Comprometimento extrapulmonar na doença avançada. PPD positivo em 25%.</li><li>Tratamento: esquema 2RHZE/4RH.</li></ul>

USO DE ANTIRRETROVIRAIS

- A introdução de antirretrovirais na UTI ainda é um assunto controverso.
- Várias condições típicas do paciente crítico interferem na farmacodinâmica das drogas antirretrovirais que interagem com diversas outras comumente utilizadas na UTI.
- De maneira geral, recomenda-se que o paciente que já faz uso da medicação continue com esse procedimento, exceto se houver alguma contraindicação.
- Em pacientes que ainda não estejam em tratamento e que se apresentem com uma doença relacionada a aids, o início do tratamento deve ser considerado com o acompanhamento do infectologista.

TOXICIDADE

Acidose láctica

- É uma condição relacionada ao uso de inibidores da transcriptase reversa análogos de nucleosídeos.
- Fatores de risco: ClCr < 70 mL/min e CD4 < 250/mm^3.
- Quadro clínico: dor abdominal, náuseas, vômitos, mialgia e neuropatias periféricas.
- Dosagem do lactato arterial é necessária ao diagnóstico.
- Níveis superiores a 9 mmol/L (81 mg/dL) associam-se a alto risco de óbito, níveis superiores a 5 mmol/L (45 mg/dL) devem ser considerados de alto risco.

- O tratamento é controverso e inclui riboflavina (50 mg/dia), L-carnitina (50 mg/kg) e tiamina (100 mg/dia) até resolução da acidose.

Toxicidades dos agentes antirretrovirais

Toxicidade	Droga
Acidose láctica	Inibidores da transcriptase reversa nucleosídeos
Reação de hipersensibilidade	Abacavir, nevirapina
Hepatotoxicidade	Saquinavir, ritonavir, nelfinavir, tenofovir, nevirapina, efavirenz, atazanavir
Pancreatite	Didanosina, estavudina, zalcitabina, lopinavir/ritonavir
Nefrolitíase	Indinavir
Necrose tubular aguda	Tenofovir
Nefrite intersticial aguda	Indinavir, ritonavir
Mielossupressão	Zidovudina
Miopatia	Zidovudina
Neuropatia	Estavudina, didanosina, zalcitabina

SÍNDROME DE RECONSTITUIÇÃO INFLAMATÓRIA IMUNE

- Caracteriza-se por piora clínica, com novos sintomas inflamatórios ao iniciar terapêutica com antirretrovirais.
- Ocorre comumente em infecções por *Pneumocystis*, micobactérias, CMV e fungos.
- Os sinais e sintomas ocorrem nas áreas previamente comprometidas.
- O diagnóstico diferencial com infecções é extremamente difícil.
- Comumente, ocorre IRpA em casos de tuberculose e pneumocistose, mas há recuperação completa com o tratamento.
- O tratamento envolve o uso de corticosteroides e manutenção tratamento da infecção oportunista.

CONDIÇÕES QUE MERECEM ATENÇÃO QUANTO À TERAPÊUTICA ANTIRRETROVIRAL NA UTI

- Drogas que requerem ajuste na insuficiência renal: inibidores da transcriptase reversa nucleosídeos, exceto abacavir.
- Drogas que requerem ajuste na insuficiência hepática: atazanavir, fosamprenavir e indinavir.
- O uso de inibidores de protease e inibidores da transcriptase reversa não nucleosídeos aumenta o efeito sedativo do midazolam.
- A associação de amporenavir, lopinavir/ritonavir e ritonavir com metronidazol causa uma reação "dissulfiram-*like*".
- A combinação de ritonavir com amiodarona aumenta os efeitos cardíacos desta última.
- A associação de amprenavir e atazanavir aumenta os efeitos cardíacos do diltiazem.
- Drogas geralmente contraindicadas com o uso de inibidores da protease:
  – Midazolam
  – Amiodarona
  – Inibidores de bomba de prótons
  – Bloqueadores H_2
  – Propafenona
  – Quinidina

LEITURA COMPLEMENTAR

Laborda L, Martins HS. Emergências relacionadas à síndrome da imunodeficiência adquirida. In: Martins HS, Scalabrini Neto A, Velasco IT. Emergências clínicas baseadas em evidências. São Paulo: Atheneu; 2005. p. 749-76.

Morris A, Luce JM. Human immunodeficiency virus infection. In: Fink MP, Abraham E, Vincent JL, Kochanek PM. Textbook of critical care. 5th ed. Philadelphia: Elsevier Saunders; 2005. p. 1325-30.

Huang L, Quartin A, Jones D, Havlir D. Intensive care of patients with HIV infection. N Engl J Med. 2006;355;173-81.

Morris A, Masur H, Huang L. Current issues in critical care of the human immunodeficiency virus-infected patient. Crit Care Med. 2006;34:42-9.

71 Febre na UTI

Filipe Campos Visconti
Rogério Zigaib

INTRODUÇÃO
- A febre é um sintoma frequente na UTI, acontecendo em até 70 dos pacientes internados e sempre deve desencadear uma avaliação clíni ca de possíveis causas.
- Há uma variação normal de temperatura no indivíduo saudável, p rém define-se febre como:
    - Duas elevações consecutivas de temperatura central acima 38,3ºC.
    - Em pacientes imunossuprimidos, considera-se uma elevação ma que 38,3ºC ou maior que 38ºC mantida por mais de uma hora.
- Na temperatura axilar, considera-se 37,8ºC.
- Métodos mais confiáveis de monitorização incluem os cateteres artéria pulmonar, esofágico, retal ou vesical.

CAUSAS
- Estudos mostram que aproximadamente metade dos casos de fe tem origem infecciosa.

Causas infecciosas	Causas não infecciosas
Sistema nervoso central Meningite, encefalite, abscesso cerebral ou abscesso epidural	**Sistema nervoso central** HSA, hemorragia intracerebral, AVC
Sistema respiratório Sinusite, faringite, OMA, pneumonia, empiema pleural, tuberculose	**Sistema respiratório** Atelectasia, TEP, SARA
Sistema cardiovascular Endocardite, miocardite, infecção de corrente sanguínea, tromboflebite séptica	**Sistema cardiovascular** IAM, pericardites, TVP
Sistema digestivo Diverticulite, apendicite, coleções intra-abdominais, colangite, PBE, abscessos hepáticos ou esplênicos, hepatites virais	**Sistema digestivo** Colecistite alitiásica, pancreatite, doenças inflamatórias intestinais, hepatite alcoólica ou medicamentosa
Sistema genitourinário Pielonefrite, doença inflamatória pélvica	**Outros** Doenças reumatológicas Neoplasias Hipertireoidismo, feocromocitoma, insuficiência adrenal Neuroléptica maligna, hipertermia maligna, serotoninérgica Abstinência alcoólica e de opioides Tecido desvitalizado Hematomas
Cutâneo Celulite, fasciite necrotizante, infecção de ferida operatória, herpes zoster	
Osteomielite	

- Algumas dicas do padrão de febre e resposta podem indicar causas, porém não são específicas.

    – Febre com temperaturas elevadas (41ºC) sem melhora com uso de antipiréticos sugere síndromes hipertérmicas (síndrome neuroléptica, serotoninérgica, hipertérmica maligna, *heatstroke* ou causas endócrinas).

    – Febre de origem infecciosa raramente ultrapassa 41ºC.

    – Febres baixas sem repercussões clínicas importantes sugerem causa não infecciosa.

INVESTIGAÇÃO

- Existem sugestões de investigação de febre no paciente de UTI que devem sempre se iniciar por avaliação de dados da história clínica e exame físico que possam direcionar à fonte de infecção (Algoritmo 1).
- Dispositivos invasivos sempre devem ser avaliados e trocados se necessário.

EXAMES LABORATORIAIS

- Hemograma: leucocitose geralmente indica infecção, embora seja inespecífica. Pode ocorrer também leucopenia. Plaquetopenia pode ocorrer secundária a sepse.
- PCR: pode ser monitorizada à tendência de PCR, embora possa estar alterada em outros processos inflamatórios além de infecção.
- Procalcitonina: sugerida como ferramenta para diferenciar infecção de quadros inflamatórios. Pouco disponível.
- Hemocultura e antibiograma: sugerem-se dois pares inicialmente. Repetir se suspeita de bacteremia persistente. Se o paciente tiver cateter central, sugere-se cultura pareada do cateter com periférica.
- Urina tipo 1 e urinocultura podem sugerir infecção do trato urinário.
- Demais exames de acordo com suspeitas pelo quadro do paciente.

TRATAMENTO

- O controle da febre pode ser feito pelo uso de antipiréticos (dipirona e/ou paracetamol) e de técnicas de resfriamento do paciente, e o seu benefício é controverso para a maior parte dos casos.
- Em caso de lesões neurológicas (AVC, HSA, trauma, pós-PCR), temperaturas > 41°C e pacientes sensíveis ao aumento de demanda metabólica da febre (p. ex., síndrome coronariana aguda), recomenda-se o controle de temperatura para normotermia.

71 Febre na UTI **491**

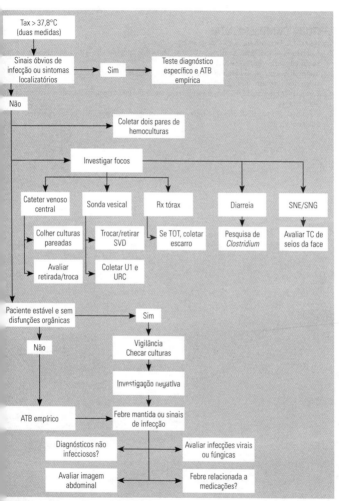

Algoritmo 1 Investigação de febre na UTI.

LEITURA COMPLEMENTAR
1. Marik PE. Fever in the ICU. Chest. 2000;117:855.
2. Coburn B, Morris AM, Tomlinson G, et al. Does this adult patient with suspected bacteremia require blood cultures? JAMA. 2012;308:502.
3. Young P, Saxena M, Bellomo R, et al. Acetaminophen for fever in critically ill patients with suspected infection. N Engl J Med. 2015;373:2215.
4. Kothari VM, Karnad DR. New onset fever in the intensive care unit. J Assoc Physicians India. 2005;53:949-53.
5. Gattoni C, Fumagalli R. Fever in intensive care: an open problem. Minerva Anestesiol. 2003;69(4):210-3.

Diarreia na UTI 72

Filipe Campos Visconti
Daniel Vitório Veiga dos Santos

INTRODUÇÃO
- Estudos prospectivos em UTI mostram uma incidência de diarreia de aproximadamente 15 a 20% com relatos prévios de incidência em até 38% dos casos e está associada a prolongamento do tempo de internação em UTI, morbidade e mortalidade (não está claro o efeito causal).

DIAGNÓSTICO
- A definição de diarreia inclui número de evacuações (três ou mais por dia), quantidade de fezes (> 200-250 mL/dia) e consistência (5 a 7 na escala de Bristol).

FISIOPATOLOGIA
- Secretória: principalmente infecciosa (cólera, rotavírus), mas também pode ocorrer em caso de tumores gastrointestinais.
- Osmótica: substâncias ricas em osmóis ativos (p. ex., sorbitol, lactuse).
- Motora: medicações procinéticas, laxativas.
- Exsudativa: doença inflamatória intestina, infecções.

CAUSAS

Não infecciosa	Infecciosa
Relacionada à doença • Intolerâncias específicas: lactulose, glúten • Disabsorção: intestino curto, insuficiência pancreática, insuficiência biliar, pós-bariátrica, hipoperfusão (choque, infarto mesentérico), hipoalbuminemia (2,5 g/L) • Tumores: gastrointestinal, feocromocitoma • Endócrina: hipertireoidismo, Zollinger-Ellison, DM • Fecaloma (diarreia paradoxal)	**Bacteriana** • *Clostridium difficile* • *Klebsiella oxytoca* • *E. coli* • *Salmonella* sp • *Shigella* • *Campylobacter* • *Yersinia enterocolitica* • *Vibrio cholerae*
Relacionada a medicações • Laxativos • Procinéticos • Soluções hiperosmolares • Quimioterapia/radioterapia • Antibióticos	**Viral** • Norovírus • Rotavírus • Adenovírus • CMV
Relacionada à dieta • Hiperosmolar • *Bolus* • Aumento rápido de infusão • Pobre em fibras	**Outros** *Entamoeba* sp *Cryptosporidium* *Microsporidium* *Isospora* *Giardia lambia*

MEDICAÇÕES RELACIONADAS À DIARREIA

Antibióticos (cefalosporinas, macrolídeos, clindamicina, quinolonas)
Antiarrítmicos (digitálicos, quinidina)
Inibidores de bomba de prótons
Betabloqueadores
Antirretrovirais (nelfinavir, didanosina)
Imunossupressores (tacrolimo, sirulimo, micofenolato, ciclosporina, azatioprina)
Agentes quimioterápicos
Acarbose, metformina
Lactulose

Colchicina
Levotiroxina
Anti-inflamatórios não esteroides
Antiácidos e laxativos contendo magnésio
Colinérgicos (donepezil, pirodostigmina)
Diuréticos

- O *Clostridium difficile* é uma causa frequente de diarreia na UTI (9 20% dos casos) e é causada por um bacilo Gram-positivo anaeróbico formador de esporos.
- Fatores de risco principais incluem o uso de antibióticos (principalmente cefalosporinas, clindamicina, quinolonas e macrolídeos), idade avançada (> 65 anos), quimioterapia, supressão gástrica e cirurgias gastrointestinais.
- A fisiopatologia inclui alteração da flora bacteriana habitual e colonização por cepas produtoras de toxinas A e B. Essas toxinas são citotóxicas, gerando necrose celular, inflamação com infiltrado neutrofílico e formação de pseudomembranas.

ABORDAGEM DIAGNÓSTICA

- História patológica pregressa de diarreia pode indicar intolerâncias alimentares, síndromes disabsortivas, doenças inflamatórias intestinais, endocrinopatias ou tumores e deve ser analisada de uma forma dirigida pela clínica.
- A prescrição deve ser revisada e as medicações que podem causar ou potencializar a diarreia (laxativos, procinéticos, soluções hiperosmolares, antibióticos) suspensas se possível. Estudos mostram resolução de 25% dos casos de diarreia com suspensão de medicações prescritas.
- Fatores de risco para infecção por *Clostridium dificille* e sinais infecciosos (febre, diarreia com distúrbios hidroeletrolíticos, produtos patológicos fecais, leucocitose, choque, disfunções orgânicas) devem ser avalia-

dos em conjunto, e coletadas toxinas A e B. Caso toxinas sejam negativas e haja alta suspeita para *Clostridium*, pode-se avaliar colonoscopia ou testes mais sensíveis, caso disponíveis (glutamato desidrogenase ou PCR).

- A coprocultura na UTI costuma ter sensibilidade bastante limitada (até 3% dos casos) e deve ser avaliada em casos de diarreia até 48 h de internação com sinais infecciosos ou em pacientes imunossuprimidos.
- Segue um fluxograma sugerindo abordagem diagnóstica (Algoritmo 1).

ABORDAGEM TERAPÊUTICA

- Manter paciente hidratado, corrigir distúrbios hidroeletrolíticos.
- Atentar a complicações (lesões de pele, desnutrição).
- Suspender drogas associadas à diarreia.
- Ajustar dieta enteral se for o caso (baixa osmolaridade e rica em fibras).
- Evitar uso de agentes antidiarreicos.
- O uso de probióticos no intuito de restaurar flora TGI é ainda controverso.
- A maioria dos agentes envolvidos não necessita de um tratamento específico. O curso é autolimitado.
- Antimicrobianos devem ser usados com cautela e racionalidade.
- Pacientes imunodeprimidos devem ser extensamente investigados para direcionar o tratamento.
- Atenção com as medidas de prevenção de transmissão, principalmente nos casos de *C. difficile* (isolamento de contato, lavagem de mãos com água e sabão, uso exclusivo de termômetros, estetoscópios, medidores de pressão arterial, limpeza ambiental com soluções de cloro).

72 Diarreia na UTI **497**

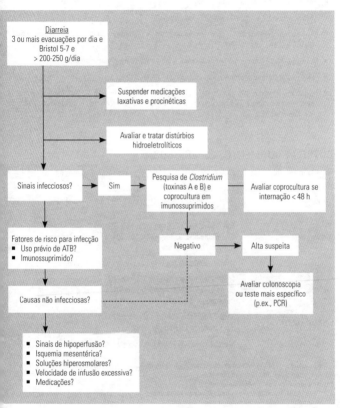

Algoritmo 1 Abordagem diagnóstica.

ABORDAGEM PARA *CLOSTRIDIUM*

- Parar antimicrobianos, se possível.
- Metronidazol, 500 mg, VO de 8/8 h (pode ser IV).
- Em casos graves ou não responsivos a metronidazol, usar vancomicina VO, 125 mg a 500 mg, de 6/6 h (não pode ser IV).
- Duração: 10 a 14 dias ou até 7 dias após a suspensão dos antimicrobianos.
- Não utilizar antiperistálticos pelo risco de megacólon tóxico.
- Recorrência: vancomicina, 125 mg a 500 mg VO, de 6/6 h, por 10 a 14 dias. Há sugestões de esquemas de desmame de vancomicina após a segunda recorrência ou transplante de fezes – consultar infectologista.

OUTROS TRATAMENTOS ESPECÍFICOS

Patógeno	Tratamento	Duração
Shigella sp	TMP-SMZ 160 a 800 mg VO q 12 h OU Ciprofloxacino 500 mg VO q 12 h OU Ceftriaxone 2 g IV/dia	3 a 5 dias
Salmonella não *typhi**	TMP-SMZ 160 a 800 mg VO q 12 h OU Ciprofloxacino 500 mg VO q 12 h OU Ceftriaxone 2 g IV/dia	5 a 7 dias
Campylobacter	Azitromicina 500 mg VO	5 dias
E. coli**	TMP-SMZ 160 a 800 mg VO q 12 h OU Ciprofloxacino 500 mg VO q 12 h OU Ceftriaxone 2 g IV/dia	3 dias
Yersinia sp***	TMP-SMZ 160 a 800 mg VO q 12 h OU Ciprofloxacino 500 mg VO q 12 h	7 dias
Giardia	Metronidazol 250 a 750 mg VO/IV q 8 h	7 a 10 dias

* Tratar somente casos graves ou em pacientes com menos de 6 anos ou mais de 50 anos, doença valvar, aterosclerose grave, neoplasia ou uremia.
** Não tratar *E. coli* êntero-hemorrágica.
*** Tratar somente casos graves ou associados a bacteremia.

LEITURA COMPLEMENTAR

- Wiesen P, Van Gossum A, Preiser JC. Diarrhoea in the critically ill. Curr Opin Crit Care. 2006;12:149-54.
- Polage CR, Solnick JV, Cohen SH. Nosocomial diarrhea: evaluation and treatment of causes other than Clostridium difficile. Clin Infect Dis. 2012 Oct;55(7):982-9.
- Zilberberg MD, Shorr AF. Preventing clostridium difficile infection in the intensive care unit. Crit Care Clin. 2013 Jan;29(1):11-8.

73 Tétano

Daniel Joelsons

INTRODUÇÃO
- A incidência de tétano acidental vem diminuindo no Brasil, de 1.548 casos em 1990 para 327 em 2011 e 196 em 2018, provavelmente pela vacinação de rotina e reforço da imunização dos grupos de risco (agricultores, trabalhadores da construção civil e aposentados).
- Sua mortalidade gira em torno de 38,7. Em 2015 ocorreram 15 óbitos atribuídos à doença no Estado de São Paulo.
- O tétano acidental é uma doença grave, infecciosa e não contagiosa, causada pelo *Clostridium tetani*, um bacilo gram-positivo estritamente anaeróbio e produtor de exotoxinas, sendo a tetanopasmina responsável pelo quadro clínico neurotóxico característico da doença.
- O *C. tetani* não é apenas encontrado em locais enferrujados, mas também em fezes de animais, terra, galhos, arbustos, águas putrefatas e poeira das ruas.
- Ocorrendo suspeita de tétano acidental, deve-se realizar notificação por qualquer agente da saúde ou pessoa da comunidade.
- O melhor modo de prevenir a doença é por meio da vacinação. O esquema completo recomendado pelo Ministério da Saúde é de três doses administradas no primeiro ano de vida, com reforços aos 15 meses e entre

os 4 e 6 anos de idade. A partir desta idade, devem ser administrados reforços a cada dez anos e, no caso de gestantes, a cada cinco.

CONDUTA FRENTE A FERIMENTO SUSPEITO

História de vacinação prévia contra tétano	Ferimentos limpos ou superficiais			Ferimentos com alto risco de tétano*		
	Vacina	SAT/IGHAT	Outras condutas	Vacina	SAT/IGHAT	Outras condutas
Incerta ou menos de 3 doses	Sim	Não	Limpeza e desinfecção, lavar com soro fisiológico e substâncias antissépticas e debridar o foco de infecção	Sim (1 reforço)	Sim	Desinfecção, lavar com soro fisiológico e substâncias antissépticas e remover corpos estranhos e tecidos desvitalizados
3 doses ou mais, sendo a última dose há menos de 5 anos	Não	Não		Não	Não	
3 ou mais doses, sendo a última dose entre 5 e 10 anos	Não	Não		Sim (1 reforço)	Não	
3 ou mais doses, sendo a última dose há mais de 10 anos	Sim	Não		Sim (1 reforço)	Não	

* Consideram-se alto risco: fraturas expostas, ferimentos por arma branca ou de fogo, queimaduras extensas, ferimentos com retenção de corpos estranhos, ferimentos profundos e puntiformes (provocados por agulhas, pregos ou outros objetos pontiagudos).

Soro antitetânico	Dosagem	Via de administração	Observação
IGHAT	250 UI	IM	Não administrar imunoglobulina e vacina no mesmo grupo muscular
SAT (em alternativa a IGHAT)	5.000 UI	IM	

QUADRO CLÍNICO

- Período de incubação: tempo da lesão até os primeiros sintomas. Geralmente, é de 3 a 21 dias. Quanto menor for o tempo, maior a gravidade e pior o prognóstico.

- Período de progressão: tempo do primeiro sintoma até espasmo generalizado.
- Primeiras manifestações: hipertonia muscular mantida, hiper-reflexia, espasmos, contraturas paroxísticas espontâneas ou provocadas por estímulos tácteis, sonoro, luminosos ou alta temperatura do ambiente.
- Hipertonia dos músculos: trismo, riso sardônico, engasgos, dificuldade de fonação, rigidez de nuca (com nível de consciência preservado), abdome em tábua, opistótono e contratura do diafragma (pode levar à insuficiência respiratória). No início são desencadeados por estímulos externos, mas podem evoluir espontaneamente.
- Ausência de febre (ou febre baixa): pode apresentar hipertermia secundária às contrações musculares, mas sempre descartar infecção secundária.
- Disautonomias:
  - Hiperatividade simpática: hipertensão, taquicardia, arritmias.
  - Hiperatividade parassimpática: bradicardia, hipotensão.
  - Ambas podem ter duração de minutos e pode haver variação entre as mesmas.

DIAGNÓSTICO

- Exclusivamente clínico: suspeita-se quando temos um paciente com vacinação incerta ou há mais de 10 anos (dificilmente ocorre tétano em indivíduos vacinados) associado a hipertonias musculares e excluídos diagnósticos diferenciais.
- Hemograma, LCR, TC de crânio e cálcio: normais.
- CPK elevada.
- Cultura do tecido do foco: baixa sensibilidade.

DIAGNÓSTICOS DIFERENCIAIS

Abstinência alcoólica/drogas	Esse grupo de pacientes normalmente se encaixa pela vacinação incerta e por apresentar tremores. Os tremores são diferentes das hipertonias musculares; eles são de curta duração e mais comuns nas extremidades, já nas hipertonias costuma acontecer a contração, que é mantida por alguns segundos em todos os grupos musculares (inclusive abdome).
Crise convulsiva	Perda do nível de consciência, liberação esfincteriana e as contraturas são diferentes da hipertonia muscular.
Meningite	Febre alta, ausência de trismos, Kerning e Brudzinsky positivos, cefaleia e vômito.
Intoxicação pela estricnina	Ausência de trismos e de hipertonia generalizada durante os intervalos dos espasmos.
Tetania	Espasmos nas extremidades, Trousseau e Chvostek presentes. Hipocalcemia.
Raiva	Histórico de mordedura, arranhadura ou lambedura por animais, convulsão, ausência de trismo e alterações de comportamento.
DNV	Ausência de ferimentos. Sintomas desaparecem quando o paciente se distrai.
Intoxicação por metoclopramida e por neurolépticos	Pode levar ao trismo e à hipertonia muscular.

TRATAMENTO

Nunca deixar o paciente em um quarto fechado e escuro!
O controle dos espasmos tem que acontecer sob estímulo do ambiente.

Imunoglobulina antitetânica sistêmica	SAT 20.000 UI ou IGHAT 5.000 UI IM – aplicar 1/5 da dose em cada membro (MMSS e MMII) e o 1/5 restante perilesão/ferimento*.
Vacina antitetânica	Em um grupo muscular diferente da imunoglobulina – ou se aplica simultaneamente a imunoglobulina ou no mínimo 14 dias após.
Foco lesional	Identificar e debridar o mais precocemente possível, debridamento amplo, profundo e retirando todo material desvitalizado. Em casos de não haver melhora clínica, pensar sempre em reabordagem do foco.
Imunoglobulina perilesional	SAT 5.000 UI ou IGHAT 1.000 UI antes da abordagem do foco.*

Antibioticoterapia	Metronidazol 500 mg VO/EV, 8/8 h, manter por 7 dias após debridamento.
Intubação orotraqueal	Em caso de espasmos musculares intensos ou frequentes. Utilizar bloqueador neuromuscular antes do procedimento devido ao risco de espasmo traqueal.
Traqueostomia	Deve ser realizada o mais precocemente possível após intubação orotraqueal, devido ao fato do tubo provocar estímulos para contratura da orofaringe com mordedura do mesmo.
Miorrelaxantes: diazepam O relaxamento muscular é o principal objetivo do tratamento do tétano	Em *bolus* ou contínuo. *Bolus*: antes de procedimentos. Contínuo: titular a dose de acordo com a gravidade dos espasmos. Optar preferencialmente no início pela administração EV e contínua. Titular a dose até controle dos espasmos espontâneos. Pode-se utilizar a dosagem seriada da CPK como controle. Diluição: mínima de 1 mg em 4 mL de SG 5% (concentrações maiores levam a precipitação da medicação). Frasco específico (vidro ou ecoflac), meia-vida de 8 h. Dose máxima de 10 mg/kg/dia. Parte da dose pode ser realizada via enteral.
Miorrelaxantes adjuvantes Caso seja atingida dose máxima do diazepam sem controle dos espasmos	Midazolam. Baclofeno (principalmente como adjuvante do tratamento). Dose máxima de 60 mg/dia. No Brasil não existe formulação para uso intratecal, mas em locais onde a mesma é empregada, utiliza-se o cateter de peridural com dose máxima de 2 mg/dia por até 3 semanas.
Bloqueadores neuromusculares	Devem ser utilizados antes de procedimentos invasivos. Caso haja dificuldade na ventilação mecânica, devem ser utilizados de forma contínua por até 5 dias (objetivando passar a meia-vida da toxina tetânica). Evitar succinilcolina.
Analgesia/sedação	Analgesia comum ao paciente crítico: dipirona, morfina, fentanil. Para sedação, além do diazepam pode-se utilizar o midazolam ou o propofol; este normalmente é utilizado em associação ao benzodiazepínico. Em casos extremos pode-se induzir o coma barbitúrico com fenobarbital (600 a 1.200 mg/dia).

Controle das disautonomias	Os opioides são a primeira opção para o controle das disautonomias e labilidades pressóricas (utilizar morfina, 5 mg dose de ataque seguida de infusão contínua, 0,05 a 0,1 mcg/kg/min, ou 5 mg de 3/3 h). Realizar monitorização com PA invasiva. Na fase simpática utilizar nitroprussiato e, na fase parassimpática, noradrenalina. Evitar utilização de betabloqueadores.
Sulfato de magnésio	Pode ser utilizado em associação ao benzodiazepínico e ao bloqueador neuromuscular para controle dos espasmos. Realizar dose de ataque de 40 mg/kg por 30 minutos seguida de infusão contínua de 2 g/h por 7 dias.

Apesar de alguns centros especializados utilizarem esta abordagem, a diretriz sobre tratamento do tétano não sugere.

LEITURA COMPLEMENTAR

Ministério da Saúde. DATASUS. Indicadores de morbidade. Disponível em: http://tabnet.datasus.gov.br/cgi/deftohtm.exe?idb2011/d0105.def.

Ministério da Saúde. Sinan/SVS/MS. Tétano acidental – casos confirmados notificados no Sistema de Informação de Agravos de Notificação – Sinan. Disponível em: http://dtr2004.saude.gov.br/sinanweb/tabnet/dh?sinan/tetanoacid/bases/tetacidbr.def.

Ministério da Saúde. Secretaria de Vigilância em Saúde. Tétano acidental. Disponível em: http://portal.saude.gov.br/portal/arquivos/pdf/gve_7ed_web_atual_ta.pdf.

Lisboa T, Ho YL, Henriques Filho GT, Brauner JS, Valiatti, Santos JL, Verdeal JC, Machado FR. Diretrizes para o manejo do tétano acidental em pacientes adultos. Revista Brasileira de Terapia Intensiva. 2011;23(4):394-409.

SEÇÃO XI EMERGÊNCIAS CIRÚRGICAS

74 Cuidados perioperatórios

Mino Cestari

- Principais cuidados perioperatórios de pacientes de alto risco, em cirurgias não cardíacas.

Tabela 1 – Medicações de uso perioperatório

Medicamento	Conduta	Evidência
Ácido acetilsalicílico	- Suspender 7 dias antes da cirurgia com alto risco de sangramento - Manter em paciente com implante recente de *stent* coronariano	- Sua manutenção aumentou o sangramento cirúrgico sem proteção adicional de eventos cardiovasculares - Pesar risco/benefício no caso de pacientes com *stent*
Clopidogrel	- Suspender 5 dias antes da cirurgia com alto risco de sangramento - Manter em paciente com implante recente de *stent* coronariano	- Sua manutenção aumentou o sangramento cirúrgico sem proteção adicional de eventos cardiovasculares - Pesar risco/benefício no caso de pacientes com *stent*

74 Cuidados perioperatórios

Betabloqueador	- Não introduzir em pacientes de baixo risco cardiológico - Manter em usuários crônicos; modificar posologia se hipotensão/bradicardia relevantes - Considerar introdução (2 a 7 dias antes para titulação de dose) em pacientes de alto risco	- Embora alguns estudos demonstrem redução de eventos cardíacos isquêmicos, pode ocorrer aumento significativo de outros eventos deletérios, como bradicardia, acidente vascular cerebral e hipotensão
Anticoagulação oral	- Sua manutenção ou suspensão depende do porte cirúrgico e risco de tromboembolismo - Ver Tabela 2 para condutas	- Ver Tabela 3 para porte cirúrgico e Tabela 4 para risco de tromboembolismo
Diuréticos	- Suspender no dia da cirurgia quando possível	- Aumento de distúrbios hidroeletrolíticos/depleção de volume
IECA/BRA	- Pode ser mantido em paciente com ICC-CF IV (reduzir dose/ suspender se hipotensão)/ considerar suspensão no dia da cirurgia em outros grupos	- Risco de hipotensão/redução de resposta a vasopressores
Nitrato	- Não introduzir/suspender no dia do procedimento quando possível	- Aumento de hipotensão no perioperatório e taquicardia
Alfa-2 adrenérgico (clonidina)	- Não introduzir/suspender	- Aumento de incidência de hipotensão e PCR não fatal
Estatina	- Manter quando em uso crônico, introduzir em cirurgia vascular ou cirurgias de alto risco	- Associada a redução de mortalidade cardiovascular perioperatória
Insulina	- Nos pacientes diabéticos, suspender insulina NPH na noite anterior à cirurgia, manter o paciente que necessita de jejum com aporte glicêmico endovenoso e correção de glicemia com insulina regular	- Durante o perioperatório, a hipoglicemia tem efeito mais deletério em comparação a pequenas hiperglicemias

reconciliação das medicações de uso crônico é de suma importância, porém o momento de sua introdução deve ser individualizado.

Tabela 2 – Risco de sangramento

Risco de sangramento	Risco de tromboembolismo	Conduta quanto ao anticoagulante
Baixo	Baixo	Manter/suspender
	Intermediário	Manter
	Alto	
Intermediário/alto	Baixo	Suspender
	Intermediário	Ponte com heparina
	Alto	

Reiniciar a anticoagulação plena quando houver segurança no pós-operatório.
Realizar reversão da anticoagulação, se cirurgia de urgência.

Tabela 3 – Estratificação de porte e risco cirúrgico

Alto (risco cardíaco ≥ 5,0%)
Cirurgias vasculares (aórtica, grandes vasos, vascular periférica)
Cirurgias de urgência ou emergência

Intermediário (risco cardíaco ≥ 1,0% e < 5,0%)
Endarterectomia de carótida e correção endovascular de aneurisma de aorta abdominal
Cirurgia de cabeça e pescoço
Cirurgias intraperitoneais e intratorácicas
Cirurgias ortopédicas
Cirurgias prostáticas

Baixo (risco cardíaco < 1,0%)
Procedimentos endoscópicos
Procedimentos superficiais
Cirurgia de catarata
Cirurgia de mama
Cirurgia ambulatorial

Tabela 4 – Risco de tromboembolismo

Pacientes de alto risco
Próteses com qualquer prótese mecânica em posição mitral, prótese mecânica aórtica antiga; AVCi ou AIT nos últimos 6 meses; fibrilação atrial com CHADS$_2$ elevado; tromboembolismo venoso nos últimos 3 meses; trombofilia severa (deficiência de proteína C, S, antitrombina ou presença de anticorpo antifosfolípide)

Pacientes de risco intermediário
Próteses mecânicas aórticas com FA, AVC ou AIT antigos, idade maior que 75 anos, insuficiência cardíaca, HAS ou diabetes; FA com CHADS2 de 3 ou 4; TEV nos últimos 3-12 meses, trombofilias leves (mutações heterozigóticas do fator V de Leiden ou do fator II), TEV recorrente, neoplasia ativa

Pacientes de baixo risco
Próteses mecânicas aórticas sem fatores de risco para AVC; FA com CHADS2* de 0 a 2, sem AVC ou AIT prévios; TEV há mais de 12 meses sem outros fatores de risco

CHADS2: insuficiência cardíaca = 1 ponto, HAS = 1 ponto, idade > 75 anos = 1 ponto, diabetes = 1 ponto, AVC ou AIT = 2 pontos.

Tabela 5 – Exames gerais no pós-operatório

Laboratoriais	- Na^+, K^+, Mg^+, Cai, hemograma, gasometria, lactato arterial ou central - Ureia, creatinina (se tempo de dosagem > 24 h)
Marcadores cardíacos	- Troponina: 1°, 3° e 7° PO de pacientes com alto risco cardiovascular
Eletrocardiograma	- POi, 1° e 2° PO
Imagem	- Raio X de tórax (se paciente sem exame recente, em cirurgias torácicas ou em punção de acesso venoso central no centro cirúrgico)
Exames específicos	- Novo Hb/Ht e exames de horário em pacientes com alto risco de sangramento no pós-operatório ou sangramento evidente por drenos - Coagulograma: em pacientes sem resultado recente, com exame prévio alterado ou com sangramento anormal no intra ou pós-operatório - Outros exames podem ser solicitados de acordo com tipo de cirurgia e doenças de base (transplante hepático, cirurgias abdominais de grande porte, neurocirurgias etc.)
Exames que não devem ser solicitados de rotina	- PCR, albumina, dímero-D, pró-calcitonina: estarão alterados na maioria dos pós-operatórios - CKMB: tem elevação esperada no pós-operatório, solicitar apenas para realização de curva enzimática se troponina alterada ou em caso de sintomas

- É importante monitorizar e tratar distúrbios hidroeletrolíticos, coagulopatias, disglicemias e evitar a hipotermia. A deambulação precoce deve ser estimulada e a anticoagulação profilática reintroduzida quando possível (geralmente após 12 a 48 horas, a depender do porte cirúrgico e risco de sangramento).
- Para garantir um pós-operatório de qualidade, é indispensável tratar agressivamente a dor, prescrevendo-se analgésicos simples de horário e utilizando opioides para analgesia sempre que necessário (seja de horário ou para resgates eventuais).

LEITURA COMPLEMENTAR

1. Fleisher LA, Fleischmann KE, Auerbach AD, et al. 2014 ACC/AHA guideline on perioperative cardiovascular evaluation and management of patients undergoing noncardiac surgery. Journal of the American College of Cardiology. Doi: 10.1016/j.jacc.2014.07.944, 2014.
2. Devereaux PJ, Mrkobrada M, Sessler DI, et al. Aspirin in patients undergoing noncardiac surgery (POISE-2). N Engl J Med. 2014;370:1494-503.
3. 2014 ESC/ESA Guidelines on non-cardiac surgery: cardiovascular assessment and management. European Heart Journal. 2014;35:2383-431. Doi:10.1093/eurheartj/ehu282.
4. II Diretriz de Avaliação Perioperatória da Sociedade Brasileira de Cardiologia. Arq Bras Cardiologia. 2011;96(3 supl. 1):1-68.

Pancreatite aguda 75

Fernanda Maria de Queiroz Silva

INTRODUÇÃO

- É um processo inflamatório agudo decorrente da ativação de enzimas digestivas pancreáticas com consequente lesão e necrose do parênquima.
- Sua incidência vem aumentando nos últimos anos e, apesar dos cuidados intensivos, a mortalidade pode chegar a 40%.

ETIOLOGIA

Litíase biliar.	35 a 45%
Álcool (uso crônico > 80 g/dia).	35%
Medicamentos – Derivados de sulfa (Bactrim®, sulfasalazina, mesalazina). – Diuréticos (furosemida, tiazídicos). – Salicilatos, codeína e paracetamol. – Anticonvulsivantes (ácido valproico e carbamazepina). – Antibióticos (metronidazol, eritromicina, rifampicina, tetraciclina, isoniazida). – Imunossupressores e quimioterápicos (corticosteroides, azatioprina, 6-mercaptopurina, interferon, cisplatina, 5-fluorouracil).	1 a 2%
– Antirretrovirais (lamivudina, DDI, nelfinavir). – Anti-hipertensivos (alfa-metildopa, enalapril, captopril, losartana). – Estatinas (sinvastatina, artrovastatina) e benzofibratos. – Derivados estrogênicos, octreotide, omeprazol, amiodarona, propofol, dentre outros.	1 a 2%

▪ Hipercalcemia (> 10,5 mg/dL).	1,5%
▪ Hipertrigliceridemia (> 1.000 mg/dL).	1 a 4%
▪ CPER.	5 a 6%
▪ Isquêmica (choque, embolia, vasculite, pós-cirúrgica).	*
▪ Trauma (penetrante ou contuso).	*
▪ Tóxica (etanol, metanol, acidente escorpiônico, intoxicação por organofosforados).	*
▪ Infecciosa – Viral (HIV, CMV, herpes simples, varicela-zoster, hepatite B, Coxsackie vírus). – Bacteriana (*Mycoplasma, Legionella, Leptospira, Salmonella, Pneumocystis jiroveci*). – Micobactérias (*Mycobacterium avium intracellulare*). – Fungos (*Aspergillus*). – Parasitas (*Ascaris, Toxoplasma, Criptosporidium*).	Até 4,6% (principalmente HI positivo)
▪ Autoimune (lúpus eritematoso sistêmico, síndrome de Sjögren).	*

* Não há estatísticas definidas para este fator de risco.

QUADRO CLÍNICO

- Dor abdominal com as seguintes características:
  - De início agudo, contínuo, de forte intensidade.
  - Em quadrante superior do abdome, geralmente em faixa, que inicia no epigástrio, com irradiação para dorso.
  - Associada geralmente a náuseas, vômitos.
  - Em alguns casos, pode apresentar febre.

EXAME FÍSICO

- Dor à palpação, distensão abdominal e redução dos ruídos hidroaéreos, podendo haver sinais evidentes de peritonite.
- Taquicardia, taquidispneia, hipotensão arterial, extremidades frias, rebaixamento do nível de consciência, a depender da gravidade do quadro.
- Raramente, observam-se sinal de Cullen (equimose periumbilical e sinal de Grey (equimose nos flancos).

DIAGNÓSTICO

- O diagnóstico é feito por meio da história clínica compatível associada a aumento de 3 vezes ou mais no valor normal de amilase (aumenta em poucas horas e normaliza em 3 a 5 dias) e lipase (normalização em 8 a 14 dias).
- O aumento das enzimas só tem valor quando associado a um quadro clínico compatível e não indica gravidade.
- A TC auxilia no diagnóstico e na avaliação da gravidade e de complicações.

AVALIAÇÃO DA GRAVIDADE

- A pancreatite é considerada grave quando:
  - Houver pelo menos um dos critérios descritos na Tabela 1.
  - Critério de Ranson > 3 na admissão (Tabela 2).
  - Classificação tomográfica (CTSI) ≥ 7 (Tabela 3).
- Mais recentemente, foi desenvolvida uma regra mnemônica com a sigla "BISAP" que, caso o paciente apresente ≥ 3 dos 5 critérios, correlaciona-se com alta probabilidade de morte, disfunção de múltiplos órgãos e necrose pancreática.
  - *Blood urea nitrogen level* > 25 mg/dL (ureia sérica > 25 mg/dL).
  - *Impaired mental status* (rebaixamento do nível de consciência).
  - *SRIS* (critérios de síndrome de resposta inflamatória sistêmica).
  - *Age* > 60 years (idade > 60 anos).
  - *Pleural effusion* (derrame pleural).
- A forma grave representa 20% dos casos de pancreatite e tem mortalidade que pode alcançar 40%, na maioria dos casos ocasionada por infecções e insuficiência de múltiplos órgãos, sendo a infecção da necrose o fator de risco mais importante.

Tabela 1 – Critérios de pancreatite aguda grave (pelo menos um dos critérios)

- Uma falência orgânica, podendo ser caracterizada por:
  - Hipotensão (PAS < 90 mmHg após ressuscitação)
  - Insuficiência respiratória (pO_2 ≤ 60 mmHg em ar ambiente)
  - Insuficiência renal (creatinina > 2 mg/dL após reposição volêmica)
  - Hemorragia digestiva (> 500 mL em 24 h)
  - Distúrbio de coagulação (plaquetas ≤ 100.000/mm^3 ou fibrinogênio < 1 g/L)
  - Distúrbios metabólicos graves: cálcio ≤ 7,5 mg/dL ou lactato > 45 mg/dL ou acidose metabólica (pH < 7,2)
- Complicações locais, como necrose, pseudocisto, abscesso e coleções
- Critério de Ranson ≥ 3
- APACHE II > 8
- SOFA > 3
- CTSI ≥ 7
- Proteína C reativa ≥ 150 mg/L
- Hematócrito > 47%
- ≥ 3 critérios do "BISAP"
- Sinais de peritonite generalizada

Tabela 2 – Critérios de Ranson (1 ponto para cada observação)

Admissão	Parâmetros
Idade	> 55 anos
Leucócitos	> 16.000 mm^3
Glicemia	> 200 mg/dL
DHL	> 350 mg/dL
TGO	> 250 mg/dL
Dentro das 48 h	
Hematócrito	Queda > 10%
Ureia	Aumento > 10 mg/dL
Cálcio total	< 8 mg/dL
pO_2 (ar ambiente)	< 60 mmHg
Déficit de bases	> 4 mmol/L
Déficit de líquidos	> 6 L

Tabela 3 – Classificação tomográfica da pancreatite (CTSI)

Característica tomográfica	Pontos
Pâncreas normal	0
Aumento difuso ou focal pancreático	1
Inflamação pancreática ou peripancreática	2
Coleção líquida única	3
Necrose pancreática ou inflamação retropancreática	Pontos pela extensão
Ausência de necrose	0
< 30%	2
30 a 50%	4
> 50%	6

TRATAMENTO DE PANCREATITE AGUDA LEVE

Ressuscitação volêmica.
Correção de distúrbios hidroeletrolítico e acidobásico.
Oxigenioterapia, antieméticos e procinéticos, se necessário.
Controle álgico:
– Analgésico comum associado a opioide, se necessário.
Redução do estímulo à produção das enzimas pancreáticas.
Reintrodução da dieta cautelosamente quando houver melhora laboratorial, mas principalmente após a resolução dos sintomas.

Princípios do tratamento da pancreatite aguda grave

Controle álgico	Analgésico comum associado à morfina.
Ressuscitação hemodinâmica	Guiada por PVC, PAM, diurese e $SvcO_2$. Cristaloides são os mais utilizados (em especial o ringer lactato).
Pacientes hipovolêmicos	500 a 1.000 mL de cristaloides em 1 h, seguidos de 250 a 350 mL/h até estabilização com reavaliações a cada 4 h dos parâmetros hemodinâmicos.
Suporte ventilatório	Oxigênio e VNI. Casos refratários: IOT e ventilação mecânica invasiva.
Suporte nutricional	Início o mais precoce possível (primeiras 72 h). Via preferencial: enteral, com sonda posicionada pós-Treitz.
Antibiótico profilático em necrose pancreática	Não é benéfico e pode ser prejudicial. Não deve ser utilizado com esta finalidade.
Tratamento cirúrgico	Debridamento tardio da necrose estéril. Drenagem de necrose infectada ou abscesso pancreático. Drenagem de abscessos intracavitários. Tratamento de pseudocisto refratário ou infectado. Tratamento de SCA.
Pancreatite biliar	Colecistectomia laparoscópica antes da alta hospitalar. Se colangite e coledocolitíase, realizar CPER de urgência (primeiras 48 h).
Antibioticoterapia	Ciprofloxacina + metronidazol ou imipenem ou miropenem. Sempre buscar o diagnóstico infeccioso (cultura de aspirado por punção guiada ou intraoperatória ou hemocultura).

Procedimentos cirúrgicos

A cirurgia (necrosectomia) está indicada na necrose infectada ou n complicações tardias, e geralmente necessita de mais de uma laparotom Outra opção, em casos selecionados, é a drenagem percutânea guiada p exames de imagem.

TRATAMENTO DA PANCREATITE AGUDA

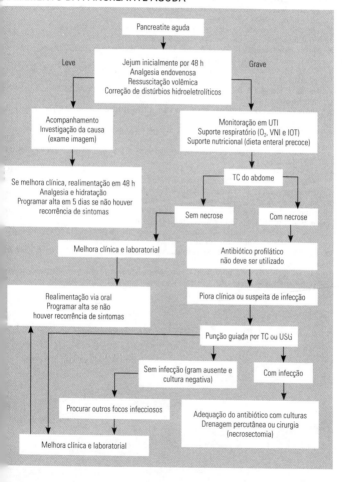

LEITURA COMPLEMENTAR

1. Heinrich S, et al. Evidence-based treatment of acute pancreatitis. A look at established paradigms. Ann Surg. 2006;243:154-68.
2. Frossard JL, Steer ML, Pastor CM. Acute pancreatitis. Lancet. 2008;371:143-52.
3. Whitcomb DC. Acute pancreatitis. N Engl J Med. 2006;354:2142-50.
4. De Campos T, Braga CF, Kuryura L, et al. Changes in the managements of patients with severe acute pancreatitis. Arq Gastroenterol. 2008;45(3):181-5.
5. Banks PA, Freeman ML. Practice guidelines in acute pancreatitis. Am J Gastroenterol. 2006;101:2379.
6. Uomo G, Miraglia S. Indications for surgery in severe acute pancreatitis. Could it also be a "manometric" question? JOP. J Pancreas (Online). 2008;9(2):240-3.
7. Marik PE. What is the best way to feed patients with pancreatitis? Current Opinion in Critical Care. 2009;15:131-8.
8. Villatoro E, Bassi C, Larvin M. Antibiotic therapy for prophylaxis against infection of pancreatic necrosis in acute pancreatitis (Cochrane Review). In: The Cochrane Library, Issue 4, 2006. Oxford: Update Software. A substantive amendment to this systematic review was last made on 25 July 2006.
9. Al-Omran M, Groof A, Wilke D. Enteral versus parenteral nutrition for acute pancreatitis (Cochrane Review). In: The Cochrane Library, Issue 4, 2008. Oxford: Update Software. A substantive amendment to this systematic review was last made on 30 October 2002.
10. Bai Y, Gao J, Zou DW, Li ZS. Profilatic antibiotics cannot reduce infected pancreatitis necrosis and mortality in acute necrotizing pancreatitis: evidence from a meta-analysis of randomized controlled trials. Am J Gastroenterol. 2008;103:104-10.
11. Stevens T, Parsi MA, Matthew Walsh RM. Acute pancreatitis: problems in adherence to guidelines. Cleveland Clinic Journal of Medicine. 2009;76(12):697-704.
12. Greer SE, Burchard KW. Acute pancreatitis and critical illness – a pancreatic tale of hypoperfusion and inflammation. Chest. 2009;136:1413-9.
13. Jafri SN et al. Antibiotic prophylaxis is not protective in severe acute pancreatitis: a systematic review and meta-analysis. The American Journal of Surgery. 2009;197:806-13.

Queimaduras 76

Fernanda Maria de Queiroz Silva

INTRODUÇÃO

- Queimadura é uma lesão do revestimento epitelial cutâneo causada por um agente externo que pode ser:
  - Térmico: mais frequentes (chama direta, escaldadura, *flush burn*: resultante da produção de calor após explosões).
  - Elétrico: potencialmente mais graves (baixa voltagem, alta voltagem, quando ≥ 1.000 V).
    - O calor gerado é diretamente proporcional ao quadrado da voltagem.
  - Químico (ácidos, álcalis: mais graves que ácidos e outros).
- O grande queimado é assim classificado quando atinge:
  - 25% ou mais de SCQ de 2º ou 3º grau em adultos.
  - 10% ou mais em crianças e idosos.
- O grau de queimadura está relacionado ao tempo de exposição ao agente e à temperatura.

Quadro 1 – Classificação e diagnóstico das queimaduras

Classificação	Lesão	Característica
Primeiro grau	Atinge a camada mais externa da pele (epiderme).	Eritema e dor.

Segundo grau superficial	Atinge tanto epiderme quanto derme superficial.	Superfície rósea com bolhas e extremamente dolorosa.
Segundo grau profundo	Atinge tanto epiderme quanto derme profunda.	Apresenta-se esbranquiçada e um pouco menos dolorosa.
Terceiro grau	Atravessa toda a extensão da pele e pode atingir até músculo e ossos.	Apresenta aspecto em cera, com consistência endurecida e indolor.

Quadro 2 – Fatores preditores de evolução desfavorável em queimados

- Extremos de idade.
- SCQ.
- Profundidade da queimadura.
- Presença de injúria inalatória.
- Não clareamento do lactato nas primeiras 24 h.

ALTERAÇÕES FISIOPATOLÓGICAS RELACIONADAS ÀS QUEIMADURAS

- Aumento da permeabilidade capilar com perda de proteínas e flu do intravascular para o interstício.
- Apresenta-se como uma combinação de choque hipovolêmico e d tributivo.
- Manifesta-se por hipotensão arterial, sinais de hipoperfusão tecidu (p.ex., hiperlactatemia e oligúria), hemoconcentração, redução do volur intravascular, baixas pressões venosas (PVC e POAP), elevação da res tência vascular sistêmica e redução do débito cardíaco.
- Redução do débito cardíaco resulta da combinação de redução pré-carga (hipovolemia), aumento da pós-carga e depressão da contrati dade miocárdica.
- Hipotensão arterial e hipoperfusão tecidual.
- Possibilidade de ocorrer ainda broncoespasmo e SDRA.
- Aumento do metabolismo basal em até três vezes.
- Queda da resposta imunológica (celular e humoral) com maior p pensão a infecções, incluindo frequentemente pneumonia.

CÁLCULO DA SUPERFÍCIE CORPORAL QUEIMADA

Para cálculo da SCQ podem ser utilizados:
- Regra dos nove: na qual os segmentos corporais são estimados em múltiplos de nove (Figura 1).
- Regra da palma da mão (Figura 2), na qual a palma da mão do paciente corresponde a 1% de sua superfície corporal.

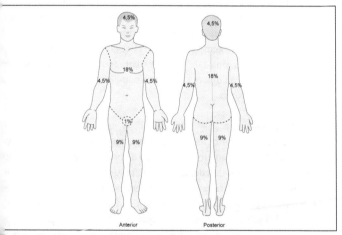

Figura 1 Regra dos nove para cálculo da superfície corporal queimada.

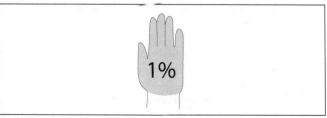

Figura 2 Regra da palma da mão.

TRATAMENTO

- Alguns dados clínicos são importantes para guiar o tratamento:
  - Agente.
  - Profundidade da queimadura.
  - Extensão da superfície queimada.
  - Tempo de exposição ao agente.
  - Probabilidade de injúria inalatória: queimaduras de cílios, supercílios, fímbrias nasais, mucosa oral ou nasal e história de confinamento.
- Presença de lesões associadas – politraumatismos.
- Na presença do agente causador, retirá-lo com cuidado.
- Quando houver sinais de síndrome compartimental (que pode ser de membros, abdome ou tórax), convocar a equipe de cirurgia plástica para realização de escarotomia.

Ressuscitação volêmica

- A reposição volêmica tem grande importância na correção da hipovolemia, mas deve ser cautelosa pelo risco de propiciar maior extravasamento capilar, aumento do edema tecidual, progressão das injúrias e precipitar síndrome compartimental, quando em excesso.
- Pode ser guiada pela fórmula de Parkland nas primeiras 24 h:
  - 4 mL/kg/% de SCQ (somados apenas SCQ de 2º e 3º grau).
  - Metade do volume em 8 h e a outra metade nas próximas 16 h.
- Após estabilização, a ressuscitação pode ser guiada por:
  - Cálculo de perdas insensíveis pela queimadura:

$$(25 + SCQ) \times AC$$

  - Resultado em volume de perda por mL/h:

$$AC = [(4 \times peso) + idade] / (peso + 90)]$$

76 Queimaduras **523**

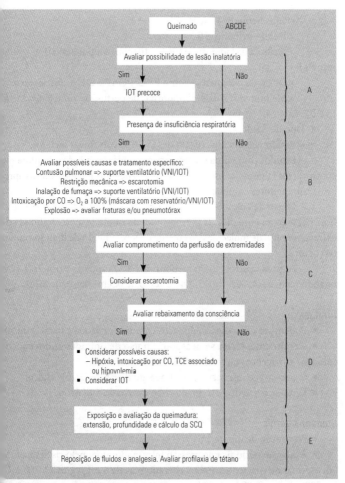

Algoritmo 1 Atendimento inicial ao queimado.

– Dados hemodinâmicos:
- Débito urinário ≥ 0,5 mL/kg/h.
- Melhora da taquicardia (FC < 110 bpm) e hipotensão (PA > 90/60 mmHg).
- O uso de parâmetros como PVC, POAP e DC é controverso.
- Melhora dos sinais laboratoriais de perfusão, como SvO_2, lactato e BE.
- Tipo de fluido:
  – Preferencialmente cristaloides (SF 0,9% ou ringer lactato).
  – Estudos com salina hipertônica e coloides incluindo albumina são controversos (alguns demonstraram aumento de mortalidade e outros apresentaram menores complicações).
  – O uso de coloides é teoricamente contraindicado nas primeiras horas devido ao aumento da permeabilidade capilar e à possibilidade de extravasamento de moléculas do coloide e represamento de líquidos no interstício.
  – Alguns centros utilizam albumina a 5% após as primeiras 12 h quando há mais de 30% de SCQ no cálculo de 0,5 mL/kg/% de SCQ.

Analgesia

- Podem ser utilizados analgésicos comuns (dipirona e paracetamol).
- Geralmente, torna-se necessário o uso de opioides endovenoso (morfina é o agente mais utilizado).
- O uso de agentes ansiolíticos pode auxiliar no controle álgico.
- Evita-se o uso de AINH pelo risco associado à IRA.

Cuidados gerais

- Prevenção de hipotermia.
- Avaliação periódica de pressão intra-abdominal pelo risco de SCA, em especial nos pacientes que receberam mais de 6 mL/kg/SCQ, 250 mL/kg, 500 mL/h ou 2.000 mL/24 h.

- Profilaxia de TVP após estabilização.
- Profilaxia de úlcera de estresse.
- Podem ocorrer insuficiência adrenal e neutropenia.
- Controle glicêmico.
- Pode ser necessário o uso de PA invasiva para melhor monitoração devido a edema de membros.

Tratamento da área queimada

- Queimaduras devem ser lavadas com SF.
- Remoção do tecido não viável, como necrose e bolhas.
- A utilização de antibióticos tópicos pode reduzir a proliferação de bactérias e a colonização fúngica.
- Opta-se por curativos fechados em queimaduras de 2º e 3º grau, trocados diariamente, podendo ser realizados com:
  - Placas de hidrocoloide (principalmente em face).
  - Antibiótico tópico:
    - Nitrato de cério + sulfadiazina de prata 1% (Dermacerium®). Sempre que SCQ > 15%, precocemente, 2 vezes/dia no curativo aberto e 1 vez/dia no curativo oclusivo.
    - Utilizar obrigatoriamente sempre que houver infecção local ou escarotomia.

Tratamento cirúrgico

- O debridamento de áreas necróticas deve ser realizado o mais precocemente possível (nas primeiras 48 h).
- Se o grau da queimadura for incerto, pode-se aguardar para realizar o debridamento.
- Após 7 dias da queimadura, o risco de infecção local é crescente.
- Se possível, realizar a enxertia no mesmo tempo cirúrgico.

Antibiótico sistêmico

- Não é indicado uso profilático por não reduzir taxas de infecções.
- Iniciar apenas se houver pelo menos dois dos critérios abaixo:
  - Febre (> 38,5°C) ou hipotermia (< 36°C).
  - Leucopenia (< 2.500/mm^3) ou leucocitose importante.
  - Instabilidade hemodinâmica mesmo após ressuscitação.
  - Aprofundamento do grau de queimadura ou sinais de celulite.
  - Confusão mental sem outra causa.
  - Hiperglicemia sem história prévia de *diabetes mellitus*.
  - Aumento de PCR ou procalcitonina.
- A introdução de antibiótico pode seguir as condutas apresentadas no Algoritmo 2.

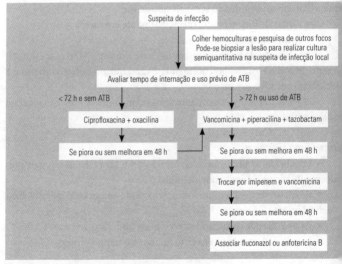

Algoritmo 2 Conduta antibiótica em pacientes queimados

Nutrição

- O gasto calórico é de até 3 vezes o do basal.
- Iniciar o mais precocemente possível e de preferência VO, e avaliar necessidade de complementação com dieta enteral em pacientes com pouca aceitação VO.
- Dieta:
  - Hiperproteica (pelo menos 2 g/kg/dia de proteína).
  - Hipercalórica (25 a 35 kcal/kg/dia + 40 kcal/% de SCQ).

Injúria inalatória

- Sua presença aumenta a necessidade de fluidos na ressuscitação, além de aumentar em 2 vezes a mortalidade dos pacientes.
- Pode ocorrer obstrução de via aérea em até 1/3 dos casos e progride rapidamente, então providenciar uma via aérea definitiva ao menor sinal desta. Maior atenção em lesões graves e/ou extensas.
- A broncoscopia nas primeiras 24 horas pode não ser acurada para avaliação de sua extensão.
- As alterações radiológicas aparecem após o 3º dia.
- Quadro clínico e tratamento: semelhantes aos da SDRA.
- Setenta por cento dos pacientes com injúria inalatória grave que necessitam de IOT desenvolvem PAV em sua evolução.

Investigação específica em grande queimado

▪ Geral	▪ Hemograma. ▪ Função renal e eletrólitos. ▪ Gasometria arterial e venosa central. ▪ Lactato. ▪ Coagulograma. ▪ Reserva de sangue.
▪ Injúria elétrica	▪ ECG de 12 derivações e enzimas cardíacas.

Injúria inalatória	- RX de tórax.
	- Dosagem de carboxi-hemoglobina.
	  – Sintomas mais graves são associados a dosagem ≥ 20%.
	- Broncoscopia.
	  – Para diagnóstico e graduação da lesão, principalmente lesões infraglóticas.

Indicação de tratamento em centro especializado

- Extremos de idades (< 5 e > 60 anos).
- Lesões em face, mãos, pés, períneo, articulações, pescoço e axilas.
- Injúria inalatória.
- Queimaduras elétricas e químicas.
- Queimaduras circunferenciais.
- Comorbidades.
- Trauma associado.
- Superfície corporal queimada:
  > 20% total.
  > 5% de 3° grau.

LEITURA COMPLEMENTAR

1. Ipaktchi K, Arbabi S. Advances in burn critical care. Crit Care Med. 2006;34:239-44.
2. Hudspith J, Rayatt S, ABC of burns. First aid and treatment of minor burns. BMJ. 2004;328:1187-9.
3. Hettiaratchy S, Papini R, ABC of burns. Inicial management of a major burn: II – assessmen and resuscitation. BMJ. 2004;328:101-3.
4. Hettiaratchy S, Papini R, ABC of burns. Inicial management of a major burn: I – overview BMJ. 2004;328:1555-7.
5. Goldenberg DC, da Silva JCF. Queimaduras. In: Pronto-socorro: medicina de emergência. Barueri: Manole; 2013. p. 362-7.
6. Singer AJ, Dagum AB. Current management of acute cutaneous wounds. N Engl J Med 2008;359:1037-46.
7. Latenser, BA. Critical care of the burn patient: the first 48 hours. Crit Care Med 2009; 37:2819-26.
8. Jeffrey R. Saffle. The phenomenon of "fluid creep" in acute burn resuscitation. J Burn Care Res 2007;28:382-95.
9. Grupo e subcomissões de controle de infecção hospitalar do hospital das clínicas. Guia de utilização de anti-infecciosos e recomendações para prevenção de infecções hospitalares. São Paulo. 2009-2011. p. 39-41.

Hemorragia digestiva alta 77

Pedro Henrique Della Libera
Fernanda Maria de Queiroz Silva

INTRODUÇÃO

- Sangramento que ocorre entre a boca e o ligamento de Treitz do intestino delgado.
- Condição relativamente comum e com alta morbidade e mortalidade (em torno de 15%).
- Em UTI: considerar como diagnóstico diferencial em queda inexplicada de Hb.
- É considerado sangramento maciço quando há perda de mais de 20% da volemia, necessidade de mais de 2 concentrados de hemácias, instabilidade hemodinâmica e/ou queda do hematócrito > 6 a 8 pontos (em relação ao seu basal ou ao exame admissional).
- Manifestações clínicas:
   – Cursa com hematêmese ou melena e hematoquezia em sangramentos importantes.

Principais causas de HDA	Incidência
Úlcera péptica	35 a 55%
Lesão aguda de mucosa gastrointestinal	5 a 15%
Esofagite erosiva	10 a 15%

Varizes esofagogástricas	5 a 10%
Laceração de Mallory-Weiss	10%
Neoplasias	1%
Malformações vasculares	5%
Infecções (CMV, *Candida albicans*, etc.)	1%
Outras causas raras	< 3%

CARACTERÍSTICAS

HDA varicosas

- São secundárias ao desenvolvimento de resistência ao fluxo portal, com consequente formação de vasos colaterais portossistêmicos (varizes). Podem ser localizadas em esôfago e/ou estômago.
- Considerar ocorrência em todo sangramento gastrointestinal em cirrótico ou paciente com estigmas de hipertensão portal.
- Sangramentos devido à gastropatia hipertensiva (ou congestiva) também são relacionados à hipertensão portal.
- Mortalidade associada de 30 a 50%.
- Parada espontânea do sangramento é muito comum, mas está relacionada com recorrência do sangramento em até 40% dos casos.

HDA não varicosas

- Parada espontânea do sangramento em até 80% dos casos.
- Taxa de ressangramento de até 20%.
- Mortalidade dependente da causa do sangramento e das condições do paciente. Principal causa de mortalidade: descompensação de doenças de base.
- Fatores relacionados a ressangramento e pior prognóstico:
  – Sangramento contínuo.
  – Estado geral ruim.
  – Hematoquezia, hematêmese ou sangue vivo no aspirado gástrico.
  – Instabilidade hemodinâmica (PAS < 100 mmHg).
  – Rebaixamento do nível de consciência.
  – Comorbidades.
  – Presença de cirrose ou estigmas de hipertensão portal.
  – Aumento de ureia, creatinina (≥ 1,5) e/ou transaminases hepáticas.
  – Necessidade de transfusões e hemoglobina na admissão < 10 g/dL.
  – Idade > 65 anos.

77 Hemorragia digestiva alta

Quadro 1 – Classificação endoscópica de Forrest para úlcera péptica

Classificação endoscópica	Características	Taxa de ressangramento	Mortalidade
Forrest IA	Sangramento em jato	55 a 90%	11%
Forrest IB	Sangramento "em babação" ou "em lençol"	55 a 90%	11%
Forrest IIA	Vaso visível	43 a 50%	11%
Forrest IIB	Coágulo aderido	20 a 30%	7%
Forrest IIC	Lesão pigmentada (manchas de hematina) plana	0 a 5%	3%
Forrest III	Base limpa (sem sangramento)	0 a 2%	2%

MANEJO INICIAL

- Monitorização dos sinais vitais (PA, FC, diurese, nível de consciência).
- Estabilização clínica.
  - Suporte ventilatório:
    • O_2 suplementar contínuo.
    • IOT, se rebaixamento da consciência ou hematêmese volumosa, com dificuldade de proteção de vias aéreas.
  - Ressuscitação hemodinâmica:
    • Dois acessos venosos calibrosos.
    • Reposição volêmica: guiada por dados hemodinâmicos (diurese, lactato, PAM, nível de consciência, perfusão periférica). Objetivo: restabelecer volêmia, evitar hipervolemia.
  - Transfusão e correção de distúrbios da coagulação:
    • Concentrado de hemácias: transfundir pacientes com Hb < 7,0 ou com sinais de choque independentemente do valor de hemoglobina.
    • Plasma fresco congelado (PFC): corrige coagulopatias (avaliar TP e TTPA). Considerar sua utilização em pacientes que receberam > 2 concentrados de hemácias. Idealmente, corrigir INR para valores abaixo de 2,5, desde que não atrase a realização da endoscopia.

- Caso esteja disponível, a correção do INR em usuários de antagonistas de vitamina K e com sangramento ativo deve ser feita com complexo protrombínico. Na indisponibilidade deste, pode ser utilizado PFC
- Concentrado de plaquetas: corrige plaquetopenia em pacientes com sangramento ativo. Não há benefício comprovado em transfusão de plaquetas para pacientes usuários de antiagregantes plaquetários e que não estejam plaquetopênicos.
- Vitamina K: opção para pacientes usuários de anticoagulantes cumarínicos, estáveis hemodinamicamente.
- Crioprecipitado: corrige o déficit de fibrinogênio. Considerar nos pacientes politransfundidos.

– Pesquisa e tratamento da infecção pelo *H. pylori*. A pesquisa possui altas taxas de falso negativo durante o sangramento agudo. Considerar repetir o teste após resolução do sangramento em paciente com úlcera péptica.

- Coleta de exames seriados (hemograma, coagulograma, função renal, função hepática e eletrólitos). Tipagem e reserva sanguínea.
- Antecedentes e exame físico.
- Deve-se pesquisar:
  – Episódios anteriores.
  – Uso de álcool ou medicamentos (AINH, AAS e anticoagulantes orais).
  – Comorbidades (insuficiência hepática e renal).
  – História de dispepsia, úlcera péptica ou cirrose.
  – Emagrecimento.
  – Cirurgias prévias.
  – Antecedentes dispépticos.
- Realizar toque retal.
- A passagem de SNG não deve ser feita de rotina.

- A EDA:
  - É o método de eleição.
  - Além de diagnóstica, pode ser terapêutica.
  - Nos casos de úlcera péptica, pode ser preditora de ressangramento por meio da classificação de Forrest (Quadro 1).

Tratamento da HDA não varicosa

EDA

- Deve ser realizada:
  - Nas primeiras 24 h: pacientes de baixo risco (ausência de todos os sinais relacionados a ressangramento e pior prognóstico).
  - Nas primeiras 12 h: pacientes de alto risco.
- Nos casos de úlcera péptica, terapêutica deve ser sempre dupla:
  - Injeção de adrenalina + segunda modalidade (cauterização, clipe metálico ou injeção de segundo agente hemostático).
  - Indicações de tratamento de úlcera péptica de acordo com classificação endoscópica:
    - Forrest Ia, Ib e IIa: sempre tratar.
    - Forrest IIb: maioria dos autores defende o tratamento.

Suporte farmacológico

- Inibidor da bomba de próton.
- O mais utilizado é o omeprazol: *bolus* de 80 mg, seguido de 8 mg/h por 72 h em bomba de infusão ou 80-160 mg/dia, intermitente (VO ou EV) e após 8 semanas por VO 20 mg/dia.

Procinéticos

- Melhoram a visualização endoscópica, aumentando a taxa de sucesso do tratamento e diminuindo a necessidade de novas endoscopias. Devem ser feitos antes da endoscopia.
- Mais estudado e recomendado: eritromicina (indisponível no Brasil). Opção: metoclopramida.

Ressangramento

- No primeiro episódio, pode ser repetida a EDA e feita nova hemostasia.
- No segundo episódio e nos demais, pode ser utilizada a arteriografia com embolização (1ª escolha, se disponível) ou cirurgia.
- Caso o paciente não volte a sangrar e se mantenha estável, não há indicação de nova EDA (*second look*) de rotina.

Tratamento da HDA varicosa

EDA

- Deve ser realizada precocemente (nas primeiras 12 h).
- Tratamento de escolha: varizes esofágicas: ligadura elástica (menor taxa de ressangramento e menores complicações, comparada com escleroterapia). Varizes gástricas: ligadura elástica ou injeção de cianoacrilato, a critério do endoscopista.

Suporte farmacológico

- Análogos da vasopressina (terlipressina), somatostatina ou seus análogos (octreotide e vapreotide) podem reduzir o sangramento por causarem vasoconstrição esplâncnica.
  - Terlipressina: *bolus* 2 a 4 mg seguido de 1 a 2 mg de 4 em 4 h.
  - Octreotide: *bolus* 50 a 100 µg seguido de 50 a 100 µg/h.
  - Somatostatina: *bolus* 250 µg seguido de 250 a 500 µg/ h.
- Esses medicamentos são utilizados por 5 dias, apresentam resultados semelhantes em controle do sangramento, mas a terlipressina é preferível por poder ser utilizada intermitentemente.

Alternativas terapêuticas em casos refratários à terapia endoscópica e farmacológica

- *Shunt* intra-hepático ou TIPS:
  - É realizado um *shunt* comunicando o sistema porta com a veia cava inferior por meio da colocação de uma prótese pela radiologia intervencionista.
  - Apresenta taxa de mortalidade de até 50% e várias complicações, como encefalopatia e nefropatia (induzida pelo contraste).
  - Indicado precocemente (nos primeiros 3 dias, após tratamento endoscópico) no paciente cirrótico Child C com HDA varicosa.
- Balão esofágico ou Sengstaken-Blakemore:
  - Apresenta bom controle de sangramento de varizes esofágicas e de fundo gástrico, mas com altas taxas de ressangramento.
  - Pode ser utilizado por 6 a 12 h para melhorar as condições hemodinâmicas e a correção de coagulopatia seguida de nova endoscopia.
  - Deve ser precedido de proteção da via aérea (IOT).
  - Complicações: pneumonia aspirativa, necrose da asa do nariz, isquemia de mucosa esofagogástrica e perfuração esofágica.
- *Shunt* portossistêmico cirúrgico:
  - Mortalidade cirúrgica de até 70%, quando na urgência, e 30%, quando eletiva.

Profilaxias

- PBE em HDA varicosa:
  - As complicações infecciosas posteriores à HDA varicosa podem ocorrer em até 65% dos casos e a mais comum é a PBE.
  - A primeira escolha é o uso de norfloxacina por VO/VE (400 mg de 12 em 12 h) por 7 dias.
  - Na impossibilidade dessa via, utilizar quinolona (ciprofloxacina) ou cefalosporina de 3ª geração por via endovenosa.

- Encefalopatia hepática:
  - A incidência de encefalopatia hepática após sangramentos intestinais é muito frequente, tornando recomendada sua profilaxia.
  - Mais utilizada: lactulose VO/VE 20 a 40 mL de 8/8 h até 4/4 h após cessação do sangramento.
- Profilaxia secundária:
  - A HDA varicosa pode recorrer em até 80% em 2 anos, então sua prevenção é essencial.
  - Deve ser iniciada após estabilidade hemodinâmica.
  - As alternativas são: farmacológico – betabloqueadores (propranolol); endoscópico – ligaduras; e *shunts* – TIPS ou cirurgia.

Tratamento da HDA

Estabilização clínica	Suporte ventilatório	O_2 contínuo. IOT, se necessário.
	Ressuscitação hemodinâmica	Acessos venosos. Coleta de exames e reserva de sangue. Reposição volêmica. Transfusão.
EDA	HDA não varicosa HDA varicosa	Esclerose ou termocoagulação. Ligadura ou esclerose.
Suporte farmacológico	HDA não varicosa HDA varicosa	Inibidor de bomba de próton endovenoso. Terlipressina ou análogos da somatostatina.
	Alternativas em casos refratários	Balão esofágico ou Sengstaken-Blakemore. *Shunt* portossistêmico (TIPS ou cirúrgico).
HDA varicosa	Profilaxias	PBE. Encefalopatia hepática. Profilaxia secundária.

CONSIDERAÇÕES ESPECIAIS

- Pacientes betabloqueados podem não apresentar taquicardia em vigência de hipovolemia.
- O Hb inicial pode ser normal mesmo em vigência de sangramento.
- Cuidado com a sobrecarga hídrica em idosos e portadores de ICC e/ou IRC.
- Em pacientes anticoagulados ou em uso de antiagregantes deve-se pesar risco-benefício da interrupção dos medicamentos. Em indivíduos

que utilizam AAS por profilaxia secundária de doença coronariana, a suspensão do AAS está relacionada a maior mortalidade.

- Sempre realizar ressuscitação volêmica e estabilização hemodinâmica adequadas antes de realizar endoscopia.
- Estudo grande, multicêntrico, em andamento (HALT-IT) para investigar benefício do uso do ácido tranexâmico na HDA, ainda não comprovado e, portanto, não recomendado de rotina.

LEITURA COMPLEMENTAR

1. Meniconi MTM, Bitran A, Birolini D, Lopes RA. Hemorragia digestiva. In: Pronto-Socorro Condutas do Hospital das Clínicas da Faculdade de Medicina da Universidade de São Paulo. Barueri: Manole; 2007. p. 1341-55.
2. Qureshi W, et al. ASGE Guideline: the role of endoscopy in the management of variceal hemorrhage, update july 2005. Gastrointestinal Endoscopy. 2005;5(62):651-5.
3. Garcia-Tsao G, et al. Prevention and management of gastoesophageal varices and variceal hemorrhage in cirrhosis. Hepatology. 2007;46(3):922-38.
4. Garcia-Tsao G, Sanyal AJ, Grace ND, Carey W. Prevention and management of gastroesophageal varices and variceal hemorrhage in cirrhosis. Hepatology. 2007;46(3):922-38.
5. Wira C, Sather J. Clinical risk stratification for gastrointestinal hemorrhage: still no consensus. Critical Care. 2008;12(154):1-3.
6. Barkun AN, et al. International Consensus Recommendations on the management of patients with nonvariceal upper gastrointestinal bleeding. Ann Intern Med. 2010;152:101-13.
7. Laine L, et al. Management of patients with ulcer bleeding. Am J Gastroenterol. 2012;107(10):345-60.
8. Dworzynski K, et al. Management of acute upper gastrointestinal bleeding: summary of NICE guideline. BMJ. 2012;344:e3412.
9. Villanueva C, Colomo A, Bosch A, Concepción M, Hernandez-Gea V, Aracil C, et al. Transfusion strategies for acute upper gastrointestinal bleeding. N Engl J Med. 2013 Jan 3;368(1):11-21.
10. Stanley AJ, et al. Management of acute upper gastrointestinal bleeding. BMJ. 2019;364:l536.
11. Gralnek IM, et al. Diagnosis and management of nonvariceal upper gastrointestinal hemorrhage: ESGE Guideline. Endoscopy 2015; 47: 1-46.
12. Zakko L, et al. No benefit from platelet transfusion for gastrointestinal bleeding in patient taking antiplatelet agentes. Clin Gastroenterol Hepatol 2017;15:46-52.
13. Derogar M, et al. Discontinuation of low-dose aspirin therapy after peptic ulcer bleeding increases risk of death and acute cardiovascular events. Clin Gastroenterol Hepatol. 201 Jan;11(1):38-42.

Hemorragia digestiva baixa 78

Pedro Henrique Della Libera
Fernanda Maria de Queiroz Silva

INTRODUÇÃO
- A HDB é um sangramento intestinal distal ao ligamento de Treitz.
- Suas principais características são:
  - A maioria dos casos evolui com resolução espontânea (80 a 85%).
  - Tem baixa mortalidade (10 a 15% quando maciça).
  - Sua incidência aumenta com a idade.
  - 95% dos casos têm origem colônica.

APRESENTAÇÃO CLÍNICA
- Pode manifestar-se como hematoquezia ou enterorragia, e mais raramente como melena.
- As principais causas são descritas no Quadro 1.

Quadro 1 – Causas e incidência de HDB

Doença diverticular dos cólons (até 40% dos casos)	42 a 47%
Angiodisplasia	3 a 12%
Ileíte ou colite – Isquêmica – Infecciosa (CMV) – Actínica	2 a 9%
Neoplasia	9 a 10%
Pós-procedimentos endoscópicos – Polipectomia – Biópsias	4 a 6%

• Hemorroidas	3 a 5%
• Doença inflamatória intestinal	2 a 4%
• Divertículo de Meckel	11 a 30%
• Pólipos juvenis	2%
• Outras – Aids – Kaposi, micobactérias, etc. – Fístula aortoentérica – Vasculites	10%
• Indeterminada	17 a 19%

- Na história clínica, deve-se investigar:
  - Antecedentes de episódios anteriores.
  - Mudanças do hábito intestinal: constipação ou diarreia.
  - Febre.
  - Trauma, cirurgia ou radiação abdominal.
  - Colonoscopia recente.
  - Uso de medicamentos (AINH, AAS e anticoagulantes orais).
  - Comorbidades.
  - História de sintomas dispépticos ou dor abdominal.
  - Emagrecimento.

FATORES PROGNÓSTICOS

• Instabilidade hemodinâmica	• Idade avançada
• Alteração do nível de consciência	• Uso de antiagregantes plaquetários
• Dificuldade em controlar sangramento	• Anemia, leucocitose
• Presença de comorbidades	• Dor abdominal persistente

- O sangramento maciço é definido quando há instabilidade hemodinâmica com perda de mais de 15% da volemia com:
  - Queda do hematócrito > 8 pontos após a ressuscitação.
  - Necessidade de mais de 2 concentrados de hemácias.

DIAGNÓSTICO

- O toque retal é importante, já que pode diagnosticar fissuras, lacerações, hemorroidas ou tumores retais, além de ajudar no diagnóstico diferencial com HDA.
- A EDA deve ser realizada quando há:
  - Enterorragia com instabilidade (grande possibilidade de o sangramento ser de origem alta, visto que HDA está relacionada a quadros mais graves).
  - Melena
  - Sangue na aspiração gástrica
  - História clínica sugestiva de HDA
- A colonoscopia é o método de eleição para pacientes estáveis do ponto de vista hemodinâmico e que podem ser submetidos a preparo de cólon, por proporcionar o diagnóstico em até 90% dos casos e pode ser terapêutica em até 70% dos procedimentos.
- O preparo colônico:
  - Deve ser realizado sempre antes do procedimento endoscópico.
  - Pode ser realizado por meio da ingestão, VO ou por SNG, de 1 L de solução (500 mL de manitol 20% e 500 mL de água ou suco) em 1 a 2 h.
  - Essa solução pode ser repetida até que o preparo esteja adequado.
- Ângio-TC:
  - Localiza sangramentos > 0,3 mL/min. Apresenta sensibilidade de 85% e especificidade de 85%. É o método de eleição para pacientes instáveis e sem localização definida do sangramento. Possui grande utilidade para guiar intervenções seguintes (arteriografia, colonoscopia ou cirurgia).
- Cintilografia com hemácias marcadas:
  - Alta sensibilidade (70 a 98%) em localizar sangramentos ativos, mesmo em pequenos fluxos (superiores a 0,1 mL/min).
  - Baixa precisão em localização do sangramento.
  - Pode ser realizada quando a colonoscopia não identifica o local do sangramento e antes de procedimentos cirúrgicos na tentativa de direcionar o mesmo.
  - Não deve ser realizada em sangramentos maciços.
- Arteriografia:
  - Determina com maior eficácia o local do sangramento com fluxos superiores a 1 mL/min (sensibilidade de 40 a 85% e especificidade próxima a 100%).
  - Pode ser também terapêutica – realização de embolização.
  - É uma alternativa terapêutica importante em pacientes com instabilidade hemodinâmica ou com dificuldade para realizar exame endoscópico.
  - É invasiva, mas é mais específica em localizar sangramentos antes de procedimentos cirúrgicos quando comparada à cintilografia.
- Enteroscopia e cápsula endoscópica:
  - Não são realizadas na urgência, e sim, em pacientes com investigação ambulatorial após colonoscopia e endoscopia digestiva alta normais.

TRATAMENTO

- Estabilização clínica:
  - Suporte ventilatório:
    - O_2 contínuo.
    - IOT, se rebaixamento da consciência.
  - Ressuscitação hemodinâmica:
    - Dois acessos venosos calibrosos.
    - Coleta de exames seriados (hemograma, plaquetas, coagulograma, função renal, função hepática e eletrólitos).
    - Tipagem e reserva sanguínea.
    - Reposição volêmica agressiva: guiada por dados hemodinâmicos (diurese, lactato, PAM, dentre outros).
    - Transfusão, se necessário – correção de Hb (< 7 g/dL), INR > 1,5 coagulopatias e plaquetopenias (plaquetas acima de 50.000). Em paciente coronariopatas, pode ser considerada alvo de Hb mais alto (8-10 g/dL).
- Diagnóstico do local de sangramento e possível tratamento:
  - Avaliar necessidade de EDA.
  - Colonoscopia.
  - Cintilografia e/ou arteriografia.
  - Cirurgia:
    - Indicações são descritas no Quadro 2.
    - Mortalidade estimada de 10 a 25%, quando cirurgia de urgência.
    - Na tentativa de identificação do local de sangramento, para ressecções segmentares, pode ser necessário procedimento endoscópico n intraoperatório.

Quadro 2 – Indicações de cirurgia em HDB

- Instabilidade hemodinâmica apesar da reanimação agressiva
- Sangramento persistente (por mais de 72 h)
- Sangramento recorrente grave (com intervalo < 1 semana)
- Necessidade de mais de seis concentrados de hemácias

- Se não for localizado o ponto de sangramento, pode ser necessária a laparotomia exploradora com colectomia (associada a maior morbidade, comparada com radiologia intervencionista e colonoscopia).

CONSIDERAÇÕES ESPECIAIS

- Sempre realizar ressuscitação volêmica e estabilização hemodinâmica adequadas antes de realizar exame endoscópico.
- Em pacientes anticoagulados ou em uso de antiagregantes deve-se pesar risco-benefício da interrupção dos medicamentos.
- Em indivíduos que utilizam AAS por profilaxia secundária de doença coronariana, a suspensão do AAS está relacionada a maior mortalidade. Quando suspenso, sua reintrodução é recomendada assim que hemostasia adequada for atingida.
- Nos usuários de novos anticoagulantes orais (NOACS), recomenda-se sua interrupção imediata, com reintrodução em até 7 dias após resolução do sangramento.
- Não é recomendada interrupção rotineira de dupla antiagregação em pacientes com *stent* coronariano. É sugerida avaliação de cardiologista para considerar risco-benefício.

LEITURA COMPLEMENTAR

Hoedema RE, Luchtefeld MA. The management of lower gastrointestinal hemorrhage. Dis Colon Rectum. 2005;48(11):2010-24.

Meniconi MTM, Bitran A, Birolini D, Lopes RA. Hemorragia digestiva. In: Pronto-Socorro: Condutas do Hospital das Clínicas da Faculdade de Medicina da Universidade de São Paulo. Barueri: Manole; 2007. p. 1341-55.

Loffroy R, Cercueil JP, Guiu B, Krausé D. Detection and localization of acute lower gastrointestinal bleeding prior to therapeutic endovascular embolization: a challenge! Am J Gastroenterol. 2009 Dec;104(12):3108-9.

Busch OR, van Delden OM, Gouma DJ. Therapeutic options for endoscopic haemostatic failures: the place of the surgeon and radiologist in gastrointestinal tract bleeding. Best Pract Res Clin Gastroenterol. 2008;22(2):341-54.

Oakland K, et al. Diagnosis and management of acute lower gastrointestinal bleeding: guidelines from the British Society of Gastroenterology. Gut 2019;68: 776-789.

Pasha SF, et al. The role of endoscopy in the patient with lower GI bleeding. ASGE Standards of Practice Comitee. Gastrointest Endosc. 2014; Jun;79(6):875-85.

79 Síndrome compartimental abdominal

Fernanda Maria de Queiroz Silva

INTRODUÇÃO

- A SCA é consequência do aumento persistente da PIA que pode ser ocasionado por várias alterações muito frequentes em UTI.
- A SCA pode gerar várias alterações hemodinâmicas (redução do débito cardíaco e perfusão tecidual), respiratórias (atelectasia, hipoxemia, hipercapnia e aumento da Ppico), neurológicas (aumento da PIC), redução da perfusão esplâncnica (IRA, isquemia intestinal, hepática) e, consequentemente, desencadeia SIRS e posterior disfunção de múltiplos órgãos.

FATORES DE RISCO PARA AUMENTO DA PIA

- Acidose (pH < 7,2)
- Hipotermia (< 33°C)
- Politransfusão (> 10 UI/24 h)
- Sepse/choque séptico
- Coagulopatia
- Infecção e bacteremia
- Tumor, trauma ou cirurgia intra-abdominal/retroperitoneal (incluindo reparo de hérnias incisionais e laparotomias com *damage control*)
- Pancreatite aguda
- Disfunção hepática

79 Síndrome compartimental abdominal

- Diálise peritoneal
- VM
- Uso de PEEP ou presença de auto-PEEP
- Grande queimado
- Politraumatismo
- Pneumo ou hemoperitônio
- Obesidade
- Ressuscitação volêmica agressiva (mais de 5 L em 24 h)

DEFINIÇÕES E IMPLICAÇÕES

Medida	Definição	Implicações
PPA	PPA = PAM – PIA Valor normal > 60 mmHg	Preditor mais acurado da perfusão visceral e pode ser utilizada como *end-point* de ressuscitação
HIA	Sustentada elevação da PIA ≥ 12 mmHg ou PPA ≤ 60 mmHg por mais de 1 h e pode ser graduada	Quadro clínico: oligúria, distensão abdominal, hipotensão e dificuldade ventilatória
SCA	PIA ≥ 20 mmHg com ou sem PPA ≤ 60 mmHg por no mínimo 3 medidas com intervalos de 1 a 6 h associada a sinais de má perfusão ou disfunção de órgãos	Quadro clínico: oligúria, altas pressões em via aérea, redução do volume corrente, aumento da PVC e da PIC, hipóxia, hipercapnia, hipotensão, acidose (metabólica e respiratória) inexplicada e sinais de isquemia mesentérica e IH e IRA

CLASSIFICAÇÃO DA HIPERTENSÃO INTRA-ABDOMINAL DE ACORDO COM SEUS NÍVEIS

Grau I	12 a 15 mmHg
Grau II	16 a 20 mmHg
Grau III	21 a 25 mmHg
Grau IV	> 25 mmHg

DIAGNÓSTICO

- O valor normal da PIA em pacientes adultos críticos varia de 5 a 7 mmHg e é comumente medida pela pressão intravesical.

- A aferição da PIA é realizada pela conexão de equipo de PVC na sonda vesical, zerada na altura da linha axilar média, seguida da instilação de 25 mL de SF e verificação da medida 1 min após o final da instilação, no final da expiração e na posição supina (Figuras 1 e 2).

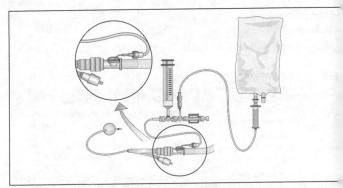

Figura 1 Ilustração da conexão do equipo de PVA à sonda vesical.

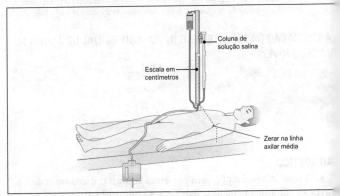

Figura 2 Técnica para medição da PIA.

- O valor encontrado é expresso em cmH$_2$O e deve ser convertido para mmHg.

1 mmHg = 1,36 cmH$_2$O

TRATAMENTO

Monitoração adequada da PIA e da PPA (medindo-se a cada 4 h).

Tratamento clínico:
- Otimização da perfusão sistêmica:
  - Reposição volêmica parcimoniosa guiada, preferencialmente, por parâmetros hemodinâmicos e com soluções hipertônicas e/ou coloides.
- Procedimentos que reduzem a PIA:
  - Paracentese.
  - Descompressão gástrica.
  - Drenagem de coleções, abscessos ou sangue intra-abdominal.
  - Descompressões endoscópicas.
  - Enema retal.
  - Pró-cinéticos.
  - Sedação, analgesia e bloqueio neuromuscular.
  - Uso parcimonioso de diuréticos.
  - Hemo ou ultrafiltração contínua.

Tratamento cirúrgico:
- Indicado em casos refratários que evoluem com disfunções orgânicas apesar do tratamento clínico.
- A cirurgia descompressiva consiste em uma laparotomia com fechamento abdominal temporário (ou "bolsa de Bogotá").
- A PIA deve ser monitorada mesmo após a descompressão, já que esta não impede a permanência do quadro.

FLUXOGRAMA DE TRATAMENTO DA HIA E DA SCA

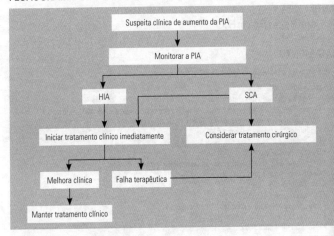

LEITURA COMPLEMENTAR
1. Malbrain MLNG, et al. Results from the International Conference of Experts on In -abdominal Hypertension and Abdominal Compartimental Syndrome. Intensive Care M 2006;32:1722-32.
2. Surge M. Abdominal compartment syndrome. Curr Opin Crit Care. 2005;11:333-8.
3. Leppaniemi AK. Intra abdominal pressure: the abdominal compartment syndrome, prog and abstracts of the 23th international symposium on intensive care and emergency medic March 18-21, 2003, Belgium.
4. Moore AF, Hargest R, Martin M, Delicata RJ. Intra-abdominal hypertension and the abdc nal compartment syndrome. Br J Surg. 2004;91(9):1102-10.
5. Hong JJ, Cohn SM, Perez JM, Dolich MO, Brown M, McKenney MG. Prospective stud the incidence and outcome of intra-abdominal hypertension and the abdominal compartn syndrome. Br J Surg. 2002;89(5):591-6.
6. Van Mook WN, Huslewe-Evers RP, Ramsay G. Abdominal compartment syndrome. Lar 2002;360(9344):1502.
7. Maerz L, Kaplan LJ. Abdominal compartment syndrome. Crit Care Med. 2008; 36:S212–S:
8. An G; West MA. Abdominal compartment syndrome: A concise clinical review. Crit Care M 2008;36:1304-10.
9. Mabrain ML, De Laet IE. Intra-abdominal hypertension. Envolving concepts. Clin Chest M 2009;30:45-70.

SEÇÃO XII PROCEDIMENTOS

Acesso venoso profundo | 80

Dante Moreira Lima

INTRODUÇÃO

- Deve-se efetuar a punção venosa profunda somente quando um acesso venoso periférico não for capaz de atender às demandas urgentes de um acesso venoso.
- A reposição volêmica não é uma indicação absoluta. A infusão de líquidos é muito mais rápida através de um acesso venoso periférico com um cateter curto e calibroso do que de um CVC.

INDICAÇÕES

Monitoração da saturação venosa central de oxigênio para a reanimação precoce da sepse grave e do choque séptico
Medidas hemodinâmicas e cateterização de artéria pulmonar (Swan Ganz)
Nutrição parenteral total e uso de drogas vasoativas
Hemodiálise/plasmaférese
Passagem de marca-passo transvenoso
Hipovolemia na impossibilidade de acesso venoso periférico

CONTRAINDICAÇÕES

Coagulopatia ou plaquetopenia graves são contraindicações relativas à passagem de um CVC. Na presença desses fatores, deve-se optar por

veias profundas compressíveis (jugulares internas ou femorais) ou corrig
o distúrbio da coagulação com a transfusão de hemoderivados.

SEQUÊNCIA GERAL DE PUNÇÃO VENOSA

- Explique o procedimento ao doente e peça a sua permissão, quando cabível
- Para o acesso às VSC e VJI, o paciente é colocado em ligeira posição de Trendelemburg, com a cabeça voltada para o lado oposto ao da punção e com seu membro superior ipsilateral aduzido e estendido junto ao corpo. Para a punção femoral, o membro inferior é estendido, ligeiramente abduzido e rodado externamente
- A máscara e o gorro são colocados, as mãos são lavadas rigorosamente, e o avental é vestido
- O sítio de punção é preparado com antisséptico degermante seguido por alcoólico e protegido por campos
- As vias do CVC são preenchidas com soro fisiológico e fechadas, com exceção da via dista por onde passará o fio-guia
- O local de punção é anestesiado profundamente, obedecendo aos reparos anatômicos adequados
- Se a veia não for localizada após a introdução da agulha até a profundidade desejada, a agulha deve ser lentamente retirada, mantendo-se ainda a aspiração na seringa, já que a ponta da agulha pode ter perpassado a luz venosa, na introdução, sem o retorno de sangue
- Após algumas tentativas mal-sucedidas e se houver punção arterial inadvertida (sempre sucedida por compressão local prolongada), considerar interrupção do procedimento
- Verifica-se o posicionamento adequado da agulha dentro da veia com a livre aspiração de sangue venoso escurecido e não pulsátil
- O fio-guia é introduzido através da agulha pouco além da marca dos 20 cm e então a agulh é retirada
- O dilatador do conjunto, passado sobre o fio-guia, é utilizado na pele e no subcutâneo. Cas o avanço do dilatador prove ser difícil, utilize um bisturi pontiagudo para fazer uma incisão diminuta na pele e no subcutâneo. Nesse momento, pode ocorrer sangramento
- O CVC avança sobre o fio-guia, através do trajeto dilatado, até a profundidade adequada
- O fluxo livre de soro e o refluxo de sangue são verificados em cada uma das luzes, antes que o CVC seja suturado no local

PUNÇÃO DA VEIA SUBCLÁVIA

No *acesso infraclavicular*, a agulha é inserida logo abaixo do ponto clavicular médio, situado lateralmente à inflexão clavicular e em direção ao manúbrio esternal (Figura 1).

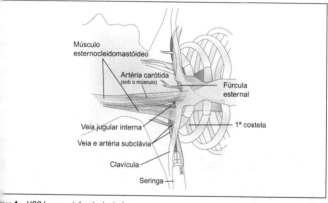

Figura 1 VSC (acesso infraclavicular).

Mantendo-se aspiração contínua na seringa, a agulha é conduzida com a sensação tátil de "raspagem" da borda inferior da clavícula em direção à fúrcula esternal. Isso assegura que a agulha se encontra o mais cefálica possível à cúpula pleural.

Pode ser necessária a introdução de toda a agulha antes de se cons[e]guir atingir a veia.

No *acesso supraclavicular*, a agulha é inserida ao longo da bissetriz e[n]tre o ventre clavicular do músculo esternocleidomastóideo (ECOM) e [a] clavícula, em direção ao manúbrio esternal, sob a clavícula e em angulaç[ão] de até 30° com o plano horizontal (Figura 2). A agulha atinge a veia na s[ua] junção com a jugular, superficialmente à pele.

O CVC deve ser inserido entre 14 e 16 cm, do lado direito, e entre [16] e 18 cm, do lado esquerdo.

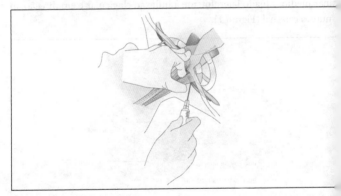

Figura 2 VSC (acesso supraclavicular).

PUNÇÃO DA VJI

No *acesso anterior*, a agulha é inserida no ápice do triângulo forma[do] pelos ventres esternal e clavicular do ECOM e pela clavícula, em angu[la]ção com a pele não inferior a 30°, lateralmente ao pulso carotídeo e d[ire]cionada ao mamilo ipsilateral.

No *acesso posterior*, a agulha é inserida sob o ventre clavicular do ECO[M] logo acima do ponto onde a veia jugular externa cruza o músculo ou a m[ais]

minho entre a clavícula e o arco da mandíbula. A agulha é direcionada
[à fú]rcula esternal em angulação com a pele de até 30°.

Em todos os acessos, a veia é atingida a pouca profundidade e é incor[re]to penetrar a pele com a agulha por mais de 5 cm.

O cateter deve ser inserido entre 15 e 17 cm, do lado direito, e entre 17 [e 1]9 cm, do lado esquerdo (Figura 3).

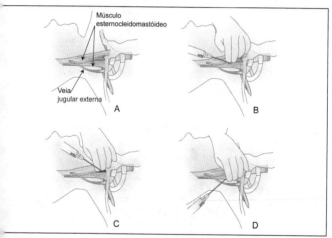

Figura 3 VJI (acesso anterior e posterior). A: anatomia cervical; B: palpação e deslocamento da [caró]tida com anestesia da pele; C: punção anterior; D: punção posterior da VJI.

PUNÇÃO DA VF

Caso haja necessidade, os pelos púbicos da região devem ser apenas [apa]rados em função do risco de infecção da tricotomia extensa ou abra[são].

O ponto de punção localiza-se 3 a 5 cm caudalmente ao ligamento in[gui]nal. A VF pode ser encontrada 1 cm medialmente ao pulso femoral. A agulha é apontada em direção cefálica, afastando-se da cicatriz umbilica em angulação com a pele de pelo menos 45° (Figura 4).

Pode ser necessária a introdução de toda a agulha antes de se cons guir atingir a veia.

Após a punção venosa, o ângulo de entrada da agulha com a pele é r duzido para facilitar a passagem do fio-guia.

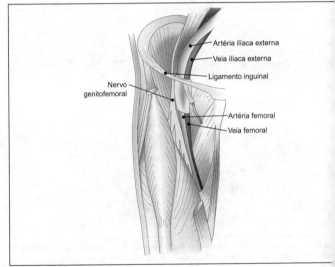

Figura 4 VF (aspectos anatômicos).

MANUTENÇÃO

Os sítios de punção devem ser inspecionados diariamente para det ção precoce de qualquer sinal de complicação.

É necessário avaliar diariamente a possibilidade de remoção do ac so venoso.

COMPLICAÇÕES

Mecânicas	Trombóticas/embólicas	Infecciosas
- Arritmias - Punção arterial - Hematoma - Pneumotórax/hemotórax/quilotórax - Embolia gasosa - Mau posicionamento - Perfuração miocárdica - Perfuração venosa - Tamponamento - Lesão do ducto torácico - Fístula arteriovenosa - Lesão traqueal	- Trombose venosa - Embolia pulmonar	- Infecção de sítio - Infecção de corrente sanguínea - Tromboflebite - Sepse

LEITURA COMPLEMENTAR

Polanco PM, Pinsky MR. Practical issues of hemodynamic monitoring at the bedside. Surg Clin North Am. 2006;86(6):1421-46.

Andrews FJ, Nolan JP. Critical care in emergency department: monitoring the critically ill patient. Emerg Med J. 2006;23(7):561-4.

Ospina GA, Cordioli RL, Vincent JL. Does monitoring improve outcome in the ICU? A systematic review. Intensive Care. 2006;34(12):A136.

81 Mensuração invasiva da pressão arterial

Dante Moreira Lima
Ivana Schmidtbauer Rocha

INTRODUÇÃO

- Canulação arterial (pressão arterial invasiva) deve ser realizada em pacientes com choque para obtenção de medidas com melhor acurácia, reproduzindo de forma imediata decisões terapêuticas tomadas.
- O método não invasivo sofre interferência de inúmeros fatores e seus valores diferem acentuadamente nos estados de choque e nas arritmias cardíacas.

INDICAÇÕES

- Mensuração contínua da PA.
- Instabilidade hemodinâmica e uso de drogas vasoativas.
- Verificação da persistência de um estado de responsividade cardíaca à infusão de volume.
- Coleta de 4 ou mais gasometrias arteriais/dia.

CONTRAINDICAÇÕES

- Coagulopatia
- Tromboses (vasculites)
- Alterações anatômicas

- Sítio de punção infectado
- Insuficiência vascular periférica

SÍTIOS DE INSERÇÃO

O sítio ideal de inserção de cateter para aferição da PAi deve ser uma artéria calibrosa, que apresente rede colateral eficaz, seja superficial, localize-se em região que favoreça a manutenção diária e seja pouco sujeita à infecção.

Sítios por ordem de preferência*	Desvantagens
- Artéria radial	- Vasoespasmo; dificuldade de sentir pulso nos choques
- Artéria pediosa	- Vasoespasmo; dificuldade de sentir pulso nos choques
- Artéria femoral	- Dificuldade de manutenção
- Artéria axilar	- Dificuldade de manutenção
- Artéria temporal (exceção)	- Embolia cerebral através das artérias oftálmicas
- Artéria braquial (não recomendada)	- Rede colateral não é segura

SEQUÊNCIA GERAL DE PUNÇÃO ARTERIAL

1. Explicar o procedimento ao doente e pedir a sua permissão quando cabível.

2. O circuito do transdutor de pressão é ligado a um frasco de soro fisiológico mantendo estéril a extensão terminal de conexão com o cateter arterial. O soro é pressurizado a 300 mmHg.

3. O transdutor é nivelado com a linha axilar média, e o circuito, preenchido por soro fisiológico até a expulsão completa de todas as bolhas de ar.

4. O membro a ser puncionado é posicionado e, quando necessário, fixado.

5. A máscara e o gorro são colocados, as mãos, lavadas rigorosamente, o avental, vestido.

6. O sítio de punção é preparado com antisséptico degermante seguido por alcoólico e protegido por campos.

7. Um "botão" de anestésico com 0,5 mL de lidocaína sem epinefrina é feito de cada lado do ponto de maior amplitude do pulso, com uma agulha de 26 gauge.

8. A artéria é puncionada com a agulha do conjunto eleito angulada em 45° com a pele e alinhada no plano horizontal com a artéria.

9. No caso de cateter sobre agulha:
- A agulha é avançada até o retorno de sangue. Nesse momento, somente a ponta da agulha deve estar dentro da artéria, sendo necessário avançar com o conjunto poucos milímetros a mais para garantir a posição intra-arterial do cateter.
- Após a punção, um fio-guia é introduzido na artéria por meio da agulha, que é, logo em seguida, retirada para permitir a passagem do cateter sobre o fio-guia.
- Utilizar o dilatador somente na pele e no subcutâneo, não inserindo o dispositivo à profundidade da artéria, sob o risco de laceração da mesma.

10. Os cateteres devem ser completamente introduzidos, conectados aos transdutores e fixados.

11. Registram-se no prontuário do paciente o sucesso, as dificuldades ou o insucesso do procedimento.

ARTÉRIA RADIAL

A mão deve ser alinhada com o antebraço em pronação, apoiada em superfície rígida e fixada em ligeira dorsiflexão (30 a 60°), com auxílio de um rolo de tecido. O ponto de punção deve ser em 3 a 5 cm da prega distal do punho, entre o tendão flexor radial do carpo e o rádio distal (Figura 1).

O teste de Allen deve ser feito antes da cateterização da artéria radial, mas não se deve considerá-lo definitivo para a exclusão da insuficiência do arco palmar. Técnica: compressão vigorosa das artérias ulnar e radial, com elevação do membro e flexão forçosa dos dedos. Em seguida, com a mão do paciente aberta, libera-se a compressão da artéria ulnar. Um arco íntegro permite o enchimento capilar de toda a mão em até 5 s.

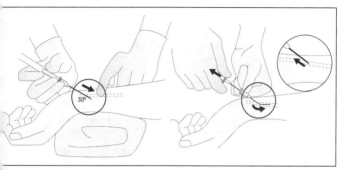

Figura 1 Punção da artéria radial.

ARTÉRIA PEDIOSA

O pé deve ser colocado em flexão plantar parcial com o auxílio de um coxim de tecido sob a articulação do joelho.

A artéria segue superficialmente no dorso do pé, do tornozelo ao primeiro pododáctilo, lateralmente ao tendão do extensor longo do hálux. O ponto de maior amplitude de pulso deve ser o utilizado para a punção. Apesar de as medidas de PAS serem sistematicamente maiores (5 a 20 mmHg) do que aquelas obtidas em outros sítios, a PAM é confiável.

ARTÉRIA FEMORAL

Com o paciente em posição supina, o membro inferior deve ser mantido estendido, ligeiramente abduzido e rodado externamente. O ponto de punção localiza-se caudalmente ao ligamento inguinal (3 a 5 cm) no trígono femoral, formado lateralmente pelo músculo sartório, medialmente pelo adutor longo e superiormente pelo ligamento inguinal. Nessa localização a artéria encontra-se em situação lateral à veia femoral. O acesso deve ser o mais inferior possível ao ligamento inguinal para minimizar o risco de hematoma retroperitoneal (Figura 2).

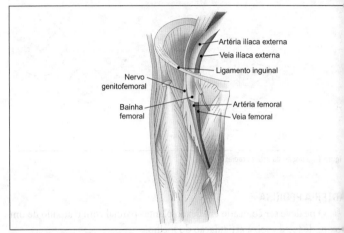

Figura 2 Anatomia para punção da artéria femoral.

DIFICULDADES E "MACETES"

Fazer um *flush* para testar a qualidade da curva de pressão (Figura 3).

MANUTENÇÃO

A região irrigada pela artéria puncionada deve ser avaliada diariamente e a presença de sinais de má perfusão ou infecção devem determinar remoção do cateter.

É necessário avaliar diariamente a possibilidade de remoção do acesso arterial.

81 Mensuração invasiva da pressão arterial **559**

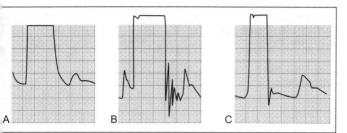

Figura 3 *Flush* na curva de pressão. A: superamortecido; B: subamortecido; C: amortecido adequadamente.

COMPLICAÇÕES

Gerais	Artéria radial	Artéria femoral	Artéria axilar
- Trombose e isquemia - Embolia* - Hematoma - Hemorragia - Infecção - Pseudoaneurisma - Trombocitopenia induzida pela heparina**	- Neuropatia periférica - Embolia cerebral	- Hematoma retroperitoneal - Perfuração visceral - Fístula arteriovenosa	- Embolia cerebral - Plexopatia braquial

Não se deve lavar o cateter na suspeita de obstrução, pelo risco de embolização.
*Quando é utilizada heparina no soro fisiológico pressurizado.

LEITURA COMPLEMENTAR

Polanco PM, Pinsky MR. Practical issues of hemodynamic monitoring at the bedside. Surg Clin North Am. 2006;86(6):1421-46.

Andrews FJ, Nolan JP. Critical care in emergency department: monitoring the critically ill patient. Emerg Med J. 2006;23(7):561-4.

Ospina GA, Cordioli RL, Vincent JL. Does monitoring improve outcome in the ICU? A systematic review. Intensive Care. 2006;34(12):A136.

82 Traqueostomia

Ciro Parioto Neto
Andréa Remigio

INTRODUÇÃO
- Procedimento invasivo realizado por cirurgiões e intensivistas.

Indicações e contraindicações da traqueostomia percutânea

Indicações	Contraindicações
■ Desmame difícil ■ Procedimento eletivo para confecção de uma via aérea definitiva em pacientes com intubação prolongada	■ Aumento de volume tireoidiano ■ Cartilagem cricoide não palpável ■ Situações de emergência ■ Trauma de coluna cervical ■ Coagulopatia grave ■ Obesidade mórbida e/ou pescoço muito curto ■ Alteração da anatomia ou infecção cervical (tireoide aumentada, cirurgia prévia traqueal, dentre outras) ■ Impossibilidade de hiperextensão cervical

QUANDO REALIZAR

O número de dias ideal para a traqueostomia (precoce ou tardia) permanece um assunto para debate e investigação. Sugere-se para sua determinação o uso de preditores objetivos da ventilação mecânica prolongada (> 14 dias), como a escala de coma de Glasgow (GCS) < 9 em 48 h da admissão (valor preditivo positivo de 91% e valor preditivo negativo de 96%), deve-se considerar os riscos do procedimento e os benefícios previstos, in cluindo a menor duração da ventilação mecânica, da permanência na UTI ou no hospital, e de custos.

- Morbidade: apesar de haver controvérsia, a maioria dos estudos demonstrou não haver uma alteração significativa na incidência de pneumonia nos pacientes que realizaram traqueostomia precoce.
- Mortalidade: poucos estudos encontraram redução na taxa de mortalidade após a traqueostomia precoce quando comparada com traqueostomia tardia.
- Custos: a traqueostomia precoce reduz a permanência na UTI.

TÉCNICAS

Considerações

- Assegurar que o paciente não possui coagulopatia (doença hepática/anticoagulação).
- Pacientes obesos necessitam de cânula longa (importante).
- Paciente dependente de PEEP:
  – Se PEEP > 10 cmH$_2$O, considerar postergar procedimento.
  – Perda do recrutamento alveolar pode ocorrer (hipoxia/lesão pulmonar aguda).
- Hipertensão intracraniana:
  – Não deve ser realizada se a pressão intracraniana estiver elevada ou descontrolada.
  – A técnica percutânea pode aumentar a pressão intracraniana quando se utiliza broncoscopia.
  – Deve-se considerar a elevação de PaCO$_2$ durante a broncoscopia.

Comparando a traqueostomia percutânea com a cirúrgica, demonstra-se uma incidência reduzida da infecção da ferida cirúrgica e um risco diminuído de morte ao usar a técnica percutânea.

Técnica percutânea

- Os pacientes devem estar monitorados com ECG contínuo, oximetria de pulso e pressão arterial não invasiva a cada 2 min ou invasiva contínua.
- Durante o procedimento, a PAM deve ser mantida > 65 mmHg e a SpO_2 > 90%.
- Sedação e avaliação da necessidade de bloqueadores neuromusculares.
- Se possível, estender ao máximo o pescoço.
- Realizar antissepsia degermante da pele, lavar as mãos, colocar avental, touca, máscara e luvas estéreis, realizar antissepsia alcoólica o colocar os campos cirúrgicos deixando exposto apenas o local da punção.
- A cânula orotraqueal deve ser tracionada até a região glótica, sob visualização broncoscópica, e o *cuff*, reinsuflado com cautela ou substituído por máscara laríngea.
- Após anestesia local (entre 2º e 3º anéis traqueais), palpe a cartilagem tireóidea e, inferiormente aos anéis traqueais, faça uma incisão horizontal de 1 a 2 cm. Com a ponta do dedo, dissecar a parte anterior da traqueia e identificar a cartilagem cricoide.
- Introduzir a agulha medialmente no sentido posterior e inferior (45º guiada), procurando a coluna de ar da traqueia, confirmada pela aspiração de bolhas de ar na seringa com fluido e pelo broncoscopista (Figura 1).
- Quando obtiver um fluxo livre de ar, introduzir o fio-guia livremente na traqueia e retirar a agulha (Figura 2).
- Dilatar traqueia com a pinça de Griggs ou dilatadores progressivos.
- Introduzir o 1º dilatador através do fio-guia e, com um movimento ligeiro de rotação, dilatar o ponto de acesso inicial. Enquanto mantém fio-guia posicionado, retirar o dilatador (Figura 3).
- Introduzir o 2º dilatador e o cateter de orientação, juntos, através do fio-guia.

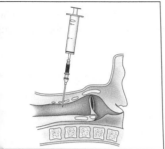
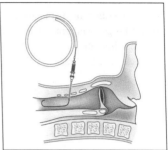

Figura 1 Punção entre o 2° e o 3° anéis traqueais até observar a presença de bolhas de ar no líquido da seringa (luz traqueal).

Figura 2 Passagem do fio-guia e retirada da agulha.

- Retirar o dilatador deixando o dispositivo guia/cateter de orientação posicionado.
- Dilatar o estoma até atingir uma dimensão adequada à passagem do tubo de traqueostomia selecionado.
- Avançar o próximo dilatador com o tubo de traqueostomia pré-carregado, através do dispositivo fio-guia/cateter de orientação na traqueia. Retirar o dilatador e avançar o tubo de traqueostomia com dilatador até o seu rebordo. Retirar o dilatador, o cateter de orientação e o fio-guia (Figura 4).
- Ligar o tubo de traqueostomia ao ventilador ou ambu, insuflar o *cuff* e, antes de retirar completamente o tubo endotraqueal, verificar a ventilação através do tubo de traqueostomia. Fixar a cânula ao redor do pescoço.
- Ao se utilizar a pinça de Griggs, deve-se puncionar a traqueia, passar o fio-guia, fazer a primeira dilatação e em seguida inserir a pinça até sentir a resistência da parede anterior da traqueia (Figura 6). Abrir gradualmente a pinça, removendo na posição aberta (Figuras 7 e 8). Repetir o procedimento até que a pinça penetre na luz traqueal (Figuras 9 e 10).

Dilata-se o suficiente para a passagem do tubo de traqueostomia, orientado pelo fio-guia (Figura 11). Siga as orientações do broncoscopista durante o procedimento.

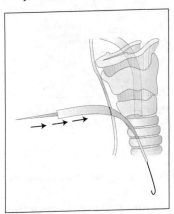

Figura 3 Dilatação traqueal.

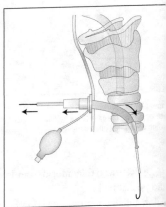

Figura 4 Colocação da cânula de traqueostomia encaixada no dilatador, seguida pela retirada do dilatador e do fio-guia.

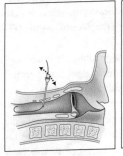

Figura 5 Punção traqueal e passagem de fio-guia.

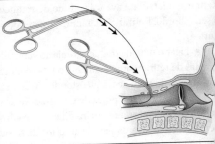

Figura 6 Introduzir a pinça de Griggs.

82 Traqueostomia **565**

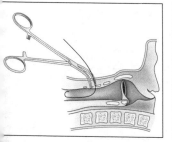

Figura 7 Dilatação da pele com pinça.

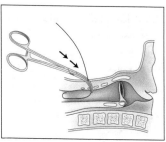

Figura 8 Dilatação traqueal com pinça.

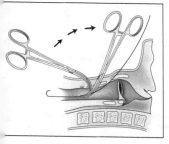

Figura 9 Movimentação da pinça para dilatação.

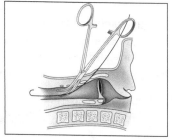

Figura 10 Retirada da pinça aberta para dilatação.

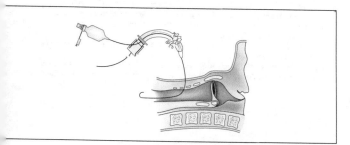

Figura 11 Passagem da cânula de traqueostomia.

COMPLICAÇÕES DA TRAQUEOSTOMIA PERCUTÂNEA

- Enfisema subcutâneo
- Hemorragia
- Fraturas de anéis traqueais
- Falsos trajetos
- Lesão de traqueia ou tireoide
- Pneumotórax/pneumomediastino
- Fístula traqueosofágica
- Lesões do nervo laríngeo recorrente

CONSIDERAÇÕES ESPECIAIS

O uso da broncoscopia para uma melhor orientação do procedimento é recomendado na literatura por tornar o procedimento mais seguro, mas não é obrigatório.

LEITURA COMPLEMENTAR

1. Durbin CG Jr. Indications for and timing of tracheostomy. Respir Care. 2005;50:483-7.
2. Delaney A, Bagshaw SM, Nalos M. Percutaneous dilatational tracheostomy versus surgical tracheostomy in critically ill patients: a systematic review and meta-analysis. Crit Care. 2006;10:R55.
3. Barquist ES, Amortegui J, Hallal A, et al. Tracheostomy in ventilator dependent trauma patients: a prospective, randomized intention-to-treat study. J Trauma. 2006;60:91-7.
4. Durbin CG Jr. Techniques for performing tracheostomy. Respir Care. 2005;50:488-96.
5. Waller EA, Aduen JF, Kramer DJ, Alvarez F, et al. Safety of percutaneous dilatational tracheostomy with direct bronchoscopic guidance for solid organ allograft recipients. Mayo Clinic Proceedings. 2007;82(12):1502-8.
6. Higgins KM, Punthakee X. Meta-analysis comparison of open versus percutaneous tracheostomy. Laryngoscope. 2007;117(3):447-54.
7. Silvester W, Goldsmith D, Uchino S, Bellomo R, et al. Percutaneous versus surgical tracheostomy: a randomized controlled study with long-term follow-up. Crit Care Med. 2006;34(8):2145-52.

Intubação

Andréa Remigio

INTRODUÇÃO

- Assegurar a permeabilidade das vias aéreas e a respiração são medidas iniciais do atendimento do doente crítico.
- A intubação é definida como "difícil" quando há a necessidade de mais de três tentativas ou duração superior a 10 min para o posicionamento correto do tubo traqueal, nessa situação, outros dispositivos devem ser tentados (máscara laríngea/combitube).
- Para estimar o grau de dificuldade da intubação foram desenvolvidas as classificações de Mallampati e Cormack-Lehane (Quadro 1 e Figura 1).

Quadro 1 – Classificação de Mallampati e Cormack-Lehane

Classificação de Mallampati	Classificação de laringoscopia (Cormack-Lehane)
Classe I: Palato mole, fauce, úvula e pilares amigdalianos visíveis. **Classe II:** Palato mole, fauce e úvula visíveis. **Classe III:** Palato mole e base da úvula visíveis. **Classe IV:** Palato mole totalmente não visível.	**Grau I:** Glote bem visível. **Grau II:** Somente a parte posterior da glote é visualizada. **Grau III:** Somente a epiglote pode ser visualizada – nenhuma porção da glote é visível. **Grau IV:** Nem a epiglote, nem a glote podem ser visualizadas.

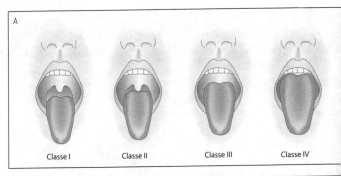

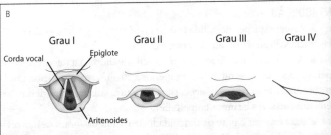

Figura 1 Classificação quanto à dificuldade de intubação. A: Classificação de Mallampati. B: Cormack-Lehane.

INDICAÇÕES E CONTRAINDICAÇÕES DA INTUBAÇÃO OROTRAQUEAL

Indicações	Contraindicações
- Aspiração de secreções pulmonares - Obstrução de vias aéreas (trauma, lesão por inalação, infecção, compressão extrínseca, anormalidades congênitas, edema) - Proteção de vias aéreas - Ventilação com pressão positiva - Manutenção da oxigenação e ventilação adequadas	- Não há contraindicações absolutas - Atenção durante o procedimento em pacientes com lesões traumáticas, abscessos e tumores de face ou região cervical, deformidades craniofaciais, epiglotite, trismo, anquilose de mandíbula ou artrose cervical

TÉCNICA

- Selecionar a cânula orotraqueal (homens, 8,5 a 9 e mulheres, 8 a 8,5), testar o *cuff* e a luz do laringoscópio, realizar a lubrificação do tubo com xilocaína gel, introduzir o guia e aplicar xilocaína *spray* na cavidade orofaríngea. Testar o ambú. Explicar para o paciente o procedimento.
- Posicionar adequadamente a cabeça do doente em "posição olfativa", com a coluna cervical fletida anteriormente com cabeça elevada 8 a 10 cm com auxílio de um coxim.
- Colocar máscara, óculos e luvas estéreis. Ventilar o paciente com ambú e reservatório, conectados à rede do oxigênio 10 L/min, monitorando a oximetria de pulso, a pressão arterial e o eletrocardiograma.
- Realizar sedação e analgesia, avaliando a necessidade de bloqueadores neuromusculares.
- Introduzir a lâmina do laringoscópio no lado direito da boca, desviando a língua para a esquerda e progredindo sua extremidade até a valécula (Figura 2).
- Deslocar superiormente a epiglote, expondo a abertura glótica.
- Introduzir a cânula orotraqueal, visualizando sua passagem pelas cordas vocais.
- Insuflar o *cuff*, mantendo a pressão < 25 mmHg.

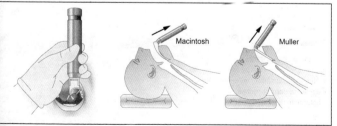

Figura 2 Introdução do laringoscópio.

- Confirmar o posicionamento correto do tubo orotraqueal, através da ausculta pulmonar em cinco pontos (epigastro, bases direita e esquerda, ápices direito e esquerdo), a saturação de O_2 e os testes de confirmação secundários, como o capnógrafo e os dispositivos de detecção esofágica.
- Fixar a cânula, usualmente em mulheres, entre 21 e 22 cm e em homens, 23 e 24 cm, em relação à rima labial. Solicitar RX de tórax para confirmação da posição da cânula.
- Verificar a pressão arterial, hipotensão arterial é um achado frequente e, quando acentuada, pode sugerir hipovolemia.

COMPLICAÇÕES DA INTUBAÇÃO OROTRAQUEAL

Precoces

- Relacionadas ao ato de intubar
  - Traumáticas: lesão de dente, lesão traqueal, trauma de lábio, língua ou palato.
  - Mecânicas: intubação esofágica ou seletiva e broncoaspiração de conteúdo gástrico.
  - Reflexas: espasmo de glote, broncoespasmo, bradicardia, hipotensão, arritmia, tosse e vômito.
  - Farmacológicas: hipotensão, arritmias, rigidez muscular e hiperpotassemia.

- Cânula já colocada
  - Infecção: traqueobronquite, pneumonia e sinusite.
  - Obstrução: secreção e sangramento.
  - Fístulas: traqueoesofágicas.
  - Aspiração traqueobrônquica.
  - Seletividade.

- Extubação
  - Laringoespasmo.
  - Trauma de glote.
  - Arritmias.

Tardias

- Irritação na garganta.
- Disfagia.
- Ulceração de lábio, boca ou faringe.
- Lesão de cordas vocais.
- Estenose de traqueia.

Fatores relacionados com intubação difícil: pequena abertura da boca, pescoço curto e musculoso, sequelas de queimaduras, anormalidades congênitas, tumores, abscessos, trismo, história de intubação difícil, hipersecreção, sangramento local e obesidade.

CONSIDERAÇÕES ESPECIAIS
- Sempre administrar O_2 suplementar durante os procedimentos.
- Manter o *cuff* insuflado somente o suficiente para impedir vazamentos de ar durante a ventilação ou com pressão rigorosamente < 25 mmHg.

Máscara laríngea
Dispositivo de ventilação que dispensa laringoscopia para sua inserção e permite rápido acesso e controle da via aérea. Técnica:
- Antes do uso, desinsuflar totalmente o manguito de ML contra uma superfície plana, procurando sempre manter suas bordas lisas e com formato uniforme. Lubrificar a face posterior com xilocaína gel.
- Posicionar a cabeça e o pescoço do mesmo modo como para a intubação orotraqueal. Segurar a ML como se fosse uma caneta, com o dedo indicador na junção do manguito e o tubo. Iniciar a passagem com a abertura dirigida para a frente e o dorso contra os dentes incisivos do paciente. Pressionar sua ponta contra o palato duro e empurrar para baixo, guiando-se pela linha preta existente ao longo do tubo, que serve de ponto de referência. Retirar o dedo indicador da boca do paciente e introduzir ainda mais o tubo até que se sinta uma resistência elástica. Inflar o manguito com a quantidade de ar recomendada para cada modelo, sem ultrapassar 40 cmH_2O (Figura 3).
- O guia introdutor (GEB ou Bougies) é um instrumento de auxílio à intubação traqueal, principalmente em casos de laringoscopia com classificação Cormack-Lehane graus II a IV.
    – Após a laringoscopia, avançar o guia (sem o tubo traqueal) com a extremidade angulada anteriormente.

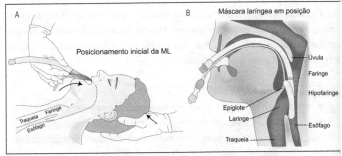

Figura 3 Introdução da ML. A: posicionamento inicial da ML; B: ML em posição.

– Visualizar a ponta passando posteriormente à epiglote; caso contrário, direcioná-la "às cegas" para cima, mantendo a linha média.

– Ao entrar na traqueia, observa-se a sensação serrilhada dos anéis traqueais, e o guia deve ser introduzido mais 15 a 20 cm.

– Introduzir o tubo traqueal pela extremidade proximal do guia, quando corretamente posicionado, retirar o guia, insuflar o *cuff*, confirmar a intubação e fixar o tubo (Figura 4).

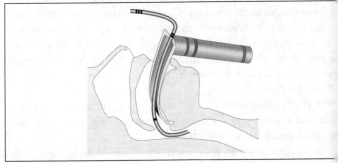

Figura 4 Introdução do guia.

- O Combitube é um tubo de duplo lúmen introduzido às cegas e que permite ventilação adequada independentemente de sua posição ser esofágica ou traqueal.
  - Inserir às cegas o Combitube até que a marca de referência esteja alinhada com os dentes incisivos. Caso haja resistência à progressão, deve-se optar por outra técnica de ventilação.
  - Insuflar o balonete proximal (orofaríngeo) e o balonete distal com o volume impresso no tubo.
  - Testar a ventilação no lúmen azul, mais longo. Se a ausculta pulmonar for positiva, significa que o Combitube ganhou posição esofágica, o que ocorre em 94 a 99% das vezes. Caso a ausculta pulmonar for ausente e ocorrer distensão gástrica, o Combitube ganhou posição traqueal, e deve-se conectar o sistema de ventilação ao lúmen transparente, mais curto (Figura 5).
- Contraindicações: pacientes com altura < 1,40 m, reflexos laríngeos presentes, patologia esofagiana conhecida (neoplasia, varizes, estenose e trauma) e ingestão de substâncias cáusticas.

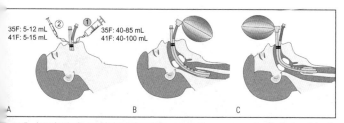

Figura 5 Introdução do combitube. A: inserir às cegas, até que a marca de referência esteja alinhada com os dentes incisivos; B: testar a ventilação no lúmen mais longo, se ausculta pulmonar for positiva, significa que o tubo esôfago-traqueal ganhou posição esofágica; caso contrário, provavelmente ganhou posição traqueal; C: se ventilando pelo lúmen longo (que tem cor azul), a ausculta de sons pulmonares for negativa e apresentar distensão gástrica, o tubo esôfago-traqueal ganhou posição traqueal. Nesse caso, deve-se conectar o sistema de ventilação ao lúmen mais curto.

- Complicações: identificação errada da extremidade traqueal, dor, disfagia, edema, laceração e hematoma de mucosa orofaríngea, edema de língua, lesão de seio piriforme, enfisema subcutâneo, pneumomediastino, pneumoperitônio e laceração de esôfago.

INTUBAÇÃO RETRÓGRADA

Técnica indicada para intubações eletivas.

- Assepsia da região anterior do pescoço.
- Identificação da membrana cricotireóidea.
- Puncionar 90° com a pele usando um Jelco 18 conectado à seringa com soro fisiológico, aspirando até refluir ar.
- Mobilizar cefalicamente a agulha, reduzindo o ângulo para 45°.
- Passar o fio-guia até sair pela boca ou narina (Figura 6).
- Fixar extremidade cervical do guia com uma pinça.
- Introduzir a cânula orotraqueal pela outra extremidade do guia até encontrar resistência. Retire o guia e verifique o correto posicionamento do tubo (Figura 7).

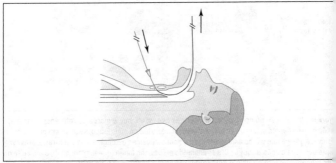

Figura 6 Passagem do fio-guia até sair pela boca ou narina.

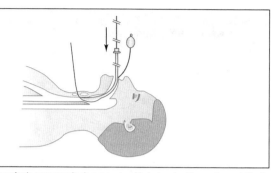

Figura 7 Introduzir a cânula orotraqueal pela outra extremidade do guia até encontrar resistência. Retire o guia e verifique o correto posicionamento do tubo.

LEITURA COMPLEMENTAR

Wall RL. Rapid-sequence intubation in head trauma. Ann Emerg Med. 1993;22:1008-13.

Davis DP, Valentine C, Ochs M, et al. The Combitube as a salvage airway device for paramedic rapid sequence intubation. Ann Emerg Med. 2003;42:697-704.

Blostein PA, Koestner AJ, Hoak S. Failed rapid sequence intubation in trauma patients: esophageal tracheal combitube is a useful adjunct. J Trauma. 1998;44:534-7.

Timmermann A, Russo SG, Crozier TA, Eich C, et al. Novices ventilate and intubate quicker and safer via intubating laryngeal mask than by conventional bag-mask ventilation and laryngoscopy. Anesthesiology. 2007;107(4):570-6.

Comitê de Defesa Profissional da Sociedade Americana de Anestesiologia. Orientações de via aérea. 2009. Disponível em: http://www.viaaereadificil.com.br.

84 Via aérea difícil

Ciro Parioto Neto

INTRODUÇÃO

- Para normatizar as ações diante de uma via aérea difícil (VAD), foram criados algoritmos sequenciais de fácil aplicação. O primeiro é o algoritmo universal da via aérea de emergência, que tem a função de indicar qual é o algoritmo adequado para o atendimento inicial.

FLUXOGRAMA UNIVERSAL DE VIA AÉREA DE EMERGÊNCIA

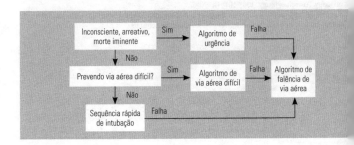

84 Via aérea difícil **577**

FLUXOGRAMA DE URGÊNCIA DA VIA AÉREA

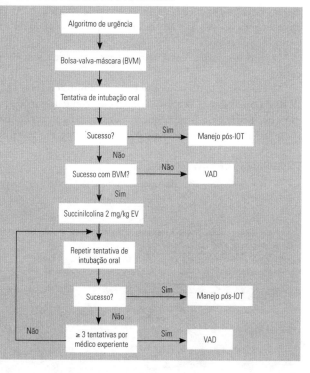

A adequação da ventilação com Ambú em uma via aérea não deve ser determinada pela oximetria de pulso, mas pela avaliação da ascensão da caixa torácica, do selo da máscara sobre o rosto e da cor do paciente, isto é, presença de cianose.

O primeiro passo é tentar uma laringoscopia direta sem o uso de sedativos.

Se necessário, pode-se após sedação administrar o *bolus* de 2 mg/kg IV da succinilcolina. A ventilação com Ambú continua por 60 s para permitir sua distribuição. Sempre que for administrada a um paciente, deve-se contar a tentativa subsequente de intubação como a 1ª tentativa.

FLUXOGRAMA DE VIA AÉREA DIFÍCIL

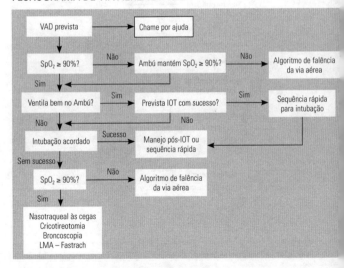

84 Via aérea difícil

É importante verificar se o paciente possui uma via aérea potencialmente difícil (difícil laringoscopia e intubação), utilizando os mnemônicos LEMON e MOANS antes de sedar o paciente (1C).

Regra mneumônica da via aérea difícil: LEMON

L: Look externally
Olhar externamente: se visualmente parecer difícil, provavelmente será. Características físicas associadas com a laringoscopia e a intubação difícil: mandíbula pequena, língua grande, dentes grandes, garganta curta, etc.

E: Evaluate 3-3-2 (Figura 1)
Regra 3-3-2 (dedos): os primeiros 3 avaliam a adequação do acesso oral (colocados alinhados entre os dentes incisivos do paciente) (Figura 1A) e os outros 3 referem-se à capacidade de o espaço mandibular acomodar a língua na laringoscopia (quando colocados abaixo da mandíbula, isto é, no assoalho da boca) (Figura 1B). Os 2 finais identificam a posição da laringe com relação à base da língua (Figura 1C). Se mais do que dois dedos forem acomodados, significa que a laringe está distante da base da língua, e pode ser difícil de visualizar a glote na laringoscopia. Menos de dois dedos podem significar que a laringe está dobrada sob a base da língua, podendo ser difícil expô-la.

M: Mallampati
A avaliação clássica de Mallampati requer que os pacientes sentem-se ao lado da cama como se estivessem olhando para o horizonte, abram a boca o máximo possível e projetem sua língua o mais distante possível sem fonação (ver capítulo "Intubação"). As classes I e II estão associadas com baixas taxas de falhas de intubação, mas na classe IV podem exceder 10%.

O: Obstruction
A obstrução da via aérea superior deve ser sempre considerada como um marcador para uma VAD. Os três sinais cardinais da obstrução superior são: voz de batata quente, dificuldade de engolir secreções (por causa da dor ou da obstrução) e estridor. Os primeiros dois sinais geralmente não demonstram uma obstrução total iminente nos adultos, mas o estridor é um sinal particularmente grave. A presença do estridor geralmente indica que a circunferência da via aérea está reduzida a aproximadamente 10% de seu calibre normal.
Cuidado: a administração de doses pequenas dos opioides ou de benzodiazepínicos para controlar a ansiedade pode induzir a obstrução total.

N: Neck mobility
A habilidade de posicionar a cabeça e a garganta é um dos fatores necessários à realização da laringoscopia ótima. A imobilidade cervical intrínseca da coluna cervical, como em casos de espondilite anquilosante ou da artrite reumatoide, pode tornar a intubação extremamente difícil ou impossível, e deve ser considerada como um procedimento muito mais sério do que o de intubação com colar cervical.

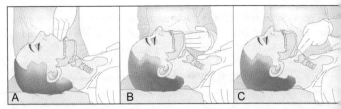

Figura 1 Regra 3-3-2 (dedos).

MOANS

M: *Mask seal.*
Barba cerrada, coágulos de sangue no rosto ou irregularidades no polo inferior do rosto.

O: *Obesity/obstruction.*
IMC > 26 kg/m^2, gestante no 3º mês, angioedema, angina de Ludwig, abscesso de via aérea superior, epiglotite, hematomas ou crancos.

A: *Age.*
Idade > 55 anos está associada a uma maior dificuldade ventilatória (perda de tecido muscular e do tônus das vias aéreas superiores).

N: *No teeth.*
Acoplamento difícil (oco entre a mandíbula e a maxila).

S: *Stiff.*
O termo "duro" refere-se aos pacientes cujos pulmões são resistentes à ventilação, exigindo altas pressões: asma, DPOC, edema agudo de pulmão e SDRA.

UXOGRAMA DE FALÊNCIA DA VIA AÉREA

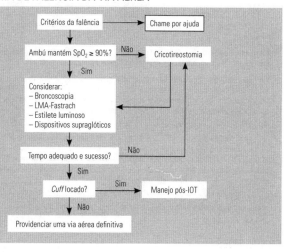

A definição de falência de via aérea é baseada em um de dois critérios: ouve uma falha na tentativa de intubação em um paciente em que a oxinação não pode ser adequadamente mantida com um Ambú, ou houvem três tentativas mal-sucedidas de intubação por um médico experiente.

Recentemente, alguns novos dispositivos foram liberados para uso pela ciedade Americana de Anestesiologia.

STA DE DISPOSITIVOS ALTERNATIVOS
MERICAN SOCIETY OF ANESTHESIOLOGY)

Broncoscópio: fornece acesso à glote, sem ter de corrigir os vários ângulos da orofaringe, como é exigido para laringoscopia direta. Realizada por via nasal ou oral. Dificuldade: manter uma oxigenação adequada durante os procedimentos.

- Laringoscópio vídeo fibra óptica: oferece a vantagem de uma excelente visão da glote, sem a necessidade de alinhar os eixos das vias aéreas para conseguir uma visão direta de fora da boca do paciente. Esse dispositivo funciona bem com o paciente em posição neutra com obstáculos à laringoscopia convencional, como a abertura limitada da boca ou uma língua grande.

- Via aérea supraglótica: máscaras laríngeas (ML) facilitam intubação subsequente ou são utilizadas como dispositivos de ventilação. Taxas de sucesso de 95%.

- Via aérea retroglótica: o tubo é inserido às cegas no esôfago, seguido pela inflação dos balões proximal e distal. O balão distal obstrui o esôfago, e o balão proximal obstrui a faringe supralaríngea. O paciente é ventilado pelas vias de fluxo entre os dois balões. O ar é aprisionado e segue o caminho de menor resistência dentro da traqueia (Combitube e tubo laríngeo).

- Estilete luminoso: é uma opção quando a glote não pode ser visualizada por laringoscopia direta. Nesta abordagem, a transiluminação da via aérea é explorada para orientar o tubo na traqueia. Após treinamento intensivo, o estilete iluminado tem uma taxa de sucesso de intubação comparável à laringoscopia direta, com a vantagem de não ter de reposicionar o paciente ou criar uma "linha reta" de acesso à glote.

- Bougie ou GEB. Modo efetivo, barato e fácil de ser utilizado em pacientes Cormack I, II ou III como guia para o tubo orotraqueal. A sensação tátil dos anéis traqueais confirma a posição

CONCLUSÕES

Estes algoritmos representam uma conduta recomendada à manipulação da via aérea em situações de emergência. A tomada de decisão, porém, é individual, segundo as circunstâncias clínicas, a habilidade do médico e os recursos disponíveis.

CRICOTIREOIDOSTOMIA

- É um procedimento de emergência.
- Após estabilização do quadro, o paciente deve realizar uma traqueostomia para instalação de cânulas mais apropriadas com *cuff* de alto volume e baixa pressão. Sua manutenção pode ocasionar graves sequelas

Técnica cirúrgica

- Os pacientes devem estar monitorados com eletrocardiograma contínuo, oximetria de pulso e pressão arterial a cada 2 min ou de forma invasiva e contínua.
- Durante o procedimento, a PAM deve ser mantida > 65 mmHg, com PAS > 90 mmHg e SpO_2 > 90%.
- Sedação. Avaliar a necessidade de bloqueadores neuromusculares.
- Colocação do paciente na posição supina com hiperextensão da cabeça. Se possível, deve-se colocar um coxim sob os ombros para melhorar exposição do pescoço (Figura 2).

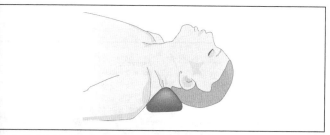

Figura 2 Posição ideal da cabeça.

- Realizar a antissepsia degermante da região anterior do pescoço, lavar as mãos, colocar avental, máscara, gorro e luvas. Realizar antissepsia tópica, colocar campos cirúrgicos, identificar a membrana cricotireóidea e anestesiar o local (Figura 3).

Escolher a técnica cirúrgica

Por punção

Palpação da membrana cricotireoidiana e punção com cateter venoso 14 ou 16G conectado a uma seringa com ± 5 mL de água destilada no sen-

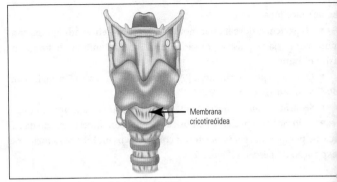

Figura 3 Localização da membrana cricotireóidea.

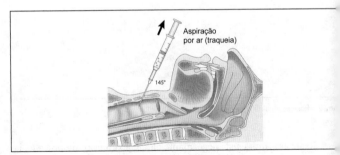

Figura 4 Técnica por punção.

tido caudal com angulação a 45°. Manter a pressão negativa na seringa avançar a agulha até entrar na traqueia (bolhas de ar na seringa). Progre somente o cateter plástico, retirar a agulha e conectar ao sistema de ven lação manual ou ofertar O_2 conectando uma seringa de 3 mL (sem o êmb lo acoplado) a um conector de tubo traqueal nº 7, e este, ao ventilador ambu (Figura 6). Pode-se também conectar a um sistema de 3 vias: a p neira conectada ao paciente, a segunda acoplada a um sistema de fluxo de oxigênio (de no máximo 15 L/min) e a terceira mantida aberta para possibilitar exalação de oxigênio. Esse sistema é ajustado de maneira a insuflar oxigênio por 1 s e depois a via é aberta para o ambiente durante 3 s e assim sucessivamente, como ciclos respiratórios (Figura 7).

Por acesso cirúrgico

- Fazer incisão vertical na pele e horizontal na membrana cricotireóidea próxima à sua borda inferior (Figura 5A).

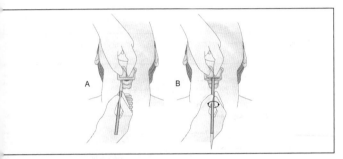

Figura 5 Cricotireoidostomia cirúrgica.

- Dilatar verticalmente a incisão com uma pinça Kelly ou com o cabo do bisturi (Figura 5B).
- Inserir a cânula de cricotireoidostomia, de traqueostomia infantil ou mesmo um tubo traqueal de calibre pequeno.
- Insuflar o *cuff* e confirmar intubação.
- Os mecanismos de adaptação de cânula de cricotireoidostomia e o sistema de ventilação são descritos nas Figuras 6 e 7.

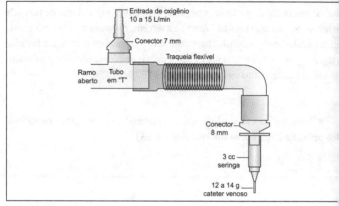

Figura 6 Adaptadores para oxigenação.

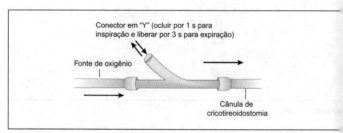

Figura 7 Adaptadores para oxigenação.

Técnica com cânula de cricotireoidostomia já acoplada com agulha

- Anestesiar a pele e introduzir o conjunto (cânula + agulha + seringa com solução fisiológica) na membrana cricotireóidea, aspirando continuamente.
- Detectar a presença de bolhas na seringa (traqueia) e progredir a cânula.
- Insuflar o *cuff* e confirmar intubação (Figura 8).

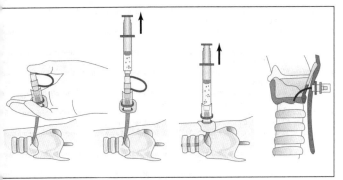

Figura 8 Técnica com cânula de cricotireoidostomia já acoplada com agulha. Técnica de Seldinger. Semelhante à descrita no Capítulo "Traqueostomia", com mudança do local de punção para a membrana cricotireóidea.

Complicações

- Imediatas: hemorragia, enfisema subcutâneo ou de mediastino, pneumotórax, perfuração de traqueia, mediastino ou esôfago, posição inadequada da cânula, lesão de corda vocal, reflexo de tosse a cada inspiração, dobra do cateter, obstrução por secreção ou sangue, punção esofágica e lesão da mucosa pelo uso de gás não umidificado, aspiração do conteúdo gástrico e/ou ruptura de laringe.
- Tardias: obstrução por rolha, traqueobronquite ou pneumonia aspirativa, traqueomalácia, estenose traqueal ou subglótica, aspiração, fístula traqueoesofágica, mudança na voz, infecção e/ou sangramento.

LEITURA COMPLEMENTAR

Sakles JC, Laurin EG, Rantapaa AA, et al. Airway management in the emergency department: a one-year study of 610 tracheal intubations. Ann Emerg Med. 1998;31:325-32.

Bair AE, Filbrin MR, Kulkarni R, et al. on behalf of the NEAR investigators. Failed intubation in the emergency department: analysis of prevalence, rescue techniques, and personnel. J Emerg Med. 2002;23:131-40.

3. Walls Ron M. Manual of emergency airway management. 2ª ed. Philadelphia: Lippincot Williams & Wilkins; 2004. p. 8-21.
4. Walz JM, Zayaruzny M, Heard SO. Airway management in critical illness. Chest. 2007;131:608 20.
5. Dorges V. Airway management in emergency situations. Best Pratice & Research Clinical Ana esthesiology. 2005;19(4):699-715.
6. Kheterpal S. Incidence and predictors of difficult and impossible mask ventilation. Anaesthe siology. 2006;105:885-91.
7. Aron EB. Advanced airway management in adults. Uptodate April 2007. http://www.uptodate com/patients/content/topic.do?topicKey=~33Z8XqRq.WzgCA.
8. American College of Surgeons Committee on Trauma. Advanced Trauma Life Support fo Doctors ATLS. 8ª ed. Chicago: American College of Surgeons; 2006.
9. Rosen P, Sloane C, Ban KM, Lanigra M, Wolfe R. Difficult airway management. Intern Emer Med. 2006;1(2):139-47.
10. Byhahn C, Meininger D. Invasive airway management. Anasthesiol Intensivmed Notfallme Schmerzther. 2006 Sep;41(9):576-87.
11. Hagberg C, Lam N, Brambrink A. Current concepts in airway management in the operatin room: A new approach to the management of both complicated and uncomplicated airways Curr Rev Clin Anesth. 2007;28:73-88.

Drenagem torácica 85

Andréa Remigio

INTRODUÇÃO

- A drenagem pleural, realizada com todos os cuidados necessários, é bem tolerada e melhora agudamente a dispneia proveniente do acúmulo de líquido ou ar.

INDICAÇÕES E CONTRAINDICAÇÕES DA DRENAGEM TORÁCICA

Indicações	Contraindicações
- Derrame pleural - Hemotórax - Pneumotórax (> 20% do campo pulmonar, VM) - Fístula broncopleural - Cirurgia intratorácica	- Não há contraindicações absolutas - Coagulopatias idealmente devem ser corrigidas antes do procedimento - Nos doentes com toracotomia prévia, podem existir aderências pleurais ou elevação do diafragma (cuidado!) - No hemotórax maciço, o sangue acumulado pode estar tamponando o local da hemorragia e a inserção de um dreno pode precipitar um sangramento de difícil controle. Nessas situações, é prudente ter o apoio de um cirurgião capaz de fazer uma toracotomia de urgência, se necessário - A falta de cooperação do paciente, as infecções da parede torácica e os derrames pouco volumosos aumentam o risco do procedimento

TÉCNICA

- Explicar o procedimento ao doente e fazer uma pré-medicação com analgésico e sedativo.
- Realizar antissepsia degermante da pele, lavar as mãos, colocar avental, touca, máscara e luvas estéreis, realizar antissepsia alcoólica e colocar os campos cirúrgicos deixando exposto apenas o local de drenagem.
- Confirmar o local adequado com uma toracocentese, usualmente 5 espaço intercostal, da linha axilar média para a posterior (Figura 1).

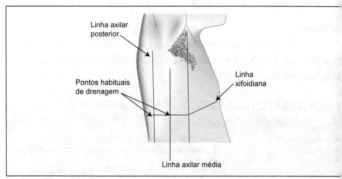

Figura 1 Locais de drenagem torácica.

- Anestesiar a pele e o tecido subcutâneo no bordo superior do arco costal selecionado. Fazer uma incisão na pele (2 a 3 cm), dissecar a gordura e o tecido subcutâneo.
- Fazer com cuidado uma abertura no músculo e na pleura de forma a poder introduzir o indicador e explorar a cavidade pleural, antes de introduzir o dreno (Figura 2).

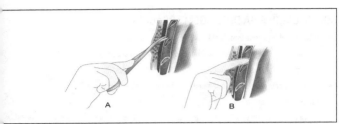

Figura 2 Dilatação.

- Cuidado com o nervo e os vasos intercostais que passam no bordo inferior do arco costal imediatamente superior.
- O dreno (20 a 36 F) deve ser introduzido clampeado em direção ascendente e posterior, paralelo à parede torácica, com o auxílio de uma pinça Kelly e fixado à pele (Figura 3).
- Conectar o sistema de drenagem previamente preparado e só depois disso desclampear o dreno.
- Confirmar a saída de ar ou líquido e a oscilação com a respiração do doente.
- Confirmar com uma RX de tórax o posicionamento adequado e a expansão do pulmão.

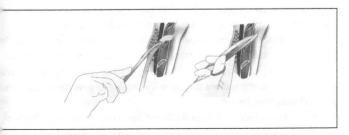

Figura 3 Introdução do dreno torácico.

COMPLICAÇÕES DA DRENAGEM TORÁCICA

- Lesão vascular (artéria intercostal, subclávia, mamária, etc.)
- Infecção (principalmente pela manipulação incorreta do sistema)
- Espoliação nutricional se quilotórax
- Enfisema subcutâneo (posicionamento errado do cateter torácico)
- Abscesso de parede
- Quebra do selo de água e desconexão acidental dos tubos permitem a entrada brusca de ar para a cavidade pleural, formando um pneumotórax aberto
- Elevação do selo de água acima do nível, igual ou superior ao do doente, com refluxo do líquido drenado para a cavidade pleural
- Oclusão do tubo de drenagem por acotovelamento do tubo, coágulo ou de processo fibrótico

CONSIDERAÇÕES ESPECIAIS

- Manter o dreno enquanto houver fuga aérea, saída de líquido purulento ou hemático, até que o controle radiológico confirme a re-expansão do pulmão e o volume drenado seja inferior a 100 mL/24 h.
- Evitar o clampeamento principalmente quando houver escape aéreo (borbulhamento), pela possibilidade de pneumotórax hipertensivo ou enfisema de subcutâneo. Pelo mesmo motivo, nunca tampar o suspiro do frasco coletor.
- O borbulhamento excessivo pode formar grande quantidade de espuma, e isso pode ser controlado colocando-se substância adstringente no frasco coletor, como solução alcoólica a 70% ou dimeticona.
- A utilização de pressão negativa (aspiração) auxilia na evacuação do ar ou líquidos pleurais, entretanto, nos casos de fístula aérea brônquica, deve-se ponderar entre a vantagem de manutenção de uma pressão negativa constante e o inconveniente de maior "roubo" de ar pela fístula com sua possível manutenção.
- A extremidade final da extensão do dreno deve ficar mergulhada no mínimo 2 cm abaixo do nível da água. Quanto mais mergulhada, maior

será a força de aspiração. Em adultos, recomenda-se a pressão negativa de 15 a 25 cmH$_2$O.

- No pneumotórax hipertensivo, enquanto se prepara o material para a drenagem, deve colocar-se um jelco nº 14 ou 16 no segundo espaço intercostal anterior, na linha hemiclavicular, para reduzir a pressão intrapleural e evitar instabilidade hemodinâmica.
- No hemotórax, o líquido pleural apresenta um Ht de pelo menos 50% do Ht do doente e, se o líquido aspirado não for claramente purulento, um empiema será definido pelo isolamento da bactéria em cultura. Outros achados sugestivos são: glicose < 40 mg/dL, pH < 7,1 e DHL > 1.000 UI/L.
- Na presença de derrames loculados, o tratamento de escolha é a videotoracoscopia; na impossibilidade desse procedimento, agentes trombolíticos podem ser utilizados, como a estreptoquinase via intrapleural, 250.000 UI, diluída em 50 ou 100 mL de solução fisiológica e administrada 1 ou 2 vezes ao dia por até 3 dias (dose total máxima de 1.500.000 UI), seguida do clampeamento do dreno por 2 h. O aumento do volume de líquido drenado sugere lise das septações. São contraindicações: reações alérgicas ao trombolítico ou presença de sangramento ativo no espaço pleural.
- Durante sua retirada, o paciente deve fazer manobra de Valsalva e, imediatamente após a saída do dreno, é feita a oclusão compressiva do orifício (gazes + esparadrapo), que deve permanecer sem manipulação por, no mínimo, 48 h.

TÉCNICA DE DRENAGEM TORÁCICA COM DRENO *PIGTAIL* E VÁLVULA DE HEIMLICH

- A introdução do cateter torácico é realizada por punção da parede torácica sob anestesia local, após assepsia tópica com solução degermante, alcoólica e posicionamento de campos estéreis.
- O local de inserção varia de acordo com o produto a remover e a sua localização:

– No 2º ou 3º espaço intercostal anterior, na linha média clavicular (para drenar um pneumotórax).

– No 4º a 6º espaço intercostal, na linha média axilar (para drenar líquidos).

- Após anestesia local com Xylocaína® 2% (1 cm da borda superior da costela inferior), deve-se fazer uma incisão com bisturi na pele apenas para facilitar a introdução do dreno.
- Antes da punção, deve-se retificar o cateter, com especial cuidado ao introduzir o dilatador e a agulha do kit até o fim (cuidado para não furar o cateter) (Figura 4).
- Após a punção deve-se retirar a agulha e o dilatador. Aspirar com seringa para confirmação da localização correta com saída de ar ou líquido. Em seguida, progredir o cateter até a marcação adequada (o direcionamento do dreno varia com o local que está sendo inserido; quando no 4º ou 5º espaço, direcioná-lo cranial e posteriormente; quando no 2º espaço, caudalmente).

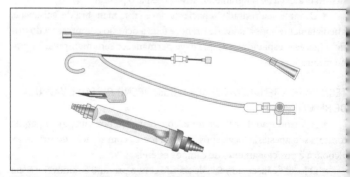

Figura 4 Conjunto utilizado para a drenagem do pneumotórax, constituído por cateter tipo *pigtail*, com mandril para sua introdução, tubo conector e válvula de Heimlich.

- Conectar ao cateter um sistema de drenagem fechado ou com válvula de Heimlich, observando o direcionamento correto da mesma. Manter uma torneira de 3 vias conectada ao sistema.
- Fixação do dreno à pele com sutura em bolsa para evitar deslocamento e curativo local.
- Deve sempre ser feito um exame radiológico para controle da localização do cateter e diagnóstico de intercorrências.

Vantagens	Desvantagens
- Menor morbidade	- Maior risco de loculação
- Menor agressividade	- Drenagem pleural menos efetiva
- Não requer hospitalização	- Maior custo

- A válvula de Heimlich é constituída por um tubo de plástico de cerca de 15 cm de comprimento, no interior do qual estão duas lâminas de borracha em íntimo contato entre si. A pressão exercida pelo líquido ou pelo ar nessas lâminas faz com que elas se separem ligeiramente, permitindo a drenagem dos produtos (ar ou fluido) e impedindo o seu refluxo.

LEITURA COMPLEMENTAR
1. Marchi E, Lundgren F, Mussi R. Derrame pleural parapneumônico e empiema. J Bras Pneumol. 2006,32(suppl 4):s190-s196.
2. ATS guidelines: Management of malignant pleural effusions ATS board of directors. Am J Respir Crit Care Med. 2000;162:1987.
3. Heffner J, Sahn S A, Diagnostic evaluation of a pleural effusion in adults. UpToDate 2007.

86 Drenagem pericárdica

Andréa Remigio

INTRODUÇÃO

- A pericardiocentese guiada pelo ecocardiograma no doente com tamponamento pode melhorar rapidamente a pressão arterial e o débito cardíaco, e é considerada um procedimento classe IIa.

INDICAÇÕES E CONTRAINDICAÇÕES DA DRENAGEM PERICÁRDICA

Indicações	Contraindicações
- Terapêutica de emergência do tamponamento cardíaco - Diagnóstico: obtenção de amostra para análise (bioquímica, citológica ou microbiológica)	- Em vigência de tamponamento, não há contraindicações absolutas, são relativas à doença hemorrágica grave e aos derrames loculados localizados posteriormente

TÉCNICA

- Sedar o doente, de modo a assegurar a sua colaboração, mantendo sua capacidade de resposta ao estímulo doloroso.
- Colocar o doente em decúbito dorsal, com elevação da cabeça e do tórax a 45º.
- Realizar antissepsia degermante da pele, lavar as mãos, colocar avental, touca, máscara e luvas estéreis, realizar antissepsia alcoólica, colocar os

campos cirúrgicos deixando exposta apenas a região em que será puncionada e infiltrada xilocaína a 2%.

- Inserir a agulha a 45° da pele no ângulo xifocostal esquerdo, 0,5 a 1 cm abaixo do bordo costal, e avançar alternando a aspiração e a injeção de xilocaína até a parte posterior de bordo costal (geralmente 2,5 cm). Reduzir o ângulo à pele para 15° mantendo a direção do ombro esquerdo. A agulha deve ser introduzida lentamente até se perceber uma redução súbita de resistência, usualmente cerca de 6 a 7,5 cm da pele, mas pode ser maior em pacientes obesos. Continuar aspirando até a obtenção do líquido pericárdico e, a partir desse ponto, realizar a técnica de Seldinger, evitando qualquer movimento lateral da agulha pelo risco de lesão dos vasos epicárdicos. Quando a agulha toca o epicárdio, tem-se uma sensação de obstáculo, o que deve levar ao seu recuo imediato. Realizar sutura ou retirada do cateter e curativo local (Figura 1).

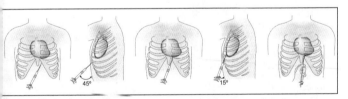

Figura 1 Técnica de pericardiocentese.

- Observar o monitor do ECG durante o procedimento para detecção das arritmias. Na punção cega, é aconselhável a conexão de um eletrodo à agulha de pericardiocentese para se detectar o contato com a parede auricular (supradesnivelamento do segmento PR) ou ventricular (supradesnivelamento do segmento ST e extrassístole ventricular).
- A pericardiocentese guiada pelo ecocardiograma pode ser realizada em outro local de punção, pois o local ideal é aquele em que o maior acú-

mulo de derrame está mais perto da superfície e em que o trajeto da agulha evita as estruturas vitais.

- A confirmação da posição pode ser feita pelo ecocardiograma ou pela fluoroscopia.
- Se o líquido aspirado for hemático, deve-se verificar se a agulha perfurou o coração, se puncionou um derrame pleural esquerdo ou, eventualmente, um quisto pericárdico. A não ser que a hemorragia seja maciça, o sangue intrapericárdico não coagula devido à atividade fibrinolítica do pericárdio.
- A drenagem pode ser contínua ou intermitente com aspiração sob técnica asséptica a cada 4 a 6 h, seguida de um *flush* com soro fisiológico para manter a sua permeabilidade e aumentar o tempo de permanência.

COMPLICAÇÕES DA DRENAGEM PERICÁRDICA

- Frequentes:
  - Obstrução do cateter ou o reacúmulo do derrame.
  - Punção do ventrículo direito (2 a 7%).
  - Laceração de uma artéria coronária (descendente anterior esquerda e coronária direita).
  - Perfuração do miocárdio com lesão da aurícula ou ventrículo direitos pode levar a hemopericárdio e tamponamento.
  - Arritmias e hipotensão reflexa.
  - Pneumotórax deve ser excluído, efetuando sempre um raio X do tórax após o procedimento.
- Raras:
  - Perfuração do estômago ou do cólon.
  - Laceração da cápsula do lobo esquerdo do fígado.

- A pericardiocentese "cega" tem uma mortalidade de 6% e uma morbidade de 50%. A punção guiada pelo eco reduz a morbidade e a mortalidade a percentagens extremamente baixas.
- São fatores associados ao risco de complicações: derrame pequeno (< 250 mL), derrame posterior, derrame localizado, dimensão anterior < 10 mm pelo ecocardiograma e punção não guiada.

CONSIDERAÇÕES ESPECIAIS

- O cateter é removido quando a drenagem se reduz para menos de 25 a 30 mL durante 24 h, e o controle ecocardiográfico mostra que o derrame residual não é significativo ou tem repercussões hemodinâmicas.
- Monitorar qualquer variação súbita no volume ou no aspecto do aspirado, modificação nos sinais vitais, aparecimento de dor torácica aguda, taquiarritmia, hipotensão, taquipneia ou febre.
- Radiografia de tórax de controle deve ser sempre solicitada.

LEITURA COMPLEMENTAR

1. International Liaison Committe on Resuscitation. Pericardiocentesis. In: Textbook of Advance Cardiac Life Support. American Heart Association; 2005.
2. Sagrista SJ, Permayer MG, Soler SJ. Diagnosis and management of acute pericardial syndromes. Rev Esp Cardiol. 2005;58(7):830-41.

87 Paracentese

Andréa Remigio

INTRODUÇÃO

A ascite é o acúmulo patológico de líquido na cavidade peritoneal.

INDICAÇÕES E CONTRAINDICAÇÕES DA PARACENTESE

Indicações	Contraindicações relativas
- Investigação de pacientes com ascite - Tratamento da insuficiência respiratória restritiva devido ao aumento do volume abdominal	- Obstrução intestinal - Infecção da parede abdominal no local da punção - História de múltiplas cirurgias abdominais prévias e esplenomegalia acentuada - Coagulopatias

TÉCNICA

- Explicar ao doente o procedimento.
- Realizar antissepsia degermante da pele, lavar as mãos, colocar avental, touca, máscara e luvas estéreis, realizar antissepsia alcoólica e colocar os campos cirúrgicos deixando exposto apenas o local de drenagem.
- A punção deve ser realizada na fossa ilíaca esquerda, linha média infraumbilical ou guiada por ultrassom, após anestesia local, com o jelco perpendicular à pele (90º), conectado a uma torneira de três vias onde devem ser inseridos uma seringa de 20 mL e o equipo de soro acoplado ao frasco a vácuo.

ROTINA LABORATORIAL DO LÍQUIDO ASCÍTICO

Exames básicos: coletar 30 mL de ascite e distribuir nos seguintes frascos (esterilizados)

- Frasco microbiologia (5 mL): Gram, Ziehl-Nilsen, cultura de BK.
- Cultura (10 mL) em frasco de hemocultura.
- Frasco bioquímica (5 mL): albumina, proteína total, glicose, amilase, desidrogenase lática, ADA.
- Frasco citologia (5 mL): citologia diferencial e citopatológico.
- Frasco hematologia (5 mL): contagem de células.

INTERPRETAÇÃO DO LÍQUIDO ASCÍTICO

Gradiente da albumina sérica-albumina da ascite	≥ 1,1 (compatível com hipertensão porta): cirrose, insuficiência cardíaca, hepatite alcoólica, Budd-Chiari, outros. < 1,1 (alteração da permeabilidade capilar esplâncnica): carcinomatose peritoneal, tuberculose peritoneal, serosite, ascite pancreática, coleperitôneo e outros.
Citologia	Contagem de neutrófilos > 250 e/ou leucócitos > 500/mL é compatível com peritonite bacteriana. O predomínio de linfócitos sugere tuberculose ou neoplasia.
Cultura	A inoculação da ascite em frascos de hemocultura aumenta a sensibilidade de 50% para 80% na detecção do agente infeccioso (quando neutrófilos > 250/mL).
Gram	Tem valor na peritonite bacteriana secundária. Na peritonite bacteriana espontânea, a sensibilidade é de apenas 10%.
Proteína total	Quando < 1 g/dL, sugere risco de PBE.

COMPLICAÇÕES

Hematoma de parede abdominal (1%), hemorragia e vazamento da ascite.

CONSIDERAÇÕES ESPECIAIS

- Em caso de ascite tensa, não fazer paracentese pequena (< 3 L), devido ao risco de dissecção para o subcutâneo.

- Para paracentese > 5 L, está indicado o uso de albumina humana 8 a 10 g/L de líquido ascítico retirado, para prevenir danos hemodinâmicos (albumina 20% = 20 g em 100 mL).

LEITURA COMPLEMENTAR
1. Glauser F, Barras AC, Pache I, Monti M. Abdominal paracentesis. Rev Med Suisse. 2008;4(177) 2324-8.
2. Thomsen TW, Shaffer RW, White B, Setnik GS. Paracentesis. N Engl J Med. 2006;355:e21.
3. Ginès P, Cardenas A, Arroyo V, Rodés J. Management of cirrhosis and ascites. N Engl J Med 2004;350:1646-54.

Profilaxia de doença tromboembólica venosa

88

Lucas Lonardoni Crozatti
Leandro Utino Taniguchi

INTRODUÇÃO

- A doença tromboembólica venosa (DTV) é responsável por aproximadamente 10% dos óbitos hospitalares. Sem profilaxia adequada, 40 a 70% dos pacientes cirúrgicos e clínicos de alto risco desenvolvem trombose venosa profunda.
- Com a introdução de métodos adequados de profilaxia, há uma redução de 50% na incidência de DTV. Essa redução é bem fundamentada na literatura quanto à incidência de tromboses em veias profundas, de embolia pulmonar e mortalidade de pacientes cirúrgicos, mesmo com possível risco aumentado de sangramento.
- A busca ativa de DTV, por meio de ultrassonografia, em pacientes assintomáticos não é recomendada.

FATORES DE RISCO

- Vários são os fatores de risco associados à DTV, tanto em pacientes cirúrgicos quanto em pacientes clínicos (Tabela 1).

Tabela 1 – Fatores de risco relacionados à DTV

Idade avançada	Varicosidade nas veias periféricas
Obesidade	Imobilização

História prévia de doença tromboembólica	Paresia de membros
Cirurgia	Gravidez/puerpério
Trauma	Uso de contraceptivos orais
Câncer em atividade	Terapia de reposição hormonal
IAM	Trombocitopenia por heparina
Insuficiência cardíaca congestiva	Presença de acesso venoso profundo
Insuficiência respiratória	Doença cerebrovascular
Infecção aguda	Trombofilias
Doença inflamatória intestinal	Doença reumatológica
Síndrome nefrótica	Uso de drogas endovenosas ilícitas

- Nos pacientes cirúrgicos, outro fator de risco a ser avaliado relaciona-se com o tipo e a extensão da cirurgia a que o paciente será submetido (Tabela 2).
- Na população de pacientes cirúrgicos não ortopédicos, pode-se aplicar o Escore de Caprini para estimar o risco de DTV (Tabelas 3 e 4).
- Além do risco de DTV, deve-se considerar o risco de sangramento de cada caso operatório na decisão sobre qual método de profilaxia se utilizar.

Tabela 2 – Risco de DTV em pacientes cirúrgicos sem profilaxia

Nível do risco	TVP panturrilhas	TVP proximal	EP clínica	EP fatal
Baixo Cirurgia de pequeno porte em pacientes com idade < 40 anos sem outros fatores de risco.	2%	0,4%	0,2%	< 0,01%
Moderado Cirurgia de pequeno porte em pacientes com fatores de risco adicionais. Cirurgia em pacientes com idade entre 40 e 60 anos sem outros fatores de risco.	10 a 20%	2 a 4%	1 a 2%	0,1 a 0,4%
Alto Cirurgia em pacientes com idade > 60 anos ou com outros fatores de risco.	20 a 40%	4 a 8%	2 a 4%	0,4 a 1%

| **Altíssimo** Cirurgia em pacientes com múltiplos fatores de risco. Artroplastia de quadril ou joelho, cirurgia de fratura de quadril. | 40 a 80% | 10 a 20% | 4 a 10% | 0,2 a 5% |

Tabela 3 – Escore de Caprini modificado

1 ponto	2 pontos	3 pontos	4 pontos
Idade 41 a 60 anos	Idade de 61 a 74 anos	Idade ≥ 75 anos	AVC (< 1 mês)
Cirurgia de pequeno porte	Artroscopia cirúrgica	Antecedente e TEV	Artroplastia eletiva
IMC > 25 kg/m^2	Cirurgia com duração de > 45 min	Fator V de Leiden	Fratura de quadril, pelve ou perna
Edema de pernas	Neoplasia ativa	Mutação do gene da protrombina	Trauma raquimedular (< 1 mês)
Veias varicosas	Imobilização > 72 horas	Anticoagulante lúpico	
Gestante ou puérpera	Acesso venoso central	Anticorpo anticardiolipina	
Antecedente de aborto não explicado		Homocisteinemia	
Anticoncepcional oral ou terapia hormonal		Trombocitopenia induzida por heparina	
Sepse há < 1 mês		Outra trombofilia	
Doença pulmonar grave (< 1 mês)			
Infarto do miocárdio			
Insuficiência cardíaca			
Doença inflamatória intestinal			
Restrito ao leito			

AVC: acidente vascular cerebral; TEV: tromboembolismo venoso; IMC: índice de massa corporal.

Tabela 4

Risco cirúrgico	Interpretação	Risco de TEV sem uso de profilaxias (porcentagem)
Muito baixo	Zero	< 0,5
Baixo	1 a 2	1,5
Moderado	3 a 4	3,0
Elevado	≥ 5	6,0

TEV: Tromboembolismo venoso.

MÉTODOS PROFILÁTICOS PARA DTV

- A escolha por um dos métodos deve ser baseada nas condições clínicas do paciente, suas preferências, custos e protocolos institucionais.
- Os métodos não farmacológicos incluem as botas de compressão pneumática intermitente, as meias de compressão graduada e as bombas venosas para os pés. Suas principais indicações são em pacientes de elevado risco de sangramento ou, raramente, como adjuvante às terapias farmacológicas em pacientes de alto risco para DTV. Deve-se tomar o cuidado de garantir a adesão ao tratamento.
- Aspirina e estatina não são indicadas como profilaxia de DTV.
- As heparinas são os métodos mais utilizados. São classificadas em não fracionadas e de baixo peso molecular. São as medicações mais amplamente estudadas e utilizadas para profilaxia de DTV.
- Fondaparinux é um inibidor indireto do fator Xa. Alguns trabalhos avaliaram os inibidores de vitamina K em pacientes cirúrgicos.
- Os anticoagulantes orais diretos (ACOD) têm demonstrado equivalência na profilaxia de DTV em pacientes cirúrgicos ortopédicos, mas ainda não claramente em pacientes clínicos ou cirúrgicos não ortopédicos.
- Sua utilização em pacientes críticos torna-se problemática com a interação com disfunção renal, a impossibilidade de monitorização e dificuldades com reversão em caso de sangramentos.

CONTRAINDICAÇÕES

- As condições clínicas que contraindicam profilaxia química são: sangramento ativo clinicamente significativo; hemorragias em SNC; antes de procedimentos cirúrgicos ou punção liquórica: plaquetopenia (50 a 100.000 plaquetas/mm^3) ou coagulopatias importantes. Deve-se lembrar da preferência por heparina não fracionada sobre as heparinas de baixo peso molecular nos pacientes com disfunção renal.

PROFILAXIA EM PACIENTES NÃO CIRÚRGICOS

- Em pacientes clínicos, apesar de a literatura mostrar apenas redução da incidência de DTV, sem diminuição de mortalidade, sugere-se profilaxia nos pacientes com fatores de risco. As opções farmacológicas são: heparina não fracionada 5.000 UI 2 a 3x/dia, heparina de baixo peso molecular (enoxaparina 40 mg/dia ou dalteparina 5.000 UI/dia) ou fondaparinux subcutâneo (2,5 mg/dia). Todas por via subcutânea. Sugere-se utilizar enoxaparina ao invés de heparina não fracionada quando as duas se mostrarem possíveis.

- Naqueles com alto risco de sangramento, sugere-se uso apenas de profilaxia mecânica.

- Em pacientes vítimas de acidente vascular encefálico isquêmico, sem uso de profilaxias, a incidência de DTV chega a 50% em 2 semanas após evento. O uso de heparina (enoxaparina 40 mg/dia ou heparina não fracionada 5.000 UI 2 a 3x/dia), mesmo em paciente já em uso de aspirina, demonstrou benefício na redução de DTV. Deve ser iniciada o quanto antes, quando considerada segura. Já botas de compressão pneumática intermitente podem ser utilizadas o quanto antes, pois também demonstram eficácia na prevenção de DTV.

- Em pacientes obesos, sugere-se utilizar doses maiores, como heparina não fracionada de 5.000 a 7.500 UI, 3x/dia ou enoxaparina 40 a 60 mg, 12/12 horas.

- Deve-se lembrar que a profilaxia de DTV diminui, mas não elimina totalmente o risco de eventos tromboembólicos.
- Escores de risco, como o Padua, IMPROVE e GENEVA contemplaram pacientes internados fora da terapia intensiva e não foram validados em ambientes críticos.
- A profilaxia deve ser usada enquanto há imobilização ou até a alta hospitalar. Porém, não é recomendada em pacientes cronicamente imobilizados.

PROFILAXIA EM PACIENTES CIRÚRGICOS

- Para pacientes cirúrgicos, deve-se avaliar os fatores de risco pertencentes ao paciente e o risco relacionado ao procedimento em questão. Sugere-se seguir a Tabela 5.
- A profilaxia deve ser iniciada o quanto antes, assim que a hemostasia seja considerada segura (idealmente de 2 a 24 horas após o procedimento). Seu uso deve ser mantido até a alta hospitalar, exceto nos casos específicos comentados na Tabela 5.

Tabela 5 – Recomendações para profilaxia em pacientes cirúrgicos baseada nos métodos disponíveis no Brasil

Procedimento/risco individual	Recomendações	Observações
Cirurgia geral		
• Cirurgia de pequeno porte em pacientes com idade < 40 anos sem outros fatores de risco.	• Deambulação precoce.	• Se possível, iniciar deambulação em menos de 24 h da cirurgia.
• Cirurgia de pequeno porte em pacientes com fatores de risco adicionais. • Cirurgia em pacientes com idade entre 40 e 60 anos sem outros fatores de risco. • Cirurgia de grande porte em pacientes com idade < 40 anos sem outros fatores de risco.	• HNF 5.000 UI 2 x/dia ou • HBPM 1 x/dia ou • Fondaparinux 2,5 mg/dia.	• Se alto risco de sangramento, manter somente métodos mecânicos até controle do risco.

• Cirurgia em pacientes com idade > 60 anos ou com outros fatores de risco (alto risco). • Cirurgia de grande porte com idade > 40 anos ou com outros fatores de risco (alto risco).	• HNF 5.000 UI 3 x/dia ou • HBPM 1 x/dia ou • Fondaparinux 2,5 mg/dia.	• Com múltiplos fatores de risco, associar métodos farmacológicos com mecânicos. • Se alto risco de sangramento, manter somente métodos mecânicos até controle do risco. • Em cirurgias de grande porte por câncer, alta hospitalar com profilaxia com HBPM por até 28 dias é sugerida.
Ginecologia		
• Cirurgia de pequeno porte (≤ 30 min de duração) por doença benigna sem outros fatores de risco.	• Deambulação precoce.	• Se possível, iniciar deambulação em menos de 24 h da cirurgia.
• Cirurgia laparoscópica com fatores de risco adicionais.	• HNF, HBPM, métodos mecânicos.	• Se alto risco de sangramento, manter somente métodos mecânicos até controle do risco.
• Cirurgia de grande porte por doença benigna sem outros fatores de risco.	• HNF 5.000 UI 2 x/dia ou • HBPM 1 x/dia ou • CPI iniciada antes do procedimento e mantida até deambulação.	• Se alto risco de sangramento, manter somente métodos mecânicos até controle do risco.
Cirurgia de grande porte por doença maligna ou com outros fatores de risco.	• HNF 5.000 UI 3 x/dia ou • HBPM 1 x/dia ou • CPI iniciada antes do procedimento e mantida até deambulação.	• Com múltiplos fatores de risco, associar métodos farmacológicos com mecânicos. • Em cirurgias por câncer com idade > 60 anos ou DTV prévio, sugere-se alta hospitalar com profilaxia com HBPM por 28 dias.

Vascular		
• Cirurgia vascular sem outros fatores de risco.	• Deambulação precoce.	• Se possível, iniciar deambulação em menos de 24 h da cirurgia.
• Cirurgia vascular de grande porte com fatores de risco.	• HNF ou • HBPM.	• Semelhante à recomendação de cirurgia geral de alto risco.
Urologia		
• Procedimentos transuretrais. • Cirurgia de pequeno porte.	• Deambulação precoce.	• Se possível, iniciar deambulação em menos de 24 h da cirurgia.
• Cirurgias abertas ou de grande porte.	• HNF 5.000 UI 2 a 3 x/dia ou • HBPM 1 x/dia ou • Métodos mecânicos iniciados antes do procedimento e mantidos até deambulação.	• Se alto risco de sangramento, manter somente métodos mecânicos até controle do risco.
• Cirurgia em pacientes com múltiplos fatores de risco.	• HNF 5.000 UI 3 x/dia ou • HBPM 1 x/dia associada à utilização de métodos mecânicos.	• Se alto risco de sangramento, manter somente métodos mecânicos até controle do risco.
Cirurgia laparoscópica		
• Cirurgia laparoscópica sem outros fatores de risco.	• Deambulação precoce.	• Se possível, iniciar deambulação em menos de 24 h da cirurgia.
• Cirurgia laparoscópica com outros fatores de risco.	• HNF 5.000 UI 2 x/dia ou • HBPM 1 x/dia ou • Fondaparinux 2,5 mg/dia ou • Métodos mecânicos iniciados antes do procedimento e mantidos até deambulação.	• Se possível, iniciar deambulação em menos de 24 h da cirurgia.

88 Profilaxia de doença tromboembólica venosa

Cirurgia bariátrica

Cirurgia bariátrica.	HNF 5.000 UI 3 x/dia ou HBPM ou Fondaparinux.	Avaliar a combinação de profilaxia farmacológica com botas de compressão pneumática. Doses mais altas de HNF ou de HBPM podem ser necessárias (p.ex., enoxaparina 30 a 60 mg, 12/12 h). Considerar manter a profilaxia por 10 a 15 dias, mesmo após a alta hospitalar.

Neurocirurgia

Cirurgia intracraniana.	Botas de compressão pneumática. HNF 2 a 3 x/dia ou HBPM 1 x/dia.	Há dados que sugerem que as botas de compressão pneumática sejam mais efetivas que as meias elásticas.
Cirurgia em pacientes com múltiplos fatores de risco.	HNF 2 a 3 x/dia ou HBPM 1 x/dia com utilização de métodos mecânicos.	Nesse grupo, sugere-se associação de profilaxia farmacológica com não farmacológica.

Trauma

Politrauma.	HBPM esquema alto risco ou Métodos mecânicos se contraindicação à anticoagulação.	Se alto risco, associar métodos mecânicos com farmacológicos. Não se sugere o uso de HNF isoladamente. Manter até alta hospitalar. Em pacientes com alterações graves de mobilidade, manter após alta HBPM ou inibidores de vitamina K (INR entre 2,0 e 3,0).
Trauma raquimedular.	HBPM esquema alto risco assim que hemostasia for evidente. CPI associada à HNF ou HBPM.	Se alto risco de sangramento, manter somente métodos mecânicos até controle do risco. Não se sugere o uso de HNF isoladamente. Em pacientes na fase de reabilitação, deve-se manter após alta HBPM ou inibidores de vitamina K (INR entre 2,0 e 3,0).

Ortopedia		
• Artroplastia total de quadril eletiva.	• HBPM (preferencial) ou HNF 2 a 3 x/dia, associada ou não a métodos mecânicos. • Inibidor de vitamina K com INR entre 2,0 e 3,0. • Fondaparinux 2,5 mg/dia. • ACOD.	• HBPM: 1ª dose 12 h antes da cirurgia ou 12 a 24 h após. • Inibidores de vitamina K: iniciar na noite do pré-operatório ou na noite seguinte do pós-operatório. • Usar por pelo menos 10 a 14 dias, podendo-se estender por 28 a 35 dias.
• Artroplastia total de joelho eletiva.	• HBPM (preferencial), esquema alto risco. • HNF 3 x/dia. • Inibidor de vitamina K com INR entre 2,0 e 3,0. • ACOD. • Fondaparinux 2,5 mg/dia.	• HBPM: 1ª dose 12 h antes da cirurgia ou 12 a 24 h após. • Inibidores de vitamina K: iniciar na noite do pré-operatório ou na noite seguinte do pós-operatório. • Usar por pelo menos 10 a 14 dias, podendo-se estender por 28 a 35 dias.
• Cirurgia de fratura de quadril.	• HBPM ou HNF associadas ou não a métodos mecânicos. • Inibidor de vitamina K com INR entre 2,0 e 3,0. • Fondaparinux 2,5 mg/dia.	• Caso a cirurgia seja adiada, iniciar HBPM ou HNF entre a admissão hospitalar e a cirurgia. • Inibidores de vitamina K: iniciar na noite do pré-operatório ou na noite seguinte do pós-operatório. • Usar por pelo menos 10 dias, podendo-se estender por 28 a 35 dias.

HBPM esquema alto risco: 1 mg/kg/dia de enoxaparina fracionada para aplicação de 12/12 h (geralmente 30 40 mg de 12/12 h).
HBPM esquema baixo risco: 1 x/dia de enoxaparina 40 mg.
Fondaparinux deve ser iniciado no mínimo 6 horas após a cirurgia.
ACOD (anticoagulantes orais diretos): rivaroxaban 10 mg/dia, apixaban 2,5 mg/dia, dabigatrana 110 mg na primeira dose e 220 mg/dia após.
A utilização de anticoagulantes orais diretos ainda não é claramente validada para cirurgias não ortopédicas.
Fonte: adaptado de Taniguchi[1].

LEITURA COMPLEMENTAR

- Taniguchi LU. Profilaxia de trombose venosa profunda. In: Cavalcanti EFA, Martins HS (eds.). Clínica médica: dos sinais e sintomas ao diagnóstico e tratamento. Barueri: Manole; 2007. p. 248-56.
- Leizorovicz A, Mismetti P. Preventing venous thromboembolism in medical patients. Circulation. 2004;110[suppl IV]:IV 13-IV 19.
- Agnelli G. Preventing of venous thromboembolism in surgical patients. Circulation. 2004;110[suppl IV]:IV 4-IV 12.
- Kyrle PA, Eichinger S. Deep vein thrombosis. Lancet. 2005;365:1163-74.
- Gerotziafas GT, Samama MM. Prophylaxis of venous thromboembolism in medical patients. Current Opinion in Pulmonary Medicine. 2004;10:356-65.
- Sherman DG, Albers GW, Bladin C. The efficacy and safety of enoxaparin versus unfractionated heparin for the prevention of venous thromboembolism after acute ischaemic stroke (PREVAIL Study): an open-label randomised comparison. Lancet. 2007;369(9570):1347.
- Kahn SR, Lim W, Dunn AS. Prevention of VTE in nonsurgical patients: antithrombotic therapy and prevention of thrombosis, 9th ed: American College of Chest Physicians Evidence-Based Clinical Practice Guidelines. Chest. 2012;141(2 Suppl): e195S.
- Michael K. Gould, David A. Garcia, Sherry M. Wren. Prevention of VTE in nonorthopedic surgical patients. Antithrombotic therapy and prevention of thrombosis, 9th ed: American College of Chest Physicians Evidence-Based Clinical Practice Guidelines. Chest. 2012 Feb; 141(2 Suppl): e227S-e277S.
- Yngve Falck-Ytter, Charles W. Francis, Norman A. Johanson. Prevention of VTE in orthopedic surgery patients: antithrombotic therapy and prevention of thrombosis, 9th ed: American College of Chest Physicians Evidence-Based Clinical Practice Guidelines. Chest. 2012 Feb;141(2 Suppl): e278S-e325S.
- Schünemann HJ, Cushman M, Burnett AE. American Society of Hematology 2018 guidelines for management of venous thromboembolism: prophylaxis for hospitalized and nonhospitalized medical patients. Blood Adv. 2018;2(22):3198.
- Venous thromboembolism in over 16s: reducing the risk of hospital-acquired deep vein thrombosis or pulmonary embolism – NICE 2018.
- Sebaaly, J., & Covert, K. (2018). Enoxaparin dosing at extremes of weight: literature review and dosing recommendations. Annals of Pharmacotherapy, 2018. 52(9), 898-909.
- Afshari A, Ageno W, Ahmed A. European Guidelines on perioperative venous thromboembolism prophylaxis: Executive summary. Eur J Anaesthesiol. 2018;35(2):77

89 Profilaxia de úlcera de estresse

Lucas Lonardoni Crozatti
Leandro Utino Taniguchi

INTRODUÇÃO

- As úlceras de estresse são lesões superficiais da mucosa do trato gas trointestinal que acometem principalmente o estômago, mas também esô fago e duodeno. São encontradas na maioria dos pacientes após alguma horas de cirurgias ou até 24 h de agressões sistêmicas, sendo que sua pre valência tende a aumentar com a permanência da doença crítica.

- Setenta e cinco a 100% dos pacientes críticos desenvolvem evidên cias de lesões de mucosa após admissão na UTI, de acordo com estudo das décadas de 1970 a 1990 com endoscopia e/ou autópsia. No entanto, so mente cerca de 5% dos pacientes em ambiente de terapia intensiva desen volvem hemorragia digestiva, o que é associado com piores desfechos.

- A fisiopatogenia é multifatorial, com desbalanço entre os mecani mos de produção de secreção ácida e de proteção da mucosa e també com: lesões na integridade do epitélio gastrointestinal, distúrbios de mo lidade, hipoperfusão esplâncnica secundária a choque hemodinâmico e a teração na secreção gástrica.

INDICAÇÕES

- Pacientes com maior risco para úlcera de estresse são, geralmen os que também apresentam maior gravidade. Tradicionalmente, as conc

ções que são consideradas como fatores de risco, e que indicam o uso de profilaxia, são as mostradas no Quadro 1. Além dessas, um grande estudo recente também utilizou como indicações: necessidade de terapia de substituição renal, anticoagulação e doença hepática crônica.

Quadro 1 – Fatores de risco para úlcera de estresse

- VM por mais de 48 h.
- Coagulopatia (plaquetas < 50.000/mm^3, tempo de tromboplastina parcial ativado > 2 vezes o limite superior da normalidade ou INR > 1,5).
- Instabilidade hemodinâmica.
- Queimaduras graves.
- Traumatismo cranioencefálico grave.

TERAPIA PROFILÁTICA PARA ÚLCERA DE ESTRESSE

- O tratamento das condições que promovem a hipoperfusão da mucosa gástrica auxilia na redução do risco de lesões gástricas (Tabela 1). A duração de seu uso se justifica enquanto durarem os fatores predisponentes ou até a alta da UTI.

- Apesar de defendida por muitos, a nutrição enteral, como fator isolado para profilaxia de úlcera de estresse, ainda não é totalmente firmada a literatura.

- A terapia profilática farmacológica de úlceras de estresse baseia-se em: antiácidos, sucralfato, antagonistas de receptor-2 de histamina e inibidores de bomba de prótons.

- Antiácidos raramente são utilizados em pacientes críticos. Além de possuírem menor embasamento para seu uso, a posologia que seria indicada (de uma em uma hora) pode acarretar grave acúmulo de seus íons.

- A eficácia do sucralfato em diminuir a incidência de episódios de sangramentos gastrointestinais, bem como a mortalidade em 90 dias, carece de maior afirmação na literatura. Ele atua protegendo a mucosa gástrica por meio da formação de uma barreira protetora, apesar de não possuir atividade neutralizante contra ácidos. Sua utilização isoladamente não é eficaz em reduzir sangramentos clinicamente importantes.

- Algumas evidências sugeriam que o sucralfato levava a uma redução nas pneumonias nosocomiais em relação aos outros agentes. No entanto, estudos posteriores não demonstraram essa redução com o uso de sucralfato em relação à ranitidina endovenosa.
- Os antagonistas de receptor-2 de histamina são medicações aparentemente com melhor embasamento na literatura para profilaxia de úlcera de estresse que as anteriores. No entanto, possuem efeito menos significativo para tal proteção que os inibidores de bomba de prótons.
- Uma maior incidência de pneumonia associada ao uso de bloqueadores histaminérgicos não encontra forte embasamento nos estudos disponíveis.
- Os inibidores de bomba de prótons agem bloqueando definitivamente a H^+-K^+-ATPase, sendo assim mais efetivos em elevar o pH da mucosa gástrica. Como profilaxia primária de sangramentos por úlcera de estresse, demonstram ser efetivos em diminuir a incidência de eventos hemorrágicos clinicamente importantes, o que foi demonstrado em recente ensaio clínico multicêntrico. Porém, tal redução de eventos não impacto diferença na mortalidade em 90 dias. Além disso, possuem superior desempenho em relação às demais classes de medicações citadas.
- Sugere-se que os inibidores de bomba de prótons estejam associados ao aumento da incidência de pneumonia, porém é algo que não foi evidenciado no grande ensaio clínico já citado. Do mesmo modo, quanto a aumento do risco de desenvolvimento de infecções por *Clostridium difficile*, não é possível se obter consenso até o momento.
- Considerando as evidências disponíveis sobre riscos e benefícios quanto à profilaxia de úlcera de estresse, esta é indicada quando os principais fatores de sangramento estão presentes, respeitando-se o julgamento clínico das particularidades de cada caso.

Tabela 1 – Medicações habituais no Brasil e formulações para profilaxia de úlcera de estresse

Medicação	Dose habitual da medicação	
	Via enteral	Via endovenosa
Sucralfato	1 g, 6/6 h	Sem formulação
Anti-histamínicos		
Cimetidina	200 a 400 mg, 12/12 h	300 mg de 6/6 h
Ranitidina	150 mg, 12/12 h	50 mg de 8/8 h
Famotidina	20 a 40 mg/dia	Sem formulação
Inibidores de bomba de prótons		
Omeprazol	20 a 40 mg, 1 x/dia	20 a 40 mg, 1 x/dia
Lansoprazol	15 a 30 mg/dia	Sem formulação
Pantoprazol	40 mg/dia	40 mg/dia

LEITURA COMPLEMENTAR

Conrad AS, Gabrielli A, Margolis B, et al. Randomized, double-blind comparison of immediate-release omeprazole oral suspension versus intravenous cimetidine for the prevention of upper gastrointestinal bleeding in critically ill patients. Crit Care Med. 2005;33:760-5.

Taniguchi LU. Profilaxia de hemorragia digestiva alta. In: Cavalcanti EFA, Martins HS, editores. Clínica Médica: dos sinais e sintomas ao diagnóstico e tratamento. Barueri: Manole; 2007.p. 485-7.

Cook DJ, Reeve BK, Guyatt GH, et al. Stress ulcer prophylaxis in critically ill patients. Resolving discordant meta-analyses. JAMA. 1996;275:308-14.

Cook DJ, Fuller HD, Guyatt GH, et al. Risk factors for gastrointestinal bleeding in critically ill patients. N Engl J Med. 1994;330:377-81.

Cook DJ, Guyatt G, Marshall J, et al. A comparison of sucralfate and ranitidine for the prevention of upper gastrointestinal bleeding in patients requiring mechanical ventilation. N Engl J Med. 1998;338:791-7.

Cook DJ, Daren H, Lauren G. Risk factors for clinically important upper gastrointestinal bleeding in patients requiring mechanical ventilation. CCM. 1999;27:2812-17.

Steinberg KP. Stress-related mucosal disease in the critically ill patient: Risk factors andstrategies to prevent stress-related bleeding in the intensive care unit. Crit Care Med. 2002; 30[Suppl.]:S362-4.

Klebl FH, Schölmerich J. Therapy insight: prophylaxis of stress-induced gastrointestinal bleeding in critically ill patients. Nature Clinical Practice Gastroenterology & Hepatology. 2007;4:562-70.

Alhazzani W, et al. Efficacy and safety of stress ulcer prophylaxis in critically ill patients: a network meta-analysis of randomized trials. Intensive Care Med. 2018;44:1-11.

Krag M, Marker S, Perner A, et al. Pantoprazole in Patients at Risk for Gastrointestinal Bleeding in the ICU. N Engl J Med. 2018;379:2199-208.

90   Profilaxia de lesão por pressão (úlcera por pressão)

Lucas Lonardoni Crozatti
Leandro Utino Taniguchi

INTRODUÇÃO E ESTADIAMENTO

- As úlceras de pressão acometem de 1 a 3 milhões de pessoas no mundo. Sua prevalência na UTI pode chegar a cerca de 50% dos pacientes em algumas casuísticas. Em idosos, estão associadas a aumento de mortalidade. Sua ocorrência é um marcador de má qualidade de serviço.
- As lesões podem surgir rapidamente, mesmo em indivíduos saudáveis. Lesões de primeiro grau podem aparecer em menos de duas horas de pressão contínua. São consequência de dois mecanismos de agressão: por pressão local e por força de cisalhamento.
- Atualmente denominam-se estas lesões como "lesão por pressão" pois podem ocorrer mesmo sem quebra de barreira da pele.
- Podem ser classificadas em quatro estágios:
1. Eritema fixo.
2. Lesão de continuidade com extensão para epiderme e derme.
3. Lesão completa da pele acometendo tecido celular subcutâneo.
4. Lesão acometendo tecidos profundos: fáscia muscular, osso, tendão ou cápsula articular.
- Indeterminado – a úlcera está coberta por tecido desvitalizado ou necrótico, impossibilitando sua avaliação completa.

POPULAÇÃO DE RISCO

- Para a identificação dos pacientes em risco de aparecimento de úlceras de pressão utilizam-se escalas amplamente validadas. As duas mais utilizadas são a escala de Norton e a de Braden. Por ser mais prática, a escala de Norton é a relatada na Tabela 1.

Tabela 1 – Escala de Norton para avaliação de risco para úlceras de pressão. Para cada condição, associa-se uma pontuação de 1 a 4. Escore menor ou igual a 14 sugere risco

Pontuação	Condição física	Condição mental	Atividade	Mobilidade	Incontinência
4	Adequada	Alerta	Ambulante	Total	Nenhuma
3	Regular	Apático	Anda com auxílio	Levemente limitado	Ocasional
2	Pobre	Confuso	Limitado à cadeira de rodas	Muito limitado	Frequente
1	Muito ruim	Estupor	Limitado à cama	Imóvel	Urina e fezes

MEDIDAS PROFILÁTICAS PARA PREVENÇÃO DE ÚLCERAS DE PRESSÃO

1. Cuidados com dispositivos que possam lesar a pele do paciente (cateteres, monitores, sondas, drenos).
2. Minimizar situações de imobilismo:
   - Estimular mobilização assistida do paciente.
   - Diminuir sedação e tratar espasticidade muscular.
3. Cuidados com a pele:
   - Realizar inspeção constante dos locais suscetíveis à úlcera de pressão.
   - Fazer limpeza diária da pele e das evacuações com mínimo de força e fricção, utilizando agentes que minimizem a irritação e promovam a hidratação da pele. Evitar água demasiadamente quente.
   - Evitar massagens sobre locais de proeminência óssea.
   - Minimizar a exposição cutânea à umidade, como incontinência, sudorese ou secreções de feridas. Utilização de fraldas com bom poder de absorção e de agentes tópicos de barreira.

- Evitar ressecamento excessivo da pele. Considerar uso de soluções com ácidos graxos.
- Reduzir o atrito e a fricção durante posicionamento, transferência e rotação do paciente. Se possível, utilizar dispositivos para auxílio (lençóis, passadores).

4. Manter aporte nutricional adequado à situação do paciente, com o objetivo de minimizar o catabolismo e a desnutrição. O uso de suplementação proteica não tem demonstrado clara evidência na redução da incidência de lesões em revisões sistemáticas.

5. Minimizar a pressão sobre as áreas suscetíveis por meio de remoção ou redistribuição da pressão:

- Qualquer indivíduo de risco acamado deve ser reposicionado a cada 2-4 h, seguindo uma programação escrita para rotação sistemática, alterando-se os decúbitos laterais e posição supina.
- Utilizar travesseiros ou cunhas de espuma para evitar contato entre proeminências ósseas (tornozelos e joelhos).
- A elevação dos tornozelos é a medida mais efetiva para essa área com colocação de travesseiros nas pernas.
  - Nos decúbitos laterais, evitar apoio nos trocânteres femorais.
  - Manter a cabeceira na elevação mínima condizente com a situação do paciente.
- Utilizar sistemas de suporte e redistribuição adequados ao paciente
  - Os sistemas tipo I são estáticos e não necessitam de eletricidade. São os mais utilizados. Exemplos: espuma, colchões de ar estáticos, colchões de gel ou de água. Se a espuma for utilizada, deve-se observar se ela suporta mais de 19,5 kg/m^3 e mede mais de 7,6 cm de espessura. Não são recomendados dispositivos em forma de anel ou argola.
  - Os sistemas tipo II são dinâmicos e utilizam eletricidade. São os colchões de alternância de ar (o colchão é constituído por vários compartimentos aerados que se revezam na sustentação do paciente) ou os col

chões de baixa perda de ar (*low-air loss* – princípio semelhante ao anterior, mas com maior número de compartimentos).

– Os sistemas tipo III são representados pelas camas fluidificadas por ar. Nesses sistemas dinâmicos movidos a eletricidade, o paciente fica em um colchão contendo milhões de microesferas uniformes de cerâmica revestida por silicone. À medida que o ar é bombeado para o colchão, as microesferas ficam em suspensão e o colchão adquire características de fluido.

- Ressalta-se que, apesar dos sistemas dinâmicos parecerem demonstrar superioridade em relação ao primeiro grupo, não há ainda consenso bem estabelecido na literatura.
- Placas de silicone de multicamadas, quando colocadas em proeminências ósseas (especialmente em sacro e calcanhares), parecem diminuir a incidência de lesões.
- Uma abordagem multiprofissional associada a programas educacionais e à adoção de políticas e metas institucionais de prevenção são eficazes para reduzir a incidência de úlceras de pressão. Tais medidas têm mostrado boa relação custo-efetividade.

LEITURA COMPLEMENTAR

1. Lyder CH. Pressure ulcer prevention and management. JAMA. 2003;289:223-6.
2. Reddy M, Gill SS, Rochon PA. Preventing pressure ulcers: a systematic review. JAMA. 2006;296:974-84.
3. Agency for Healthcare Research and Quality. Clinical practice guidelines online. Disponível em: http://www.ahrq.gov/clinic/cpgonline.htm. Acesso em: 24 fev. 2009.
4. Pressure ulcers: prevention and management. Clinical guideline. Publicado em: 23 abril 2014.
5. Santamaria N, Gerdtz M, Sage S. A randomised controlled trial of the effectiveness of soft silicone multi-layered foam dressings in the prevention of sacral and heel pressure ulcers in trauma and critically ill patients: the border trial. Int Wound J. 2015;12(3):302.
6. National Pressure Ulcer Advisory Panel, European Pressure Ulcer Advisory Panel and Pan Pacific Pressure Injury Alliance. Prevention and Treatment of Pressure Ulcers: Quick Reference Guide. Emily Haesler (Ed.). Cambridge Media: Osborne Park, Australia; 2014.
7. McInnes E, Jammali-Blasi A, Bell-Syer SE. Support surfaces for pressure ulcer prevention. Cochrane Database Syst Rev. 2015.

SEÇÃO XIV ULTRASSONOGRAFIA
Coordenador: Pedro Vitale Mendes

91 Ultrassom na UTI

Marcelo Farah Dell'Aringa
Pedro Vitale Mendes

INTRODUÇÃO
- Método diagnóstico e de auxílio a procedimentos na medicina intensiva e de emergência utilizado há mais de 20 anos, cada vez mais difundido e com mais funções estudadas.
- Baseia-se na emissão de ondas ultrassonográficas (1-20 MHz) e na aquisição de imagens provenientes da interação dessas ondas com os tecidos do corpo.

ACÚSTICA
Características das ondas
- Frequência: medida em número de ciclos por segundos (Hertz – Hz) É determinada pelo transdutor.
  - Varia de 1 a 20 MHz, sendo que o ouvido humano é capaz de detectar ondas de até 20 KHz.
  - Quanto maior for a frequência, maior a resolução da imagem e menor a penetração da onda.
- Comprimento de onda: inversamente proporcional à frequência (medido em mm).
  - Quanto maior o comprimento, menor a resolução da imagem e maior a penetração.
- Amplitude: volume das ondas. Medida em decibéis (dB).

- Velocidade de propagação: depende do meio em que a onda se propaga. É diretamente proporcional à rigidez do tecido (medida em m/s).

Interações entre as ondas e o meio

- Reflexão (eco):
    - Princípio básico na formação de imagens ultrassonográficas, ocorre sempre que uma onda passa de um meio para outro com impedância acústica diferente. Quanto maior a diferença de impedância, maior é a reflexão.
    - Ondas muito refletidas se traduzem como imagens brancas. Se a reflexão for muito intensa, ela impossibilita a visualização de imagens posteriores (sombra acústica).
    - A reflexão ocorre no mesmo ângulo com o qual a onda incide no objeto. Logo, ondas que incidem perpendicularmente têm reflexão ótima e com incidência paralela nula.
- Dispersão: estruturas pequenas (menores que o comprimento de onda) refletem as ondas em todas as direções, fazendo com que parte delas retorne ao transdutor para formar a imagem, enquanto parte se perde.
- Refração: desvio da onda ao passar para um meio com impedância acústica diferente.
- Atenuação:
    - O sinal é perdido progressivamente conforme penetra nos tecidos. Isso ocorre pelos fenômenos já descritos e pela transformação de parte da energia das ondas em calor.
    - Quanto maior a frequência da onda, mais energia é transformada em calor. Isso explica por que ondas com maior frequência têm menor penetração.

EQUIPAMENTO

- Console: existe grande variabilidade entre os modelos disponíveis. Entre todos os recursos presentes, é indispensável reconhecer:

- Botão de liga/desliga.
- Profundidade: interfere na frequência de repetição do pulso e no número de quadros por imagem. Equivale ao "zoom".
- Modo: forma como os sinais serão propagados e recebidos. Determina o campo de varredura e como serão expostas as imagens.
- Ganho: ajusta a intensidade dos sinais recebidos que será exibida na tela do monitor, do mesmo modo que o controle de volume de um rádio. Afeta o processamento da imagem.

- Sonda (transdutor/probe): forma a onda de ultrassom a partir de um cristal pisoelétrico. Este último tem a característica de deformar-se emitindo ondas ao ser submetido a um campo magnético ou pela passagem de corrente elétrica.
  - Pode ter formato convexo ou plano e ter diversos tamanhos e faixas de frequência, sendo que cada exame demanda um tipo específico de sonda.
  - Deve-se utilizar gel de contato entre a sonda e a pele para aquisição das imagens. Em situações em que se faz necessário manter a esterilidade do procedimento, deve-se utilizar gel estéril e capa plástica protetora estéril para a sonda.

MODOS
USG 2D (tempo real)
- Imagens obtidas pela varredura do campo ultrassonográfico por feixes de ultrassom.
- Como são gerados de 15 a 60 frames (quadros) por segundos, qualquer movimentação é prontamente identificada, por isso o nome "USG em tempo real" (Figura 1).

Modo M
- O campo é investigado por uma única linha de sinais ultrassonográficos (Figura 2).

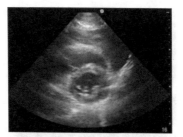

Figura 1 Exemplo de corte ecocardiográfico transversal no modo 2D.

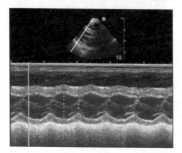

Figura 2 Exemplo de corte ecocardiográfico que evidencia modo 2D acima e modo M abaixo.

- Produz uma imagem com as interfaces das estruturas em um eixo (eixo Y) ao longo do tempo (eixo X).

Doppler

- O efeito Doppler se refere à alteração de frequência quando há movimento entre a fonte das ondas e o observador (Figura 3). No caso da ultrassonografia, o transdutor é estático e o objeto analisado pode apresentar movimento (p. ex., sangue). Estruturas se aproximando do transdutor apresentam um aumento na frequência, enquanto as que se afastam apresentam redução.

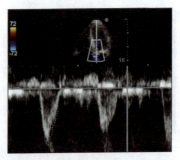

Figura 3 Exemplo de corte ecocardiográfico modo Doppler.

- Em aparelhos modernos, pode-se iniciar com o modo 2D e a partir daí escolher a região em que será realizado o estudo Doppler.
- Deve-se atentar que para medir corretamente o fluxo, é necessário garantir que os feixes de ultrassom sejam paralelos ao fluxo da estrutura avaliada, sendo tolerável um ângulo máximo de 30° para medidas adequadas.

ARTEFATOS

Ao mesmo tempo em que artefatos podem levar a informações importantes quando bem interpretados, podem gerar confusão na interpretação

Tabela 1 – Causas e apresentações dos artefatos

Artefato	Causa	Apresentação
Reverberação	Onda rebatendo entre estruturas antes de voltar ao transdutor	Múltiplas linhas com o mesmo espaço entre elas
Reflexão	Causada pela reflexão de múltiplas imagens	Forma uma imagem menos clara do que no caso da imagem em espelho
Reforço posterior	Onda passando por tecidos menos atenuantes que os tecidos ao redor	Aumento do brilho posterior à estrutura
Atenuação	Ondas passando por tecidos muito atenuantes	Redução do brilho posterior à estrutura

HIGIENE

- É imprescindível limpar o aparelho após o uso em cada paciente. Tudo que foi tocado durante o exame deve ser limpo.
- Recomenda-se o uso de sabão neutro, pois o uso de soluções alcoólicas pode danificar a sonda.

LEITURA COMPLEMENTAR

Aldrich JE. Basic physics of ultrasound imaging. Crit Care Med. 2007;35[Suppl.]:S131-S137.
Lichtenstein D, Axler O. Intensive use of general ultrasound in the intensive care unit. Intensive Care Medicine. 1993;19(6):353-5.
Liechtenstein DA. General ultrasound in the critically ill. New York: Springer-Verlag; 2007.
Mathias Jr W. Manual de ecocardiografia. 3ª ed. Barueri: Editora Manole; 2013.
Kirkpatrick AW, Sustic A, Blaivas M. Introduction to the use of ultrasound in critical care medicine. Crit Care Med. 2007;35(5):S123-S125.

92   Ultrassom de vasos na UTI

Vinício Hernandes Perez Braion
Pedro Vitale Mendes

INTRODUÇÃO

- O uso da ultrassonografia (USG) para guiar a punção de acessos venosos profundos reduz o tempo de procedimento, diminui a incidência de pneumotórax e lesões inadvertidas de estruturas adjacentes, trazendo mais conforto para o paciente.
- O USG de vasos na UTI é, ainda, uma ferramenta validada para exclusão de trombose venosa profunda, auxiliando na tomada rápida de decisão no paciente crítico.

TÉCNICA

- Deve-se preferencialmente optar pelo transdutor linear de alta frequência (7-13 MHz), adequado para estruturas superficiais que necessitam de boas definições.

ACESSOS VASCULARES

- A punção pode ser *assistida*, quando o vaso é localizado e sua distância até a superfície é delimitada, ou *guiada* pelo USG com o transdutor na transversal ou longitudinal.

Punção da veia jugular interna (VJI)
Técnica transversal

- Etapa 1: localizar a VJI e testar sua compressibilidade. Posicione o transdutor na posição transversal, cortando o triângulo formado pelos pilares do esternocleidomastóideo e pela clavícula 3-4 cm acima do osso, procurando a imagem mostrada na Figura 1A. Após identificar essa imagem, faça uma leve compressão com o transdutor. A artéria carótida de formato circular será pulsátil e não compressível; em contrapartida, a VJI será de maior calibre, oval e compressível (Figura 1B).

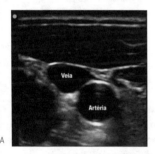 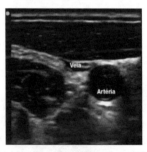

Figura 1 Etapa 1 da técnica transversal de punção da veia jugular interna.

- Etapa 2: medir a profundidade da veia e delimitar sua distância da pele. Com o auxílio da régua do USG, veja a profundidade da pele até a parede da veia. Cria-se um triângulo virtual, sendo que o ângulo de 90° será formado entre o vértice veia-transdutor e transdutor-agulha, sendo a hipotenusa a distância entre o local da punção e a veia (Figuras 2A e 2B).
- Etapa 3: iniciando a punção. Posicione o transdutor de modo que a VJI fique localizada no centro do monitor, formando um ângulo de 45° com a pele. Introduza a agulha em aspiração contínua no local previamente estabelecido em direção ao centro do transdutor. Quando a agulha estiver passando embaixo dos feixes do USG, um ponto hiperecoico será vi-

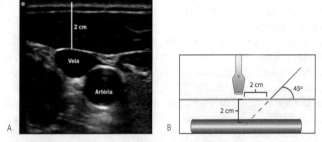

Figura 2 Etapa 2 da técnica transversal de punção da veia jugular interna.

sualizado (faça movimentos de entrar e sair para facilitar a visualização). Siga até puncionar o vaso.

Técnica longitudinal

- Com o transdutor na transversal (Figuras 3A e B), gire suavement 90° no sentido anti-horário, seguindo pelo monitor a transformação d imagem da VJI oval e da artéria carótida comum redonda em uma imagem de retas paralelas (vasos cortados na longitudinal) (Figuras 3C e D).
- Formando um ângulo de 45° com a pele, introduza a agulha em di reção ao marcador do transdutor. A agulha aparecerá hiperecogênica em seu eixo longitudinal na imagem. Em aspiração contínua e com movimen tos de "entrar e sair" para facilitar a visualização da agulha no monitor, sig até a punção do vaso (Figura 4).

Punção da veia femoral

- Seguindo a técnica anteriormente descrita, agora com o transduto abaixo do ligamento inguinal, formam-se as imagens da Figura 6.
- Utiliza-se a mesma técnica para punção da VJI, lembrando que nes se sítio a veia encontra-se medial à artéria femoral.

92 Ultrassom de vasos na UTI **631**

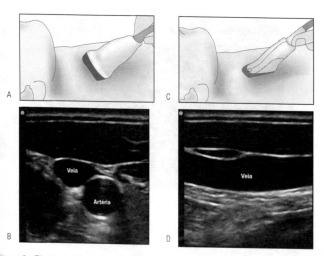

Figura 3 Técnica longitudinal de punção da veia jugular interna.

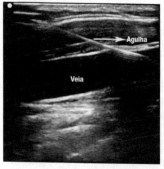

Figura 4 Introdução da agulha. Atenção: em todos os sítios de punção, sempre é necessário checar a entrada e posicionamento do fio-guia antes da dilatação a passagem do cateter (ver Figura 5).

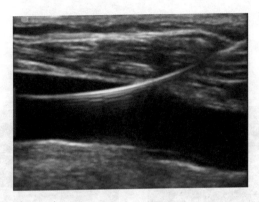

Figura 5 Fio-guia entrando no vaso.

Punção arterial periférica

- Na punção arterial superficial, deve-se usar o USG com a profundidade de 2-3 cm. Após identificar o vaso pulsátil e usar o Doppler para confirmar, realize a punção com a técnica estéril padrão (Figura 7).
- Recomenda-se que a punção da artéria femoral seja sempre realizada e guiada por USG e, preferencialmente, na topografia de artéria femoral comum. Neste caso, pode ser necessário utilizar uma profundidade de 4- cm para localização do vaso.
- A punção pode ser feita com a técnica transversal ou longitudinal de maneira semelhante à descrita para veia jugular.

92 Ultrassom de vasos na UTI **633**

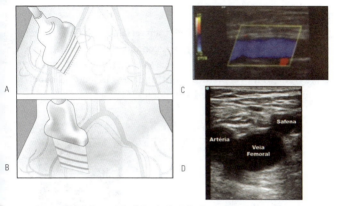

Figura 6 Punção da veia femoral. A e C: longitudinal; B e D: transversal.

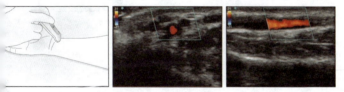

Figura 7 Punção arterial periférica.

TROMBOSE VENOSA PROFUNDA (TVP)

- A técnica inclui a avaliação de três pontos de grande risco para desenvolvimento de trombos no sistema venoso profundo dos membros inferiores, com alto valor preditivo negativo se esses pontos forem compressíveis.
- Usar a profundidade de 5-10 cm com o marcador do transdutor direcionado para direita do paciente.

Técnica

- Com o transdutor na posição transversal sobre a linha inguinal, localize a artéria femoral e veia femoral comum. Realize um "*scanner*" craniocaudal passando pela junção da veia safena e femoral comum e seguindo até o início da veia femoral profunda e veia femoral superficial, testando a compressibilidade desses pontos (Figura 8).

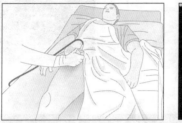 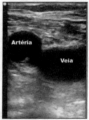

Figura 8 Localização da artéria femoral e da veia femoral comum.

Junção safeno-femoral

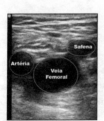 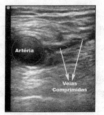

Figura 9 Junção safeno-femoral.

Veia femoral profunda e veia femoral superficial

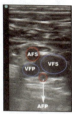 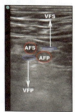

Figura 10 Veias femoral profunda (VFP) e femoral superficial (VFS).

Em seguida, testa-se a compressibilidade da veia poplítea

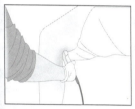 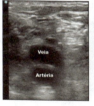 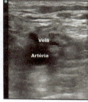

Figura 11 Veia poplítea.

OBSERVAÇÕES

- O achado de veias compressivas praticamente exclui o diagnóstico de TVP. Porém, o achado de veias não compressíveis deve ser interpretado com cautela e o exame deve ser complementado por especialista.
- O uso de Doppler colorido, manobras de retorno venoso e a avaliação de imagens no lúmen dos vasos exigem um exame mais complexo e demorado, demandando mais experiência.

LEITURA COMPLEMENTAR
1. Blaivas M. Ultrasound in the detection of venous thromboembolism. Crit Care Med 2007;35[Suppl.]:S224-S234.
2. Shiloh AL, Eisen LA. Educational impact of ultrasound-guided catheterization of the radial artery: a systematic review... Journal of Intensive Care Medicine. 2011;26(1):50-6.
3. Ortega R, Song M, Hansen CJ, Barash P. Ultrasound-guided internal jugular vein cannulation. N Engl J Med. 2010;362:e57.

Ultrassom de tórax na UTI | 93

Daniel Joelsons
Pedro Vitale Mendes

INTRODUÇÃO

- O ultrassom de tórax realizado à beira-leito é uma ferramenta não invasiva, de fácil acesso, sem contraindicações quanto à condição do paciente, alergia ou exposição à radiação, que permite o diagnóstico ou a exclusão imediata de condições como atelectasia, derrame pleural, congestão pulmonar e pneumotórax. Além disso, pode ser utilizado como guia de procedimentos invasivos como a toracocentese.

TÉCNICA

- O probe deve ser curvilíneo (abdominal), com 2-5 MHz. O probe de eco pode ser utilizado, mas não é o ideal, já o linear deve ser utilizado apenas para avaliação da pleura.
- É importante que sempre seja realizada uma avaliação dinâmica e sistemática. O transdutor pode estar perpendicular aos arcos costais com marcador em orientação cefálica, ou paralelo (entre) às costelas, de modo a otimizar a visualização do pulmão.
- O tórax é dividido em:
    - Zona anterior: limitado por clavícula, diafragma, esterno e linha axilar anterior. Essa zona pode ser dividida em quatro quadrantes: lateral, medial, superior e inferior.

– Zona lateral: limitada pelas linhas axilares anterior e posterior.
– Zona posterior: limitada pela linha axilar posterior e pela coluna vertebral, podendo ser subdividida em terços superior, médio e inferior.

Normal

É importante identificar as estruturas normais do pulmão:

- Sinal do morcego (*bat sign*): primeiro sinal a ser localizado, é a sombra acústica das costelas superior e inferior. A linha hiperecogênica e grosseira por volta de 0,5 mm abaixo das linhas das costelas é a pleura (Figura 1A).

- Pleura *sliding* (*lung sliding*): movimento dinâmico da pleura sincronizado com a respiração. É um movimento sutil da linha pleural que se torna mais visível do ápice para a base do pulmão. As linhas B se movimentam juntamente com a pleura, facilitando a visualização desse sinal.

- Sinal da praia (*seashore sign*): no modo M, o pleura *sliding* é visualizado como o sinal da praia (Figura 1B).

- Linha A: reverberação da linha pleural. Linhas hiperecoicas em intervalos regulares abaixo da mesma, cujas distâncias são equivalentes à existente entre a pele e a pleura (Figura 1A).

- Linha B (cauda de cometa): é um feixe bem definido originado na pleura, dominante (apaga as linhas A), que desce por toda a tela e é sincro-

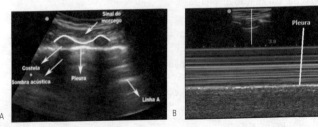

Figura 1 A: sinal do morcego e a pleura (seta). B: no modo M, o sinal da praia.

nizado com a respiração. O normal é que o número de linhas B visualizadas seja menor do que três, e que elas estejam separadas com mais de 7 mm de distância (Figura 2).

Derrame pleural

- Imagem anecoica em local onde deveria estar o pulmão.
- *Sharp sign*: imagem delimitada pela sombra das duas costelas, pela linha pleural parietal e pela borda profunda que seria a pleural visceral ou a linha pulmonar, formando o "desenho" do derrame pleural.
- Imagem sinuisodal (modo M): movimento pulmonar de aproximação e afastamento do probe na inspiração e expiração.
- Sinal da água-viva (*jellyfish sign*): corresponde ao segmento pulmonar colabado, normalmente nas bases pulmonares, que flutua serpentinosamente no líquido pleural.
- Uma imagem de derrame pleural anecoica e sem traves em seu interior sugere que o derrame pleural seja um transudato. Em contrapartida, a presença de partículas móveis no interior do derrame (*plankton sign*), material hiperatenuante, ou septos sugerem exsudato (Figura 3).
- Toracocentese: deve-se sempre verificar a presença do sinal sinusoidal e do líquido com espessura de pelo menos 15 mm na inspiração, que deve ser visível em pelo menos três espaços intercostais.

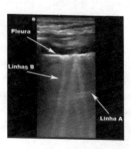

Figura 2 Linhas B.

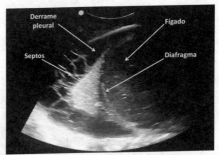

Figura 3 Derrame pleural com múltiplos septos, sugerindo exsudato.

- Estimativa do derrame pleural: com o probe perpendicular ao tórax medir a distância entre as pleuras no final de uma expiração. Distância maior que 45 mm no tórax direito ou 50 mm no tórax esquerdo prediz um volume maior que 800 mL de derrame pleural.

Pneumotórax
- Deve-se realizar o exame primeiro nas regiões anterior e inferior do tórax (onde estão localizados 98% dos casos de pneumotórax nos pacientes em posição supina).
- Ausência de *lung sliding*: o primeiro passo deve ser a busca do *lung sliding*, cuja presença exclui pneumotórax (VPN = 100%). Sua ausência, porém, não o confirma.
- Sinal da estratosfera/código de barras (*bar code*): quando o modo M é aplicado ao local com ausência de *lung sliding*, ao invés do *seashore sign* observa-se uma imagem parecida com um código de barras (Figura 4).
- Ausência de linhas B: as linhas B evidenciam a presença do pulmão. Sua ausência tem uma sensibilidade de 100% e especificidade de 60% para pneumotórax (ou seja, se presentes também excluem pneumotórax).

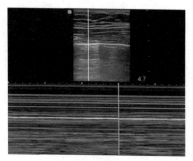

Figura 4 Sinal da estratosfera (ou código de barras).

- *Lung point*: quando a ausência de *lung sliding* é constatada, move-se o probe lateralmente pelo tórax até que o *lung sliding* ou as linhas B sejam subitamente observados na inspiração e sumam na expiração. Esse é o ponto exato em que o pneumotórax se delimita com o pulmão. No modo M, a imagem de "sinal da praia" varia com a de "código de barras", ou seja, enquanto na inspiração é o pulmão que aparece, na expiração é o pneumotórax.

Consolidação

- A consolidação representa uma perda da aeração pulmonar. Pode ocorrer em preenchimentos alveolares (síndrome do desconforto respiratório agudo [SDRA], hemorragias alveolares); pneumonias ou atelectasias, por exemplo.
- Em alguns casos, a consolidação pode ser tamanha que faz com que o pulmão tenha imagem semelhante ao tecido hepático, sendo chamado "hepatização" pulmonar.
- Broncograma estático: imagens puntiformes ou lineares que não se alteram com a respiração, hiperecogênicas no interior da consolidação. Podem estar presentes em consolidações por processos inflamatórios ou por atelectasia (Figura 5).

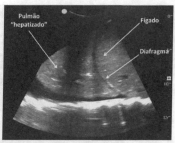

Figura 5 Pulmão com consolidação (padrão de hepatização) com imagens hiperecogênicas sugestivas de broncograma estático.

- Broncograma dinâmico: imagens hiperecogênicas que dão a aparência de percorrer o brônquio com a respiração. Representam a imagem gerada pela interface entre ar e secreção no interior do brônquio. Sugerem processo inflamatório, tal como pneumonia.
- Consolidação subpleural: perda de regularidade (linearidade na linha de pleura, sugerindo processo inflamatório que atinge a pleura (Figura 6).

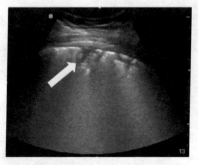

Figura 6 Imagem de consolidação subpleural com flecha indicando perda de linearidade da linha de pleura.

Síndrome intersticial aguda

- Nesta síndrome estão englobadas diversas patologias, como SDRA, congestão pulmonar, edema agudo e até pneumonia.
- *Lung rockets* (caudas de cometa): linhas B com distâncias de 7 mm ou menos umas das outras. Quanto maior o número de linhas B, ou sua aglomeração em padrão de "cortina" (confluência das linhas B), maior o acúmulo de líquido (Figura 7).
- A diferenciação entre quadro congestivo e inflamatório é feita pelo quadro clínico do paciente. A presença de consolidação subpleural e/ou broncogramas dinâmicos em associação às linhas B sugere mais processo inflamatório.

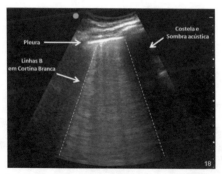

Figura 7 Linhas B confluentes com "padrão em cortina".

LEITURA COMPLEMENTAR
1. Lichtenstein D. Ultrasound in the management of thoracic disease. Crit Care Med. 2007;35[Suppl.]:S250-S261.
2. Fox JC. Atlas of emergency ultrasound. Cambridge: Cambridge University Press; 2011.
3. Liechtenstein DA. General ultrasound in the critically ill. New York: Springer-Verlag; 2007.
4. Nobel V, Nelson B. Manual of emergency and critical care ultrasound. 2nd ed. Cambridge: Cambridge University Press; 2011.
5. Lichtenstein D. Relevance of lung ultrasound in the diagnosis of acute respiratory failure: The BLUE Protocol. Chest. 2008;134:117-25.
6. Lichtenstein D, Lascols N, Mezière G, Gepner A. Ultrasound diagnosis of alveolar consolidation in the critically ill. Intensive Care Med. 2004;30:276-81.
7. Vignon P, Chastagner C, Berkane V, Chardac E, François B, Normand S, et al. Quantitative assessment of pleural effusion in critically ill patients by means of ultrasonography. Crit Care Med. 2005 Aug;33(8):1757-63.

Focused Assessment with Sonography in Trauma (FAST) 94

Raphael Augusto Gomes de Oliveira
Pedro Vitale Mendes

INTRODUÇÃO

- Atualmente, o exame ultrassonográfico FAST tem um importante papel na avaliação inicial em pacientes politraumatizados na sala de emergência.
- O objetivo do exame é identificar líquido livre intraperitoneal, pericárdico e intratorácico secundários a lesões potencialmente fatais em pacientes politraumatizados com instabilidade hemodinâmica durante a avaliação primária.

TÉCNICA

- O transdutor mais comumente utilizado é o convexo, com frequência entre 2,5 e 5 MHz.
- São avaliadas quatro janelas ultrassonográficas (Figura 1):

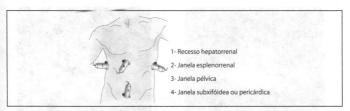

1- Recesso hepatorrenal
2- Janela esplenorrenal
3- Janela pélvica
4- Janela subxifóidea ou pericárdica

Figura 1 Janelas ultrassonográficas. O paciente deve ser avaliado na posição supina e a orientação do *probe marker* deve sempre ser observada.

Recesso hepatorrenal (espaço de Morrison) (Figuras 2A e B)

- O transdutor deve ser inicialmente posicionado no quadrante superior direito do abdome, na linha axilar anterior entre o sétimo e o nono espaço intercostal.
- O recesso hepatorrenal é localizado entre a cápsula de Glisson do fígado e a fáscia de Gerota do rim direito.
- Normalmente, não há fluido entre esses dois órgãos e observa-se a fáscia como uma linha hiperecogênica separando o fígado do rim.

Janela esplenorrenal (Figura 3)

- O transdutor deve ser posicionado no quadrante superior esquerdo, na linha axilar posterior entre o quinto e o sétimo espaço intercostal.
- O recesso esplenorrenal está localizado entre a fáscia de Gerota do rim esquerdo e o baço.
- Normalmente, não há fluido ou coleções ecogênicas separando o baço do rim esquerdo ou coleções subdiafragmáticas. A fáscia é visualizada como uma linha hiperecogênica separando os dois órgãos.

Janela pélvica (Figura 4)

- O transdutor deve ser posicionado na sínfise púbica com orientação inicialmente transversal e angulação caudal para visualização dos espaços retovesicais em homens e retouterinos (fundo-de-saco de Douglas) em mulheres.

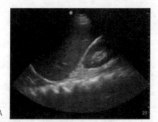 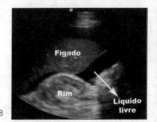

Figuras 2A e B Recesso hepatorrenal.

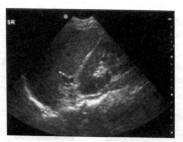

Figura 3 Janela esplenorrenal.

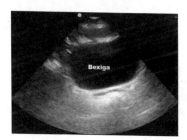

Figura 4 Janela pélvica.

- Após avaliação inicial, deve-se girar o transdutor em 90° em sentido horário para visualização longitudinal dos espaços.
- Normalmente, não se observa líquido livre nos espaços descritos.

Janela pericárdica (Figuras 5A e B)

- O transdutor deve ser posicionado na região subxifóidea com *probe marker* posicionado em direção ao ombro direito do paciente.
- O achado de líquido livre no espaço pericárdico é anormal, separando o pericárdio (linha hiperecogênica entre o fígado e o miocárdio) do miocárdio.

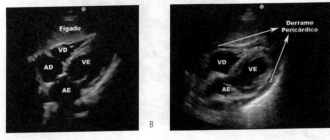

Figura 5 A: janela pericárdica normal; B: derrame pericárdico.

OBSERVAÇÕES

- Atualmente, como complemento ao exame, pode-se utilizar um protocolo estendido (FAST-estendido), associando a avaliação do tórax ao exame habitual, para detecção de outras situações potencialmente fatais, como pneumotórax, hemotórax e lesões diafragmáticas (os achados ultrassonográficos de tais complicações são descritos no capítulo "Ultrassom de tórax na UTI").
- São acrescentados quatro novos pontos de avaliação:
  – Linha axilar anterior direita (avaliação da transição fígado-pulmão-diafragma para exclusão de hemotórax);
  – Linha hemiclavicular anterior direita entre o terceiro e o quinto espaço intercostal (avaliação anterior do hemitórax direito para exclusão de pneumotórax).
  – Linha axilar anterior esquerda (avaliação da transição baço-pulmão para exclusão de hemotórax).
  – Linha hemiclavicular anterior esquerda entre o terceiro e o quinto espaço intercostal (avaliação anterior do hemitórax esquerdo para exclusão de pneumotórax à esquerda).

LEITURA COMPLEMENTAR

1. Kirkpatrick AW. Clinician-performed focused sonography for the resuscitation of trauma. Crit Care Med. 2007;35(5 Suppl):S162-72.
2. Rose JS. Ultrasound in abdominal trauma. Emerg Med Clin North Am. 2004;22(3):581-99, vii.
3. Salen PN, Melanson SW, Heller MB. The focused abdominal sonography for trauma (FAST) examination: considerations and recommendations for training physicians in the use of a new clinical tool. Acad Emerg Med. 2000;7(2):162-8.

95 Ecocardiograma na UTI

Liane Brescovici Nunes
Vivian Vieira Tenório Sales
Pedro Vitale Mendes

INTRODUÇÃO

- O ecocardiograma é um método não invasivo, de fácil acesso, que permite uma avaliação rápida da função cardíaca à beira-leito, consistindo em ferramenta útil de monitorização hemodinâmica.
- Pode ser usado especialmente no diagnóstico diferencial do choque e na avaliação da pré e pós-carga, além de poder ser utilizado como guia de metas terapêuticas que envolvem o uso de drogas vasoativas e reposição volêmica. De forma geral, a função ventricular deve ser avaliada em todos os pacientes com instabilidade hemodinâmica de causa inexplicada

Tabela 1 – Indicações gerais para realização do ecocardiograma na UTI

Instabilidade hemodinâmica:
- Embolia pulmonar
- Tamponamento cardíaco
- Falência ventricular
- Hipovolemia
- Disfunção valvar aguda
Endocardite infecciosa
Dissecção aórtica e ruptura
Complicações pós-cirurgia cardíaca

TÉCNICA

Tipo de transdutor

- O probe a ser utilizado é curvilíneo, com baixa frequência, entre 2 e 5 MHz.

Anatomia

- Como o coração posiciona-se de forma oblíqua dentro do tórax, há planos padronizados para visualização das estruturas cardíacas. Os planos mais utilizados são o eixo longo, que "corta" o coração longitudinalmente do átrio para o ápice, e o eixo curto, que "corta" o coração transversalmente da parede anterior para a posterior.
- As janelas mais utilizadas para a visualização dos planos são:
  - Paraesternal eixo longo (Figura 1A): posicionando o transdutor no 2º ou 3º espaço intercostal esquerdo com *probe mark* apontado para o ombro direito do paciente.
  - Paraesternal eixo curto (Figura 1B): transdutor no 2º ou 3º espaço intercostal esquerdo com *probe mark* apontado para o ombro esquerdo do paciente.
  - Apical quatro câmaras (Figura 1C): posiciona-se o transdutor no ápice cardíaco, próximo ao 5º espaço intercostal na linha hemiclavicular esquerda, com *probe mark* apontando para a esquerda.
  - Apical cinco câmaras (Figura 1D); semelhante à janela anterior, porém deve-se inclinar o transdutor de forma a apontar o feixe ultrassonográfico mais cefalicamente (permite visualizar a via de saída do VE – 5ª câmara).
  - Subxifoide ou subcostal: posiciona-se o transdutor abaixo do apêndice xifoide com o *probe mark* apontando para o lado esquerdo do paciente.
- A diferenciação entre ventrículo direito (VD) e ventrículo esquerdo (VE) é feita por meio dos seguintes pontos a serem observados:
  - A posição do VD é mais anteriorizada em relação ao VE (aparece mais próximo ao probe).

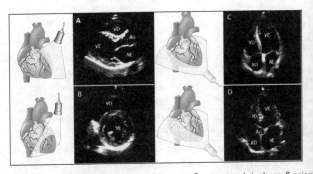

Figura 1 Cortes ecocardiográficos. A: paraesternal eixo curto; B: paraesternal eixo longo; C: apical quatro câmaras; D: apical cinco câmaras.

- As paredes do VD são mais finas (câmara de baixa pressão).
- A implantação da valva tricúspide é mais próxima do ápice que da mitral.
- O VD apresenta fibras musculares visíveis em seu ápice (banda moderadora).
- O ápice do coração é formado pelo VE.

Avaliação global da função do ventrículo esquerdo

A avaliação global da função ventricular cardíaca pode frequentemente ser realizada apenas por meio de análise qualitativa. Trata-se de método bastante confiável quando realizado por médicos experientes. Deve-se avaliar o grau de contração das paredes do VE, do VD e do septo durante sístole.

Em relação à avaliação quantitativa, podem ser determinados a fração de ejeção (FE), a fração de encurtamento ($\Delta D\%$) e o débito cardíaco (DC). Destes, a medida mais confiável em pacientes críticos e que deve ser avaliada pelo intensivista à beira do leito é a medida do DC.

Medida do débito cardíaco

- Etapa 1: cálculo da área do trato da via de saída do ventrículo esquerdo em cm (CSA). A medida deve ser feita imediatamente antes da inserção dos folhetos da valva aórtica, utilizando-se a janela paraesternal eixo longo para mensuração do raio da via de saída do VE (Figura 2).
  - $CSA = \pi \times R^2$
- Etapa 2: cálculo do tempo da integral de velocidade do sangue que passa através da valva aórtica (VTIAo) (Figura 3). Trata-se da distância em centímetros que o sangue percorre em cada batimento.
  - Para o cálculo do VTIAo, utiliza-se a janela apical (5 câmaras) e coloca-se o cursor no fluxo de sangue que passa através da valva aórtica. A análise é feita com a utilização do modo Doppler.
  - Para a obtenção do valor do DC, faz-se o seguinte cálculo: DC = FC x VTIAo x CSA.

Avaliação da contratilidade segmentar

- Para avaliação da contratilidade segmentar, a janela preferencial é a paraesternal eixo curto (Figura 4).

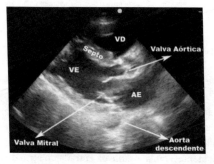

Figura 2 Imagem ecocardiográfica paraesternal longitudinal (eixo longo) com visualização da via de saída do ventrículo esquerdo.

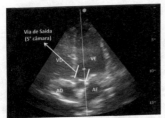

Figura 3 A: janela apical 5 câmaras com cursor do modo Doppler na via de saída. B: modo Doppler par cálculo do VTiAO após posicionamento adequado na janela apical 5 câmaras.

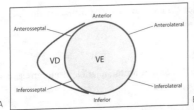

Figura 4 A: desenho esquemático e B: corte ecocardiográfico paraesternal transversal (eixo curto)

Avaliação da responsividade a volume
Variação do diâmetro da cava inferior (Figura 5)

- Consiste em avaliar a variação máxima e mínima do diâmetro d cava inferior (VCI) dentro de um ciclo respiratório.
- Realizada com o paciente sedado, sem esforço respiratório, em ven tilação mecânica controlada com volume corrente acima de 8 mL/kg.
- A medida deve ser realizada na janela subcostal, utilizando-se o mod M, aproximadamente 3 cm a jusante da entrada do átrio direito (AD).

Cálculo da variação do diâmetro da veia cava inferior (DVCI)

$$\Delta DVCI = \frac{DVCI_{máx} - DVCI_{mín} \times 100}{DVCI_{máx} + DVCI/2}$$

- Uma variação maior que 12% prediz responsividade a volume com um valor preditivo positivo de 93%.

Estimativa indireta da pressão no átrio direito (PAD)

- Avalia-se a medida do diâmetro da VCI e sua variação com a inspiração. Em pacientes sob ventilação mecânica, essa medida é menos específica pela alta prevalência de dilatação da VCI.
- Este método pode indicar pressões de AD maiores ou menores que 10 mmHg. Em pacientes com hipovolemia, a mudança na razão dos diâmetros da VCI na inspiração e na expiração é muito maior do que em pacientes euvolêmicos.
- Deve ser realizada na janela subcostal no modo M conforme mostrado na Figura 5.

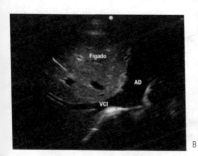 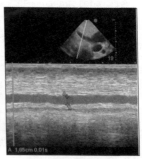

Figura 5 Identificação da veia cava inferior na entrada do AD no modo 2D e cálculo da variação do diâmetro no modo M.

Tabela 2 – Relação entre o diâmetro da veia cava inferior e as pressões de átrio direito

VCI (cm)	Variação respiratória	Pressão de átrio direito
< 1,5	Colapso total	0-5
1,5-2,5	> 50% colapso	5-10
1,5-2,5	< 50% colapso	11-15
> 2,5	< 50% colapso	16-20
> 2,5	Sem variação	> 20

Elevação passiva das pernas e VTIAo (*leg raising*) (Figura 6)

- A elevação passiva das pernas induz uma translocação de sangue proporcional à estrutura corpórea do paciente das pernas para o compartimento intratorácico, levando a um aumento transitório da pré-carga do VD e do VE.
- Pode ser avaliada em pacientes com respiração espontânea.
- Consiste na realização da medida do VTIAo antes e após elevação das pernas.
- A primeira medida é realizada com a cabeceira a 45° sem elevação das pernas.
- Depois, realiza-se nova medida de VTIAo com os membros inferiores elevados também a 45° e com o tronco em posição supina, utilizando-se a máxima medida como valor, geralmente obtida após 1 minuto da elevação dos membros.

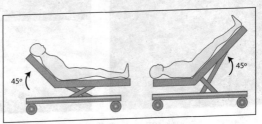

Figura 6 Elevação das pernas para avaliação da responsividade a volume.

- Uma variação maior do que 10-15% no valor do VTIAo durante elevação passiva das pernas prediz responsividade a volume.

Derrame pericárdico

- Na UTI, a indicação clínica mais comum para avaliação do espaço pericárdico é a suspeita de tamponamento cardíaco. Além disso, o ecocardiograma bidimensional é muito útil como guia para a pericardiocentese.
- As melhores janelas para avaliação da efusão são: paraesternal eixo-longo, paraesternal eixo-curto e apical.
- Em geral, pequenas quantidades de líquido pericárdico ficam localizadas posterior e inferiormente ao VE. Efusões moderadas estendem-se até o ápice e derrames volumosos contornam o coração como um todo. A maioria dos autores define derrame moderado quando há uma lâmina de líquido livre de 10 a 20 mm durante a diástole e derrame volumoso quando a lâmina de líquido é maior que 20 mm.
- Os sinais ecocardiográficos de tamponamento são:
    - Colapso diastólico de uma ou mais câmaras cardíacas (geralmente o VD antes do VE). Colapso de VD > 1/3 diástole = tamponamento cardíaco ecocardiográfico (Figura 7).

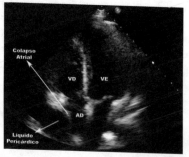

Figura 7 Derrame pericárdico com colapso atrial durante a diástole.

- "*Swinging heart*", caracterizado pela movimentação do coração no interior do saco pericárdico com efusão.
- Ausência de colapso da VCI durante ciclo respiratório.

Avaliação de hipertensão pulmonar e TEP

- O ecocardiograma pode ser útil para avaliação da disfunção do ventrículo direito (VD), como no caso de tromboembolia pulmonar, *cor pulmonale* e hipertensão pulmonar. Nesses casos, o diagnóstico de disfunção aguda do VD pode ajudar a guiar a terapia e a definir o prognóstico.
- Deve-se avaliar o tamanho da câmara e a presença de disfunção cinética ou segmentar.
- As dimensões do VD devem ser avaliadas na janela apical 4 câmaras, no final da diástole. A melhor maneira de avaliar o aumento do VD é por meio da relação entre as áreas VD/VE, sendo que uma relação entre 0,6 e 1,0 corresponde a uma dilatação, enquanto que uma relação maior que 1 representa uma dilatação grave.
- Além disso, a sobrecarga do VD pode levar à distorção da anatomia do VE e à movimentação paradoxal do septo durante a sístole (Figura 8).

Estimativa da PSAP

- Pode ser medida rotineiramente por meio do Doppler contínuo.
- Mede-se a velocidade máxima do refluxo tricúspide, calculada no eixo apical 4 câmaras e aplica-se a equação de Bernoulli: pico sistólico da artéria pulmonar = 4 x (pico velocidade de regurgitação tricúspide)^2 + PAD
- Na ausência de estenose pulmonar ou obstrução da saída do VD, a pressão sistólica do VD é equivalente à PSAP.

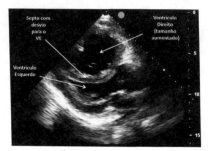

Figura 8 Hipertensão pulmonar e movimentação paradoxal do septo.

LEITURA COMPLEMENTAR

1. Stamos TD, Soble JS. The use of echocardiography in the critical care setting. Crit Care Clin. 2001;17:253-70.
2. Beaulieu Y. Bedside echocardiography in the assessment of the critically ill. Crit Care Med. 2007;35(5 Suppl):S235-49.
3. Beaulieu Y, Marik PE. Bedside ultrasonography in the ICU: part 1. Chest. 2005;128(2):881-95.
4. Manual of emergency and critical care ultrasound. Noble VE, Nelson B. Cambridge: Cambridge University Press; 2007.
5. Monnet X, Rienzo M, Osman D, et al. Passive leg raising predicts fluid responsiveness in the critically ill. Crit Care Med. 2006;34:1402-7.

96 Doppler transcraniano na UTI

Raphael Augusto Gomes de Oliveira
Pedro Vitale Mendes

INTRODUÇÃO
- O Doppler transcraniano é um método ultrassonográfico baseado na avaliação da velocidade do fluxo sanguíneo nas artérias intracranianas e extracranianas.
- É um exame não invasivo, reprodutível, facilmente realizado à beira-leito e considerado atualmente uma importante ferramenta na monitorização multimodal em pacientes neurocríticos.

TÉCNICA
- Utilizam-se feixes ultrassonográficos no modo Doppler pulsado, em baixa frequência (2 MHz), posicionando o transdutor em determinadas janelas acústicas para estudo dos vasos (Tabela 1 e Figura 1).

Tabela 1 – Janelas acústicas

Janelas acústicas	Principais estruturas insonadas
Janela transtemporal	Artéria cerebral média Artéria cerebral anterior Artéria cerebral posterior
Janela transorbital	Artéria oftálmica Sifão carotídeo da artéria carótida interna (ACI)
Janela transforaminal ou suboccipital	Artéria basilar Artéria vertebral

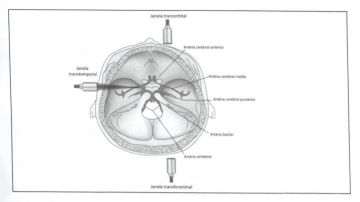

Figura 1 Janelas acústicas.

- A artéria carótida interna também é avaliada por meio de sua insonação na região submandibular.
- Os vasos são identificados de acordo com a janela acústica utilizada, a profundidade e a direção do fluxo (em relação ao transdutor).
- São avaliados os seguintes parâmetros, a partir da análise da curva da velocidade do fluxo sanguíneo em função do tempo (Figura 2):
  – Velocidade de pico sistólico (VPS).

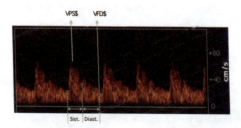

Figura 2 Análise da curva da velocidade do fluxo sanguíneo em função do tempo.

- Velocidade final da diástole (VFD).
- Velocidade média (Vmédia).
- Índice de pulsatilidade (IP = VPS-VFD/Vmédia): refere-se à resistência cerebrovascular distal. Valores normais abaixo de 1,1.

APLICAÇÕES
Vasoespasmo
- O Doppler transcraniano é um exame útil para o diagnóstico e a monitorização do vasoespasmo cerebral na hemorragia subaracnóidea.
- Os critérios utilizados para o diagnóstico baseiam-se no aumento da velocidade de fluxo sanguíneo nas artérias estudadas associado à normalidade nas velocidades nos vasos extracranianos de origem.

Tabela 2 – Classificação da gravidade do vasoespasmo

Vasoespasmo	Vmédia (cm/s)	VPS (cm/s)	Vmédia ACM/Vmédia ACI (índice de Lindegaard)
Leve	120-150	200-250	3,0-4,5
Moderado	150-200	250-300	4,5-6,0
Grave	> 200	> 300	> 6,0

ACI: artéria carótida interna; ACM: artéria cerebral média; Vmédia: velocidade média; VPS: velocidade de pico sistólico. O vasoespasmo da ACM é dividido em três classes de gravidade.

- Critérios adicionais de gravidade no vasoespasmo da ACM:
    - Aumento > 50% da Vmédia em relação ao basal nos primeiros 3 dias.
    - Aumento > 80 cm/s durante o trajeto da ACM.
    - Aumento diário > 100 cm/s na VPS.

Vaso	Vmédia (cm/s)	VPS (cm/s)	Vmédia ACA/Vmédia ACI
ACA	>130	>200	>4

ACI: artéria carótida interna; ACA: artéria cerebral anterior; Vmédia: velocidade média; VPS: velocidade de pico sistólico.

Vaso	Vmédia (cm/s)	VPS (cm/s)	Vmédia AB/ Vmédia AV (Índice de Soustiel)
Artéria basilar	> 60	> 120	> 2,5

*AB: artéria basilar; AV: artéria vertebral; Vmédia: velocidade média; VPS: velocidade de pico sistólico.

Acidente vascular encefálico isquêmico (AVEi)

- As características neurossonológicas do fluxo cerebral trazem informações sobre oclusão, recanalização e reperfusão em pacientes com AVEi (Tabela 3).

Tabela 3 – Características neurossonológicas do fluxo cerebral

COGIF*	Características do fluxo	Exemplo
1	Sem fluxo	
2	Baixas velocidades de fluxo, sem fluxo diastólico	
3	Baixas velocidades de fluxo, com fluxo diastólico	
4	*Perfusão estabelecida*	
a	Velocidades de fluxo iguais às do lado contralateral	
b	Altas velocidades de fluxo (ex.: estenose)	
c	Alta velocidade segmentar de fluxo (ex.: hiperfluxo)	

*Consensus on Grading Intracranial Flow Obstruction.

- Atualmente, durante a trombólise em pacientes com AVEi, indica-se a insonação com o Doppler transcraniano da artéria provavelmente acometida (identificada a partir do quadro neurológico), tanto para monitorização, quanto como adjuvante na trombólise (sonotrombólise), com evidências de melhores taxas de recanalização.

Monitorização hemodinâmica cerebral em pacientes com neurotrauma
Estimativa da pressão intracraniana (PIC) e da pressão de perfusão cerebral (PPC)

- Observam-se alterações sonográficas peculiares em situações de aumento da PIC (Tabela 4).

Tabela 4 – Alterações sonográficas

Fluxo normal	Alta resistência ao fluxo	Pico sistólico	Fluxo bifásico		Espículas sistólicas	Sem fluxo
PPC >> PIC PIC < 20	PPC > PIC PIC > 20	PPC > PIC PPC > 0 PIC = PA diastólica	PPC > PIC PPC > 0 PIC > PA diastólica	PPC ≤ PIC PPC = 0 PIC ≥ PA sistólica	PPC << PIC PPC < 0 PIC ≥ PA sistólica	

- As alterações sonográficas mais precocemente encontradas durante o aumento da PIC são a diminuição da velocidade diastólica final e o aumento do índice de pulsatilidade.

Monitorização da autorregulação cerebral

- O Doppler transcraniano pode ser utilizado em pacientes com traumatismo cranioencefálico (TCE) para avaliação da autorregulação cerebral

- A perda da autorregulação cerebral (p. ex.: aumento das velocidades de fluxo associado a aumento da pressão arterial média) e da reatividade vasomotora (p. ex.: ausência de mudanças na velocidade de fluxo durante alterações na $PaCO_2$) é indicadora de mau prognóstico em pacientes com TCE.

Diagnóstico de morte encefálica (ME)
- Segundo o Conselho Federal de Medicina (Resolução n. 1.480/97), o Doppler transcraniano pode ser utilizado como exame subsidiário comprabatório de ME (S = 91-100%; E = 100%).
- Os padrões de fluxo observado em pacientes com colapso circulatório encefálico são:
    - Fluxo bifásico (com diástole reversa) (Figura 3).
    - Espículas sistólicas.
    - Sem fluxo.

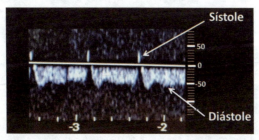

Figura 3 Fluxo bifásico com diástole reversa em paciente com colapso circulatório.

LEITURA ADICIONAL
1. Rasulo FA, De Peri E, Lavinio A. Transcranial Doppler ultrasonography in intensive care. European Journal of Anaesthesiology. 2008;25(Suppl 42):167-73.
2. Saqqur M, Zygun D, Demchuk A. Role of transcranial Doppler in neurocritical care. Crit Care Med. 2007 May;35(5 Suppl):S216-23.

SEÇÃO XV ANEXOS

Tabelas práticas para administração de drogas vasoativas

César Biselli Ferreira

NORADRENALINA

Diluição: 4 amp (16 mL/16 mg) em 234 mL de SG 5%
Dose: 0,05 a1,5 mcg/kg/min (dose máxima não é bem estabelecida)

Peso (kg)	40	50	60	70	80	90	100
Infusão (mL/h)				mcg/kg/min			
1	0,027	0,021	0,018	0,015	0,013	0,012	0,011
5	0,13	0,11	0,09	0,08	0,07	0,06	0,05
10	0,27	0,21	0,18	0,15	0,13	0,12	0,11
15	0,40	0,32	0,27	0,23	0,20	0,18	0,16
20	0,53	0,43	0,36	0,30	0,27	0,24	0,21
25	0,67	0,53	0,44	0,38	0,33	0,30	0,27
30	0,80	0,64	0,53	0,46	0,40	0,36	0,32
40	1,07	0,85	0,71	0,61	0,53	0,47	0,43
50	1,33	1,07	0,89	0,76	0,67	0,59	0,53
60	1,60	1,28	1,07	0,91	0,80	0,71	0,64
70	1,87	1,49	1,24	1,07	0,93	0,83	0,75
80	2,13	1,71	1,42	1,22	1,07	0,95	0,85
90	2,40	1,92	1,60	1,37	1,20	1,07	0,96
100	2,67	2,13	1,78	1,52	1,33	1,19	1,07
110	2,93	2,35	1,96	1,68	1,47	1,30	1,17
120	3,20	2,56	2,13	1,83	1,60	1,42	1,28
130	3,47	2,77	2,31	1,98	1,73	1,54	1,39

$$\text{FÓRMULA} = \frac{V \text{ (mL/h)}}{P \text{ (kg)}} \times 1{,}07$$

NORADRENALINA CONCENTRADA

Diluição: 8 amp (32 mL/ 32 mg) em 218 mL SG 5%
Dose: 0,05 a 1,5 mcg/kg/min

Peso (kg)	40	50	60	70	80	90	100
Infusão (mL/h)				mcg/kg/min			
1	0,053	0,043	0,036	0,030	0,027	0,024	0,021
2	0,11	0,09	0,07	0,06	0,05	0,05	0,04
5	0,27	0,21	0,18	0,15	0,13	0,12	0,11
10	0,53	0,43	0,36	0,30	0,27	0,24	0,21
15	0,80	0,64	0,53	0,46	0,40	0,36	0,32
20	1,07	0,85	0,71	0,61	0,53	0,47	0,43
25	1,33	1,07	0,89	0,76	0,67	0,59	0,53
30	1,60	1,28	1,07	0,91	0,80	0,71	0,64
35	1,87	1,49	1,24	1,07	0,93	0,83	0,75
40	2,13	1,71	1,42	1,22	1,07	0,95	0,85
45	2,40	1,92	1,60	1,37	1,20	1,07	0,96
50	2,67	2,13	1,78	1,52	1,33	1,19	1,07
55	2,93	2,35	1,96	1,68	1,47	1,30	1,17
60	3,20	2,56	2,13	1,83	1,60	1,42	1,28
65	3,47	2,77	2,31	1,98	1,73	1,54	1,39
70	3,73	2,99	2,49	2,13	1,87	1,66	1,49

$$\text{FÓRMULA} = \frac{V\,(mL/h)}{P\,(kg)} \times 2{,}13$$

DOBUTAMINA

Diluição: 1 amp (20 mL/ 250 mg) em 230 mL de SF ou SG 5%
Dose: 2,5 a 20 mcg/kg/min

Peso (kg)	40	50	60	70	80	90	100
Infusão (mL/h)				mcg/kg/min			
1	0,4	0,3	0,3	0,2	0,2	0,2	0,2
5	2,1	1,7	1,4	1,2	1,0	0,9	0,8
10	4,2	3,3	2,8	2,4	2,1	1,9	1,7
15	6,3	5,0	4,2	3,6	3,1	2,8	2,5
20	8,3	6,7	5,6	4,8	4,2	3,7	3,3
25	10,4	8,3	6,9	6,0	5,2	4,6	4,2
30	12,5	10,0	8,3	7,1	6,3	5,6	5,0
35	14,6	11,7	9,7	8,3	7,3	6,5	5,8
40	16,7	13,3	11,1	9,5	8,3	7,4	6,7
50	20,8	16,7	13,9	11,9	10,4	9,3	8,3
55	22,9	18,3	15,3	13,1	11,5	10,2	9,2
60	25,0	20,0	16,7	14,3	12,5	11,1	10,0
65	27,1	21,7	18,1	15,5	13,5	12,0	10,8
70	29,2	23,3	19,4	16,7	14,6	13,0	11,7
75	31,3	25,0	20,8	17,9	15,6	13,9	12,5
80	33,3	26,7	22,2	19,0	16,7	14,8	13,3

$$\text{FÓRMULA} = \frac{V\,(mL/h)}{P\,(kg)} \times 16{,}67$$

DOBUTAMINA CONCENTRADA

Diluição: 2 amp (40 mL/ 500 mg) em 210 mL de SF ou SG 5%
Dose: 2,5 a 20 mcg/kg/min

Peso (kg)	40	50	60	70	80	90	100
Infusão (mL/h)				mcg/kg/min			
1	0,8	0,7	0,6	0,5	0,4	0,4	0,3
5	4,2	3,3	2,8	2,4	2,1	1,9	1,7
7	5,8	4,7	3,9	3,3	2,9	2,6	2,3
9	7,5	6,0	5,0	4,3	3,8	3,3	3,0
10	8,3	6,7	5,6	4,8	4,2	3,7	3,3
12	10,0	8,0	6,7	5,7	5,0	4,4	4,0
15	12,5	10,0	8,3	7,1	6,3	5,6	5,0
17	14,2	11,3	9,4	8,1	7,1	6,3	5,7
20	16,7	13,3	11,1	9,5	8,3	7,4	6,7
22	18,3	14,7	12,2	10,5	9,2	8,1	7,3
25	20,8	16,7	13,9	11,9	10,4	9,3	8,3
27	22,5	18,0	15,0	12,9	11,3	10,0	9,0
30	25,0	20,0	16,7	14,3	12,5	11,1	10,0
32	26,7	21,3	17,8	15,2	13,3	11,9	10,7
35	29,2	23,3	19,4	16,7	14,6	13,0	11,7
40	33,3	26,7	22,2	19,0	16,7	14,8	13,3
45	37,5	30,0	25,0	21,4	18,8	16,7	15,0

$$\text{mcg/kg/min} = \frac{V\,(mL/h)}{P\,(kg)} \times 33{,}33$$

5 mcg/kg/min = V (mL/h) = 0,15 x P (kg)

DOBUTAMINA CONCENTRADA

Diluição: 4 amp (80 mL/1.000 mg) em 170 mL de SF ou SG 5%
Dose: 2,5 a 20 mcg/kg/min

Peso (kg)	40	50	60	70	80	90	100
Infusão (mL/h)				mcg/kg/min			
1	1,7	1,3	1,1	1,0	0,8	0,7	0,7
2	3,3	2,7	2,2	1,9	1,7	1,5	1,3
3	5,0	4,0	3,3	2,9	2,5	2,2	2,0
4	6,7	5,3	4,4	3,8	3,3	3,0	2,7
5	8,3	6,7	5,6	4,8	4,2	3,7	3,3
6	10,0	8,0	6,7	5,7	5,0	4,4	4,0
7	11,7	9,3	7,8	6,7	5,8	5,2	4,7
8	13,3	10,7	8,9	7,6	6,7	5,9	5,3
9	15,0	12,0	10,0	8,6	7,5	6,7	6,0
10	16,7	13,3	11,1	9,5	8,3	7,4	6,7
11	18,3	14,7	12,2	10,5	9,2	8,1	7,3
12	20,0	16,0	13,3	11,4	10,0	8,9	8,0
15	25,0	20,0	16,7	14,3	12,5	11,1	10,0
17	28,3	22,7	18,9	16,2	14,2	12,6	11,3
20	33,3	26,7	22,2	19,0	16,7	14,8	13,3
22	36,7	29,3	24,4	21,0	18,3	16,3	14,7
25	41,7	33,3	27,8	23,8	20,8	18,5	16,7

$$mcg/kg/min = \frac{V\ (mL/h)}{P\ (kg)} \times 66,67$$

$5\ mcg/kg/min = V\ (mL/h) = 0,075 \times P\ (kg)$

VASOPRESSINA (Encrise®)

Ampola: 20 UI/1 mL
Dose: 0,01 UI a 0,04 UI/min

PADRÃO

1 amp (20 UI) + 100 mL de soro

UI/mL = 0,02

mL/h	mcg/min
1	0,003
3	0,01
6	0,02
9	0,03
10	0,033
12	0,04

CONCENTRADA

2 amp (40 UI) + 250 mL de soro

UI/mL = 0,16

mL/h	mcg/min
1	0,003
3	0,01
6	0,02
9	0,02
12	0,03
15	0,04

NITROGLICERINA (Tridil®)

Ampola: 50 mg/10 mL
Dose: iniciar com 5 a 10 mcg/min, reavaliar PA e sintomas, e aumentar dose a cada 3 a 5 min

PADRÃO

1 amp + 240 mL de SG ou SF

mcg/min = V (mL/h) x 3,33

mL/h	mcg/min
1	3
3	10
5	17
6	20
9	30
12	40
15	50
20	67
30	100
60	200

CONCENTRADA

2 amp + 230 mL de SG ou SF

mcg/min = V (mL/h) x 6,67

mL/h	mcg/min
1	7
3	20
5	33
6	40
9	60
12	80
15	100
20	133
30	200
60	400

AZUL DE METILENO (1%)

Ampola: 50 mg/5 mL
Diluição: 20 ampolas + 100 mL SF ou SG 5%
Concentração: 5 mg/mL
Dose: em *bolus* 2 mg/kg em 10 min e, se necessário, infusão contínua 1 a 4 mg/kg/h
A dose de ataque pode ser realizada sem diluição

Peso (kg)	40	50	60	70	80	90	100
Ataque (correr em 10 min)	Dose de ataque em mL						
Sem diluição 2 mg/kg	8	10	12	14	16	18	20
Na diluição acima 2 mg/kg	16	20	24	28	32	36	40
Manutenção	Dose de manutenção em mL						
Mínimo 1 mg/kg/h	8	10	12	14	16	18	20
Máximo 4 mg/kg/h	32	40	48	56	64	72	80

ADRENALINA

Ampola: 1 mg/1 mL
Diluição: 16 ampolas (16 mg) + 250 mL de SG 5%
Concentração: 60 mcg/mL
Dose: 2 a 10 mcg/min

mL/h	1	2	3	4	5	6	7	8	9	10
mcg/min	1	2	3	4	5	6	7	8	9	10

NITROPRUSSIATO

Diluição: 1 amp (2 mL/50 mg) em 248 mL SG 5%
Dose: 0,5 a 10 mcg/kg/min

Peso (kg)	40	50	60	70	80	90	100
Infusão (mL/h)				mcg/kg/min			
1	0,08	0,07	0,06	0,05	0,04	0,04	0,03
5	0,4	0,3	0,3	0,2	0,2	0,2	0,2
10	0,8	0,7	0,6	0,5	0,4	0,4	0,3
20	1,7	1,3	1,1	1,0	0,8	0,7	0,7
30	2,5	2,0	1,7	1,4	1,3	1,1	1,0
40	3,3	2,7	2,2	1,9	1,7	1,5	1,3
50	4,2	3,3	2,8	2,4	2,1	1,9	1,7
60	5,0	4,0	3,3	2,9	2,5	2,2	2,0
70	5,8	4,7	3,9	3,3	2,9	2,6	2,3
80	6,7	5,3	4,4	3,8	3,3	3,0	2,7
90	7,5	6,0	5,0	4,3	3,8	3,3	3,0
100	8,3	6,7	5,6	4,8	4,2	3,7	3,3
120	10,0	8,0	6,7	5,7	5,0	4,4	4,0
150	12,5	10,0	8,3	7,1	6,3	5,6	5,0
170	14,2	11,3	9,4	8,1	7,1	6,3	5,7
200	16,7	13,3	11,1	9,5	8,3	7,4	6,7

$$\text{mcg/kg/min} = \frac{V \, (\text{mL/h})}{P \, (\text{kg})} \times 3{,}33$$

NITROPRUSSIATO CONCENTRADO

Diluição: 2 amp (4 mL/100 mg) em 246 mL SG 5%
Dose: 0,5 a 10 mcg/kg/min

Peso (kg)	40	50	60	70	80	90	100
Infusão (mL/h)				mcg/kg/min			
1	0,17	0,13	0,11	0,10	0,08	0,07	0,07
3	0,5	0,4	0,3	0,3	0,3	0,2	0,2
5	0,8	0,7	0,6	0,5	0,4	0,4	0,3
10	1,7	1,3	1,1	1,0	0,8	0,7	0,7
20	3,3	2,7	2,2	1,9	1,7	1,5	1,3
30	5,0	4,0	3,3	2,9	2,5	2,2	2,0
40	6,7	5,3	4,4	3,8	3,3	3,0	2,7
50	8,3	6,7	5,6	4,8	4,2	3,7	3,3
60	10,0	8,0	6,7	5,7	5,0	4,4	4,0
70	11,7	9,3	7,8	6,7	5,8	5,2	4,7
80	13,3	10,7	8,9	7,6	6,7	5,9	5,3
90	15,0	12,0	10,0	8,6	7,5	6,7	6,0
100	16,7	13,3	11,1	9,5	8,3	7,4	6,7
110	18,3	14,7	12,2	10,5	9,2	8,1	7,3
120	20,0	16,0	13,3	11,4	10,0	8,9	8,0
130	21,7	17,3	14,4	12,4	10,8	9,6	8,7
140	23,3	18,7	15,6	13,3	11,7	10,4	9,3

$$\text{mcg/kg/min} = \frac{V\,(\text{mL/h})}{P\,(\text{kg})} \times 6{,}67$$

A2 — Tabelas práticas para administração de drogas sedativas

César Biselli Ferreira

- Antes de utilizar, avalie as condições clínicas do paciente e sua tolerância às medicações (idade avançada, comorbidades, instabilidade hemodinâmica).
- As doses presentes nas tabelas (em mL) são válidas apenas se forem utilizadas as diluições recomendadas.

SEQUÊNCIA RÁPIDA
- Passo 1 + 5 min + Passo 2 + Sellick + Passo 3
  +
- Pré-oxigenação com O_2 100%

PASSO 1								
FENTANIL	PESO	40	50	60	70	80	90	100
		Dose em mL						
Dose mínima	1 mcg/kg	0,8	1	1,2	1,4	1,6	1,8	2
Dose padrão	3 mcg/kg	2	3	4	4	5	5	6
Dose máxima	10 mcg/kg	8	10	12	14	16	18	20

Ampola 250 mcg/5 mL, concentração 50 mcg/mL, utilizar sem diluir. Duração: 30 a 60 min.

PASSO 2

MIDAZOLAM	PESO	40	50	60	70	80	90	100
		Dose em mL						
Dose mínima	0,1 mg/kg	4	5	6	7	8	9	10
Dose padrão	0,1 mg/kg	4	5	6	7	8	9	10
Dose máxima	0,3 mg/kg	12	15	18	21	24	27	30

Diluição: ampola 15 mg/3 mL + 12 mL de AD. Concentração 1 mg/mL. Início de ação: 1 a 5 min.

OU

ETOMIDATO	PESO	40	50	60	70	80	90	100
		Dose em mL						
Dose mínima	0,2 mg/kg	8	10	12	14	16	18	20
Dose padrão	0,3 mg/kg	12	15	18	21	24	27	30
Dose máxima	0,3 mg/kg	12	15	18	21	24	27	30

Diluição: ampola 20 mg/10 mL + 10 mL de AD. Concentração 1 mg/mL. Início de ação: imediato.

OU

PROPOFOL	PESO	40	50	60	70	80	90	100
		Dose em mL						
Dose mínima	0,3 mg/kg	1	2	2	2	2	3	3
Dose padrão	1,5 mg/kg	6	7	9	10	12	13	15
Dose máxima	2,5 mg/kg	10	12	15	17	20	22	25

Diluição: ampola 200 mg/20 mL, sem diluição. Concentração 10 mg/mL. Início de ação: imediato.

OU

KETAMINA	PESO	40	50	60	70	80	90	100
		Dose em mL						
Dose mínima	1 mg/kg	4	5	6	7	8	9	10
Dose padrão	1 mg/kg	4	5	6	7	8	9	10
Dose máxima	2 mg/kg	8	10	12	14	16	18	20

Diluição: ampola 100 mg/2 mL + 8 mL de AD. Concentração 10 mg/mL.

PASSO 3

SUCCINILCOLINA	PESO	40	50	60	70	80	90	100
		Dose em mL						
Dose mínima	0,6 mg/kg	2,4	3	3,6	4,2	4,8	5,4	6
Dose padrão	1,0 mg/kg	4	5	6	7	8	9	10
Dose máxima	1,5 mg/kg	6	7,5	9	10,5	12	13,5	15

Diluição: ampola 100 mg em pó + 10 mL de AD. Duração: 3 a 5 min.

SEDAÇÃO CONTÍNUA

FENTANIL	MANUTENÇÃO	
Dose mínima	50 mcg/h	1 mL/h
Dose máxima	500 mcg/h	10 mL/h

Diluição 10 ampolas sem diluição. Concentração 50 mcg/mL.

MIDAZOLAM	PESO	40	50	60	70	80	90	100
	MANUTENÇÃO	Dose em mL/h						
Dose mínima	0,05 mg/kg/h	2	2,5	3	3,5	4	4,5	5
Dose máxima	0,10 mg/kg/h	4	5	6	7	8	9	10

Diluição 10 ampolas = 150 mg + 120 mL SG 5%. Concentração 1 mg/mL.

Dexmedetomidina Precedex	PESO	40	50	60	70	80	90	100
	MANUTENÇÃO	Dose de manutenção em mL						
Dose mínima	0,20 mcg/kg/h	2	2,5	3	3,5	4	4,5	5
Dose média	0,40 mcg/kg/h	4	5	6	7	8	9	10
Dose máxima	0,70 mcg/kg/h	7	8,75	10,5	12,25	14	15,8	17,5

Diluição 2 mL (200 mcg) + 48 mL SF 0,9%. Concentração 4 mcg/mL.

CISATRACÚRIO	PESO	40	50	60	70	80	90	100
	ATAQUE	Dose em mL					
Dose padrão	0,15 mg/kg	3	4	4,5	5	6	7	7,5

Ampola 10 mg/5 mL. Concentração 2 mg/mL. Utilizar sem diluição.

	PESO	40	50	60	70	80	90	100
	MANUTENÇÃO	Dose em mL/h					
Dose mínima	1 mcg/kg/min	2,5	3	3,5	4	4,5	5,5	6
Dose máxima	2 mcg/kg/min	4,5	6	7	8,5	9,5	10,5	12

5 ampolas (50 mg) + 25 mL SF 0,9%. Concentração 1 mg/mL.

A3   Fórmulas utilizadas na UTI

- Diferença arteriovenosa de O_2 = C (A - V) O_2 = 1,34 x HB x (SaO_2 - SvO_2)
NL: 3 a 5

- Diferença alveoloarterial de O_2 (para a região metropolitana de São Paulo, com altitude média de 700 m) = (FiO_2 x 650) - (PCO_2/0,8) - PO_2
NL com FiO_2 de 100%: < 80 mmHg
NL em ar ambiente: < 10 mmHg

- *Clearance* de creatinina = [(140 - idade) x peso] / (72 x creatinina)
(em mulheres, multiplicar o resultado por 0,85)

- Fração de excreção de Na urinário = (Na_U/Na_P) / ($Creat_U$/$Creat_P$)
(não esquecer de converter tudo para a mesma unidade de volume)
NL: < 2%
Em necrose tubular aguda: > 5% (em geral, muito mais)
Em glomerulite, hepatorrenal e pré-renal: < 1%
Em nefropatia crônica pré-dialítica: em geral > 20%

- Índice de Tobin = FR / VC
É parâmetro para extubação quando < 105 em ventilação espontânea.

- Complacência dinâmica = VC / (Ppico insp. - PEEP)
NL: 60 a 100

- Resistência das vias aéreas = [(Ppico insp. - Pplatô insp.)] / Fluxo
NL: < 5 cmH$_2$O/L/s

- Extração periférica de O$_2$ = [(CaO$_2$ - CvO$_2$) / CaO$_2$] x 100
NL: 25% ± 3

- Ânion *gap* = (Na + K) - (HCO$_3$ + Cl)
NL: 8 a 12 mEq

- Osmolaridade plasmática = [(Na + K) x 1,85] + (glic. / 18)
NL: 295 ± 5

- Cálcio plasmático total corrigido = Ca c = (Ca x 3,2) / Albumina

- Magnésio plasmático total corrigido = Mg c = (Mg x 4) / Albumina

- Perdas insensíveis (evaporação) durante laparotomia:
Na 1ª hora: 20 mL/kg (iniciar contagem a partir da abertura da cavidade)
Na 2ª hora: 15 mL/kg
A partir da 3ª hora: 10 mL/kg

- Relação PO$_2$/FiO$_2$:
É um parâmetro para extubação (mas não o único) quando > 200

- Gradiente alvéolo-arterial = 713 x FiO$_2$ (0,21 - 1,00) - PaCO$_2$ - PaO$_2$

A4 — Cálculo do peso ideal pela altura[*]

HOMENS
Peso = 50 + 0,91 x (altura em cm - 152,4)

MULHERES
Peso = 45,5 + 0,91 x (altura em cm - 152,4)

HOMENS		MULHERES		HOMENS		MULHERES	
Altura (cm)	Peso ideal (kg)	Altura (cm)	Peso ideal (kg)	Altura (cm)	Peso ideal (kg)	Altura (cm)	Peso ideal (kg)
150	48	150	43	157	54	157	50
151	49	151	44	158	55	158	50
152	50	152	45	159	56	159	51
153	51	153	46	160	57	160	52
154	51	154	47	161	58	161	53
155	52	155	48	162	59	162	54

---

[*] The ARDS Network. Ventilation with lower tidal volumes as compared with traditional tidal volumes for acute lung injury and acute respiratory distress syndrome. NEJM. 2000;342:1301-8.

A4 Cálculo do peso ideal pela altura

156	53	156	49	163	60	163	55
HOMENS		**MULHERES**		**HOMENS**		**MULHERES**	
Altura (cm)	Peso ideal (kg)	Altura (cm)	Peso ideal (kg)	Altura (cm)	Peso ideal (kg)	Altura (cm)	Peso ideal (kg)
164	61	164	56	183	78	183	73
165	61	165	57	184	79	184	74
166	62	166	58	185	80	185	75
167	63	167	59	186	81	186	76
168	64	168	60	187	81	187	77
169	65	169	61	188	82	188	78
170	66	170	61	189	83	189	79
171	67	171	62	190	84	190	80
172	68	172	63	191	85	191	81
173	69	173	64	192	86	192	81
174	70	174	65	193	87	193	82
175	71	175	66	194	88	194	83
176	71	176	67	195	89	195	84
177	72	177	68	196	90	196	85
178	73	178	69	197	91	197	86
179	74	179	70	198	91	198	87
180	75	180	71	199	92	199	88
181	76	181	71	200	93	200	89
182	77	182	72				

A5   Concentrações e massas

Sal	Miliequivalentes	Sistema internacional
1 g de sódio	43,5 mEq de Na	43,5 mmol
1 g de potássio	26 mEq de K	26 mmol
1 g de magnésio	82 mEq de Mg	41 mmol
1 g de cálcio	50 mEq de Ca	25 mmol
1 g de bicarbonato	16,3 mEq de HCO_3	16,3 mmol
1 g de sulfato	62,5 mEq de SO_4	31,2 mmol
1 g de fósforo	64,5 mEq de HPO_4	32,2 mmol
1 g de cloreto de sódio	17 mEq de Na 17 mEq de Cl	17 mmol 17 mmol
1 g de cloreto de potássio	13,4 mEq de K 13,4 mEq de Cl	13,4 mmol 13,4 mmol
1 g de cloreto de cálcio	13,6 mEq de Ca 13,6 mEq de Cl	6,8 mmol 13,6 mmol
1 g de acetato de sódio	7,3 mEq de Na 7,3 mEq de acetato	7,3 mmol 7,3 mmol
1 g de bicarbonato de sódio	11,9 mEq de Na 11,9 mEq de HCO_3	11,9 mmol 11,9 mmol
1 g de sulfato de magnésio	8,1 mEq de Mg	4,05 mmol
Bicarbonato de sódio 10%	$NaHCO_3$	1,19 mEq/mL ânion

Cloreto de potássio 19,1%	KCl	2,56 mEq/mL ânion
Cloreto de sódio 10%	NaCl	1,71 mEq/mL ânion
Cloreto de sódio 20%	NaCl	3,42 mEq/mL ânion
Fosfato diácido de potássio 20%	KH_2PO_4	1,44 mEq/mL ânion
Gluconato de cálcio 10%	$C_{12}H_{22}CaO_{14}H_2O$	0,45 mEq/mL ânion
Sulfato de magnésio 10%	$MgSO_4$	0,81 mEq/mL ânion
Sulfato de magnésio 50%	$MgSO_4$	4,06 mEq/mL ânion

A6 Diluições padrão

Droga	Diluição	Concentração/microgota
Adrenalina	Soro 100 mL Adrenalina 6 ampolas	60 mcg/mL
Dexmedetomidina	Soro 48 mL Dexmedetomidina 2 mL	0,2 a 0,7 mcg/kg/h
Dobutamina	Soro 210 mL Dobutamina 2 ampolas	3 mL/h = 100 mcg/min
Dobutamina	Soro 170 mL Dobutamina 4 ampolas	3 mL/h = 200 mcg/min
Dormonid	Soro 120 mL Dormonid 10 ampolas	1 mL/h = 1 mg/h
Fentanil	Soro 80 mL Fentanil 20 mL	1 mL/h = 10 mg/h
Fentanil	Soro 150 mL Fentanil 10 ampolas	1 mL/h = 10 mg/h
Noradrenalina	Soro 250 mL Noradrenalina 4 ampolas	1 mL/h = 1 mcg/min
Noradrenalina	Soro 100 mL Noradrenalina 4 ampolas	3 mL/h = 8 mcg/min
Vasopressina	Soro 100 mL Vasopressina 20 UI	0,2 U/mL

Quando suspeitar de disfagia — A7

AVALIAÇÃO FONOAUDIOLÓGICA – INDICAÇÃO
Suspeita de disfagia

- Doenças neurológicas:
  – Crônicas
  – Agudas
  – Degenerativas
  – Traumáticas
	- Presença de traqueostomia

- Uso de medicações depressoras do SNC	- Refluxo nasal, engasgo ou tosse frequentes durante a deglutição
- Lesões craniofaciais	- Perda de peso ou desnutrição de causa desconhecida
- Lesões de nervos cranianos	- Letargia ou flutuação do nível de consciência
- Pós-tratamento de lesões na região da cabeça e do pescoço	- Existência de outras condições que afetem a integridade estrutural e a funcional do trato aéreo digestivo
- Intubação prolongada (≥ 48 h)	- Idosos

Fonte: De Laminart, 1995; Tolep, 1900; Logemann, 1998; Shaw, Bannister & Roberts, 1999; Barquist, 2001; ASHA, 2001; Lefer, 2002; Solh, 2003; Camargo, 2003; Davis, 2004; Hinchey, 2005; Rosenvingi, 2005; Hammond, 2006.

A8 — Critérios para alimentação via oral

Observação mínima de 2 a 4 h após chegar na UTI
- Estado de consciência e atencional (Glasgow 15)
- FR (> 20 rpm)
- Paciente necessita de VNI? S ( ) N ( )
- Paciente tem possibilidade de IOT nas próximas 8 h? S ( ) N ( )
- Consegue deglutir a própria saliva? S ( ) N ( )
- Tosse/pigarro/engasgo? S ( ) N ( )
- Como está a voz do paciente? Boa ( ) Rouca ( ) Forte ( ) Fraca ( )
- Tosse é eficiente? S ( ) N ( )
- Presença de SNG ou SNE? Por quê?

- Paciente tem histórico de:
  - Dificuldades de deglutição S ( ) N ( )
  - Complicações pulmonares de repetição S ( ) N ( )
  - Doença, cirurgia ou lesões prévias do SNC, nervos cranianos, faciais, boca, faringe, laringe, trato aéreo digestivo, traqueostomia, torácica, cardíaca e neuromusculares S ( ) N ( )
  - IOT prolongada (> 8 h) S ( ) N ( )

SEMPRE observar a ocorrência durante ou após dieta
- Alterações respiratórias
- Tosse, pigarro ou engasgo
- Presença de resíduos alimentares na boca ou nas secreções laringotraqueais (aspiração)

Fonte: Park M, Toufen Jr C, Camargo FP; 2006

Reversão dos novos anticoagulantes — A9

João Gabriel Rosa Ramos

Droga	Efeito	Meia-vida (h)	Apresentação
Dabigatran	Inibidor direto da trombina	7,1-17	Cápsulas 75, 110 ou 150 mg
Rivaroxaban	Inibidor direto do fator Xa	3,2-9,1	Comprimidos 10, 15 ou 20 mg
Apixaban	Inibidor direto do fator Xa	8-15	Comprimidos 2,5 mg

Droga	Dose habitual — Profilaxia TEV[b]	Dose habitual — Profilaxia FA[a]/tratamento TEV[b]	Efeito nos testes de coagulação
Dabigatran	220 mg 1 x/dia	150 ou 110 mg 12/12 h	↑ TP, TTPa, TT (TT normal afasta presença de dabigatran)
Rivaroxaban	10 mg 1 x/dia	20 mg 1 x/dia	↑ TP, antifator Xa
Apixaban	2,5 mg 12/12 h	5 mg 12/12 h	↑ TP, antifator Xa

Droga	Reversão	Manejo perioperatório
Dabigatran	Concentrado protrombínico ativado FEIBA® (80 UI/kg), hemodiálise, PFC[c] (?)[d]	Suspender 1 a 5 dias antes
Rivaroxaban	Concentrado protrombínico total Beriplex®, Prothromplex® (50 UI/kg), PFC[c] (?)[d]	Suspender 24 h antes
Apixaban	Concentrado protrombínico total Beriplex®, Prothromplex® (?)[d], PFC[c] (?)[d]	Guiar por antifator Xa

[a]: Fibrilação atrial; [b]: tromboembolismo venoso; [c]: plasma fresco congelado; [d]: indica que não existem dados em humanos corroborando o uso.

A10 — Antibióticos que não necessitam de correção da dose na IRA e na insuficiência hepática

Na insuficiência renal	Na insuficiência hepática
Anfotericina B[a]	Aciclovir
Azitromicina	Aminoglicosídeos
Caspofungina	Amoxicilina
Cefaclor[a]	Ampicilina
Ceftriaxona[b]	Anfotericina B
Cetoconazol	Cefalosporinas
Claritromicina[a]	Cetoconazol
Clindamicina	Colistina
Cloranfenicol	Etambutol
Cloroquina[a]	Imipenem
Dapsona	Itraconazol
Doxiciclina[a]	Minociclina
Eritromicina	Meropenen
Etionamida[a]	Polimixinas
Isoniazida[a]	Penicilina G
Itraconazol	Quinolonas[c]
Linezolida	Rifabutina
Metronidazol[a]	Teicoplanina

Minociclina	Vancomicina
Oxacilina[a]	
Pefloxacina	
Pirimetamina	
Rifampicina	
Roxitromicina	

[a] Corrigir somente se *clearance* de creatinina < 10 mL/min (dar 50% da dose).
[b] Reduzir 50% somente em insuficiência renal e hepática concomitantes.
[c] Exceto pefloxacina.

A11 — Ajuste da dose de antimicrobianos para função renal

Antimicrobiano	Dose normal	ClCr > 50	ClCr 10 a 50	ClCr < 10	Hemodiálise Suplementação
Aciclovir	5 a 12,4 mg/kg 8/8 h	100%	100% 12/12 h a 24/24 h	50% 24/24 h	HEMO: dose após diálise
Amicacina	7,5 mg/kg 12/12 h ou 15 mg/kg 1 x dia	100%	7,5 mg/kg 24 h	7,5 mg/kg 48 h	HEMO: metade da dose normal CAVH: 10 a 15 mg/L de dialisado perdido por dia
Amoxa + clavulanato	500/125 mg 8/8 h	100%	500/125 mg 12/12 h	500/125 mg 24/24 h	
Amoxicilina	500 mg 8/8 h	100%	12/12 h	24/24 h	HEMO: dose após diálise
Ampicilina	250 mg a 2 g 6/6 h	100%	12/12 h	24/24 h	HEMO: dose após diálise
Ampi + sulbactam	2/1 g 6/6 h	100%	8/8 h	24/24 h	
Anfotericina B	0,4 a 1 mg/kg/dia	100%	100%	100%	HEMO: sem suplementação
Anfo B formulação lipídica	3 a 5 mg/kg/dia	100%	100%		
Azitromicina	500 mg 24/24 h	100%	100%	100%	HEMO: sem suplementação

Antimicrobiano	Dose normal	ClCr			Hemodiálise Suplementação
Aztreonam	2 g 8/8 h	100%	50 a 75%	25%	HEMO: 0,5 g após diálise CAVH: como para 10 a 50 (ClCr)
Caspofungina	70 mg ataque seguidos de 50 mg 24 h	Sem ajuste	Sem ajuste	Sem ajuste	
Cefalexina	0,5 a 2,0 g 6/6 h	100%	8/8 h a 12/12 h	24/24 h a 48/48 h	HEMO: dose após diálise
Cefazolina	1 a 2 g 8/8 h	100%	12/12 h	24/24 h	HEMO: dose após a diálise
Cefepime	2 g 8/8 h	100%	2 g 12 a 24 h	1 g 24 h	HEMO: 1 g após diálise CAVH: 1 a 2 g a cada 48 h
Cefotaxima	2 g 8/8 h	100%	12/12 h	24/24 h	HEMO: 1 g após diálise
Cefoxitina	1 a 2 g 6/6 h	100%	12/12 h	24/24 h	HEMO: 1 g após diálise
Ceftazidima	2 g 8/8 h	100%	12/12 h	24/24 h	HEMO: 1 g após diálise CAVH: como para 10 a 50 (ClCr)
Ceftriaxone	2 a 4 g 24/24 h	100%	100%	100%	HEMO: sem suplementação
Cefuroxima	0,75 a 1,5 g 8/8 h	100%	8/8 h a 12/12 h	24/24 h	HEMO: dose após diálise CAVH: 750 mg 24/24 h
Ciprofloxacino	500 mg 12/12 h	100%	250 mg 12/12 h	250 mg 12/12 h	HEMO: 250 mg 12/12 h CAVH: 200 mg 12/12 h
Claritromicina	500 mg 12/12 h	100%	250 mg 8/8 h	250 mg 12/12 h	HEMO: dose após diálise
Clindamicina	300 a 600 mg 6/6 h	100%	100%	100%	HEMO: sem suplementação

Antimicrobiano	Dose normal	ClCr			Hemodiálise Suplementação
Cloranfenicol	0,25 a 1 g 6/6 h	100%	100%	100%	HEMO: sem suplementação
Colistina em mg	2,5 a 5 mg/kg/dia 8/8 h	1,5 a 2,5 mg/kg 24/24 h	1,5 a 2,5 mg/kg/dia 24/24 h	1 mg/kg/dia 12/12 h	Dose máxima diária: 300 mg HEMO: dose após diálise
Colistina em MU	6 a 9 milhões de UI 8/8 h	4 a 6 milhões de UI 12/12 h	3 a 4 milhões de UI 24/24 h	4 milhões de UI 48/48 h	
Daptomicina	4 a 6 mg/kg/dia	100%	4 a 6 mg/kg 48/48 h	4 a 6 mg/kg 48/48 h	
Doxiciclina	100 mg 12/12 h	100%	100%	100%	HEMO: sem suplementação
Eritromicina	500 mg 6/6 h	100%	100%	500 mg 12/12 h	HEMO: sem suplementação
Ertapenem	1 g 24/24 h	100%	ClCr ≤ 30 500 mg 24/24 h	500 mg 24/24 h	HEMO: dose igual ClCr < 10
Estreptomicina	15 mg/kg/dia (máx. 1 g)	12 g/kg 24/24 h	4 mg/kg 24/24 h	3 mg/kg 72/72 h	HEMO: metade da dose normal após diálise
Etambutol	15 mg/kg 24/24 h	100%	15 mg/kg 36/36 h	15 mg/kg 48/48 h	HEMO: dose após diálise
Etionamida	750 mg/dia 12/12 h ou 8/8 h	100%	100%	50%	HEMO: sem suplementação
Fanciclovir	500 mg 8/8 h	100%	500 mg 12/12 h	250 mg 24/24 h	HEMO: dose após diálise
Fluconazol	200 a 800 mg 24/24 h	100%	50%	50%	HEMO: dose após diálise CAVH: como para 10 a 50 (ClCr)
Foscarnet	60 mg/kg 8/8 h	28 mg/kg 8/8 h	15 mg/kg 8/8 h	6 mg/kg 8/8 h	HEMO: dose após hemodiálise
Ganciclovir (indução)	5 mg/kg 12/12 h	100%	2,5 mg/kg 24/24 h	1,25 mg/kg 3 x sem	HEMO: dose após diálise

Antimicrobiano	Dose normal	ClCr			Hemodiálise Suplementação
Ganciclovir (manutenção)	5 mg/kg 24/24 h	2,5 a 5 mg/kg 24/24 h	1,25 mg/kg 24/24 h	0,625 mg/kg 3 x sem	HEMO: dose após diálise
Gatifloxacina	400 mg 24/24 h	100%	200 mg 24/24 h	200 mg 24/24 h	HEMO: 200 mg após diálise CAVH: como para 10 a 50 (ClCr)
Gentamicina/ tobramicina dose única diária	5,1 mg/kg 1 x/dia	4 mg/kg 1 x/dia	4 mg/kg a cada 48 h ou 2,5 mg/kg 24/24 h	2 mg/kg 72/72 h	HEMO: dose após a diálise
Imipenem	500 mg 6/6 h	100%	250 mg 6/6 h	250 mg 12/12 h	HEMO: dose após a diálise CAVH: como < 10 (ClCr)
Isoniazida	5 mg/kg 24/24 h	100%	100%	100%	HEMO: dose após a diálise
Itraconazol	100 a 200 mg 12/12 h	100%	100%	50%	HEMO: sem suplementação
Levofloxacino	500 a 750 mg 24/24 h	100%	500 mg 48/48 h	500 mg 48/48 h	
Linezolida	600 mg 12/12 h	100%	100%	100%	HEMO: dar a dose após diálise
Meropenem	1 g 8/8 h	100%	1 g 12/12 h	500 mg 24/24 h	HEMO: dose após diálise CAVH: como para ClCr < 10
Metronidazol	500 mg 6/8 h	100%	100%	250 mg 8/8 h	HEMO: sem suplementação
Micafungina	100 a 150 mg 24/24 h	Sem ajuste	Sem ajuste	Sem ajuste	
Nitrofurantoína	50 a 100 mg 6/6 h	100%	Evitar	Evitar	Não se aplica
Oxacilina	1 a 2 g 4/4 h a 6/6 h	100%	100%	50 a 100%	HEMO: sem suplementação

Antimicrobiano	Dose normal	ClCr			Hemodiálise Suplementação
Penicilina G	1 a 4 milhões U 4/4 h	100%	75%	20 a 50%	HEMO: dose após diálise CAVH: como para 10 a 50 (ClCr)
Pentamidina	4 mg/kg/dia	1 x/dia	1 x/dia	36/36 h	HEMO: sem suplementação
Piperacilina + tazobactam	4 g/500 mg 6/6 h	4 g/500 mg 6/6 h	2 g/250 g 6/6 h	2 g/250 mg 8/8 h	HEMO: dose após diálise, se ClCr < 10
Pirazinamida	25 mg/kg/dia	100%	100%	50%	HEMO: 12 mg/kg/dose
Polimixina B	25.000 UI/kg/dia (divididos em 2 doses)	Ataque: 25.000 UI/kg/dia seguidos de 15.000 UI/kg/dia (divididos em 2 doses)	Ataque: 25.000 UI/kg/dia seguidos de 15.000 UI/kg/dia (divididos em 2 doses)	15.000 UI/kg/dia (divididos em 2 doses)	
Rifampicina	600 mg 24/24 h	Sem ajuste	Sem ajuste	Sem ajuste	HEMO: sem suplementação
Sulfadiazina	2 a 4 g/dia 4/4 h a 8/8 h	100%	8/8 h	12/12 h	
Sulfametoxazol + trimetoprim	5 a 20 mg/kg divididos de 6/6 h	100%	5 a 7,5 mg/kg divididos de 8/8 h	5 a 10 mg/kg divididos de 24/24 h	Não recomendado
Teicoplanina	6 mg/kg/dia	100%	48/48 h	72/72 h	HEMO: dose para ClCr < 10
Terbinafina	250 mg/dia	100%	Evitar	Evitar	Evitar
Tetraciclina	250 a 500 mg 6/6 h	8/8 h	12/12 h	Evitar	HEMO: sem suplementação
Ticarcilina + ácido clavulânico	3 g/0,1 g 4/4 h	100%	3 g/0,1 g 8-12 h	2 g 12/12h	HEMO: 3 g/0,1 g após hemodiálise CAVH: como para 10 a 50 (ClCr)
Valaciclovir	1.000 mg 8/8 h	100%	1.000 mg 12/12 h	500 mg 24 h	Dose para diálise

Antimicrobiano	Dose normal	ClCr			Hemodiálise Suplementação
Vancomicina	1 g 12/12 h	100%	1 g 24/24 h a 96/96 h*	1g 4/4 a 7/7 dias	HEMO: dose para ClCr < 10
Voriconazol	Ataque (2 doses) 6 mg/kg 12/12 h Depois, 4 mg/kg 12/12 h	100%	Evitar	Evitar	Evitar
Zalcitabina	0,75 mg 8/8 h	100%	0,75 mg 12/12 h	0,75 mg/dia	HEMO: dose após diálise

Guia de Utilização de Anti-Infecciosos e Recomendações para prevenção de Infecções Hospitalares – Hospital das Clínicas da FMUSP 2015-2017.
ClCr: *clearance* de creatinina.
* Fazer dose segundo vancocinemia.

A12 — Cuidados na infusão de antibióticos

Aminoglicosídeos: o único efeito colateral que é dependente do pico (consequentemente, de infusão rápida) é o bloqueio neuromuscular (síndrome miastênica). Deve-se fazer a infusão da dose total diária de uma só vez, em tempo não inferior a 1 h. Qualquer tipo de soro diluente é compatível.

Anfotericina B: dose total diária é de 0,6 a 1,0 mg/kg (em casos selecionados, pode chegar a 2 mg/kg) infundida 1 x/dia, em velocidade não inferior a 10 mg/min. Diluição recomendada: 0,1 mg/mL. Só o soro glicosado é compatível. Não há benefícios em dose teste ou infusão concomitante de corticosteroide. Doses diárias > 1 mg/kg devem ser infundidas de forma contínua ao longo de 24 h.

Clindamicina: infusão rápida de doses acima de 300 mg pode causar arritmias (e até mesmo PCR) e bloqueio neuromuscular (síndrome miastênica). Recomendação: 30 min para cada 600 mg, diluídos em 50 a 100 mL (qualquer soro é compatível).

Macrolídeos: alto potencial para flebites. Em infusões por veia periférica, diluir em 200 mL (qualquer soro é compatível). Em veia central, 100 mL. Infusão em tempo não inferior a 1 h.

Penicilina cristalina: alto potencial para flebites. Pode causar convulsões em pessoas predispostas se a velocidade de infusão > 100.000 U/min. Diluição recomendada: 50 mL (qualquer soro é compatível) para cada 1.000.000 U.

Vancomicina/teicoplanina: podem causar hipotensão e erupção cutânea ("*red man*") se a infusão > 500 mg/30 min (vancomicina) ou 200 mg/30 min (teicoplanina). Diluição recomendada pelo fabricante: 5 mg/mL (vancomicina) ou 2 mg/mL (teicoplanina); qualquer soro é compatível. A dose da vancomicina deve ser calculada de acordo com o peso atual: 15 a 20 mg/kg a cada 8 a 12 h. Não ultrapassar 2 g/dose. Em casos graves, pode ser feita dose de ataque de 25 a 30 mg/kg. O nível sérico deve ser monitorado após a 4ª ou 5ª dose e mantido entre 15 e 20 mg/dL.

Medicamentos que podem exacerbar a crise miastênica — A13

Amicacina	Cloroquina e hidroxicloroquina	Estreptomicina	Midriáticos
Ampicilina	Clorpromazina	Éter	Neomicina
Anti-histamínicos	Colistina	Fenitoína	Nicotina transdérmica
Anticolinérgicos	Contraceptivos orais	Fenotiazinas	Opioides
Antidepressivos	Contrastes iodados	Gabapentina	Procainamida
Baclofen	Corticosteroide (na introdução)	Gentamicina	Quinidina
Benzodiazepínicos	Curares	Halotano	Quinina
Betabloqueadores	Dantrolene	Imipenen	Quinolonas
Bloqueadores de Ca	Desferoxamina	Interferon alfa	Ritonavir e inibidores da protease
Carnitina	Diuréticos	Ketamina	Sulfato de magnésio
Claritromicina	Eritromicina	Lidocaína	Tetraciclina
Clindamicina	Estatinas	Lítio	Tiroxina

A14 — Principais drogas contraindicadas na porfiria intermitente aguda

Ácido valproico	Eritromicina
Álcool	Espironolactona
Anti-inflamatórios não hormonais	Estrógenos
Barbitúricos	Fenitoína
Carbamazepina	Griseofulvina
Cetamina	Hidralazina
Ciclofosfamida	Metildopa
Clonazepam	Metoclopramida
Clonidina	Nortriptilina
Clorambucil	Pirazinamida
Cloroquina	Pirazolonas
Clorpropamida	Progestágenos
Danazol	Rifampicina
Dapsona	Sulfa
Ergotamínicos	Sulfonamidas

Principais drogas hepatotóxicas — A15

AAS	Clorpromazina	Morfina
Acetaminofen	Corticosteroides	Nevirapina
Ácido valproico	Curarizantes	Nitroglicerina
Alcaloides do Ergot	Diazepínicos	Opiáceos
Amiodarona	Difenil-hidantoína	Pefloxacina
Amoxacilina + clavulanato	Digitoxina	Pentobarbital
Anti-histamínicos	Dinit. isosorbida	Praziquantel
Anti-inflamatórios	Doxicilina	Prazosin
Antidepressivos	Efavirenz	Propafenona
Antipsicóticos	Eritromicina	Propanolol
Bloqueadores de Ca	Espironolactona	Rifampicina
Captopril	Ftanol	Rosiglitazona
Carbamazepina	Ezetimibe	Sulfa
Ceftriaxona	Hidralazina	Tiopental
Cetoconazol	Horm. esteroides	Tolbutamida
Ciclofosfamida	Isoniazida	Warfarin
Ciclosporina	Lidocaína	
Clindamicina	Metonidazol	
Cloranfenicol	Metoprolol	

A16 Categorias de risco para drogas na gravidez

Categoria A – Nenhum risco demonstrável no feto. Uso no 1º trimestre é seguro.

Categoria B – Possivelmente segura, mas sem estudos controlados em humanos.

Categoria C – Sem estudos controlados em humanos, mas deletérias em animais. Usar somente em situações de urgência se os benefícios sobrepujarem os riscos.

Categoria D – Evidências de efeitos deletérios em fetos humanos. Usar somente em casos de grande risco de morte materna.

Nome genérico	Categoria	Nome genérico	Categoria	Nome genérico	Categoria
Aciclovir	B	Aspirina	C	Cefoxitina	B
Adrenalina	C	Atropina	C	Ceftriaxona	B
Albuterol	C	Azitromicina	B	Cefuroxima	B
Amicacina	D	Captopril	D	Cimetidina	B
Aminofilina	C	Caspofungina	C	Claritromicina	C
Amoxicilina	B	Cefazolina	B	Clindamicina	B
Ampicilina	B	Cefoperazona	B	Clonazepan	C
Anfotericina	B	Cefotaxima	B	Clonidina	C

A16 Categorias de risco para drogas na gravidez

Nome genérico	Categoria	Nome genérico	Categoria	Nome genérico	Categoria
Cloranfenicol	C	Isosorbida	C	Prednisona	B
Codeína	C	Labetalol	C	Propanolol	C
Cortisona	D	Linesolida	C	Quinidina	C
Cumarínicos	D	Lorazepan	D	Quinolonas	C
Dexametasona	C	Magnésio, sulf.	B	Ranitidina	B
Diazepan	D	Manitol	C	Sulfonamidas	C
Difenidramina	C	Meperidina	B	Teicoplamina	B
Digoxina	C	Meropenem	B	Teofilina	C
Dobutamina	C	Metoprolol	B	Terbinafina	B
Dopamina	C	Metronidazol	B	Terbutalina	B
Eritromicina	B	Morfina	B	Tetraciclina	D
Estreptoquinase	C	Naloxone	B	Ticarcilina	B
Fenitoína	D	Nifedipina	C	Tobramicina	C
Fenobarbital	D	Nitrofurantoína	B	Trimetoprim	C
Fluconazol	C	Nitroglicerina	C	Uroquinase	B
Furosemida	C	Nitroprussiato	C	Valaciclovir	B
Ganciclovir	C	Oseltamivir	C	Vancomicina	C
Gentamicina	D	Oxacilina	B	Variconazol	D
Heparina	C	Oxazepan	D	Vasopressina	B
Hidralazina	C	Penicilina G	B	Verapamil	C
Imipenem	C	Polimixina	C		
Insulina	B	Prednisolona	B		

A17 ARDSNET – PEEP *table*

- Metas de oxigenação: PaO_2 55 a 80 mmHg ou SpO_2 88 a 95%.
- Usar a elevação da combinação PaO_2/PEEP para alcançar as metas. PEEP mais elevados diminuirão a FiO_2 e devem ser preferidos em pacientes com elevadas FiO_2 e que podem tolerar um elevado PEEP (PAM estável, sem barotrauma). A sobrevida é semelhante nas duas abordagens de PEEP.

FiO_2	0,3	0,4	0,4	0,5	0,5	0,6	0,7	0,7
PEEP	5 12-14	5 14	8 16	8 16	10 18-20	10 20	10 20	12 20

FiO_2	0,7	0,8	0,9	0,9	0,9	1,0	1,0	1,0
PEEP	14 20	14 20-22	14 22	16 22	18 22	20 22	22 22	24 24

NIH NHLBI ARDS Clinical Network. Mecanical Ventilation Protocol, 2005. www.ardsnet.org

Critérios diagnósticos para coagulação intravascular disseminada — A18

Escore global de coagulação

1. Contagem de plaquetas
- $> 100 \times 10^9/L = 0$
- $< 100 \times 10^9/L = 1$
- $< 50 \times 10^9/L = 2$

2. Elevação de marcadores relacionados à fibrina
- D-dímero normal = 0
- D-dímero moderadamente elevado = 2 (valor acima do limite superior)
- D-dímero muito elevado = 3 (> 10 vezes o limite superior da normalidade)

3. Prolongamento de TP
- < 3 s = 0
- > 3 e < 6 s = 1
- ≥ 6 s = 2

4 Fibrinogênio
- > 1 g/L = 0
- < 1 g/L = 1

CÁLCULO
- Se ≥ 5 = compatível com CIVD
- Se < 5 = não preenche critérios para CIVD e deve ser repetido em 1 a 2 dias

Fonte: Levi M. Critical Care Medicine. 2007;35(9):2191-5.

A19 Escala de AVC do NIH

Nível de consciência

0. Alerta.
1. Acorda com estímulos sonoros leves.
2. Necessita de estímulos repetitivos ou dor para realizar movimentos (não estereotipado).
3. Resposta motora automática, reflexa ou ausente.

Orientação (questões)

0. Duas respostas corretas.
1. Uma resposta correta.
2. Duas incorretas ou afasia.

Resposta a comandos

0. Realiza duas tarefas corretamente.
1. Realiza uma tarefa corretamente.
2. Não realiza nenhuma das tarefas.

Olhar conjugado

0. Normal.
1. Paralisia parcial.
2. Desvio do olhar conjugado ou paralisia total não modificada com manobra oculocefálica.

Campo visual

0. Normal.
1. Hemianopsia parcial.
2. Hemianopsia completa.
3. Hemianopsia bilateral.

Paralisia facial

0. Ausente.
1. Leve (assimetria ao sorrir, apagamento do sulco nasolabial).
2. Parcial (paralisia total ou quase total da porção inferior da face).
3. Completa.

Resposta motora (membros superiores e inferiores)

0. Normal.
1. Queda após manter a posição por 10 s.
2. Queda antes de completar os 10 s.
3. Não vence a gravidade.
4. Nenhum movimento.
* Obs: pontuar para cada um dos 4 membros.

Ataxia

0. Ausente.
1. Um membro.
2. Dois membros.

Sensibilidade

0. Normal.
1. Diminuída (tem a sensação de ser tocado).
2. Ausente.

Linguagem

0. Normal.
1. Leve (perda da fluência ou da facilidade de compreensão).
2. Grave (comunicação por meio de expressões fragmentadas, necessidade de interferência pelo examinador).
3. Afasia global, mutismo.

Disartria

0. Ausente.
1. Leve (palavras inteligíveis).
2. Grave, anartria.

Extinção/inatenção

0. Sem anormalidade.
1. Leve (em uma modalidade: visual, tátil, auditiva, espacial ou extinção aos estímulos simultâneos sensoriais).
2. Grave (hemiatenção em mais de uma modalidade).

A20 — Esquema de heparinização

Bolus = 5.000 UI.
Infusão contínua inicial = 1.000 UI/h.
Controle de TTPa de 6/6 h.

< 1,2	- *Bolus* de 5.000 UI e aumentar infusão contínua em 2 mL/h.
1,2 a 1,5	- *Bolus* de 2.500 UI e aumentar infusão contínua em 1 mL/h.
1,5 a 2,3	- Manter.
2,3 a 3,0	- Reduzir 1 mL/h.
> 3,0	- Parar por 1 h e reduzir a infusão contínua em 2 mL/h.

Diluição padrão: SF 0,9% 250 mL + heparina 25.000 UI.

Correção da fenitoína pela albumina — A21

- Fórmula de Sheiner-Tozer para albumina < 4,5 mg/dL:

Concentração real da fenitoína = concentração medida/(0,2 x albumina) + 0,1

- Em pacientes com *clearance* de creatinina < 20 mL/min:

Concentração real da fenitoína = concentração medida/(0,1 x albumina) + 0,1

A22 Controle glicêmico

Antonio Paulo Nassar Junior

INTRODUÇÃO
- A hiperglicemia é frequente em pacientes críticos, diabéticos ou não.
- Uma correlação entre hiperglicemia e mortalidade é encontrada em pacientes cirúrgicos, com TCE, IAM e AVC.
- A hiperglicemia associa-se mais frequentemente a complicações neurológicas, infecciosas e à disfunção mitocondrial, o que parece ser um fator importante na disfunção de múltiplos órgãos e sistemas.
- Em estudo recente com 6.000 pacientes, a estratégia de controle glicêmico intensivo (81 a 108 mg/dL) apresentou maior mortalidade em 90 dias (27,5% vs. 24,9%) e episódios de hipoglicemia grave (6,8% vs. 0,5%) em relação ao grupo controle (glicemia < 180 mg/dL).
- Recomenda-se manter a glicemia dos pacientes entre 150 e 180 mg/dL.
- O uso de insulina endovenosa em infusão contínua deve ser feita seguindo-se um protocolo bem estabelecido na instituição.

PROTOCOLO DO HC-FMUSP
- Iniciar sempre que 2 dextros > 180 mg/dL, com o objetivo de mantê-los entre 140 e 180 mg/dL.
- Diluir 100 UI de insulina regular em 100 mL de soro fisiológico.

- Início:
  - Dx > 180 mg/dL: 2 mL/h.
  - Dx > 220 mg/dL: 4 mL/h.
- Manutenção: Dx 1/1h realizado pela equipe de enfermagem até estabilização dos níveis glicêmicos, quando passará a ser realizado de 2/2 h.
- Evolução:
  - Dx < 60 mg/dL: desligar a bomba, administrar 40 mL de G50%, avisar médico e realizar novo Dx em 1 h.
  - Dx < 100 mg/dL: desligar a bomba.
  - Dx > 101 a 180 mg/dL: manter a velocidade de infusão.
  - Dx > 181 mg/dL: aumentar 2 mL/h.
- Cuidado: manter *sempre* aporte calórico nos pacientes do protocolo.

LEITURA COMPLEMENTAR
1. Van den Berghe G. How does blood glucose control save lives in intensive care. J Clin Invest. 2004;114:1187-95.
2. Van den Berghe G, et. al. Intensive insulin therapy in the critically ill patients. N Engl J Med. 2001;345:1359-67.
3. Van den Berghe G, et al. Intensive insulin therapy in the medical ICU. N Engl J Med. 2006;354(5):449-61.
4. The NICE-SUGAR Study Investigators. Intensive versus conventional glicose. N Engl J Med. 2009;360(13):1283-97.
5. Kavanagh BP, McCowen KC. Glycemic control in the ICU. N Engl J Med. 2010;363:2540-6.

A23 Hipotermia induzida

Bruno Cordeiro de Almeida

INTRODUÇÃO
- Deve-se iniciar o protocolo de hipotermia induzida pós-PCR em pacientes que não obedecem comandos.
- São contraindicações absolutas: sangramento ativo não compressivo e orientação de não reanimar.

HIPOTERMIA LEVE CONTROLADA (32 A 36°C)
- Deve ser iniciada o mais precocemente possível e mantida por pelo menos 24 h.
- Midazolam e fentanil para sedação adequada (SAS 1 e 2).
- Pancurônio 0,1 mg/kg a cada 2 h e se necessário (evitar calafrios).
- Termômetro para aferir temperatura central (esofágica, retal ou por cateter Swan-Ganz).
- Caso disponível, utilizar colchão térmico.
- Resfriamento rápido com compressas em tronco e região femoral em três pontos, trocando a cada 10 min. Usar soro fisiológico gelado em infusão venosa (4°C) – 30 mL/kg.
- Manter $K^+ \geq 4$ mmol/L.
- Monitoração de microcirculação (usar medidas corrigidas para temperatura – Quadro 1).
- Reaquecimento passivo e lento.

Quadro 1 – Correção das medidas gasométricas para a temperatura real

Variável	Correção para cada 1°C abaixo de 37°C
pH	Não corrigir
PCO$_2$	Não corrigir
PO$_2$	Reduzir 7,2%

COMPLICAÇÕES ASSOCIADAS

- Infecções graves
- Distúrbios hidroeletrolíticos (↓ P, ↓ Mg)
- Arritmias
- Distúrbios hemorrágicos
- Pancreatite

LEITURA COMPLEMENTAR

1. Oddo M, Schaller MD, Felhi F, Ribordy V, Liaudet L. From evidence to clinical practice: Effective implementation of therapeutic hypothermia to improve patient outcome after cardiac arrest. Crit Care Med. 2006;34(7):1-9.
2. Holzer M, Bernard SA, Hachimi-Idrissi S, Roine RO, Sterz F, Müllner M. Hypothermia for neuroprotection after cardiac arrest. Systematic review and individual patient data meta--analysis. Crit Care Med. 2005;33(2):414-8.
3. Cheung KW, Green RS, Magee KD. Systematic review of randomized controlled trials of therapeutic hypothermia as a neuroprotectant in post cardiac arrest patients. CJEM. 2006; 8(5):329-37.

A24 Hipodermóclise

Andréa Remigio

INTRODUÇÃO
- É uma técnica utilizada para a administração de líquidos, eletrólitos e medicamentos no tecido subcutâneo em pacientes em que o acesso intravenoso não é possível ou indicado.

FISIOPATOLOGIA
- A absorção dos líquidos infundidos por via subcutânea é mediada por forças hidrostáticas e osmóticas que permitem que através do transporte passivo, as infusões subcutâneas sejam carreadas para a microcirculação capilar e distribuídas para o organismo.
- A via subcutânea mantém concentrações séricas menores e tempo de ação mais prolongado que a IM.

A24 Hipodermóclise **715**

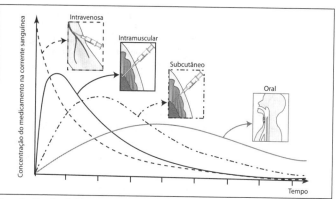

Figura 1 Vias de administração de medicamentos: concentração X tempo.
Adaptada de Lullmann. Color atlas of pharmacology. 2000.

INDICAÇÕES

Ingesta oral de fluidos prejudicada
Perda de líquidos relacionada a vômitos, diarreia ou uso de diuréticos
Acesso venoso difícil
Dificuldade de administração de dieta enteral e parenteral
Via para administração de fármacos como analgésicos e antibióticos
Cuidados do fim de vida, para infusão concomitante de analgésicos ou ansiolíticos e fluidos

Vantagens	Desvantagens
Baixo custo	Velocidade de infusão usual de 1 mL/min
Mais confortável, favorece a funcionalidade do paciente	Administração máxima em 24 h de 3.000 mL em dois sítios de infusão
Método simples, seguro e eficaz	Limitações na administração de eletrólitos
Reduz a flutuação na concentração plasmática de opioides	Não recomendada para administração de suplementos nutricionais e soluções hipertônicas

Menor necessidade de observação	Possibilidade de reação local (sinais flogísticos, edema)
Não causa tromboflebite	Não deve ser usado em pacientes que apresentam trombocitopenia ou problemas de coagulação
Baixo índice de infecção	

PROCEDIMENTO

- Escolha do local: qualquer local com boa quantidade de tecido subcutâneo pode ser usado. Pode ser necessária a punção de mais de um sítio, dependendo do volume a ser infundido. Evite puncionar membros com linfedema, proeminências ósseas, pele previamente irradiada, locais com infecção, fissuras, hematomas ou abdome ascítico. Recomenda-se a troca do sítio de inserção a cada 72 h e na suspeita ou vigência de complicações.

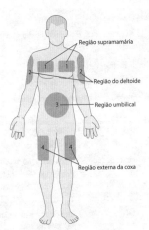

Figura 2 Sítios de punção para hiperdermóclise.

Tabela 1 – Medicamentos administrados por via subcutânea

Opioides (morfina, metadona)	Dimenidrato (Dramin®)
Haloperidol	Midazolan (Dormonid®)
Clorpromazina	Dexametasona
Insulina	Escopolamida (Buscopan®)
Cloreto de potássio	Ranitidina
Aminofilina	Atropina
Fenobarbital	Furosemida
Metoclopramida	Ceftriaxone e cefepime
Hidrocortisona	Soro fisiológico 0,9%
Penicilinas	Soro glicosado 5% (desde que com 4 g/L de NaCl 20%)
Estreptomicina	Ringer sem lactato
Ondansentrona (Zofran®)	Tramadol
Garamicina	Clonidina
Octreotide	Prometazina

Deve-se diluir a medicação em água destilada. Exceções: octreotide, ketamina e ondansetrona devem ser diluídos em solução salina a 0,9%. Toda medicação deve ser diluída em 100% do volume, ou seja, se a medicação tiver 1 mL, a diluição será em 1 mL de água destilada.

O gotejamento deve ser de 60 a 125 mL/h, considerando as condições clínicas do paciente.

CONTRAINDICAÇÕES

Situações de emergência	Caquexia extrema
Pacientes que possuem acesso endovenoso	Instabilidade hemodinâmica
Anasarca	Distúrbios de coagulação
Infecções de pele no local de punção	

RECOMENDAÇÕES

- Ao puncionar, não fazer superficial nem aprofundar a agulha.
- Em paciente com pouco tecido SC, o ângulo de punção deve ser entre 30 e 35° e em paciente obesos, entre 60 e 90°.
- Manter distância mínima de 5 cm do último local de punção.
- Inspecionar frequentemente o local de infusão para detectar sinais de enrijecimento, inflamação, dor, inchaço ou perda.
- Para avaliação da tolerabilidade: velocidade de infusão na 1ª hora: 0,5-2 mL/minuto.
- Entre os medicamentos incompatíveis com a via subcutânea, estão: diazepam, diclofenaco, eletrólitos não diluídos e fenitoína.

LEITURA COMPLEMENTAR

1. Instituto Nacional do Câncer. Terapia subcutânea no câncer avançado. Série Cuidados Paliativos. 2011;7-29.
2. Brasil. Ministério de Saúde. Instituto Nacional do Câncer. Terapia subcutânea no câncer avançado. Rio de Janeiro: INCA; 2009.
3. Brasil. Secretaria de Estado de Saúde. Manual de rotinas de enfermagem – HAB. Brasília; Secretaria de Estado da Saúde; 2009.
4. Coren-SP. Programa Segurança do Paciente: Recomendações para boas práticas. Disponível em: http://inter.coren-sp.gov.br. Acesso em: 20/03/2013.

Siglas

AAS: ácido acetilsalicílico
ABCL: anfotericina B complexo lipídico
AC: área corporal
ACD: citrato
AChR: anticorpo do receptor de acetilcolina
ACM: a critério médico
ACTH: hormônio adrenocorticotrófico
AD: água destilada
ADA: adenosina deaminase
ADH: hormônio antidiurético
ADQI: Acute Dialysis Quality Initiative
Aesp: atividade elétrica sem pulso
AFSC: autorregulação de fluxo sanguíneo cerebral
AG: anion gap
AGA: anion gap corrigido pela albumina
AINH: anti-inflamatórios não hormonais
AIT: ataque isquêmico transitório
AKI: acute kidney injury
Alb: concentração de albumina sérica
AMP: adenosina monofosfato
AMPc: adenosina monofosfato cíclico
ANCA: anticorpo anticitoplasma de neutrófilo
ANCN: ascite neutrocítica cultura negativa
APACHE: acute physiology and chronic health disease classification system
ARA-II: antagonista do receptor de angiotensina II
ASA: Sociedade Americana de Anestesiologia
AT-III: antitrombina III
ATB: antibioticoterapia
ATLS: Advanced Trauma Life Support
ATM: antimicrobiano
ATP: adenosina trifosfato
ATS: Sociedade Americana de Tórax
AV: atrioventricular
AVC (ou AVE): acidente vascular cerebral
AVCh: acidente vascular cerebral hemorrágico
AVCi: acidente vascular cerebral isquêmico
AVE (ou AVC): acidente vascular encefálico
BAV 2°: bloqueio atrioventricular do 2° grau
BAV: bloqueio atrioventricular

BAVT/BAV 3°: bloqueio atrioventricular total ou bloqueio atrioventricular do 3° grau
Bbt: bilirrubina total
BCG: vacina para tuberculose
BE: excesso de bases
BGN: bacilo gram-negativo
bic: bicarbonato
BIC: bomba de infusão contínua
Bil PAP: bilevel positive airway pressure
BIPAP: pressão positiva contínua de dois níveis
BK: bacilo de Koch
BN: balanço nitrogenado
BNM: bloqueadores neuromusculares
BNP: peptídeo natriurético cerebral tipo B
BRE: bloqueio do ramo esquerdo
CA: cateter arterial
CAD: cetoacidose diabética
CAI: cálcio iônico
CAM-ICU: confusion assessment method in intensive care unit
CAPD: diálise peritoneal contínua ambulatorial
CaT: cálcio total
CAVH: terapia de substituição renal contínua
CCIH: comissão de controle de infecção hospitalar
CH: concentrado de hemácias
CHH: coma hiperglicêmico hiperosmolar
CIVD: coagulação intravascular disseminada
CKMB: creatinofosfoquinase fração MB
ClCr: clearance de creatinina
CMV: citomegalovírus
CPAP: pressão positiva contínua de vias aéreas
CPER: colangiopancreatografia endoscópica retrógrada
CPI: compressão pneumática intermitente
CPK: creatinofosfoquinase
Cr: creatinina
CRH: hormônio liberador da corticotrofina
CT (ou TC): tomografia computadorizada
CTSI: classificação tomográfica da pancreatite (CT score index)
CV: capacidade vital

CVC: cateter venoso central
DAA: dissecção aguda da aorta
DAP: diamônio fosfato
DC: débito cardíaco
DDAVP: acetato de desmopressina
DDD: estimulação atrioventricular com sensibilidade em ambas as câmaras
DDI: didanosina
Delta PP: variação da pressão de pulso
DHEG: doença hipertensiva exclusiva de gravidez
DHL: desidrogenase lática
DM: diabetes mellitus
DO_2: oferta de oxigênio
DPOC: doença pulmonar obstrutiva crônica
DTV: doença tromboembólica venosa
DVAC: diferença venoarterial de gás carbônico
Dx: dextro ou glicemia capilar
EAP: edema agudo do pulmão
EBV: vírus Epstein-Barr
ECG: eletrocardiograma
ECMO: circulação extracorpórea
EDA: endoscopia digestiva alta
EDTA: ácido etilenodiamino tetra-acético
EEG: eletroencefalograma
EH: encefalopatia hepática
EI: endocardite infecciosa
ENMG: eletroneuromiografia
EP: embolia pulmonar
EPAP: pressão expiratória positiva de vias aéreas
ETE: ecocardiograma transesofágico
EV: endovenoso
EVIG: imunoglobulina humana
FA: fibrilação atrial
FAB: ferimento por arma branca
FAF: ferimento por arma de fogo
FAST: ultrassonografia dirigida para o trauma (focused assessment with sonography for trauma)
FC: frequência cardíaca
FDA: Food and Drug Administration
FENa: fração de excreção do sódio
FeU: fração de excreção de ureia
FEVE: fração de ejeção do ventrículo esquerdo
FiO_2: fração inspirada de O_2
FLA_2: fosfolipase A_2
FR: frequência respiratória
FSC: fluxo sanguíneo cerebral
FV: fibrilação ventricular
G-CSF: fator estimulante de colônia de granulócitos

GCS: escala de coma de Glasgow
GEB: gasto energético basal
GER: gasto energético de repouso
GFR: ritmo de filtração glomerular
GMP: monofosfato de guanosina cíclica
HAS: hipertensão arterial sistêmica
HAV: vírus hepatite A
Hb: hemoglobina
HBPM: heparina de baixo peso molecular
HCV: hepatite C
HD: hemodiálise
HDA: hemorragia digestiva alta
HDB: hemorragia digestiva baixa
HDC: hemodiálise contínua
HEMO: hemodiálise clássica
HIA: hipertensão intra-abdominal
HIC: hipertensão intracraniana
HIT: trombocitopenia induzida por heparina
HIV: vírus da imunodeficiência adquirida
HMG: hemograma
HNF: heparina não fracionada
HSA: hemorragia subaracnóidea
HSV: vírus herpes simples
Ht: hematócrito
I:E: relação inspiração-expiração
IAM: infarto agudo do miocárdio
IC: índice cardíaco
ICC: insuficiência cardíaca congestiva
ICO: insuficiência coronariana
ICSAC: infecção de corrente sanguínea associada a cateter
IDSA: Associação Americana de Doenças Infecciosas
IECA: inibidor de enzima conversora de angiotensina
IH: insuficiência hepática
IHA: insuficiência hepática aguda
IL-6: interleucina-6
IL-8: interleucina-8
IM: intramuscular
IMAO: inibidor da monoamina oxidase
IMC: índice de massa corporal
IMCa: índice de massa corporal atual
IMCi: índice de massa corporal ideal
IMOS: insuficiência de múltiplos órgãos e sistemas
INR: índice de normalização internacional
IO: intraósseo
IOT: intubação orotraqueal
IPAP: pressão inspiratória positiva de vias aéreas
IRA: insuficiência renal aguda

Siglas

IRC: insuficiência renal crônica
IRpA: insuficiência respiratória aguda
IRPM: incursões respiratórias por minuto
ITU: infecção do trato urinário
IV: intravascular
JNM: junção neuromuscular
LBA: lavado broncoalveolar
LCR: líquido cefalorraquidiano
LES: lúpus eritematoso sistêmico
LM: máscara laríngea
LPA: lesão pulmonar aguda
LPD: lavado peritoneal diagnóstico
LSD: lysergic acid diethylamide
MAO: monoamino-oxidase
MAV: malformação arteriovenosa
MDRD: modification of diet in renal disease
MELD: modelo para doença hepática terminal (Model for End-Stage Liver Disease)
MG: miastenia gravis
MIC: concentração inibitória mínima
ML: máscara laríngea
MO: medula óssea
MRSA: cobertura para S. aureus resistente à oxacilina
N-AC: N-acetil-cisteína
NaU: sódio urinário
NE: nutrição enteral
NIC: nefropatia induzida por contraste
NIH: National Institute of Health
NP: nutrição parenteral
NTA: necrose tubular aguda
NYA: New York Association
OMA: otite média aguda
OMS: Organização Mundial da Saúde
OsmP: osmolalidade plasmática
OsmU: osmolalidade urinária
PA: pressão arterial
PAC: pneumonia adquirida na comunidade
PaCO$_2$: pressão parcial arterial de gás carbônico
PAD: pressão arterial diastólica
PAi: pressão arterial invasiva
PAM: pressão arterial média
PaO$_2$: pressão parcial arterial de oxigênio
PAPO: pressão de artéria pulmonar ocluída
PAS: pressão arterial sistólica
PAV: pneumonia associada à ventilação mecânica
PBE: peritonite bacteriana espontânea
PbO$_2$: pressão parcial de oxigênio no bulbo jugular
PBS: peritonite bacteriana secundária

PbtiO$_2$: pressão parcial de oxigênio no tecido cerebral
PCP: pneumocistose
PCR: parada cardiorrespiratória
PCT: pró-calcitonina
PCV: pressão controlada
PEEP: pressão positiva ao final da expiração
PEEPcompl: PEEP associada com a melhor complacência dinâmica (Vt/Ppico-PEEP) durante a titulação da PEEP
PEMax: pressão expiratória máxima
PET: tomografia por emissão de pósitrons
PFC: plasma fresco congelado
PFE: pico de fluxo expiratório
Pi: concentração de fosfato inorgânico
PI: peso ideal
PIA: pressão intra-abdominal
PIC: pressão intracraniana
PIMax: pressão inspiratória máxima
PMN: polimorfonucleares
PO: pós-operatório
POAP: pressão de oclusão da artéria pulmonar
PORT: patient outcomes research team
PP: pressão de pulso
PPA: pressão de perfusão abdominal
PPC: pressão de perfusão cerebral
PPD: teste cutâneo para tuberculose
Ppico: pressão de pico inspiratório
Pplatô: pressão de platô
PPP: pressão de pulso proporcional
PSV: pressão de suporte
PTH: paratormônio
PTI: púrpura trombocitopênica imunológica
PTT: púrpura trombocitopênica trombótica
PTU: propiltiouracil
PVC: pressão venosa central
QT: quimioterapia
RCP: reanimação cardiopulmonar
Relação P/F: relação PaO$_2$/FiO$_2$
RFG: ritmo de filtração glomerular
RM ou RNM: ressonância nuclear magnética
rt-PA: ativador de plasminogênio tecidual recombinante
RX: radiografia
SAAF: síndrome do anticorpo antifosfolípide
SaO$_2$: saturação de oxigênio
SARA (ARDS ou SDRA): síndrome da angústia respiratória aguda
SAS: escala de sedação-agitação
SBE: standard base excess

SC: subcutâneo
SCA: síndrome compartimental abdominal
SCASS: síndrome coronariana aguda sem supra de ST
SCN: Staphylococcus coagulase negativo
SCQ: superfície corporal queimada
SDRA (ARDS ou SARA): síndrome do desconforto respiratório agudo
SE: status epilepticus
SEC: status epilepticus convulsivo
SENC: status epilepticus não convulsivo
SF: soro fisiológico
SG: soro glicosado
SGB: síndrome de Guillain-Barré
SHR: síndrome hepatorrenal
SHU: síndrome hemolítica urêmica
SIDa: apparent strong ion difference
SIG: strong ion gap
SIMV: ventilação mandatória intermitente sincronizada
SIRS: síndrome da resposta inflamatória sistêmica
SjO$_2$: saturação jugular de O$_2$
SL: sublingual
SLT: síndrome da lise tumoral
SLTc: síndrome da lise tumoral clínica
SMX/TMP: sulfametoxazol/trimetoprim
SNC: sistema nervoso central
SNE: sonda nasoenteral
SNG: sonda nasogástrica
SOFA: sepsis-related organ failure assessment
SOFA: sequential organ failure assessment
SPECT: tomografia por emissão de fóton único
SpO$_2$: saturação periférica de oxigênio
SSIADH: síndrome da secreção inapropriada do hormônio antidiurético
SvcO$_2$ (ou ScvO$_2$): saturação venosa central de oxigênio
SVD: sonda vesical de demora
SvjO$_2$: saturação venosa jugular de O$_2$
SvO$_2$: saturação venosa mista
T: temperatura
TAP: tempo de protrombina
TBC (ou Tb): tuberculose
TC (ou CT): tomografia computadorizada
TCE: traumatismo cranioencefálico
TCL: triglicérides de cadeia longa
TCM: triglicérides de cadeia média
TEP: tromboembolismo pulmonar
TFG: taxa de filtração glomerular
TGI: trato gastrointestinal
TGO: transaminase glutâmica oxalacética

Ti: tempo inspiratório
TIPS: anastomose portossistêmica intra-hepática--transjugular
TMP: trimetoprim
TNF: interferon
TnI: troponina I
TnT: troponina T
TOF: transplante ortotópico de fígado
TOT: tubo orotraqueal
TP: tempo de protrombina
TRE: teste de respiração espontânea
TRR: terapia de substituição renal
TT: tempo de trombina
TTKG: gradiente transtubular de potássio
TTO: tratamento
TTPA (ou TTPa): tempo de tromboplastina parcial ativada
TV: taquicardia ventricular
TVP: trombose venosa profunda
UFC: unidades formadoras de colônia
UI: urina I
UROC: urocultura
USG: ultrassonografia
UTI: unidade de terapia intensiva
V': velocidade de fluxo
VAD: via aérea difícil
VIG: velocidade de infusão de glicose
VC: volume corrente
VCT: valor calórico total
VCV: volume controlado
VD: ventrículo direito
VE: via enteral
VEF1: volume expiratório forçado em 1 s
VF: veias femorais
VG: via gástrica
VJI: veia jugular interna
VJID: veia jugular interna direita
VJIE: veia jugular interna esquerda
VM: ventilação mecânica
VNI: ventilação não invasiva
VO: via oral
VSC: veias subclávias
VSCD: veia subclávia direita
VSCE: veia subclávia esquerda
ZEEP: PEEP 0

Índice remissivo

A
Abordagem de Stewart 237
Abscessos 468
Acesso venoso profundo 547
Acidente vascular cerebral isquêmico 328
Acidente vascular encefálico isquêmico 663
Ácido iopanoico 309
Acidose
   láctica 485
   metabólica 53, 241
   respiratória 161, 242
Acinetobacter multirresistente 449
Adrenalina 26, 75, 673
Agentes
   quimioterápicos 494
   trombolíticos 593
Aids 483
Albumina 709
Alcalose 241, 242
Alcoolismo 381
Alimentação via oral 688
Analgesia 369
Anemia 264
Aneurisma 344
Angústia 7
Ansiedade 7
Antiácidos 495
Antiarrítmicos 107, 494
Antibióticos 161, 494, 690, 698
Antibioticoterapia 472
Anticoagulação 216, 232
Anticoagulantes 68, 689
Anticolinérgicos 129
Anticonvulsivantes 59
Antieméticos 4
Anti-inflamatórios não esteroides 495
Antimicrobianos 447, 692, 693

Antirretrovirais 485, 494
Arritmias 72, 108, 298
Ascite 600
Asma 127
Aspergilose invasiva 478
Aspirado traqueal 175
Assincronia paciente-ventilador 201
Auto-PEEP 130
Avaliação
   de responsividade a volume 25
   fonoaudiológica 687
   nutricional 402
AVCh 338
Azul de metileno 26, 673

B
Balanço hídrico 35, 169
Balão esofágico ou Sengstaken-Blakemore 534
Benzodiazepínicos 7
Beta-2-agonistas 129
Betabloqueadores 66, 100, 106, 494
Betalactamase de espectro estendido 448
Bloqueador neuromuscular 169, 378, 504
Bradiarritmias 75
Bradicardias 75, 113, 317
Broncodilatadores 130, 161, 443
Broncoscopia 144

C
Calorimetria indireta 402
Candidemia 476
Candidíase 477
Carboidratos 404
Carbonato de lítio 309
Cardioversão 73
Carvão ativado 54
Cateter

nasal de alto fluxo 154, 439
venoso 454
Cefaleia 342
Celulite 470
Cetoacidose diabética 292, 295
Choque 34
  refratário 25
  séptico 21, 301
Circuito de hemodiálise 234
Classificação
  de Cormack-Lehane 568
  de De Bakey 93
  de Mallampati 568
  de Stanford 93
  endoscópica 531
  endoscópica de Forrest para úlcera péptica 531
  tomográfica de Marshall 348
Clopidogrel 67, 69
Clostridium difficile 495
Clostridium tetani 500
Coagulação intravascular disseminada 275, 705
Colinérgicos 495
Composição hidroeletrolítica de secreções
  gastrointestinais 40
Constipação 6
Contraste iodado endovenoso 309
Controle glicêmico 24, 710
Convecção 228
Convulsões 340, 345
Coronavírus 435
Corticoides 443
Corticosteroides 129, 161
Corticoterapia 302
COVID-19 435
  diagnóstico 435
  história natural 436
  manifestações clínicas 436
  preenchimento de atestado de óbito 446
  transmissão 435
  tratamento 443
Cricotireoidostomia 582
Crise
  asmática 127
  miastênica 364, 699
  tireotóxica 304

Cristaloides 33
Critérios
  de Duke modificados 120
  PERC 135
Cuidados
  paliativos 1, 9
  perioperatórios 506

D

Débito cardíaco 30, 653
Delirium 380
Demência 381
Depressão 381
Derrame
  pericárdico 657
  pleural 639
Desmame da ventilação mecânica 157
Desnutrição 401
Dexmedetomedina 386
Diabetes insipidus 400
Diálise peritoneal 229
Diarreia 493
Difusão 228
Diluições padrão 686
Disfagia 687
Disfunção renal 428, 429
Dispneia 3, 128
Dissecção aórtica 91
Distanásia 11
Distúrbios
  acidobásicos 237
  do potássio 252
  do sódio 243
  metabólicos 240
Diuréticos 37, 59, 107, 495
Dobutamina 26, 47, 26, 106
Doença
  hipertensiva específica da gestação 56
  tromboembólica venosa 603
Doppler 625, 660
Dor 3, 512
Drenagem
  pericárdica 596
  pleural 589
  torácica 589

Drogas
   anestésicas 676
   hepatotóxicas 701
   vasoativas 43, 666

E

Eclâmpsia 56, 59
ECMO 170, 214
Ecocardiograma 650
Edema
   agudo do pulmão 77
   cerebral 298
   pulmonar cardiogênico 150
Eletroencefalograma 321
Emergências hipertensivas 110
Encefalite herpética 326
Encefalopatia 426, 463, 535
Endocardite bacteriana 117, 457
Epinefrina 45, 86
Equinocandinas 482
Escala
   de AVC do NIH 706
   de coma de Glasgow 348
   de Hunt-Hess 343
   de Norton para avaliação de risco para úlceras de
      pressão 619
   de Ramsay 375
   de sedação e agitação de Richmond 375
   numérica de dor 370
   visual de dor 370
Escore
   de Caprini modificado 605
   de PESI simplificado 138
Escovado protegido 175
Esofagostomia cervical 409
Estado
   de mal convulsivo 356
   hiperglicêmico hiperosmolar 292
   mixedematoso 313
Estatinas 68
Esteatose hepática aguda da gestação 60
Estratificação de risco para TEP de Wells 134
Estreptoquinase 70
Eutanásia 11
Exacerbação aguda da DPOC 150

Exame neurológico 393
Expansão volêmica empírica 35
Extubação 158

F

Falência da via aérea 581
Fasciite necrotizante 470
FAST 645
Febre 488
Fibrilação atrial aguda 73
Fluidos 32, 33, 38, 40
Fórmula
   de Cockroft-Gault 221
   de Parkland 522

G

Gangrena 470
Gastroparesia 409
Gastrostomia 409
Gestação 56
Giardia 498
Glicose 26, 40
Glicose-insulina-potássio (GIK) 26
Gravidez 702

H

Harris Benedict 401
HELLP síndrome 276
Hemocultura 455
Hemodiálise 229, 692, 693
Hemoptise 142
Hemorragia
   alveolar 146
   digestiva alta 529
   digestiva baixa 537
   lobar 339
   subaracnóidea aneurismática 342
Hemotórax 589
Heparinização 708
Hepatopatia crônica 34
Herpes 322
Hidralazina 58, 112
Hidrocefalia 345
Hipercalemia 252, 290
Hipercapnia 130, 152, 317, 354

Hiperglicemia 417, 710
Hipernatremia 247-250
Hiperosmolalidade 244
Hipertensão
 intra-abdominal 543
 intracraniana 353
 pulmonar 658
Hipocalemia 256, 290
Hipodermóclise 714
Hipoglicemia 298, 417
Hiponatremia 243, 244
Hipotermia 317, 354, 712
Hipoxemia refratária 168
Histoplasmose 479

I

Imunossupressores 494
Imunossuprimidos 150
Índice de gravidade *Patient Outcomes Research Team* (PORT) para PAC 183
Infarto agudo do miocárdio 63
Infecção(ões) 22
 de corrente sanguínea 454, 476
 do trato urinário 450
 por agentes multirresistentes 450
 de partes moles 470
 do trato urinário 475
 fúngicas 474
Inibidores 67, 68, 365, 494, 533
Injúria
 inalatória 527
 renal aguda 221
Inotrópicos 106
Insuficiência
 adrenal 300
 cardíaca aguda 102, 107
 hepática 419, 431, 690
 renal 428, 690
 respiratória 214-220
Intoxicações exógenas agudas 51
Intubação 440, 567, 574
Isquemia miocárdica 77

J

Jejunostomia 409

K

Klebsiella pneumoniae 449

L

Laceração de Malory-Weiss 530
Lactulose 494
Lavado broncoalveolar 175
Lavagem gástrica 54
Lesão(ões)
 aguda de mucosa gastrointestinal 529
 encefálica 390
 hepática induzida por drogas 421
 neurológicas 490
 por pressão 618
 renal aguda 221
Leucoestase 290
Levinne ou Duboff 408
Lipídeos 405
Líquido ascítico 601

M

Macrolídeos 494
Manobra(s)
 de recrutamento alveolar 170, 171
 vagal 73
Marca-passo 113
Medicações
 antifúngicas 480
 de uso perioperatório 506
Meningite 322, 483
Meningoencefalite tuberculosa 326
Métodos dialíticos 54
Miastenia gravis 363
Mistanásia 11
Modos ventilatórios 152
Monitoração
 cerebral 318
 hemodinâmica 28, 664
Morte encefálica 389, 665

N

Náusea 4
Nefropatia 34, 262
Nefrotóxicos 259
Neurotoxoplasmose 484

Neurotrauma 664
Neutropenia febril 281
Neutropênicos com febre 477
Nitratos 66
Nitroglicerina 49, 106, 112, 672
Nitroprussiato 50, 100, 112, 674
Noradrenalina 35, 666
Norepinefrina 44
Nutrição 401
 enteral 407
 parenteral 415

O

Octreotide 534
Omeprazol 617
Opioides 372
Ortotanásia 11
Osmolaridade 244, 415, 416
Osmose 229
Óxido nítrico inalatório 170
Oxigenação cerebral 319
Oxigenioterapia 161

P

Pancreatite aguda 511
Paracentese 463, 600
Parada cardiorrespiratória 82
Peritonite 462, 464, 475
Peso ideal 682
Pneumocistose 484
Pneumonia
 adquirida na comunidade 181
 associada à ventilação mecânica 176
 hospitalar 173
Pneumotórax 589, 640
Polienos 481
Porfiria intermitente aguda 700
Potássio 40, 252
Prebióticos 406
Pré-eclâmpsia 56, 276
Pressão arterial 29, 554
Pressão de perfusão cerebral 350
Probióticos 406
Propofol 355, 391
Proteínas 405

Prova da apneia 393
Punção
 arterial 555, 632
 da veia femoral 630
 da veia subclávia 549
 venosa 548
Púrpura trombocitopênica
 imunológica 277
 trombótica 276

Q

Queimadura 519

R

Rabdomiólise 259
Recesso hepatorrenal 646
Reflexo
 córneo-palpebral 393
 da tosse ou engasgo 393
 fotomotor 393
 oculocefálico 393
 vestíbulo-ocular 393
Refluxo gastroesofágico 409
Reposição volêmica 547
Resistência antimicrobiana 447
Ressuscitação volêmica 522

S

Sangramentos 264, 538
SARS-COV-2 435
Sedação 375
Sepse 21
Shunt portossistêmico cirúrgico 534
Simbióticos 406
Sinal
 de Brudzinski 323
 de Lasegue 323
Síndrome(s)
 aórticas agudas 91, 100
 adrenérgica 53
 anticolinérgica 52
 asfixiante 53
 colinérgica 52
 compartimental abdominal 542
 convulsiva 53

coronariana aguda 63
da hiperviscosidade 290
da lise tumoral 286
de Guillain-Barré 366
de hipoatividade 53
de realimentação 418
de reconstituição inflamatória imune 486
dissociativa 53
do desconforto respiratório agudo 163
HELLP 59
hemolítica urêmica 276
intersticial aguda 643
respiratória aguda grave 437
simpatolítica/bradicárdica 53
Sódio 40
Solução saturada de iodeto de potássio 309
Sulfato de magnésio 59, 86, 129
Suporte
  avançado de vida 85, 89
  básico de vida 83
  extracorpóreo cardiovascular e respiratório 214
  hemodinâmico 22

T
Tamponamento 596
Taquiarritmias 113
Taquicardia
  atrial ectópica 73
  juncional 73
  supraventricular 73
  ventricular com pulso 74
Terapia
  de suporte renal 226
  substitutiva renal 228
Território vertebrobasilar 329
Tétano 500
Transfusão
  de concentrado de granulócitos 270
  de concentrado de hemácias 266
  de crioprecipitado 269
  de hemocomponentes 264
  de plaquetas 267, 280
  de plasma fresco congelado 268
Traqueostomia 560
Traumatismo cranioencefálico 347, 664

Trombocitopenia 274
Tromboembolectomia 140
Tromboembolismo 508
  pulmonar 108, 132
  venoso 132
Tromboflebite séptica 455, 457
Trombólise 332
Trombolíticos 333
Trombose venosa profunda 633

U
Úlcera(s)
  de estresse 614
  péptica 529, 533
  por pressão 618
Ultrafiltração 229
Ultrassom 622
  de tórax 637
  de vasos 628
Urgência(s)
  da via aérea 577
  hipertensiva 112
  dialíticas 230

V
Varizes esofagogástricas 530
Vasodilatadores 106
Vasoespasmo 344, 662
Vasopressina 25, 46, 671
Ventilação
  invasiva 162
  mecânica 190, 201
  mecânica invasiva 441
  não invasiva 148, 161, 438
  protetora 24, 169
Via aérea difícil 576, 578
Vômito 4
Volemia 481

X
Xerostomia 6

Z
Zigomicose 479
Ziprazidona 386